AF325985

# TRAITÉ

## DE

# L'ALCOOLISME

PAR LES DOCTEURS

**H. TRIBOULET**
Médecin des Hôpitaux.

**Félix MATHIEU**
Médecin de l'Assistance à domicile.

**Roger MIGNOT**
Ancien chef de clinique à la Faculté,
Médecin des Asiles publics d'aliénés.

PRÉFACE DE M. LE PROFESSEUR JOFFROY

PARIS

MASSON ET Cⁱᵉ, ÉDITEURS
LIBRAIRES DE L'ACADÉMIE DE MÉDECINE
120, BOULEVARD SAINT-GERMAIN (VIᵉ)

—

1905

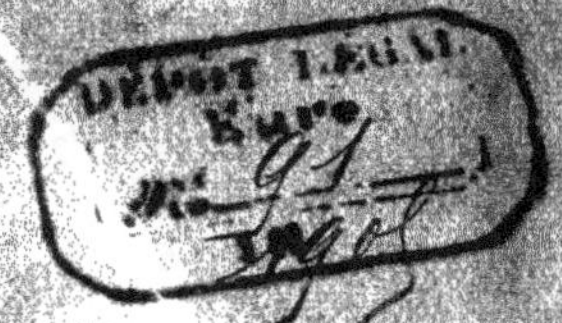

# TRAITÉ

DE

# L'ALCOOLISME

# TRAITÉ

## DE

# L'ALCOOLISME

PAR LES DOCTEURS

H. TRIBOULET
Médecin des Hôpitaux.

FÉLIX MATHIEU
Médecin de l'Assistance à domicile.

ROGER MIGNOT
Ancien chef de clinique à la Faculté,
Médecin des Asiles publics d'aliénés.

PRÉFACE DE M. LE PROFESSEUR JOFFROY

PARIS

MASSON ET Cie, ÉDITEURS
LIBRAIRES DE L'ACADÉMIE DE MÉDECINE
120, BOULEVARD SAINT-GERMAIN (VIe)

1905

# AVERTISSEMENT

Deux d'entre nous ont publié, il y a quatre ans, dans la Bibliothèque générale des Sciences, un volume traitant de *l'Alcool et de l'Alcoolisme*, et conçu dans un esprit de vulgarisation. L'ouvrage actuel, s'adressant aux médecins, est sans doute plus complet et plus technique que le précédent, mais il lui emprunte néanmoins un certain nombre de chapitres et de paragraphes, en raison de leur forme suffisamment scientifique et de leur développement. Il les reproduit, bien entendu, en tenant compte des faits récemment acquis.

LES AUTEURS.

# PRÉFACE

Lorsque MM. Triboulet, Mathieu et Mignot sont venus m'apporter les bonnes feuilles de leur *Traité de l'Alcoolisme*, en me demandant de le présenter au public, j'ai accepté leur offre d'autant plus volontiers, qu'il n'existe pas d'ouvrage similaire, dans notre littérature médicale de ces dernières années. Cette lacune devait être comblée.

La question de l'alcoolisme a, en effet, singulièrement changé d'aspect, depuis la publication du traité de Magnus Huss. Dans le domaine scientifique, elle s'est enrichie d'une série de données nouvelles, à la fois cliniques, anatomiques et expérimentales. Les lésions microscopiques, les troubles fonctionnels engendrés par l'alcool, ont été précisés et étudiés dans leurs détails. L'expérimentation a déterminé la toxicité des divers liquides alcooliques et s'est attachée à reproduire, chez l'animal, les désordres anatomiques et fonctionnels, observés chez l'homme. Enfin, sur le terrain social, la question de l'alcoolisme a pris une importance qu'on était loin de soupçonner, il y a seulement une cinquantaine d'années. Sous ce rapport, notre pays est parmi ceux que la question intéresse le plus, car c'est surtout en France, que les ravages se sont accrus avec une effroyable rapidité et appellent un prompt remède.

« Les ravages de l'alcoolisme, écrivais-je en 1900, sont
« tels qu'on peut dire que c'est peut-être actuellement la
« cause la plus puissante de la déchéance de la famille et
« de la décadence des nations... Non seulement il peuple
« les asiles d'aliénés et les hôpitaux, mais encore il rem-
« plit les prisons... C'est l'une des causes les plus fré-
« quentes de la tuberculose pulmonaire, des maladies du
« foie... Il ne modifie pas seulement l'individu, il modifie
« encore sa descendance, dont il diminue la vitalité (¹). »

Cette situation ne pouvait manquer d'émouvoir les médecins et les hygiénistes, et leur émotion s'est répercutée
dans les milieux où s'agitent les questions sociales et politiques.

On a reconnu le mal ; on s'est préoccupé de lui trouver
des remèdes ; on a tenté, sans y parvenir, de concilier avec
l'intérêt général de la race, les intérêts commerciaux des
particuliers. Des opinions multiples, de toute origine, souvent contradictoires, ont été formulées sur ce redoutable
problème. Or, il s'agit, en somme, d'une maladie et de son
remède, et nul ne me semble mieux qualifié que le médecin,
pour en parler avec compétence. Il est bon que sa voix se
fasse entendre et il est souhaitable que ses avis soient
écoutés.

La connaissance de l'intoxication alcoolique repose sur
l'observation des malades et sur l'expérimentation. La clinique distingue deux aspects fort différents de l'alcoolisme :
l'état aigu et l'état chronique ; l'expérimentation provoque
aussi ces deux formes de l'intoxication. Au premier abord,
aucun lien ne semble les unir l'une à l'autre, pourtant, si

---

(¹) Joffroy. L'alcoolisme chronique et le monopole de l'alcool. *Revue encyclopédique Larousse.* 3 novembre 1900, p. 875.

l'on pousse plus avant l'étude expérimentale, on s'aperçoit que les lésions de l'empoisonnement chronique découlent, en réalité, de la connaissance de celles de l'empoisonnement aigu, et que ces deux états, aigu et chronique, peuvent être étroitement rattachés l'un à l'autre.

L'alcool absorbé produit ses effets nuisibles dans les points de l'organisme où il se trouve particulièrement en contact avec les tissus. L'appareil circulatoire est frappé : l'alcoolisme est l'un des facteurs de la dégénérescence du muscle cardiaque et aussi de l'artério-sclérose. Le tissu nerveux est sensible à ce poison, et les accidents nerveux tiennent une place prépondérante dans le tableau de l'intoxication aiguë et de l'intoxication chronique.

Mais ce sont surtout les voies d'élimination de l'alcool qui en subissent tout spécialement les atteintes. Il est vrai que le rein, qui en élimine une notable partie, échapperait à son action, d'après Rayer et Lancereaux, mais je crois, au contraire, bien fondée, l'opinion de Bright, de Magnus Huss, de Frerichs et de Christison, pour qui les néphrites chroniques seraient souvent engendrées par l'alcool. D'ailleurs l'expérimentation m'a permis de constater, chez le chien soumis à l'action prolongée de l'alcool éthylique, des lésions se traduisant par de l'albuminurie et consistant dans la rétraction, d'un grand nombre de glomérules avec épanchement d'un exsudat grumeleux entre la capsule et le glomérule, ainsi que dans la lumière des tubes contournés. J'ai observé des lésions analogues dans l'intoxication par l'alcool méthylique, l'alcool amylique, l'aldéhyde et le furfurol ([1]). Il s'agit là, sans doute, d'altérations légères, mais

---

([1]) Joffroy. L'alcoolisme chronique. *Revue scientifique*, 15 janvier 1898.

il y a lieu de penser qu'une intoxication plus lente et plus prolongée, et se rapprochant de la sorte davantage des conditions dans lesquelles se produit celle de l'homme, produirait des lésions plus étendues, plus profondes et portant mieux la marque des processus chroniques. Le foie élimine aussi l'alcool : les lésions de ce viscère, dans l'intoxication alcoolique, sont des plus connues. Il n'en est pas de même de celles de l'intestin : c'est un point que j'ai tout récemment étudié avec mon chef de laboratoire M. Serveaux, et nous avons reconnu que la muqueuse gastro-intestinale est l'une des plus importantes voies d'élimination de l'alcool et qu'elle subit ses effets nuisibles d'une manière précoce et presque constante.

Ainsi s'étendent et se précisent peu à peu, grâce à l'observation expérimentale unie à l'observation clinique, nos connaissances sur l'alcoolisme chronique. Et cette étude doit se poursuivre sans relâche, car il est indispensable de bien connaître le mal pour pouvoir espérer qu'on lui opposera un remède efficace.

Avant tout, il est nécessaire « de montrer à tous le mal « et ses conséquences, et ces notions doivent être données « à l'homme dès son enfance, à l'école et dans la famille. »

Il faut par tous les moyens diminuer la consommation de l'alcool, et comme ce serait folie que de compter simplement sur la sagesse des consommateurs, il importe de réduire l'offre qui leur est faite, c'est-à-dire la vente des produits alcooliques. Aussi l'État ne doit-il pas s'en faire le marchand, car il favoriserait fatalement une consommation qui lui procure des bénéfices. C'est au contraire à diminuer ces bénéfices, ou plus justement ce mirage de bénéfices, qu'il doit travailler. Car « il faut bien qu'on

« sache que les impôts produits par la consommation de
« l'alcool ne constituent qu'un revenu apparent et que
« l'élévation de leur chiffre indique non pas la richesse du
« pays, mais l'intensité du mal qui le ronge. L'impôt sur
« l'alcool ne suffisant pas à payer la dépense des hôpitaux,
« des asiles d'aliénés et des prisons que l'alcoolisme chro-
« nique rend nécessaires, n'est donc pas une source dè
« revenus réels pour l'État. Plus, en effet, l'alcool produit.
« d'impôts, plus le pays s'appauvrit, car non seulement il
« faut déduire des impôts provenant de l'alcool ce que
« coûtent les alcooliques qui remplissent les hôpitaux, les
« asiles d'aliénés et les prisons, mais encore il faut en
« retrancher le gain qu'aurait produit le travail de tous
« ces malades, de tous ces aliénés, de tous ces criminels,
« s'ils n'étaient devenus victimes de l'alcool (¹). »

En somme, de quelque façon que l'on envisage la vente
de l'alcool par l'État, soit par le côté social, soit par le
côté économique, elle apparaît à la fois comme une mauvaise action et une mauvaise affaire.

Aussi, faut-il savoir gré à MM. Triboulet et Mathieu, et à
mon ancien chef de clinique Mignot, d'avoir mis tous ces
points en lumière et d'avoir fidèlement exposé la somme
de nos connaissances actuelles sur l'alcoolisme. Sans doute,
la question n'est pas épuisée ; de nouvelles discussions
surgiront, de nouvelles données ne manqueront pas de
s'ajouter et de se substituer aux anciennes. Mais je ne doute
pas que, d'ici là, la première édition de ce livre ne soit
épuisée, et qu'une seconde ne vienne alors, à son heure,
nous retracer l'évolution nouvelle qu'aura subie le pro-

---

(¹) JOFFROY. *Encyclopédie Larousse*, 3 novembre 1900.

blème difficile de l'alcoolisme. Ce succès sera la juste récompense des auteurs qui ont accompli, avec conscience et avec talent, cette œuvre, non seulement scientifique, mais humanitaire ; ce sera aussi la récompense de l'éditeur M. Masson qui, fidèle aux habitudes héréditaires de sa maison, a donné tous ses soins à la bonne exécution de ce livre utile.

Paris, le 30 novembre 1904.

A. JOFFROY.

# TRAITÉ DE L'ALCOOLISME

## CHAPITRE PREMIER

### NOTIONS GÉNÉRALES SUR LES ALCOOLS ET SUR LES BOISSONS ALCOOLIQUES

#### § 1. — *Les Alcools.*

##### HISTORIQUE DU MOT ALCOOL. — DÉFINITION DES ALCOOLS DITS D'ALIMENTATION

Jusqu'au début du XIX^e siècle, le terme *alcool* servit à désigner le produit de la distillation du vin, produit complexe, ainsi que nous le montrerons plus loin. Depuis, les chimistes ont étendu cette appellation à toute une famille de corps organiques définis, dont la propriété fondamentale, la *fonction* chimique, est de s'unir aux acides pour former des éthers. On dit : la *famille des alcools*, les *alcools*.

Dans le langage courant, lorsqu'on parle de l'alcool, sans ajouter aucun qualificatif, on entend nommer l'alcool éthylique ou vinique. Cet alcool est celui que nos pères extrayaient du vin, à l'état impur ; c'est celui que les industriels modernes tirent des jus sucrés de toute nature ; c'est enfin celui qui constitue, en quelque sorte, le substratum des boissons alcooliques usuelles.

L'histoire de ce nom patronymique d'alcool est un peu du domaine de l'hygiène rétrospective. Nous la retracerons donc brièvement, en mettant à contribution les savantes recherches de M. Berthelot (*La chimie au moyen âge*, 1893, t. 1^er).

Le mot alcool, *alcohol* des vieux textes, vient de l'arabe : *al*, le ; *Kohol*, Kohl, Kuhul, toute substance à l'état finement pulvérulent, par le fait du broyage ou de la sublimation ([1]).

---

[1] Suivant Hœfer (Histoire de la chimie), le terme arabe originel signifierait :

Jusqu'au XIIIe siècle, ce vocable s'est appliqué à toutes les poudres impalpables : « Les pierres, les bols, les terres et quelques autres parties d'animaux, dit Moïse Charas (1618-1698), sont réduits en poudre fine qu'on nomme alkohol. »

On l'appliquait encore aux liquides représentant la quintessence des corps : « Alkohol est purior substantia rei, segrata ab impuritate sua. Sic *alkohol vini* est aqua ardens rectificata et mundissima. » (Ruland.)

Le sulfure d'antimoine, pour donner un dernier exemple, porta en Europe, jusqu'aux temps modernes, le nom d'alkohol, et il l'a gardé en Orient, où les femmes l'emploient pour se noircir les cils et les sourcils (kohl).

Au XIIIe siècle et même au XIVe siècle, M. Berthelot n'a trouvé aucun auteur qui appliquât le terme d'alcool au produit de la distillation du vin. Le mot *esprit de vin* ou esprit-ardent, quoique plus ancien, n'était pas non plus connu au XIIIe siècle, car on réservait, à cette époque, le nom d'*esprit*, aux substances volatiles qui attaquent les métaux.

Quant à l'expression *eau-de-vie*, elle était, aux XIIIe et XIVe siècles, synonyme d'élixir de longue vie, et lorsque Armand de Villeneuve (1238-1314) l'employa, le premier, croit-on, pour désigner un liquide spiritueux issu de la distillation du vin, c'était moins « comme nom spécifique que pour marquer l'assimilation qu'il faisait de ce produit avec l'élixir de longue-vie ».

C'est, en réalité, sous le nom d'*eau ardente* (ou inflammable), également donné à l'essence de térébenthine, que l'alcool est apparu dans l'histoire.

A dater de Boerhave (1668-1738), l'esprit de vin porte seul la dénomination d'alcool, du moins jusqu'au moment où on lui découvrit des congénères. Cette époque fut celle des remarquables travaux de J.-B. Dumas et de Péligot (1834) sur les familles et les fonctions en chimie organique, et sur la fonction alcool, en particulier.

Dans l'immense famille chimique qu'ils fondèrent, l'esprit

---

*quelque chose qui brûle*, et dériverait d'un verbe chaldéen exprimant l'action de se consumer.

de bois (alcool méthylique) se rangea le premier auprès de l'esprit de vin (alcool éthylique). Puis vinrent les alcools cétylique, amylique, mélissique, cérotique, œnanthylique, caprylique, butylique, propylique, la glycérine, etc.

On peut réduire à cinq le nombre des alcools contenus, en quantité notable et physiologiquement active, dans les boissons fermentées ou distillées, et que, pour cette raison, nous appellerons *alcools alimentaires*.

| | FORMULE | POINT D'ÉBULLITION |
|---|---|---|
| Alcool méthylique *normal* (méthanol) [1] | $C^3HOH$ | 66° |
| — éthylique (éthanol) | $C^2H^5OH$ | 78,4 |
| — propylique *normal* (propanol) | $C^2H^7OH$ | 97 |
| — { butylique *normal* (butanol) | $C^4H^9OH$ | 117 |
| — { isobutylique [2] | » | 108 |
| — { amylique *normal* (pentanol) | $C^5H^{11}OH$ | 137 |
| — { isoamylique [3] | » | 129-130° |

Ces alcools appartiennent à la série monovalente $C^n H^{2n} + 2O$ [4].

On voit, par ce tableau, que le degré d'ébullition des alcools croît avec leur richesse en carbone.

Leur consistance augmente dans le même sens, si bien que les alcools à plus de six atomes de carbone ne sont plus liquides, mais sirupeux et même solides.

La solubilité suit une marche inverse : l'alcool amylique est déjà peu soluble dans l'eau.

L'alcool méthylique (μέθυ, vin ; ὕλη, bois) mérite une mention spéciale. Alors que ses homologues supérieurs sont issus de la fermentation des sucres, il n'existe, lui, normalement, dans aucune des boissons alcooliques. Il prend naissance dans la distillation du bois (Robert Boyle, 1626-1691). S'il occupe une place parmi les alcools alimentaires, c'est qu'il entre, par fraude, dans les boissons spiritueuses, et que même, en certains pays — l'Irlande, par exemple — il est consommé en nature.

Il existe encore, dans les boissons distillées et fermentées,

[1] [2] [3] [4] **Pour la définition des alcools normaux et des isoalcools, voir les traités de chimie générale.**

d'autres alcools : caproïque, heptylique. octylique, etc. Mais la proportion en est si infime (un cent millième dans les eaux-de-vie, d'après M. Riche), que nous les passerons sous silence.

On rencontre, enfin, dans les boissons alcooliques, des alcools *polyvalents* : le seul à retenir est la glycérine, ou *propanétriol*. Cette substance se forme constamment dans la fermentation des moûts sucrés, mais elle n'est pas assez volatile pour que les boissons distillées en contiennent — et c'est la raison pour laquelle nous la plaçons à part. Le vin, d'après Pasteur, en renferme de 5 à 7 grammes, et la bière, environ 2 grammes par litre.

Quant aux dérivés des alcools (aldéhydes, éthers), on aura l'occasion de les étudier en meilleure place, au chapitre de la toxicologie.

### § 2. — *Les Boissons alcooliques*.

Ces boissons doivent la plupart de leurs propriétés physiologiques à la présence de l'alcool éthylique et aussi d'une faible quantité d'alcools supérieurs. On les divise en *fermentées* et *distillées*.

Les boissons fermentées ont une double origine. Les unes, en effet, proviennent de moûts ou jus sucrés artificiels et fermentés par *ensemencement* de levures : elles ont pour type la bière. Les autres sont de simples jus de fruits (jus naturels) fermentés *spontanément*, c'est-à-dire sous l'action des levures préexistant dans le moût : tels sont les vins, le cidre, etc. Le titre alcoolique de ces boissons ne saurait dépasser 15 à 16 p. 100, car les levures n'agissent plus, lorsque l'alcool atteint cette proportion dans les jus en fermentation.

Les boissons distillées sont obtenues en concentrant, en déshydratant, à l'aide d'appareils spéciaux, les boissons et, en général, les liquides alcooliques fermentés. Elles titrent, en moyenne, de 30 à 60 p. 100 d'alcool. Elles pourraient atteindre un degré plus élevé de concentration, puisqu'une distillation suffisamment poussée arrive à faire disparaître les dernières traces d'eau, dans un liquide alcoolique ; mais la consommation n'en serait guère possible, sous cette forme, à cause de l'action corrosive qu'elles exerceraient sur les muqueuses buccale et stomacale.

## BOISSONS FERMENTÉES

Les boissons fermentées apparaissent dès l'origine de l'histoire. Les premières connues furent le vin, l'hydromel et la bière.

Dans la suite, leur nombre s'est accru à l'infini, car on a mis successivement en œuvre, dans le but d'en tirer des breuvages enivrants, tous les végétaux amylacés ou sucrés. Aussi faut-il renoncer à établir la liste complète des boissons alcooliques fermentées, actuellement consommées dans les différentes parties du globe (¹).

Nous allons étudier avec quelque détail celles dont on fait un usage courant, chez les peuples civilisés de l'Occident : la bière, le vin, le cidre ; mais nous consacrerons aussi quelques lignes à diverses boissons orientales, à cause de l'intérêt scientifique qu'elles présentent.

**Bières**. — Les anciens Grecs connaissaient la bière, à laquelle ils donnaient le nom de vin d'orge (οἶνος κρίθινος) ; ils en avaient emprunté la recette aux Égyptiens. Les Germains et les Celtes en faisaient également usage, ainsi que les Romains, qui lui gardèrent son nom celte : *cerevisia*, cervoise.

La matière première des bières est toujours la fécule des graminées : fécule de l'avoine (bière de Louvain), fécule de riz (Inde, Chine), fécule de maïs (États-Unis, Amérique du Sud) et surtout fécule de l'orge (bière proprement dite).

Toute bière est composée de trois parties essentielles : l'alcool, l'acide carbonique et l'extrait.

L'extrait, dont la proportion oscille entre 2 et 14 p. 100, est constitué par du glucose, du maltose, des dextrines, des matières albuminoïdes, des acides, de la glycérine, des substances minérales (alcalis, chaux, acide phosphorique, fer, etc.).

L'acide carbonique, très abondant, descend rarement au-dessous de 0,20 p. 100 en poids.

---

(¹) V. TAQUET. **Les boissons dans le monde entier.** Paris, 1889.

Quant à l'alcool, et c'est là pour nous l'élément le plus intéressant, la proportion en varie dans les limites indiquées par le tableau suivant :

BIÈRES D'EXPORTATION ET DE CONSERVE
(d'après **MM**. Garnier, Girard, etc.).

| ORIGINE | POUR 100 MOYEN en alcool. | ORIGINE | POUR 100 MOYEN en alcool. |
|---|---|---|---|
| Strasbourg | 4,7 | Nuremberg | 4,6 |
| Gruber bockale | 6,2 | Munich | 4,3 |
| Hatt Espérance | 5,0 | Vienne | 3,5 |
| Tantonville | 6,0 | Pilsen | 3,7 |
| Maxéville | 5,3 | Ale | 5,8 à 7,3 |
| Comète | 5,8 | Porter | 5,2 à 4,7 |
| Gallia | 5,5 | Pale ale | 6,5 |
| Peters | 6,4 | Extrat Stout | 9,0 |
| Lyon | 5,5 | Lambick (¹) | 6,2 |
| Méditeranée | 5,8 | Faro | 4,9 |

BIÈRES DE DÉBIT

| | | | |
|---|---|---|---|
| Bière légère (Nancy) | 2,86 | Bière poméranienne | 2,2 |
| — saxonne | 1,9 | — Vienne | 2,7 |
| — bavaroise | 1,1 | — Bohême | 2,4 |

La fabrication de la bière nous arrêtera quelques instants, car elle édifiera le lecteur sur le processus général des fermentations alcooliques, dont il est indispensable de posséder la notion, lorsqu'on veut faire une étude raisonnée de l'hygiène des boissons. Cette fabrication comporte la série suivante d'opérations : maltage, touraillage, brassage et, enfin, fermentation.

Le maltage a pour but de développer dans les grains, en provoquant leur germination, la petite quantité de diastases (ferments solubles) (²), qui préexistent dans leurs tissus. L'orge destinée au maltage est humectée par un séjour de 24 à 60 heures dans des cuves-mouilloires pleines d'eau pure. On la laisse ensuite égoutter, puis on l'étend en couches minces, dans les germoirs, sous-sols dallés et voûtés où n'arrive qu'une faible lumière, et où l'on maintient une température de 20 à 30°.

---

(¹) Le faro et le lambick des Flamands proviennent d'un malt non additionné de levure, fermenté spontanément. Ils sont relativement riches en acides (acétique et lactique).

(²) Amylase et dextrinase (v. p. 13).

**Afin** de répartir également l'air, la chaleur et la lumière, afin, encore, d'empêcher l'enchevêtrement des radicelles embryonnaires, on remue fréquemment le grain à la pelle (pelletage). Lorsqu'au bout d'une huitaine de jours, la tigelle, croissant à l'abri des enveloppes du grain, a atteint une certaine longueur, on arrête la germination.

La fabrication dite allemande interrompt la végétation de l'orge dès que la tigelle a acquis un tiers de la longueur du grain ; il ne s'est alors produit qu'une petite quantité de diastases, si bien que, lors du brassage, une forte proportion de dextrine échappera à la saccharification. La bière sera riche en extrait, moelleuse au goût, mais peu alcoolique (bières douces). A-t-on poussé plus loin la germination, les diastases se sont abondamment développées et pourront saccharifier presque toute la dextrine. Ultérieurement, les levures trouveront donc plus de sucre à transformer en alcool, et la bière ainsi obtenue (procédé anglais) sera d'un goût plus sec, moins riche en extrait et plus spiritueuse (bières fortes).

La deuxième opération, le touraillage, a précisément pour objet d'interrompre la germination. Pour ce faire, on commence par refroidir l'orge dans de vastes pièces, largement ventilées ; puis, on la dessèche dans une étuve, la touraille, dont on élève la température *progressivement*, afin de ne pas transformer en empois la pulpe humide du grain.

Lorsque le grain, fréquemment pelleté, est resté sur les planchers en toile métallique de la touraille, durant une vingtaine d'heures, à une température de 5o-6o°, lorsqu'il s'est, de cette façon, bien desséché, on le crible, afin d'enlever les radicelles et les poussières. Ainsi préparé, le grain porte le nom de *malt*. Pour l'employer, on le broie grossièrement.

Certains brasseurs, à la fin du touraillage, portent rapidement la température à 1oo° ou plus (¹), de façon à torréfier la surface du grain : la bière que fournit ce procédé, est foncée et d'un goût particulier (bière brune).

Vient ensuite le brassage. Le malt est placé dans de grandes

______

(¹) Le malt étant antérieurement desséché, on peut lui appliquer cette température sans crainte de détruire la diastase qui, en milieu humide, ne supporterait pas de température dépassant 7o°.

cuves (cuves-matières) qu'un diaphragme percé de trous et situé à quelques centimètres du fond, partage horizontalement en deux parties. Ce diaphragme, sur lequel est étendu le malt, servira de filtre. Le brassage proprement dit commence alors. Il se fait par *infusion*, ou par *décoction*.

La méthode par infusion, exclusivement employée en Angleterre et par les petits industriels belges et français, consiste à mêler au malt, en agitant, en *brassant*, son poids d'eau chauffée à 40-50° : c'est ce qu'on appelle « faire la salade ». Après avoir laissé reposer cette pâte pendant un quart d'heure, on ajoute de nouvelle eau à 90° (environ deux fois le poids du grain), de façon à obtenir une température moyenne de 60-65°. Nouveau brassage, durant une demi-heure, et nouveau repos ; enfin, soutirage du liquide de trempe. On peut faire, avec le même malt, plusieurs trempes successives, qu'on mêle.

Une dernière trempe donnera la *petite bière*. Il reste alors dans la cuve, une sorte de pulpe, la *drèche*, qui sert à l'alimentation du bétail.

La méthode par décoction a remplacé la précédente en Allemagne, en Autriche et dans nos grandes brasseries de l'Est, de Paris, de Lyon. Elle est plus compliquée, comme on va le voir.

Dans ce procédé, le malt est empâté à l'eau froide (20 à 25 kilogrammes d'eau par hectolitre de malt) et fortement brassé. On fait ensuite arriver assez d'eau bouillante pour porter le mélange à 30° ; on brasse encore, puis l'on soutire un tiers environ du liquide, que l'on fait bouillir durant trois quarts d'heure.

Cette trempe est reversée dans la cuve. On répète l'opération plusieurs fois — quatre fois, en moyenne — de façon à obtenir dans la cuve-matière des températures successives de 30, 40, 60 et 72°. La dernière trempe est abandonnée une heure à elle-même et finalement soutirée.

Il existe une méthode mixte, la méthode lilloise, qui procède à la fois de l'infusion et de la décoction.

Durant le brassage, quelle que soit la méthode employée, l'amidon du grain subit, en présence de l'eau chaude et sous l'action de l'amylase, une série de transformations. Il est d'abord solubilisé (amidon soluble) ; puis il se change en un mélange de dextrines et de maltose (saccharification principale) ; enfin, les dextrines elles-mêmes, sont converties, par la dextrinase, en maltose fermentescible (saccharification ultérieure).

Lorsque le moût, obtenu soit par infusion, soit par décoction, a été soutiré, on le porte rapidement à l'ébullition, afin de détruire la diastase et de conserver au liquide une composition fixe. Pendant l'ébullition, qui dure de 3 à 4 heures, on ajoute une certaine quantité de houblon ([1]) et l'on couvre la chaudière pour concentrer l'arome. Le principe odorant des cônes de houblon est, on le sait, une substance jaune et granuleuse, le lupulin, fixée à la base des bractées qui composent ces cônes ; c'est un mélange de diverses huiles essentielles et de résines.

Le houblonnage n'a pas seulement pour résultat de communiquer à la bière une saveur *sui generis*. Il produit une sorte de collage (action du tanin des cônes sur les albuminoïdes du moût) et une véritable clarification ; de plus, il assure la conservation des bières, grâce au pouvoir antiseptique des huiles essentielles cédées par le lupulin.

Une fois houblonné et filtré, le moût est refroidi, aussi rapidement que possible, dans des bacs en métal larges et peu profonds, où on le laisse séjourner de 6 à 7 heures.

Une énergique ventilation permet au liquide de s'imprégner d'oxygène L'effet de l'aération est multiple : elle colore le moût ; elle en modifie la saveur, en oxydant certains éléments organiques. D'autre part, l'oxygène ainsi absorbé permettra aux levures de la fermentation d'agir rapidement et vigoureusement, de transformer le sucre en alcool, avant que les fermentations secondaires n'aient envahi le liquide.

On procède alors à l'ensemencement, qui est le temps le plus délicat de la fabrication des bières. Le moût, refroidi et aéré, est envoyé dans les cuves de fermentation, où on l'ensemence avec des levures jeunes et bien aérées, obtenues aujourd'hui industriellement, d'après la méthode Pasteur.

---

[1] 3 à 400 grammes par hectolitre dans les bières façon allemande : 1 kilogramme dans les bières anglaises.

Suivant les pays, on emploie la levure *haute* ou la levure *basse*; mais c'est toujours dans les établissements où l'on opère par infusion ou par le procédé lillois, que l'on emploie la première, et dans ceux où l'on travaille par décoction, que l'on se sert de la seconde.

Il nous faut ici donner une brève description des levures et de leurs propriétés physiologiques, dont la plus intéressante, à notre point de vue, est leur action spéciale sur les sucres, qu'ils transforment, par fermentation, en alcool et acide carbonique ([1]).

Comme bien d'autres organismes cellulaires — moisissures, etc., — la levure placée au contact de l'air (dans un vase large, contenant une mince couche de liquide, par exemple) utilise l'oxygène atmosphérique, pour produire des oxydations, d'où elle tire sa chaleur, son énergie.

Dans ces conditions, elle se multiplie avec facilité, et brûle intégralement les aliments qu'elle ne s'incorpore pas.

Ce qui distingue la levure de la moisissure, c'est qu'elle ne se tient pas à la surface même du liquide, mais tombe et demeure au fond. Que l'on augmente l'épaisseur du liquide, que l'on gêne le libre accès de l'air, il lui faudra s'adapter à cette nouvelle existence, et mener, par conséquent, la vie anaérobie.

Force lui sera d'emprunter son énergie vitale à des substances ambiantes autres que l'oxygène. Or, ce sont les sucres (mono et polysaccharides) qui représentent les aliments thermogènes électifs de la levure. Sans sucre, la vie anaérobique de la levure continue un certain temps, devient languissante, puis cesse. En même temps, la reproduction par bourgeonnement fait place à la sporulation.

La chaleur dont elle a besoin, la levure la tire de l'oxygène combiné dans la molécule sucrée, qu'elle disloque. Cette molécule sucrée « se comporte en présence du protoplasma « cellulaire, comme une sorte de corps explosif capable de

---

([1]) Consulter : BOURQUELOT (Les fermentations) ; L. GARNIER (Ferments et fermentations) ; GUICHARD (Microbiologie du distillateur) ; KAYSER (Les levures) ; et surtout DUCLAUX (Traité de Microbiologie, t. I et III, 1900). On trouvera dans ces ouvrages, l'exposé sommaire des travaux de Pasteur, Béchamp, Rees, Brefeld, de Bary, Bail, Mayer, Hansen, Marx, Schützenberger, Nœgeli, Duclaux, Laurent, Lindet, Effront, Fernbach, Lindner, H. Büchner, etc., etc.

« fournir de la chaleur en se disloquant et en groupant autre-
« ment ses éléments. » (Duclaux.) Mais, au cours de cette existence asphyxique, l'activité du micro-organisme diminue
grandement, et il cesse presque de se reproduire. Il arrive même
un moment où il faut lui donner de l'oxygène libre, si minime
qu'en soit la quantité (Pasteur). Ce fait, et surtout l'expérience
de Cochin, qui montre qu'une levure née à l'abri de l'oxygène
est incapable d'attaquer le sucre, prouve que la levure n'est
pas un anaérobie strict, et que des réserves d'oxygène, probablement fixées sur les éléments oxydables de son parenchyme,
lui sont nécessaires pour garder en quelque sorte son élan
vital et le communiquer aux générations successives (Kayser).

Cet affaiblissement du pouvoir reproducteur de la levure
vivant en anaérobie, s'explique par ce fait que la désagrégation
du sucre lui fournit beaucoup moins d'énergie que sa combustion totale, à l'aide de l'oxygène libre.

« Le sucre est endothermique. En brûlant, il fournit
« 713 000 calories ; mais lorsqu'il fermente, il donne un corps
« complètement brûlé, l'acide carbonique, et l'alcool qui con-
« serve 642 000 calories ; la différence, 71 000 calories, repré-
« sente la chaleur mise en liberté par la formation de l'acide
« carbonique. C'est cette chaleur mise en liberté, que la levure
« utilise ; elle est environ la dixième partie de la chaleur totale
« que fournirait le sucre en brûlant en totalité (vie aérobie) ;
« c'est pourquoi la levure est obligée d'en décomposer dix
« fois plus. » (Guichard. *Microbiologie du distillateur,* p. 14.)
C'est pourquoi encore, les cellules de la levure, s'étant à peine
accrues et multipliées, auront transformé une quantité relativement énorme de sucre.

« La vie protoplasmique de la levure-végétal est, à toutes
« les périodes de son existence, en parfait rapport avec la
« quantité d'oxygène qu'on lui fournit. » (Duclaux.)

La disproportion considérable entre la quantité de l'organisme actif et celle de la substance transformée, est précisément la caractéristique de ce phénomène vital, la *fermentation* [1].

---

[1] V. Nicolle. Eléments de Microbiologie, 1901. Kayser. Les levures (Encyclopédie Léauté).

C'est la fermentation des sucres par les levures, qui est mise à profit par l'industrie des boissons alcooliques.

D'ailleurs, ce pouvoir de transformer les sucres en alcool dans l'état d'asphyxie, existe non seulement chez les levures et chez les micro-organismes voisins, mais encore chez toute cellule végétale (Lechartier et Bellamy ; A. Müntz), et même animale (J. Béchamp) [1] ; de telle sorte qu'on a pu parler de *l'ubiquité de l'alcool dans la nature* (Duclaux).

Tous les sucres ne sont pas également aptes à subir l'action zymotique des levures [2], mais seulement ceux d'une structure chimique spéciale, déterminée par Fischer, dans ses beaux travaux sur la synthèse des sucres (1892) : les sucres dont le nombre d'atomes de carbone est divisible par 3. Ce sont d'abord, et surtout, les monosaccharides à 3 atomes de C, les *hexoses* : glucose dextrogyre ou $\delta$ glucose (raisins, fruits mûrs, partie solide du miel, urine des diabétiques) ; lévulose ou fructose (fruits, partie liquide du miel, etc.) ; galactose ; mannose. Ce sont ensuite les disaccharides, en particulier les *hexobioses* suivants : saccharose (canne, betteraves) ; lactose ou sucre de lait ; maltose (amidon modifié par l'amylase). Mais, tandis que les monosaccharides fermentent directement, les disaccharides doivent être auparavant transformés en monosaccharides. C'est ainsi que, par exemple, le sucre de canne est, au préalable, changé en sucre *interverti* (mélange à parties égales de glucose et de lévulose) par hydratation.

$$C^{12}H^{22}O^{11} + H^2O = \underset{\text{glucose}}{C^6H^{12}O^6} + \underset{\text{lévulose.}}{H^{12}O^6C^6}$$

De même, les polysaccharides (melezitose de la manne de Briançon ; mycose ou sucre de l'ergot de seigle ; raffinose des mélasses de betteraves ; tréhalose ou sucre des nids [3] ;

---

[1] Dans les expériences récentes, MM. Stoklasa et Cerny, mettant en présence un fragment d'animal et du glucose, tous deux aseptiques, obtiennent $CO^2$ et alcool. Donc la zymase existe dans les tissus animaux. Ces expériences, il est vrai, viennent d'être contestées.

[2] Ou plutôt, comme il existe un rapport direct entre la constitution de la levure qui fait fermenter un sucre et la structure stéréochimique de ce sucre (Fischer) ; si tous les sucres ne fermentent pas, c'est que nous ne connaissons pas encore les levures qui leur sont appropriées (Kayser).

[3] Élaboré par des coléoptères du genre *Laurinus*.

inuline des tubercules de dahlia et de topinambours ; dextrine ; amidon), doivent être décomposés en sucres élémentaires, pour pouvoir subir la fermentation alcoolique.

Les agents de dédoublement des di et polysaccharides sont des diastases ou enzymes, et l'on sait que ces substances solubles, élaborées au sein des cellules-ferments (albuminoïdes transformées), ont la propriété caractéristique d'opérer en poids très minime — et invariable — sur une quantité considérable de matière à transformer ([1]).

Ce sont : la *sucrase*, qui intervertit le saccharose ; la *maltase* ou *glucase*, qui intervertit le maltose ([2]) ; l'*amylase*, qui transforme l'amidon (ou plutôt l' « empois » d'amidon) en dextrine ; la *dextrinase*, qui change la dextrine en maltose — continuant par un dédoublement, l'action décoagulante de l'enzyme précédent ; la *melibiase* ; la *trehalase* ; etc., etc.

Tout organisme qui ne sécrète pas une ou plusieurs ([3]) de ces diastases, ne saurait faire fermenter le ou les saccharides correspondants.

Mais il y a plus. On sait, depuis Büchner (1897), que c'est à l'aide d'un enzyme, la *zymase*, que les levures et, en général, les ferments alcooliques, font fermenter alcooliquement les sucres élémentaires ou hydrolisés par les diastases précédentes. Cette importante notion est d'acquisition récente : la zymase ne dialysant pas et n'opérant, par conséquent, qu'à l'intérieur des cellules, on n'a pu en étudier les propriétés que lorsqu'on s'est avisé de dissocier les levures par broyage et expression.

La sécrétion de la zymase serait un fait d'adaptation (à la vie asphyxique) : l'action disloquante de la zymase sur les sucres, action génératrice de chaleur, remplace, pour la levure vivant en anaérobie, l'action directement comburante de l'oxygène libre.

---

([1]) « C'est par les diastases que le rôle des micro-organismes a été expliqué... Elles sont présentes toutes les fois qu'il doit se produire une digestion quelconque dans l'intérieur des cellules... » (Fischer).

([2]) La levure de bière transforme directement la maltose en alcool, sans intervention *apparente* de la maltase (Mœrcker).

([3]) Une moisissure, l'aspergillus niger, sécrète la sucrase, la maltase, l'amylase, la melibiase, etc. Par contre, diverses moisissures, de nombreuses levures et un nombre important de bactéries, élaborent de la sucrase...

« Rien ne nous dit, d'ailleurs, que la zymase n'apparaisse
« que dans la vie anaérobie.... On ne reconnaît une diastase
« qu'à ses produits, et si ceux-ci sont consommés ou détruits
« au fur et à mesure, ils peuvent passer inaperçus et, avec
« eux, la diastase qui les donne.... Si l'alcool témoin de
« l'existence de la zymase n'apparaît pas pendant la vie aérobie,
« c'est qu'il est mis en œuvre, à l'intérieur de la cellule, avant
« d'avoir passé à l'extérieur. Ainsi la sécrétion de la zymase,
« au lieu d'être intermittente et commandée par la vie sans
« air, serait continue, et l'alcool n'apparaîtrait comme résidu
« que lorsque manquerait l'oxygène nécessaire à sa mise en
« œuvre dans les tissus... » (Duclaux.)

Notons que les acides dilués sont capables de produire les
effets diastasiques de certains enzymes. Par exemple, l'amidon est transformé en dextrine, puis en glucose, par les
acides. Ceux-ci peuvent même, à eux seuls, effectuer un travail nécessitant l'intervention de plusieurs enzymes différents.
Bien entendu il y a similitude d'*effet* et non de *processus*.

Les levures, pour prospérer, exigent encore, comme tous
les êtres vivants, un milieu nutritif suffisamment riche en
matières minérales et en matières azotées.

Les substances minérales indispensables sont l'acide phosphorique et la potasse, ou encore les composés de ces deux
substances (Ad. Mayer).

Quant aux matériaux azotés les plus assimilables, ce sont les
sels ammoniacaux, les albuminoïdes solubles et dialysables
(albuminoïdes peptonisés, en particulier) et quelques produits
amidés (urées et uréides).

Les agents de la fermentation alcoolique sont répartis dans
les trois classes de microbes végétaux: bactéries, moisissures et levures. Mais c'est dans la classe des levures, que se
recrutent — dans nos contrées, du moins — les agents normaux
et aussi les plus actifs, de cette fermentation.

Les levures sont des champignons microscopiques dépourvus de mycelium vrai et représentés par des cellules ellip-
tiques, ovales ou sphériques, groupées en chapelet (levures
hautes) ou isolées, soit par paires, soit par unités (levures
basses). Elles ont de 8 à 10 μ, dans leur plus grand diamètre.

Elles sont composées d'un protoplasma, d'un noyau et d'une paroi mince, élastique, de nature cellulosique. Durant la fermentation, le protoplasma et le noyau se vacuolisent. Dans les vieilles cultures, les cellules se remplissent de gouttelettes graisseuses.

Elles se reproduisent, en général, par bourgeonnement et, exceptionnellement, par sporulation interne — pendant le jeûne, par exemple — la cellule normale se transformant en *asque* ou *thèque*.

Quelques levures (schizosaccharomyces Pombe et octosporus) se divisent par cloisonnement, à la manière des bactéries.

Les levures d'industrie usuelles appartiennent presque toutes au genre *saccharomyces vrai*, dont la caractéristique est de pouvoir donner des spores.

Laissant de côté la question de classification et de variabilité des espèces, sujet extrèmement complexe, très controversé et n'intéressant que les chimistes de brasserie et de distillerie, nous ne décrirons ici que les types suffisamment définis et les plus connus.

1° *S. cerevisiæ* ou *levure de bière* proprement dite. C'est l'espèce principale des brasseries. Sa variété *basse* est l'agent de la fermentation du même nom. Elle produit, dès la température de 1 à 2°, une fermentation lente, durant de une à plusieurs semaines ; et, signe particulier, ses colonies restent au fond du liquide, sans être soulevées par $CO^2$ dégagé ([1]).

Sa variété *haute* a des cellules plus volumineuses, à bourgeonnement plus rapide ; elle ne se développe que de 16 à 20°, et, poussée par le dégagement de $CO^2$, elle monte à la surface des liquides, s'échappe par la bonde des tonneaux. Elle donne aux bières une saveur spéciale, qui n'est plus à la mode aujourd'hui. Nous avons vu qu'elle est de moins en moins employée par la brasserie française ; mais elle est d'un emploi

---

([1]) Dans la variété — ou mieux, la sous-espèce — *saccharomyces cerevisiæ* de fermentation basse, Hansen distingue deux races : la levure I Carlsberg et la levure II Carlsberg. Cette dernière donne une bière meilleure au goût, mais de moins bonne conservation.

exclusif, en distillerie, pour la fabrication de la levure pressée, à cause de la vigueur plus grande de sa végétation, qu'explique facilement son aération continue.

Le S. cerevisiæ fait fermenter le saccharose, le maltose et le glucose.

2° *S. apiculatus.* Très répandu sur les fruits mûrs et doux. Cellules à forme de citron et parfois de demi-lune. On le rencontre surtout au début de la fermentation du jus de raisins. Il passe l'hiver dans le sol. Il n'intervertit pas le saccharose et n'attaque pas le maltose.

3° *S. ellipsoïdeus.* Ferment principal du jus de raisins. Attaque le saccharose, le glucose, le maltose.

4° *S. exiguus.* Petites cellules en toupie. Agent de la fermentation *consécutive* de la bière. Attaque vigoureusement le saccharose et le d-glucose.

5° *S. mali Duclauxi.* N'attaque ni le saccharose, ni le maltose, mais le sucre interverti, en donnant du parfum aux liquides.

6° *S. pastorianus.* Se rencontre dans les moûts de raisins et de pommes et dans la bière.

Une levure *non saccharomyces*, le *schizosaccharomyces Pombe*, a été rencontré dans une bière d'Afrique (Kayser).

On trouve dans les moûts en fermentation, une foule d'autres organismes, ferments saccharomyces vrais (levures *sauvages* de Hansen) ou faux, moisissures et bactéries. Certains d'entre eux sont aptes à fabriquer de l'alcool, mais la plupart ont surtout pour effet de vicier les processus de la fermentation, ou d'en altérer les produits utiles. Il faut leur attribuer une bonne partie des « impuretés » des flegmes et des boissons fermentées, ainsi que les « maladies » de ces dernières.

Les levures, nous le savons, ont une activité d'autant plus grande qu'elles sont plus largement aérées. Elles meurent à 60° dans un milieu humide. Elles ne peuvent agir dans un milieu contenant plus de 15 p. 100 d'alcool.

Lorsqu'elles ont épuisé toutes les matières nutritives du liquide qui les héberge, elles se déforment et maigrissent, réduites qu'elles sont à vivre aux dépens de leur propre substance (cellulose, glycogène et matière grasse) : c'est ce qu'on appelle l'*autophagie* des levures.

Les bières fortes ou bières *hautes* (bières anglaises et belges), celles auxquelles nous avons vu s'appliquer le procédé par infusion après germination prolongée, sont ensemencées avec de la levure haute, ferment qui, comme on vient de le dire, agit à température relativement élevée, en produisant une fermentation tumultueuse et rapide. Les sucres sont ainsi presque totalement transformés en alcool, et la bière est, par conséquent, fortement spiritueuse, presque autant, parfois, que le vin. La mode n'est plus aux bières hautes, et la fabrication s'en restreint de plus en plus.

Les bières douces ou *basses* (bières allemandes) dont, au contraire, la consommation va grandissant, sont dérivées d'un moût par décoction ; on les ensemence avec la levure basse, ferment moins actif, opérant à basse température et laissant inattaquée une certaine quantité de maltose. Elles sont moins alcooliques et plus moelleuses. On doit les conserver à une température de 5 à 6°, dans les caves-glacières, et les transporter dans des wagons-glacières ([1]).

D'après Pasteur, un hectolitre de bière basse exige, pour sa fabrication et sa conservation, jusqu'à sa mise en vente, plus de 100 kilogrammes de glace (A. Riche).

Si nous nous reportons aux tableaux de la page 6, nous ferons au sujet des bières une constatation d'un grand intérêt hygiénique.

Ces tableaux montrent, en effet, que le titre alcoolique des bières est des plus variables, si bien que telle bière basse de débit, à 1-1/2 p. 100 d'alcool, est une boisson presque inactive, alors que les bières hautes, dont font usage et abus les Belges et les Anglais, constituent, avec leurs 5, 6, 8 et 9 p. 100 d'alcool, des boissons capables de produire une intoxication bien caractérisée.

---

([1]) V. LINDET. La bière. Encyclopédie des aide-mémoire Léauté.

### PRODUCTION DE LA BIÈRE DANS CHAQUE PAYS

#### DE 1885 A 1898, EN MILLIERS D'HECTOLITRES

(d'après le *National temperance league's annual*)

|  | 1885 | 1891 | 1898 |
|---|---|---|---|
| Angleterre | 45 680 | 52 660 | 59 110 |
| Allemagne | 42 312 | 51 754 | 66 284 |
| Etats-Unis | 22 427 | 36 859 | 43 947 |
| Autriche | 13 120 | 14 664 | 20 611 |
| Belgique | 9 352 | 10 714 | 13 665 |
| France | 7 990 | 8 262 | 9 534 |
| Russie | 3 495 | 3 722 | 5 221 |
| Danemark | — | 1 861 | 2 313 |
| Suède | 908 | 1 352 | 2 224 |
| Suisse | 862 | 1 362 | 2 088 |
| Norvège | 317 | 408 | 454 |
| Italie | 158 | 158 | 113 |

**Vin**. — Le vin est le produit de la fermentation naturelle du jus de raisin frais. Le raisin est le fruit du *vitis vinifera*.

La culture de la vigne et l'usage du vin remontent aux âges de la préhistoire.

Heer a cru pouvoir distinguer dans les restes de palafittes préhistoriques, des pépins de vignes cultivées ; et il est certain que le raisin figurait, avec les fruits du canouiller, les pommes et les noisettes, dans le menu des tables lacustres (L. Portes et R. Ruyssen. *Traité de la Vigne et de ses produits*, 1886-1889).

La vigne porte en sanscrit — la plus ancienne des langues connues — le nom de draska, et le raisin, celui de rasâ ; d'où le grec ῥάξ, et le latin *racemus*.

Les Egyptiens connaissaient le vin bien avant toute civilisation en Europe, ainsi qu'en témoignent le tombeau de Phtah Hotep (4000 ans avant J.-C.) et certains monuments de la 3e dynastie.

Les Hébreux étaient grands buveurs de vin, et « leurs livres sacrés sont tout imprégnés des fumets du pressoir ». (Portes et Ruyssen.) Les Chinois usaient du vin de raisin, plus de 1200 ans avant notre ère ; mais l'usage s'en perdit, chez eux, à la suite de lois prohibitives. Au Japon, le vin fut aussi connu de bonne heure, mais le peuple en fit un tel abus, que le législateur dut l'interdire. Il y a 5 ou 6 siècles, un mikado fit arracher toutes les vignes, et l'usage du vin disparut.

Chez les Grecs, Hésiode décrit la vinification du raisin ; Homère fait de ses héros de grands buveurs du jus de la vigne.

L'art de faire le vin fut importé dans l'Europe occidentale par les Pélasges, et les Romains furent de grands vignerons. Les Celtes, avant tout contact avec les Romains et avec les Phéniciens, cultivaient la vigne et fabriquaient le vin.

La notion que nous avons maintenant du mécanisme général des fermentations, exposé à propos des bières, nous permettra d'être très bref sur la fabrication des vins et sur celle du cidre.

La fabrication du vin comprend cinq opérations principales : la récolte du raisin, la confection du moût, la fermentation, la décuvaison et la conservation. Ces termes sont par eux-mêmes assez significatifs, pour que nous nous dispensions d'insister. Rappelons seulement que l'agent ordinaire de la fermentation du sucre, dans le jus de raisin, est le saccharomyces ellipsoïdeus. Il a pour collaborateur, du moins au début de la fermentation, le s. pastorianus. Les levures du vin sont des ferments « spontanés ». On ne les ensemence pas, comme les levures de brasserie et de distillerie : au moment de la maturité, elles se trouvent répandues à la surface des fruits, et passent avec ceux-ci dans la cuve ([1]).

On divise les vins en trois classes : vins *secs* (rouges et blancs), vins *mousseux*, vins de *liqueur*.

Le titre alcoolique des vins secs et des vins mousseux varie entre 5 et 15 p. 100.

---

([1]) Elles sont véhiculées par les *déjections* des insectes, dont elles traversent l'intestin, sans modification (V. Duclaux. Microbiologie).

## COMPOSITION DES VINS SECS

| SUBSTANCES | MAXIMA par litre. | MINIMA par litre. |
|---|---|---|
| (Densité) | 1,04 | 0,998 |
| Eau | 940gr | 800gr |
| *Alcool* | **150**gr | **50**gr |
| Acides et éthers volatils | 1,50 | 0,50 |
| Extrait sec | 26 | 13,50 |
| Glycérine | 7,50 | 4,50 |
| Acidité totale | 5,00 | 1,50 |
| Acidité due aux acides volatils | 0,60 | 0,30 |
| Bitartrate de potasse | 4,00 | 1,40 |
| Acide succinique | 1,50 | 0,87 |
| Cendres | 4,00 | 0,80 |

## COMPOSITION DES VINS-LIQUEURS

| | XÉRÈS | XÉRÈS amontillado. | MADÈRE | MADÈRE de l'Ile (8 ans). | PORTO | MARSALA |
|---|---|---|---|---|---|---|
| Degré alcoolique | 18° | 18°9 | 18°1 | 18°2 | 18°9 | 17°2 |
| Aldéhyde | 119mgr | 383 » | 140 » | 112 » | 31 » | 71 » |
| Ethers | 431 » | 342 » | 599 » | 652 » | 264 » | 440 » |
| Alcools supérieurs | 192 » | 193 » | 192 » | 245 » | 184 » | 194 » |
| Furfurol (par litre) | 4 » | 3 » | 8 » | 9 » | 2 » | 6 » |

Le degré alcoolique des vins de liqueur peut atteindre 25 p. 100, car l'on dessèche le raisin, ou l'on cuit le moût, afin d'élever la proportion du sucre fermentescible (vins *passerillés*, vins *cuits*), et, d'autre part, on ajoute de l'alcool, soit au moût, soit au vin même (*vins mutés, demi-mutés*).

Comme l'indique le premier de ces tableaux, les vins renferment, en dehors de l'alcool éthylique, bien d'autres principes actifs, à des doses faibles sans doute, mais non indifférentes, si l'on en croit quelques hygiénistes autorisés (v. Pathologie). Ce sont d'abord des alcools supérieurs (butylique, propylique, amylique, etc.); des acides, préexistant dans le moût ou développés pendant la fermentation : acides tartrique, formique, acétique, malique, tannique, butyrique, propionique, valérique ; des éthers, issus de la réaction des acides précédents sur l'alcool éthylique et ses supérieurs ; des aldéhydes, l'aldéhyde éthylique, en particulier ; des huiles essentielles, mal connues encore ; des matières colorantes ; des bases organiques ; des sels minéraux, parmi lesquels prédomine la crème de tartre ou bitartrate de potasse.

Éthers, aldéhydes, alcools supérieurs donnent au vin son arome ; ils en constituent le « bouquet ».

La production des vins, dans le monde entier (années 1900-1901), est la suivante, d'après les documents officiels :

| PAYS | 1900 | 1901 | MOYENNE |
|---|---|---|---|
| | Hect. | Hect. | Hect. |
| France-Algérie | Voir p. 22. | » | 33 000 000 |
| Italie | 25 600 000 | 39 000 000 | 28 000 000 |
| Espagne | 23 500 000 | 20 000 000 | 25 000 000 |
| Portugal | 6 300 000 | 6 000 000 | 4 500 000 |
| Açores, Canaries, Madère | 320 000 | 300 000 | |
| Autriche | 3 200 000 | 4 500 000 | 8 500 000 |
| Hongrie | 1 950 000 | | |
| Allemagne | 3 600 000 | 2 400 000 | 3 000 000 |
| Russie | 2 400 000 | 3 000 000 | 3 000 000 |
| Suisse | 3 560 000 | 1 300 000 | » |
| Turquie-Chypre | 2 200 000 | 2 000 000 | 2 800 000 |
| Grèce-Iles | 900 000 | 1 200 000 | 2 000 000 |
| Bulgarie | 3 400 000 | 2 900 000 | » |
| Serbie | 1 200 000 | 1 000 000 | 3 800 000 |
| Roumanie | 4 150 000 | 3 400 000 | 1 800 000 |
| Etats-Unis | 1 430 000 | 1 600 000 | 1 500 000 |
| République Argentine | 1 850 000 | 2 000 000 | 1 500 000 |
| Chili | 3 100 000 | 3 300 000 | 1 000 000 |
| Pérou | 2 200 000 | 1 500 000 | » |
| Australie | » | » | 100 000 |
| Cap (Constance) | » | » | 100 000 |

Aux chiffres qui concernent la France, il faut ajouter de quelques centaines de mille à deux millions, et plus, d'hecto-litres, pour les vins d'industrie (vins de raisins secs et vins de sucre).

Avant le phylloxera (1876), la France a produit, en certaines années, 80 millions d'hectolitres de vins ([1]). Malgré ce fléau,

---

[1] C'est là sans nul doute un maximum bien rarement atteint. Chaptal, dans son

d'ailleurs enrayé aujourd'hui, le vignoble français, d'une **superficie** de 1 740 000 hectares environ, est encore celui qui **fournit le**
plus (40 p. 100 de la récolte mondiale) et dont les produits **ont la**
valeur la plus élevée, soit 1 264 253 000 francs pour l'année 1900([1]).

| ANNÉES | HECTOL. | ANNÉES | HECTOL. |
|---|---|---|---|
| 1875. . . . . . . . . | 83 836 000 | 1896. . . . . . . . . | 44 656 000 |
| 1891. . . . . . . . . | 30 140 000 | 1897. . . . . . . . . | 32 351 000 |
| 1892. . . . . . . . . | 29 082 000 | 1898. . . . . . . . . | 32 282 000 |
| 1893. . . . . . . . . | 50 070 000 | 1899. . . . . . . . . | 47 908 000 |
| 1894. . . . . . . . . | 39 053 000 | 1900. . . . . . . . . | 67 353 000 |
| 1895. . . . . . . . . | 26 688 000 | 1901. . . . . . . . . | 57 963 514 |

1901 { Algérie . . . . . . . . . . . . . . . . . . . . 5 563 032 hect.
   Vins de raisins secs . . . . . . . . . . . . . . 37 673 —
   Vins de sucre . . . . . . . . . . . . . . . . 340 457 —
   Piquettes . . . . . . . . . . . . . . . . . . 700 606 —

1903 . . . . . . . . . . . . . . . . . . 50 832 000 hect. (sans l'Algérie).

**Cidre**. — Le cidre est le jus fermenté de la pomme, **addi-**
tionné d'eau dans la proportion de 20 p. 100, au **moment du**
pressurage. Le nom de cette boisson est d'origine grecque
(σίκερα); mais, chez les Hellènes, il servait à désigner **toute**
espèce de boisson fermentée autre que le vin. Cette appellation
fut reprise par les Romains (sicera) pour désigner le cidre **de**
pommes, dont ils introduisirent, du reste, la fabrication **dans**
les Gaules ([2]). La culture en grand du pommier à cidre, **sur**
les bords de la Manche, semble remonter à l'invasion normande.

La poire, fruit plus sucré que la pomme, fournit aussi **un**
cidre plus alcoolique, le *poiré*.

Le cidre ordinaire contient de 2 à 6 p. 100 d'alcool ; **mais**
certains cidres de pommes très sucrées et le poiré en **contien-**

---

ouvrage sur le vin, donne une moyenne de 30 000 000 d'hectolitres de 1804 à 1809, **avec**
1 600 000 hectares complantés.

En France, la superficie complantée a diminué de 5 à 600 000 hectares depuis **1875**
(phylloxera). Elle est inférieure encore de 300 000 hectares à ce qu'elle était sous **Louis-**
Philippe ; mais la vigne, mieux cultivée, donne un rendement relatif plus **élevé qu'au-**
trefois. En Italie, la surface complantée était de 3 500 000 hectares il y a peu **d'années.**
En Espagne (1899), elle est de 1 640 000 hectares.

([1]) Dont 1 825 475 hectolitres de vins *supérieurs* (à plus de 50 francs l'**hectolitre**),
valant 123 197 000 francs.

([2]) On écrivait *sidre*, en vieux français.

**nent** près de 10 p. 100. On trouve encore dans le cidre, d'après
**Boussingault** et d'après Frésenius, 1,54 p. 100 de sucre,
**0,25 p. 100** d'acide succinique et de glycérine, 0,77 p. 100
d'acide malique ; des sels de potasse et de chaux ; des acides
(pectique, tartrique, gallique, acétique), du tanin, des gommes,
des huiles grasses et volatiles, etc., etc. — tout cela en très
faible proportion.

ANALYSES DES CIDRES NORMANDS (*Agenda du Chimiste*).

| SUBSTANCES | ROUEN 1877 | YVETOT 1876 | BAYEUX 1880 | CIDRE incompl. fermenté | YVETOT boisson de débit | YVETOT boisson bourgeoise |
|---|---|---|---|---|---|---|
| Alcool p. 100 . . | 6 | 5,2 | 3 | 1 | 2,6 | 2,8 |
| Extrait . . . . . | 51,6 | 30,9 | 53,3 | 69,7 | 10,7 | 40,1 |
| Acidité . . . . . | 3,5 | 7,5 | 3,5 | 2,9 | 2,93 | 3,2 |
| Sucre . . . . . . | 20 | 7,5 | 37 | 36 | 1,5 | 14,2 |
| | pur | pur | pur | pur | mouillé | mouillé |

En France, la production du cidre dépasse, dans certaines
années, celle du vin. On le consomme presque entièrement sur
place.

| ANNÉES | PRODUCTION en hectolitres | IMPORTATION | EXPORTATION |
|---|---|---|---|
| 1889. . . . . . . . . . . . . . | 3 701 000 | 8 319 | 17 000 |
| 1890. . . . . . . . . . . . . . | 11 095 000 | 7 031 | 9 000 |
| 1891. . . . . . . . . . . . . . | 9 280 000 | 684 | 10 000 |
| 1892. . . . . . . . . . . . . . | 15 141 000 | 402 | 10 000 |
| 1893. . . . . . . . . . . . . . | 31 609 000 | 845 | 14 000 |
| 1894. . . . . . . . . . . . . . | 15 541 000 | 744 | 18 000 |
| 1895. . . . . . . . . . . . . . | 25 587 000 | 467 | 20 126 |
| 1897. . . . . . . . . . . . . . | 6 789 000 | » | » |
| 1900. . . . . . . . . . . . . . | 29 408 845 | » | » |
| 1901. . . . . . . . . . . . . . | 12 733 860 | » | » |
| 1903. . . . . . . . . . . . . . | 9 671 000 | » | » |

On fabrique encore un cidre renommé, dans les îles nor-
mandes (Jersey). L'Allemagne en produit une notable quantité,
ainsi que l'Espagne (pays basques). Les États-Unis exportent

beaucoup de pommes dans les pays consommateurs de cidres, mais ne tirent pas eux-mêmes grand parti de ces fruits.

En dehors du raisin et des pomacées, nombre d'autres fruits ont été employés à la confection des boissons alcooliques. C'est surtout en Allemagne, que l'industrie des vins de fruits a pris de l'extension. On y fabrique, et en quantités de plus en plus importantes, des vins de fraises, de framboises, de cerises, de myrtilles, de groseilles et même de ronces ([1]) ; tous ces liquides sont fortement alcooliques.

**Boissons d'Extrême-Orient**. — Diverses raisons — d'une importance surtout théorique, pour nous autres Européens — nous engagent à donner ici quelques indications sur certains breuvages alcooliques, dont usent plusieurs centaines de millions d'hommes, dans l'Orient asiatique.

La caractéristique de ces boissons est d'être issues d'une fermentation par *moisissures* (Mucédinées).

Ces dernières, on le sait, sont des champignons microscopiques, d'une organisation plus complexe que celle des levures, vivant normalement sur les matières végétales en décomposition, et appartenant à l'ordre des Ascomycètes (groupe des perisporiacées) et à celui des Oomycètes (groupe des mucorinées).

Si, dans leur existence à l'air libre — et c'est là, pour eux, l'existence normale — ces végétaux ont simplement pour action de diminuer la quantité des matériaux nutritifs ambiants (par intussusception et par combustion intégrale), lorsqu'on les fait vivre en anaérobies, au fond du liquide nourricier, ils deviennent ferments, et, en particulier, sont aptes à dédoubler les saccharides en alcool et $CO^2$. Leur mode de végétation se simplifie, dans ce cas, presque à l'égal de celui des levures.

---

([1]) « Les fouilles des palafittes du Bourget (Savoie) et de diverses stations du pourtour des Alpes, établissent que l'usage de ce vin de framboises et de mûres qui, apparaît dans l'Europe centrale pendant le paléolithique, s'est continué pendant l'âge du bronze.

« Sur le versant méridional des Alpes, les palafittes intermédiaires entre le préhistorique et la protohistorique font connaître l'emploi d'une autre liqueur fermentée, le vin de cornouille.

« Enfin, en allant encore un peu plus au sud, dans les terramarres de la plaine du Pô, remontant au morgien ou première époque du bronze, on constate l'existence du véritable vin de raisins. »                    (G. **DE MORTILLET**.)

Mais, fait remarquable, la fonction ferment de certains de ces micro-organismes peut être plus parfaite, ou du moins plus étendue, que celle de nos levures occidentales, les saccharomyces (¹). En effet, alors que nos ferments ne décomposent que quelques sucres (et même qu'une partie des sucres qu'on leur fournit), certaines moisissures, surtout celles des levains orientaux, attaquent non seulement les sucres fermentescibles ordinaires, mais encore l'amidon et les dextrines, substances qui résistent à nos ferments.

Enfin, ces mucédinées sont capables d'opérer dans des conditions climatériques désavantageuses pour les ferments européens (v. De Neuville. *Les Ferments industriels d'Extrême-Orient*, p. 15).

Les boissons alcooliques d'Extrême-Orient actuellement les mieux connues, grâce aux recherches initiales de W. Atkinson (1881-82) et, surtout, aux magistrales études de A. Calmette (1892) (²), sont les suivantes :

1° Le *Ru'o'u'*, vulgairement *choum-choum* (³), ou eau-de-vie de riz annamite. C'est une boisson extraite, par grossière distillation, d'un moût de riz fermenté ; elle titre 35°. Les indigènes, hommes et femmes, en boivent, les plus pauvres, de 30 à 40 litres, les plus riches, plus de 120 litres par an (Calmette). On obtient le moût alcoolisé, en saupoudrant du riz cuit avec un levain chinois, le *Měn*, et étendant d'eau ce mélange, jusqu'à consistance de pâte liquide. L'organisme ferment le plus spécial et le plus important du levain chinois est l'*Amylomyces Rouxi* (Calmette), qui, cultivé, sinon à l'abri de l'oxygène, du moins dans l'air très confiné, transforme activement l'amidon cuit en glucose fermentescible, grâce à la sécrétion d'un enzyme analogue à l'amylase de l'orge germée, puis le glucose en alcool, à l'aide de la zymase. Son action alcoolifiante est

---

(¹) Le vulgaire *Aspergillus niger*, à lui seul, intervertit le saccharose, transforme le maltose et le tréhalose en glucose, saccharifie l'amidon cuit..., car il renferme à la fois de la sucrase, de la maltase, de la tréhalase, de l'amylase, etc.

(²) Sans oublier les contributions, voire les découvertes importantes, des micro-chimistes européens et japonais : Kosai, Chrzazczcz, Korschelt, Geerligs, F. Cohn, Yabe, Sanguinetti Wehmer, Takamine, etc., etc.

(³) C'est le *sam-tcheou* des Chinois, inventeurs de ce breuvage, dont ils ont d'ailleurs gardé partout le monopole de fabrication.

renforcée — car il ne donne, par lui-même, que 3,96 p. 100 d'alcool — par la présence, dans le levain, de divers saccharomyces très voisins de nos levures occidentales, qui vivent avec lui en symbiose.

Notons que l'A. Rouxi, n'élaborant pas de *sucrase*, ne peut attaquer le saccharose.

2° Le *Saké*, vin ou bière de riz japonaise, fabriquée avec un levain nommé Kôji. Les Japonais, qui consomment cette boisson depuis 26 siècles, en ont produit 8 400 000 hectolitres (19 l. 1/2 par tête) en 1898, d'après de Neuville.

Certains saké contiennent 20 p. 100 d'alcool. Leur teneur moyenne est de 12 p. 100 environ.

Le micro-organisme le plus intéressant du levain est l'*Eurotium* on *Aspergillus oryzæ* (Ahlburg). La matière première du moût est le blé, le millet et surtout le riz cuit, que la moisissure en question attaque à la façon de l'Amylomyces décrit précédemment, mais en laissant seulement 2,77 p. 100 d'alcool.

Le pouvoir alcoolifiant du Kôji est dû surtout à la présence de levures vraies, en particulier à celle d'un petit saccharomyces opérant aisément avec 12 p. 100 d'alcool et résistant à une concentration de 16 p. 100, le *Saccharomyces saké* (Yabe). Cette levure fait fermenter le saccharose, le maltose, le mannose, le fructose, le glucose, le galactose, le tréhalose, etc.

3° L'*arack Javanais* (¹), est un liquide distillé, très spiritueux (50°), fourni soit par les mélasses de canne, soit surtout par le riz; le levain en est le Ragi, qui est l'équivalent du Mên et du Kôji. Il est fortement aromatisé avec les substances les plus variées : ail, poivre, muscade, citron, anis, œillet, camomille, etc.

Les organismes actifs du Ragi sont des moisissures : chlamydomucor oryzæ, rhizopus oryzæ, mucor Javanicus, mucor dubius (tous voisins de l'amylomyces Rouxi), monilia Javanica, etc. Les levures y existent en grand nombre.

Enfin, nous ne pouvons passer sous silence deux produits, le *Koumys* et le *Képhir*, qui ont pris place dans notre pharma-

---

(¹) Les liqueurs de même nom, provenant de Ceylan et de diverses autres régions orientales, s'obtiennent par fermentation et distillation de la sève de cocotiers.

copée, mais dont les peuples de l'Asie occidentale font un usage alimentaire courant.

Ce sont encore des liquides fermentés symbiotiquement. Le lait, en est la base : lait de jument, pour le Koumys ; lait de vache, pour le Képhyr.

Le premier est encore mal connu. Son titre alcoolique est faible : 1,64 p. 100 (Cochin). Le second a été soigneusement étudié (¹). Son ferment (*semence* de Képhyr), à l'état sec, a l'aspect de masses cérébroïdes, jaunâtres, cassantes. On y a trouvé une bactérie, le *bacillus Képhyr*, peptonisant la caséine — ce qui explique la facile digestibilité du produit —, un bacille transformant le lactose en acide lactique, après hydrolyse diastasique (le lactose est, on le sait, un disaccharide) ; enfin, un saccharomyces, le *s. Képhyr*, qui transforme en alcool, non pas le lactose ou les monosaccharides dérivés, mais l'acide lactique formé.

Le titre alcoolique du Képhyr est de 8 p. 100 (Tuschinsky).

### BOISSONS DISTILLÉES

**Alcool de consommation**. — Sous le nom d'*alcool de consommation*, nous entendons désigner l'alcool éthylique à peu près pur, fourni par l'industrie moderne et servant à la confection des liqueurs, des apéritifs et des eaux-de-vie de fantaisie (v. p. 38).

C'est encore aux savantes exégèses de M. Berthelot, que nous emprunterons les éléments d'un court historique de la découverte de l'alcool, tout en puisant dans la copieuse documentation d'Hoefer (*Histoire de la chimie*, 1842).

Les anciens avaient observé que le vin contient quelque chose d'inflammable. « Le vin ordinaire, dit Aristote (édit. Didot, p. 622) possède une légère exhalaison ; c'est pourquoi il émet une flamme. » Théophraste, disciple immédiat d'Aristote, écrit, dans son *Traité du feu* : « Le vin versé sur le feu jette un éclat. » Pline est plus explicite. Il dit, dans son

---

(¹) V. Freudenreich. *Annales de micrographie*, 1897. Hallion. *Presse médic.*, 30 mai 1900.

*Histoire naturelle* (L. XIX, ch. vi), que le vin de Falerne produit par le champ Faustien « est le seul qui s'allume au « contact d'une flamme » ; « ce qui, ajoute M. Berthelot, arrive « en effet pour certains vins très riches en alcool surtout par « les grandes chaleurs. » Les anciens ne tirèrent pas parti, semble-t-il, de la connaissance de ces faits, bien qu'ils sussent déjà condenser certains liquides vaporisés : « L'expérience « nous a appris que l'eau de mer réduite en vapeur devient « potable, et le produit une fois condensé ne reproduit pas « l'eau de mer... Le vin et tous les liquides, une fois vaporisés, « deviennent eau. »

Les alchimistes de l'école d'Alexandrie, qui inventèrent et employèrent couramment les appareils distillatoires, ne nous ont laissé aucun texte que l'on puisse rapporter à l'alcool.

Nous arrivons à l'école arabe. Pour Hœfer, c'est le fameux Geber (viii-ixe siècle), auteur énigmatique souvent cité par les alchimistes arabes, qui traite le premier de la distillation du vin. « Il cite, dans son *Testamentum*, l'eau-de-vie préparée avec du vin blanc comme une chose connue de tout le monde. » Après lui, Razès (860-940) donne, dans son *Liber perfecti magistri,* la préparation de l'eau-de-vie à l'aide des grains (Hœfer).

« Prends de *quelque chose d'occulte* la quantité que tu voudras « et broie-le de manière à en faire une espèce de pâte et laisse-le « ensuite fermenter pendant nuit et jour ; enfin mets le tout « dans un vase distillatoire et distille-le (*preparatio aquæ vitæ* « *simpliciter*). » Ce quelque chose d'occulte, Hœfer n'hésite pas à en faire des grains de blé, ou, du moins, un produit sucré ou amylacé. Il ajoute que l'auteur arabe semble indiquer ensuite le moyen de rendre l'eau-de-vie plus forte, en la distillant sur des cendres ou sur de la chaux vive.

M. Berthelot s'élève contre cette interprétation. Il rétablit ainsi le passage en question : « Prends de la pierre secrète « lessivée (*lapidis occulti elixati*), broie, laisse fermenter ; tu « auras eau blanche comme lait. » Pour lui, l'expression *fermentari* s'appliquait alors à toute action chimique lente ; d'autre part, le mot « eau-de-vie » avait une acception multiple, et, dans le cas présent, devait s'appliquer à toute autre chose qu'à un liquide alcoolique. M. Berthelot, à propos de Razès, fait remarquer que, si l'auteur arabe parle de *vina falsa ex saccharo melle et riço*, c'est-à-dire des liquides visqueux (vins prétendus) obtenus par fermentation du sucre, du miel et du riz, liquides dont l'hydromel est un type, il ne propose nulle part de les distiller et d'en tirer un principe plus actif.

Abul Casis, le célèbre médecin de Cordoue (mort en 1107), décrit à nouveau les appareils distillatoires connus de son temps, et à l'aide desquels il prescrit de distiller l'eau de roses, le vinaigre et *le vin* (Berthelot). Il parle aussi de la préparation de l'eau-de-vie, etc. (Hœfer). Bien que n'accordant aucun crédit à cette assertion de Hœfer, M. Berthelot admet « qu'on « s'était aperçu, *dès lors*, que le vin distillé n'est pas iden- « tique à l'eau, contrairement à la vieille opinion d'Aristote »; « mais, ajoute-t-il, Abul Casis ne parle pas de l'alcool ou « mieux d'un principe identique à ce qu'on nomma plus tard « eau ardente et eau-de-vie, quoique la *connaissance de ce* « *corps dût résulter presque immédiatement de l'étude des* « *liquides distillés fournis par le vin* ».

Sans prendre parti dans la controverse, nous reconnaissons qu'en présence des données précédentes, et malgré l'absence de textes explicites, on est tenté d'accepter cette opinion d'Hœfer : « La découverte de l'eau-de-vie coïncide avec celle « de la distillation par alambic ([1]). »

Le plus ancien manuscrit qui renferme une indication précise sur les produits de la distillation du vin, est celui de la *Mappæ clavicula* ou *clé de la Peinture*; non pas celui de Schlestadt, qui date du Xe siècle, et qui est muet sur ce sujet, mais celui du XIIe siècle. Le passage de ce manuscrit, qui nous intéresse, est une formule cryptographique que M. Berthelot est parvenu le premier à déchiffrer : « En mêlant du vin pur et très fort « avec 3 parties de sel ([2]) et en le chauffant dans des vases

---

[1] La distillation « au couvercle » (in operculis), la seule connue des Grecs et des Alexandrins, ne pouvait guère fournir que la partie aqueuse du vin. Les anciens n'ont pas connu l'alcool, parce que leurs appareils distillatoires ne tiraient du vin que de l'eau et laissaient échapper les vapeurs alcooliques (v. Hœfer; v. Berthelot : Introduction à la chimie des anciens, p. 132).

[2] Les anciens chimistes pensaient que la grande humidité du vin s'oppose à son

« destinés à cet usage, on obtient une eau inflammable qui se
« consume sans brûler la matière... »

On trouve une autre formule plus étendue, dans le *Livre des
feux* (Liber ignium ad comburandos hostes) de Marcus Græcus.
L'auteur est un personnage énigmatique dont Hœfer fait remonter l'existence au delà du xi<sup>e</sup> siècle. M. Berthelot considère
comme postérieurs à l'an 1300 les manuscrits latins du *Liber
ignium*, les seuls d'ailleurs dont on ait connaissance.

« Prenez du vin noir épais. Pour un quart de livre, ajoutez
« 2 scrupules de soufre vif en poudre très fine, une ou deux
« livres de tartre extrait d'un bon vin blanc et deux scrupules
« de sel commun. Placez le tout dans un bon alambic de
« plomb, mettez le chapiteau dessus et vous distillerez l'eau
« ardente. »

Un texte encore plus précis se rencontre dans le manuscrit
n° 197 de la Bibliothèque de Munich. Ce manuscrit a été composé vers l'an 1438, mais il contient des ouvrages antérieurs,
une transcription du *Liber ignium*, entre autres. Il s'agit là
d'une transcription sans doute relativement très ancienne, car
il n'y est fait aucune allusion à l'eau ardente. Le texte en question se trouve en dehors et la suite de la transcription du *Livre
des feux*.

Le voici : « L'eau ardente se prépare ainsi. Prenez du vin
« vieux et bon, de n'importe quelle couleur ; distillez-le sur un
« feu doux. Le produit distillé s'appelle *eau ardente*. En voici
« la vertu et la propriété. Mouillez avec un chiffon de lin et
« allumez ; il se produira une grande flamme. Quand elle est
« éteinte, le chiffon demeure intact... Notez que l'eau qui dis-
« tille la première est surtout active et inflammable (citation
« de Humboldt). »

Parmi les auteurs anciens qui ont traité de l'alcool (ou, ce
qui revient au même, des produits de la distillation du vin), le
premier, sur le nom et les écrits duquel ne subsiste aucun
doute, est Arnaud de Villeneuve (1238-1314).

Il faut toutefois se garder de croire, comme l'ont écrit beau-

---

inflammabilité, et c'était pour la combattre qu'on ajoutait des sels, du soufre, etc.,
dont la siccité, disait-on, accroît les propriétés combustibles (Berthelot).

coup d'historiens, que la découverte de l'alcool lui appartient. Il s'est borné à en parler comme d'une préparation connue de son temps et qui l'émerveillait au plus haut point (Berthelot). « On extrait par distillation du vin, de la lie, etc.… le vin ardent, « dénommé aussi eau-de-vie… c'est la partie la plus subtile du « vin. » (*De conservandâ juventute* 1309.)

Plus loin, il en vante les propriétés surprenantes : « Quel-« ques-uns l'appellent eau-de-vie … Elle prolonge la vie, voilà « pourquoi elle mérite d'être appelée *eau-de-vie.* »

Il le range parmi les élixirs de longue vie, breuvage mysté-rieux dont on faisait grand cas et grand usage à l'époque médiévale.

Le pseudo-Raymond Lulle (*Theatrum chimicum*, t. IV), auteur un peu plus récent, parle de sept distillations succes-sives de l'eau ardente, qui permettent d'obtenir un produit brûlant sans laisser de résidu. C'est là une sorte de rectification.

Ortholain, de Paris, publie, en 1358, la *Pratica alchimica*, où il décrit les eaux-de-vie à différents degrés de concentration, et où il indique la préparation de la quintessence, ou plutôt, de la prime essence, c'est-à-dire de l'esprit de vin absolu (Hœfer).

Les alchimistes, en distillant le vin, croyaient, et avec raison, en extraire une substance préformée, une *portion plus subtile, une essence*. Aussi ne lit-on pas sans étonnement, dans un ouvrage réputé de la fin du XVIII$^e$ siècle : « L'eau-de-vie n'existe pas dans le vin en tant qu'eau-de-vie, mais elle est le fruit de l'action de la chaleur de l'alambic sur quelques parties du vin fermenté. » *Traité du distillateur*, par Demachy, 1773-1776, in-fol., p. 67).

Il n'a été question, jusqu'à présent, que de l'alcool extrait du vin. La distillation des matières amylacées fermentées, sans être aussi ancienne que celle du vin, est déjà vieille de plu-sieurs siècles. Cette pratique devait fatalement prendre nais-sance dans les contrées du Nord, où la vigne ne croît pas et où le vin a toujours été d'un prix élevé. Le célèbre médecin saxon Libavius (1560-1616) donne, dans ses *Opera medico-chimica* (Ars probata, pars, I. C. XII), le moyen d'extraire l'alcool de la bière et des moûts fermentés. Il n'en parle pas comme d'une découverte personnelle, mais comme d'une chose parfaitement connue. Il expose un procédé de préparation de l'eau ardente avec des grains, des fruits sucrés ou amylacés, tels que les glands, les châtaignes, etc.

Angelius Sala (mort en 1640) écrit, dans son *Hydréléologie* : « Tous les habitants des contrées du Nord savent faire l'eau- « de-vie avec le fruit des céréales. A cet effet, ils se servent « du blé tel qu'il convient à la préparation de la bière. Après « l'avoir grossièrement moulu, ils le jettent dans une cuve, y « versent de l'eau tiède et remuent cette pâte demi-liquide « avec des spatules, ils y ajoutent de la levure de bière et aban- « donnent le tout à la fermentation. Il faut avoir quelque habi- « tude de la chose pour savoir quand la fermentation est par- « faitement accomplie et quand il est opportun de soumettre la « matière à la distillation pour en retirer l'eau ardente. » La fabrication de l'eau-de-vie de grains se pratiquait déjà en grand, avant la guerre de Trente ans, à Magdebourg et surtout à Wernigerode, dans le Harz.

L'emploi des mélasses en distillerie, doit aussi être relativement ancien, car on lit dans l'ouvrage de Demachy : « Je ne « dois pas négliger de parler d'une pratique, *ancienne* à la « vérité et très connue dans toute la France, que la disette des « vins et par conséquent d'eau-de-vie a rendu plus commune « en France vers ces dernières années : c'est la fabrication des « eaux-de-vie de mélasses (¹). »

Ce n'est qu'au XIXᵉ siècle qu'on utilise les pommes de terre. Aujourd'hui, il est démontré que l'on peut tirer de l'alcool, par fermentation, de toute substance renfermant du sucre ou un hydrate de carbone saccharifiable ; et, de fait, l'industrie moderne traite, dans ce but, les tubercules (pomme de terre, topinambour, patate, etc.), les racines (chiendent, gentiane, garance, carotte, betterave); des tiges (sorgho, lichen, canne), des fruits (châtaignes, marrons d'Inde, figues, cactus, melon), des graines (froment, seigle, orge, avoine, riz, maïs, sarrasin, millet, dari), l'amidon commercial.

---

(¹) Il ne s'agit ici, sans doute, que des mélasses de canne à sucre importées des Indes néerlandaises et de l'Amérique, car la découverte du sucre dans la betterave date de 1747, et c'est seulement en 1787 que Koppi et Achard, de Berlin, tentèrent l'exploitation industrielle de la betterave sucrière.

Le rendement des betteraves et de leurs mélasses, des grains, des pommes de terre, du riz étant incomparablement plus rémunérateur que celui des moûts naturels alcoolisés (vins, cidres, etc.), ce sont, à l'heure actuelle, ces substances, qui fournissent à l'industrie chimique, à celle des eaux-de-vie et liqueurs, à la droguerie, l'alcool dont elles ont besoin. D'ailleurs, la production vinicole n'eût jamais suffi à l'alimentation de ces diverses industries.

La préparation de l'alcool d'industrie, à l'aide des grains, est une opération à quatre degrés : transformation de l'amidon en sucre, ou *saccharification ; fermentation*, ou alcoolisation du moût ; *distillation*, ou extraction des flegmes ; *rectification*, ou épuration des flegmes.

Nous avons sommairement décrit, à propos de la bière, la saccharification et la fermentation. Lorsqu'il s'agit d'alcools de grains, on opère la saccharification comme en brasserie. Quand on met en œuvre d'autres substances amylacées — les pommes de terre, par exemple — ne portant pas en elles-mêmes l'agent de la saccharification (diastase des grains en germination), on l'ajoute sous forme de malt d'orge, ou bien l'on saccharifie à l'aide des acides dilués.

Avec les mélasses, résidus sucrés contenant plus de 40 p. 100 de saccharose, il n'y a pas à s'occuper de la saccharification. On se borne à les saturer avec des acides — car elles renferment la chaux employée dans l'extraction du sucre — de façon à éviter les fermentations vicieuses (¹).

Quant à la distillation et à la rectification, elles ressortissent surtout à l'art de l'ingénieur, et leur étude ne peut entrer dans le cadre de cet ouvrage. Nous n'en dirons que quelques mots indispensables.

La distillation a pour but d'extraire les *flegmes*, du moût fermenté ou « vin ».

Ces *flegmes* sont constitués par un liquide fortement alcoolique (50 à 80°) renfermant la plupart des impuretés volatiles des « vins ». Ils sont particulièrement impurs lorsque les matières premières soumises à la saccharification sont ava-

---

(¹) V. Guichard. Industrie de la distillation.

Triboulet. Mathieu et Mignot. Traité de l'alcoolisme.

riées ; lorsque les levures sont malades ou mêlées de ferments étrangers ; lorsque la fermentation a été mal dirigée ; lorsque la distillation a été conduite sans précaution.

Ces impuretés représentent pour l'industriel un déficit, et, d'autre part, comme elles sont, en général, très odorantes, elles communiquent aux produits distillés un arome *sui generis* et le plus souvent repoussant, qui rendent ceux-ci impropres à la consommation.

Les fabricants font donc tous leurs efforts — non sans succès, grâce à une attention soutenue et à des procédés d'extraction très perfectionnés — pour obtenir, du premier jet, des flegmes aussi riches que possible en alcool, et où les impuretés soient réduites au minimum.

Mais ils vont plus loin. Dans le but de livrer aux intermédiaires un alcool *marchand*, neutre au goût, *faisant prime* (¹), c'est-à-dire propre à tous les usages pharmaceutiques, chimiques et alimentaires, en un mot, de l'alcool éthylique à peu près pur, ils soumettent les flegmes à l'épuration, à la rectification.

Cette opération n'est en somme qu'une redistillation méthodiquement fractionnée. Elle extrait d'abord les impuretés plus volatiles que l'alcool éthylique (aldéhydes, éthers, etc.), ou *éthers* ; sépare ensuite l'acide éthylique presque pur ; et enfin, retient les substances moins volatiles constituant le *fusel* (alcools supérieurs, furfurol, acides).

Du commencement à la fin d'une rectification, il passe à l'éprouvette de l'appareil, les liquides suivants :

| | | |
|---|---|---|
| Têtes . . . | Mauvais goûts *de tête*.<br>Mauvais goûts *de tête*, à repasser.<br>Moyens goûts *de tête*. | Eau, alcool.<br>« éthers ». |
| Bons goûts marchands | Alcool fin, de tête.<br>Alcool extra-fin.<br>Cœur de rectification (alcool éthylique pur).<br>Alcool fin de queue. | |
| Queues . . . | Moyens goûts *de queue*.<br>Mauvais goûts *de queue*, à repasser.<br>Mauvais goûts *de queue*. | Eau, alcool, fusel. |

---

(¹) Cette prime, ou plus-value, peut s'élever à 30 p. 100 du produit brut.

« La première et la dernière catégories sont vendues direc-
« tement à certaines industries. Les deux suivantes sont recti-
« fiées et séparées en : *mauvais goûts*, à vendre (à l'industrie)
« et *moyens goûts* à réunir aux moyens goûts ordinaires,
« qu'on ajoute aux flegmes d'une opération suivante. Les
« alcools fins sont vendus ou rectifiés à nouveau. Les alcools
« extra-fins et les cœurs sont vendus pour la consommation. »
(Guichard, *Industrie de la distillation*, p. 3o5.)

En définitive, ce que l'industrie de la distillerie livre au
commerce des spiritueux, c'est un produit où l'alcool éthylique entre pour les 95 ou 98 centièmes, l'eau fournissant
l'appoint. Quant aux impuretés, elles y sont presque indo-
sables (v. tableau, p. 37).

**Eaux-de-vie**. — On donne actuellement le nom d'eaux-de-
vie, aux produits de la distillation des « vins » de fruits et de
certains « vins » de grains, produits livrés bruts à la consommation. On appelle encore les eaux-de-vie de fruits : *alcools
naturels*.

En réalité, *eau-de-vie* est synonyme de *flegme*. La différence
n'existe que dans les mots. Certaines contrées se livrent à la
distillation du vin de raisins pour en tirer de l'alcool neutre
(alcool éthylique, esprit de vin) ; certaines autres, au contraire, consomment sur place, tels quels, les flegmes de
grains ou de pommes de terre. L'alcool brut, non rectifié, de
pommes de terre, alcool dont le goût répugne aux Français,
est, dit-on, fort prisé en Suisse et en Irlande. En un mot, ce
sont les circonstances les plus insignifiantes, qui ont décidé
que tel flegme serait élevé au rang d'eau-de-vie de consommation, et que tel autre serait laissé à l'état de matière première
industrielle et destiné à la rectification.

Les impuretés des eaux-de-vie sont de même ordre, on le
conçoit, que celles des flegmes, et, comme le dit M. X. Roques :
« les flegmes d'industrie et les alcools naturels (eaux-de-vie)
« peuvent se comparer, au point de vue chimique. En fait,
« tous deux renferment les mêmes impuretés, aldéhydes,
« alcools supérieurs, furfurol, bases, etc. Ils diffèrent simple-
« ment, l'un de l'autre, en ce que leurs propriétés organolep-

« tiques sont agréables pour les alcools naturels et désagréa-
« bles pour les flegmes. »

IMPURETÉS PAR HECTOLITRE (*Mohler*)

| | | |
|---|---|---|
| Eau-de-vie de marc vraie ou naturelle . . . | 875 | grammes. |
| Rhum vrai. . . . . . . . . . . . . . . | 496 | — |
| *Flegmes d'industrie* . . . . . . . . . . | **542** | — |
| Cognac vrai . . . . . . . . . . . . . . | 407 | — |
| Mauvais goûts de tête . . . . . . . . . | 226 | — |
| Kirsch vrai . . . . . . . . . . . . . . | 218 | — |
| Eau-de-vie de marc fausse ou de fantaisie . | 173 | — |
| Cognac faux. . . . . . . . . . . . . . | 77 | — |
| Kirsch faux . . . . . . . . . . . . . . | 68 | — |
| Rhum faux. . . . . . . . . . . . . . . | 44 | — |

$1^{er}$ alcool surfin (éthylique .    18 —
$2^e$ alcool surfin . . . . . . ( pesant    13 —
Alcool extra-fin . . . . . . ( de 95 à 77° )    7 —
Alcool de cœur . . . . . .    Quantité **négligeable.**

En somme, ce qui donne aux eaux-de-vie leur valeur commerciale et leur cachet, c'est la nature et la quantité de leurs
impuretés spécifiques. Une eau-de-vie rectifiée, purifiée, ne
serait plus, ou à peu près, que de l'alcool éthylique de
goût neutre, où le consommateur ne verrait qu'une boisson
insipide.

Les eaux-de-vie le plus couramment consommées, en Europe
et dans les pays où a pénétré la civilisation européenne, sont
les suivantes :

Eaux-de-vie de *vin* (cognac, armagnac) ; de *canne* (rhum),
de *mélasses de canne* (tafia), de *merises* (kirsch, maraschino) ;
de *prunes* (quetsch, zwetchenwasser, slivovitza hongroise, etc.) ;
de *cidre* (calvados) ; de *marc de raisins* (marc) ; de *grains*
(gin, whisky) ; de *genièvre* (alcools aromatisés avec des baies
de genièvre, que l'on consomme sous le nom de genièvre, de
schiedam et, en Autriche, de borovitza) ; de *seigle* (vodka
russe), etc.

Ainsi que nous l'avons indiqué, on boit encore, sous le nom
d'eau-de-vie, les flegmes de pommes de terre (Suisse, Allemagne, Irlande), de betteraves (genièvre vulgaire), etc.

Les eaux-de-vie de fruits et quelques eaux-de-vie de grains,

## TABLEAU COMPARATIF DES IMPURETÉS CONTENUES DANS LES ALCOOLS D'INDUSTRIE, LES EAUX-DE-VIE NATURELLES ET LES EAUX-DE-VIE DE FANTAISIE OU FAUSSES [1]

| PRODUITS | FLEGMES de BETTERAVES | ALCOOL BON GOUT | MARC VRAI à 400 FR. L'HECT. | RHUM VRAI à 380 FR. L'HECT. | COGNAC VRAI 1873 | KIRSCH VRAI 1888 | EAU-DE-VIE DE PRUNES VRAIE | EAU-DE-VIE DE CIDRE VRAIE | RHUM FAUX (PAR SAUCE) | COGNAC FAUX (PAR SAUCE) | KIRSCH FAUX avec ESSENCE DE NOYAU |
|---|---|---|---|---|---|---|---|---|---|---|---|
| | | | gr | gr. | gr. | gr. | gr. | gr. | gr. | gr. | gr. |
| Acides. | » | » | 0,840 | 1,2360 | 0,8160 | 1,140 | 0,2270 | 0,620 | 0,1920 | 0,0600 | 0,084 |
| Ethers.. | » | » | 0,654 | 1,9692 | 0,7092 | 1,161 | 16,074 | 1,432 | 0,2240 | 0,0800 | 0,158 |
| Aldéhydes | » | » | 0,715 | 0,1387 | 0,2363 | 0,057 | 1,532 | 0,160 | 0,0160 | 0,0080 | 0,015 |
| Furfurol | » | » | 0,0001 | 0,0356 | 0,0149 | 0,003 | 0,0168 | 0,006 | 0,0050 | 0,0008 | 0,001 |
| Alcools supérieurs. | » | » | 1,654 | 0,2775 | 1,7071 | 0,400 | 0,9320 | 0,931 | 0,0480 | 0,0340 | 0,050 |
| Acide cyanhydrique. | » | » | 2 | » | » | 0,065 | 0,015 | » | » | » | 0 |
| TOTAL par litre, au titre de consommation. | » | » | 3,8631 | 3,6270 | 3,4835 | 2,826 | 18,7968 | 3,149 | 0,4850 | 0,1818 | 0,308 |
| | gr. | gr. | gr. | gr. | gr. | gr. | gr. | gr. | gr. | gr. | gr. |
| Acides. | 124,00 | 1,80 | 169,35 | 237,69 | 138,30 | 222,00 | 29,60 | 06,9 | 40,00 | 12,40 | 19,60 |
| Ethers. | 59,00 | 5,20 | 131,12 | 378,69 | 120,20 | 226,20 | 2098,40 | 246,9 | 46,60 | 16,50 | 36,20 |
| Aldéhydes | 21,60 | traces | 144,19 | 26,67 | 40,05 | 11,00 | 200,00 | 27,6 | 3,50 | 1,70 | 3,40 |
| Furfurol | 0,15 | 0 | 0,02 | 6,84 | 25,25 | 0,60 | 2,19 | 1,0 | 1,20 | 0,10 | 0,20 |
| Alcools supérieurs. | 337,00 | 0 | 333,46 | 52,21 | 304,59 | 78,10 | 121,80 | 150,5 | 10,00 | 7,20 | 11,40 |
| TOTAL par hectolitre à 100°. | 541,75 | 7,08 | 778,14 | 702,10 | 628,39 | 537,70 | 2450,99 | 542,9 | 101,30 | 37,80 | 70,30 |

[1] D'après X. ROQUES. Analyse des Alcools et Eaux-de-vie.

dans les pays à grande consommation, ne sont très souvent que des alcools d'industrie aromatisés de façon à rappeler le bouquet et le goût des produits authentiques. Ce sont là les eaux-de-vie *fausses* ou de *fantaisie*.

Les producteurs d'alcools, en France, se divisent en : *distillateurs de profession* et *bouilleurs de cru*.

Les premiers, c'est-à-dire ceux que surveille la Régie et dont la production est exactement contrôlée ([1]), étaient, chez nous, en 1893, au nombre de 5 924, dont 5 303 fabricants d'eaux-de-vie vraies ou alcools naturels, livrant 89 387 hectolitres, et 621 fabricants d'alcool d'industrie ([2]), livrant 2 227 801 hectolitres. Ceux-ci, comme on le voit, bien que neuf fois moins nombreux que ceux-là, produisent 25 fois plus.

Les bouilleurs de cru sont de petits propriétaires ou fermiers, à qui l'État (Loi du 14 décembre 1875) permet de distiller, sans payer d'impôt, les eaux-de-vie *provenant exclusivement de leur récolte*, et seulement pour leur *consommation personnelle*. (V. plus loin, la nouvelle réglementation des bouilleurs.)

Ils sont actuellement au nombre de 700 000 à 800 000. L'évaluation de leur production, tentée par l'administration des contributions indirectes, est en réalité impossible. Beaucoup d'entre eux arrivent à vendre clandestinement leurs eaux-de-vie, et d'autres, aussi nombreux, non contents de brûler leurs propres récoltes, achètent des fruits, quelquefois même des grains et des racines, pour les alcooliser et les brûler à l'abri de l'immunité que la loi leur confère (Claude). On estimait en 1896, que les bouilleurs de cru avaient produit 134 000 hectolitres d'alcool licite ([3]). Or, pour certains auteurs, la fraude dépasserait 600 000 hectolitres. En 1884, M. Luzet l'évaluait à 1 072 000 hectolitres !

---

([1]) V.-X. ROQUES. *Revue générale des sciences*, 30 mars 1896. — V. CLAUDE (des Vosges). Rapport au Sénat.

([2]) En 1897, 2 208 000 hectolitres ; en 1899, 2 508 583 hectolitres (8 623 fabricants) ; en 1900, 2 451 905 hectolitres ; en 1901, 2 152 038 hectolitres ; en 1902, 1 751 149 hectolitres.

([3]) Quantité moyenne : 102 à 104 000 hectolitres. La direction des Contributions indirectes « fait essentiellement remarquer qu'elle décline toute responsabilité dans « l'estimation de ses agents concernant les bouilleurs de cru. »

| ANNÉES | IDUSTRIELS et commerçants en boissons | NOMBRE DES : | | | PRODUCTION des bouilleurs de cru. |
| --- | --- | --- | --- | --- | --- |
| | | PROPRIÉTAIRES récoltants (vins) | PROPRIÉTAIRES récoltants (cidre) | BOUILLEURS de cru | |
| 1869 moins l'Alsace-Lorraine | 396 711 | 1 341 807 | 800 000 | 90 869 | » |
| 1874 | 399 419 | 2 170 836 | » | 278 132 | » |
| 1879 | 385 014 | 1 865 078 | 857 332 | 146 655 | » |
| 1889 | 443 693 | 1 688 158 | 999 045 | 562 545 | » |
| 1893 | 457 832 | 1 500 534 | 1 002 442 | 678 131 | 159 000 |
| 1895 | 458 757 | 1 523 885 | 1 064 260 | 957 032 | » |
| 1897 | 459 058 | 1 510 577 | 813 591 | 822 642 | » |
| 1898 | » | » | « | 822 647 | 76 420 |
| 1899 | » | » | » | 781 230 | 90 973 ? |
| 1901 | 504 706 | 1 510 499 | 1 037 297 | 1 166 125 | 285 926 |
| 1902 | 501 650 | 1 504 926 | 1 010 557 | 1 137 328 | 135 605 |

Entre 1840 et 1850, la France produisait annuellement une moyenne de 891 500 hectolitres d'alcool au titre de 100 p. 100 : 36 000 hectolitres d'alcool de substances farineuses ; 40 000 d'alcool de mélasses ; 500 d'alcool de betteraves ; 815 000 d'alcool naturel (fraude non comprise).

En 1853, l'oïdium apparaît, qui ravage les vignobles et fait tomber la proportion des alcools naturels, auxquels le vin fournissait la plus forte contribution, à 165 000 hectolitres. Dès lors, les alcools d'industrie — ceux de betteraves et de mélasses, en particulier — non concurrencés, et poussés par une demande pressante, envahissent le marché : de 1853 à 1857, leur moyenne de production atteint 486 000 hectolitres.

L'oïdium ayant été efficacement combattu, la distillerie des eaux-de-vie de vin se relève et fournit, de 1865 à 1869, une moyenne de 550 000 hectolitres. Mais la fabrication des alcools d'industrie, désormais fortement outillée et maîtresse de la place, continue ses progrès, livrant au commerce 780 631 hectolitres.

En 1876 année qui précède l'invasion des Charentes par le phylloxera, la production totale des eaux-de-vie atteint 645 837 hectolitres, dont 545 994 tirés du vin ; celle des alcools d'industrie s'élève à 1 061 546.

A dater de cette époque, la distillation de l'alcool de vin tombe dans un marasme d'où elle n'est pas encore sortie (157 570 hectolitres en 1877 ; 102 952 en 1878 ; 27 000 en 1879) ; tandis que les alcools d'industrie — celui de mélasses, surtout — inondent le marché. On a vu plus haut quelle en était, dans ces dernières années, la production.

### LES IMPURETÉS DES ALCOOLS ET EAUX-DE-VIE
### PROPHYLAXIE INDUSTRIELLE

Nous entendons par « impuretés », toutes les substances autres que l'alcool éthylique et l'eau, que ces substances soient fortement ou peu toxiques, qu'elles jouissent ou non de propriétés organoleptiques.

Les impuretés des alcools d'industrie et des eaux-de-vie, envisagées dans leur ensemble, ont une quadruple origine, que M. X. Roques a méthodiquement exposée dans son manuel de l'*Analyse des alcools et eaux-de-vie*. Elles proviennent, soit des matières premières, soit du processus de la fermentation, soit des opérations distillatoires, soit du vieillissement.

1° *Matières premières.* — Les pulpes et noyaux des fruits, les racines employées à la fabrication des alcools, contiennent des principes odorants (huiles essentielles, éthers) qui passent à la distillation et donnent au produit un arome particuler, spécifique. Les pépins du raisin et de la pomme fournissent une huile odorante ; la betterave, un principe mal connu et dont on se débarrasse très difficilement dans les rectifiations les mieux conduites. L'essence de noyaux issue de l'amygdaline des amandes de cerises et de prunes, est une impureté de même origine.

Une simple distillation est impuissante à séparer ces impuretés volatiles.

2° *Fermentation.* — On connaît la formule chimique par laquelle Lavoisier et, après lui, Gay-Lussac représentaient la fermentation d'un moût sucré :

$$C^6H^{12}O^6 = 2C^2H^6O + 2CO^2$$
$$\text{glucose} = \text{alcool} + \text{acide carbonique.}$$

En réalité, cette équation n'est que partiellement exacte ([1]).

Il est bien établi que le sucre, en se dédoublant sous l'action de la zymase des saccharomyces, donne de l'alcool et de l'acide carbonique, comme produits principaux ; mais, depuis C. Schmidt (1847), et surtout depuis Pasteur, on a décelé la présence, à côté des substances précédentes, d'un nombre relativement élevé d'autres composés organiques.

100 parties de saccharose (ou 105,36 de glucose) se transforment en :

| | |
|---|---|
| Alcool . . . . . . . . . . . . . . . . . . . . . . | 51,11 |
| CO² . . . . . . . . . . . . . . . . . . . . . . . | 49,42 |
| Acide succinique . . . . . . . . . . . . . . . . | 0,67 |
| Glycérine. . . . . . . . . . . . . . . . . . . . | 3,16 |
| Cellulose, matières grasses et extractives (incorporées par la cellule) . . . . . . . . . . . . . . . | 1,00 |
| | 105,36 |

PASTEUR.

On sait aujourd'hui que la fermentation alcoolique ne se réduit pas à un simple dédoublement de la molécule sucrée. C'est là un acte biologique, par conséquent un phénomène complexe et variable. On a pu dire que cette fermentation « s'offre comme un des problèmes les plus étendus de la chimie biologique, l'un de ceux où il réside le plus d'inconnues ».

La cellule de levure, comme tout être organisé, respire, se nourrit, croît, se reproduit, souffre et vieillit. A chacun de ces actes et à chacune de ces phases physiologiques correspond une série de produits (excreta, résidus, etc.), dont un petit nombre seulement est bien connu.

Les produits normaux de la fermentation des molécules sucrées, par les saccharomyces, sont d'abord l'alcool éthylique et l'acide carbonique ; ce sont encore la glycérine et l'acide succinique, comme l'a indiqué Pasteur. Simultanément, il se forme, mais en très petite quantité, des alcools supérieurs, du glycol, etc., etc.

Pour un même moût sucré et pour une même race de saccharomyces, les proportions des différentes substances issues de la

---

([1]) V. GUICHARD. Microbiologie du distillateur, p. 7. 8. 9. 10.

fermentation varient avec la rapidité d'action du ferment, avec la température. Ces proportions varient encore aux différents stades de la fermentation : ainsi, lorsque la cellule de levure, ayant consommé tout le sucre du moût, ayant épuisé ses réserves nutritives (sucre emmagasiné), atteint la période d'autophagie, il se forme une quantité notable d'acide acétique, de la leucine, de la tyrosine, etc. (Bechamp, Schützenberger, Duclaux). M. d'Udransky prétend même que la glycérine prendrait naissance au cours de l'autophagie. M. Grimbert (thèse de doct. ès sc., 1893) résume ainsi les faits dont il s'agit : « Chaque cellule de ferment, soumise aux lois immua-« bles de la vie, passe par un maximum d'activité, puis vieillit « et meurt; si l'on réfléchit que, dans le courant d'une fermen-« tation, on rencontre à la fois des cellules qui viennent de « naître et des cellules en voie de dégénérescence, si l'on « ajoute que les produits qui prennent naissance peuvent à « leur tour entraver l'action de ces cellules, on comprendra « combien est illusoire, l'idée de vouloir représenter le phé-« nomène par une formule unique et simple. »

Jusqu'ici, on a envisagé la fermentation alcoolique sous sa forme la plus élémentaire : décomposition des molécules d'un sucre donné, par une race de levure donnée.

Dans la pratique, elle se présente avec une tout autre complexité : pour en avoir la preuve, il suffit de feuilleter un des volumineux ouvrages qui traitent de la fabrication de la bière et du vin. Ce n'est pas alors une solution de glucose et de saccharose, qui se transforme sous l'action d'une colonie homogène de tel ou tel saccharomyces ; c'est un jus naturel, riche en principes minéraux et organiques de toute nature, qu'attaquent à l'envi des saccharomyces variés, des bactéries, voire des moisissures.

Les vignerons, et surtout les brasseurs, ont déployé des efforts inouïs, pour arriver à se rendre maîtres de leur fabrication et à obtenir des produits d'une composition invariable. La multiplicité de leurs manipulations (sélection des levures, acidification des moûts, etc., etc.), les perfectionnements incessants de leur outillage, visent cet unique but, que, d'ailleurs, ils n'ont pas encore atteint.

La distillerie, préoccupée avant tout du rendement en flegmes, n'apporte, en général, que des soins relatifs dans la conduite des fermentations. A peine doit-on faire exception pour quelques grands établissements que dirigent des chimistes distingués. En général, les levains de distillerie, hébergent, à côté des levures normales, de nombreux ferments étrangers appartenant à la classe des bactéries et à celle des moisissures, ferments dont quelques-uns, du reste, possèdent la fonction alcoolique.

A la fin d'une fermentation, alors que les saccharomyces sont épuisés et n'ont plus à leur disposition qu'une nourriture insuffisante, les germes de maladie, jusque-là paralysés dans leur développement par l'activité prépondérante des ferments normaux, trouvent le terrain à peu près libre, et entrent en scène à leur tour. Des expérimentateurs (Lindet), ayant constaté qu'au déclin des fermentations alcooliques banales, les alcools supérieurs peuvent atteindre des proportions considérables ([1]), en ont inféré que la formation de ces alcools est liée à la pullulation des germes étrangers. Des dosages successifs, effectués aux diverses périodes de la fermentation, ont semblé confirmer ces vues. Si les alcools supérieurs prennent naissance au cours des fermentations languissantes, il est permis de penser qu'ils doivent se former en quantité moindre, lorsque la fermentation est maintenue active, lorsque, par exemple, on aère fréquemment la levure, ou lorsqu'on l'ensemence à fortes doses. Les analyses pratiquées dans ces conditions révèlent, en effet, une proportion moindre d'alcools supérieurs, sans doute à cause du dépérissement des ferments étrangers.

Les germes producteurs d'alcools à formule élevée sont encore mal déterminés. Toutefois, on sait que le bacillus ethylicus produit, aux dépens de la glycérine, de l'alcool mêlé

---

([1]) Age de la fermentation :

| | Alcool supérieur<br>p. 100 de l'alcool. |
|---|---|
| 1. Pendant les 14 premières heures. . . . . . . . | 0,36 |
| 2. Entre la 14ᵉ et la 20ᵉ heure . . . . . . . . . . | 0,54 |
| 3. Entre la 20ᵉ et la 38ᵉ heure (fermentation terminée) | 0,88 |
| 4. 24 heures après la fermentation terminée. . . . | 14,07 |

(LINDET.)

d'une petite quantité d'alcools supérieurs; que le bacillus butylicus transforme la glycérine et le sucre, en alcools éthylique, butylique et amylique normaux; que le bacillus amylobacter, fort répandu dans la nature, fait fermenter le glucose, le sucre de canne, la glycérine, suivant une formule complexe où entre l'alcool butylique ; que le bacillus amylozyme (Perdrix) attaque l'amidon et fournit une grande quantité d'alcool amylique...

Les résultats analytiques qui précèdent ne sauraient être contestés ; mais l'interprétation en est sujette à controverses, et l'on peut même leur opposer quelques faits contraires.

M. Schwartz avance que l'alcool amylique augmente dans les fermentations tumultueuses, car il se produit en plus grande quantité dans certains vins acides de Vendée et du Centre, dont la fermentation est rapide, alors qu'il n'entre qu'en faible proportion dans le kirsch naturel, dont la fermentation est très lente.

D'autre part, MM. Karl Kruis et Bohuslaw Reymann (1895) ont pu se convaincre que les levures pures sont susceptibles de produire, *sans le concours des bactéries*, des traces de fusel riche en alcool amylique.

Les recherches de MM. Claudon et Morin [1], poursuivies à l'aide de cultures pures de saccharomyces, ensemencées dans une solution sucrée, avaient déjà montré (1887-88) que l'alcool amylique prend naissance dans les fermentations expérimentales. Ils obtenaient, dans ces conditions, 80 grammes d'alcool amylique, pour 100 kilogrammes de sucre [2].

Pour Duclaux, la question semble tranchée, et l'on est en droit d'attribuer l'alcool amylique et les alcools supérieurs, partout où on les a rencontrés, à des microbes autres que la levure.

3° *Distillation*. — Certains éléments d'un moût alcoolique peuvent subir, en distillant, une transformation chimique. C'est ainsi que se forme le furfurol ($C^5H^4O^2$).

---

[1] Ces auteurs n'ont sans doute pas éliminé les bactéries. Mais n'en est-il pas ainsi dans la pratique industrielle?

[2] Consulter : KAYSER. Les Levures, 1897. p. 125 et suiv.

Le furfurol, ou aldéhyde pyromucique, prend naissance dans la torréfaction des matières cellulosiques. C'est un des « produits de la chaudière ». Il est bon d'ajouter qu'on lui connaît deux autres origines.

M. Fœrster a montré qu'il s'en forme une petite quantité, lorsqu'on fait agir sur le sucre les acides étendus, à partir de 38°. D'autre part, la saccharification des grains par les acides minéraux, engendre encore du furfurol, et c'est alors la cellulose qui est modifiée par les acides. Les « vins » de grains obtenus à l'aide du malt, ne contiendraient donc pas de furfurol, ou en contiennent seulement des traces.

4° *Vieillissement.* — Les modifications chimiques subies par les moûts alcoolisés (vin de raisin en particulier) et par les eaux-de-vie, au cours du vieillissement, procèdent surtout d'une oxydation partielle de l'alcool, lequel se transforme en acide acétique. Les analyses d'Ordonneau et de X. Roques montrent qu'il peut se former, par le vieillissement, un gramme environ d'acide acétique par hectolitre.

Le vieillissement détermine encore, mais non constamment, et dans des proportions variables, la formation d'éthers. En somme, le phénomène du vieillissement et les produits auxquels il donne naissance, sont encore mal connus.

La prophylaxie des impuretés des boissons alcooliques est donc une question à multiples faces et dont la solution ne saurait être simple.

Si, pour commencer, l'on envisage les diverses boissons fermentées, on se rend facilement compte que les efforts tentés dans cette direction sont et demeureront à peu près inutiles. Le vigneron, d'abord, est hors de cause. Comment, d'une manière effective et, en même temps, sans modifier les qualités organoleptiques de son produit, pourrait-il stériliser son moût — habitat de tous les ferments qui pullulent sur le sol et sur les plantes ou qui sont véhiculés par l'air —, ensemencer une culture pure d'un saccharomyces donné, conserver son vin à l'abri des germes ambiants et, aussi, de l'oxygène, dont nous avons indiqué le rôle spécial ?

En fait, l'objectif légitime des viticulteurs n'est pas d'obtenir un simple mélange hydro-alcoolique, mais un produit dont la conservation soit facile, le goût agréable et suffisamment constant pour chaque cru.

Le brasseur vise surtout à obtenir un liquide de bonne conservation. S'il met tout en œuvre pour soustraire ses moûts à la contamination par les germes étrangers, c'est qu'il voit dans ceux-ci, non pas des facteurs d'impuretés, mais des agents de maladie. Que, durant la cuisson, le malt donne du furfurol, que telle race de levure fournisse plus d'alcools supérieurs que telle autre, peu lui importe. Existe-t-il d'ailleurs, pour lui, un moyen de s'opposer à ces réactions ?

Les fabricants d'eau-de-vie de vin et d'eaux-de-vie de fruits sont placés dans des conditions commerciales analogues, sinon identiques, à celle du viticulteur et du brasseur. Ils doivent livrer au public un breuvage possédant des propriétés bien nettes et, en quelque sorte, spécifiques. Le kirsch qu'on leur impose doit avoir l'odeur spéciale d'essence d'amandes amères ; le cognac doit donner au dégustateur la sensation que procure seul le mélange complexe d'alcools supérieurs et d'huiles qu'est l'eau-de-vie de vin, etc., etc.

Éliminer ces produits caractéristiques ou en entraver la formation, ce serait contrarier le goût du consommateur. Autant vaudrait éteindre tous les alambics.

Il est cependant des soins de fabrication que peut toujours prendre le bouilleur, et qui, tout en donnant, dans une certaine mesure, satisfaction aux hygiénistes, ne sauraient qu'*affiner* ses produits.

Il est assurément difficile, en présence du désaccord des auteurs (Schwartz, Lindet, Lebel) et de l'insuffisance des faits acquis, de déterminer, une fois pour toutes, les procédés de fabrication à appliquer exclusivement ; mais il existe des faits d'expérience, dont il est toujours possible de tenir compte.

C'est ainsi qu'on devra employer, de préférence aux alambics primitifs, les appareils modernes, où la séparation des produits nuisibles s'opère mieux ; ne jamais laisser les moûts en contact avec la chaudière, car la torréfaction des principes solides qui s'y tiennent en suspension, engendre du furfurol ; préférer, pour la même raison, au feu nu, le bain-marie ou la vapeur, lesquels, d'ailleurs, donnent des eaux-de-vie moins riches en huiles essentielles, bien que suffisamment aromatiques.

On ne devra pas briser les noyaux des fruits à distiller, ou n'en briser qu'un petit nombre, afin de ne pas augmenter la proportion d'acide cyanhydrique.

Les marcs ne devront pas, comme c'est à tort l'usage courant, être conservés, durant plusieurs mois, au contact de l'air, afin que les germes réputés producteurs d'alcool amylique n'aient pas le temps de s'y développer.

Quant à la grande distillerie industrielle, il se trouve que ses intérêts sont en parfaite conformité avec les desiderata de l'hygiène, en matière de purification, son objectif étant de livrer au commerce un alcool de goût neutre, autrement dit, de l'alcool éthylique débarrassé de toute substance étrangère. Elle atteint ce but, d'abord en apportant un soin extrême à la confection de ses levains et à la sélection des ferments, de façon à réduire au minimum la proportion des impuretés et par conséquent le déficit de la rectification ; ensuite, par l'emploi d'appareils rectificateurs très perfectionnés (¹).

## LIQUEURS

Le terme *liqueur* s'applique aux breuvages les plus disparates. On a même donné ce nom à des compositions pharmaceutiques et à des liquides non potables. Ici, nous l'emploierons pour désigner les boissons *artificielles*, en général fortement spiritueuses, obtenues en additionnant l'alcool, les eaux-de-vie ou les vins (alcoolisés au préalable), de sirop de sucre, de colorants et de principes aromatiques variés.

---

(¹) Récemment, l'industrie des alcools a mis à profit (brevets A. Boidin et Collette) les études de A. Calmette sur les levains chinois, pour obtenir rapidement et à bon compte, des « vins » fortement alcooliques et fournissant un alcool très pur. Le procédé consiste à faire opérer symbiotiquement sur la matière première amylacée (grains, pommes de terre, etc.), d'une part, l'*Amylomyces Rouxi* pur, dont on connaît l'énergique pouvoir saccharifiant, d'autre part les levures européennes domestiquées, en particulier, la levure haute de pale-ale, qui se développe avec une rapidité suffisante pour enrayer le développement des ferments de maladie et des levures sauvages.

Enfin, nous ne tarderons pas à voir sur le marché de l'alcool pur fourni par la synthèse du carbure de calcium et de l'acétylène, alcool qui reviendra à 12 francs l'hectolitre, à 100°.

Ce sont surtout ces derniers éléments qui individualisent les liqueurs et les caractérisent physiologiquement. Ils sont incorporés au véhicule alcoolique, à l'aide d'un des trois procédés suivants : distillation, macération, addition d'essences.

**Vins aromatisés.** — L'usage des vins aromatisés remonte à la plus haute antiquité. Pline, Galien, Dioscoride en ont laissé de nombreuses formules. Horace, dans sa satire IV, donne une longue énumération des boissons de ce genre, en honneur chez les Romains.

Une des plus anciennes liqueurs connues serait l'hippocras, dont on a attribué l'invention à Hippocrate (hippocratium vinum). On l'a consommé pendant tout le moyen âge et, dans les temps modernes, jusqu'au xviii° siècle.

Ulsted, de Nuremberg (fin xv° siècle) rapporte la formule du *clairet* ou hippocras des Français (claretum, quod gallice dicitur hippocras) : « Prenez quatre litres de vin blanc, quatre onces de sucre blanc, dur, une once de cannelle, trois gros de coriandre, deux gros de clous de girofle, un demi-gros de zédoaire, deux scrupules de poivre long, un gros et demi de gingembre et des graines de paradis. » Après avoir laissé macérer les substances dans le vin, on filtrait à travers un linge et on livrait au consommateur [1].

Il existait d'ailleurs plusieurs variétés d'hippocras, dont le *Confiseur royal* (1737) décrit la préparation [2].

De nos jours, on consomme surtout le vermouth et les vins dits toniques, à base de quinquina (byrrh, quinquinas divers), de kola et de coca.

Voici une formule de vermouth empruntée à l'ouvrage de M. de Brevans.

VERMOUTH DE TURIN (*doses pour* 100 *litres*)

| | |
|---|---|
| *Grande absinthe* . . . . . . . . . . . . . . . | 125 grammes. |
| Gentiane. . . . . . . . . . . . . . . . . . | 60    — |
| Racine d'angélique . . . . . . . . . . . . . | 60    — |

---

[1] Hœfer, *loc. cit.*
[2] De Brevans, *loc. cit.*, p. 281.

| | | |
|---|---|---|
| Chardon bénit | 125 | grammes |
| Calamus aromaticus | 125 | — |
| Aunée | 125 | — |
| Petite centaurée | 125 | — |
| Germandrée | 125 | — |
| Cannelle de Chine | 100 | — |
| Muscade | 15 | — |
| Oranges fraîches | 6 | — |
| Vin blanc de Picpoul doux | 95 l. | |
| Alcool à 85° | 5 l. | |

Faire infuser 5 jours, soutirer et coller.

Laisser reposer 8 jours, soutirer à nouveau et coller avant de mettre en bouteilles.

Une autre formule porte 200 grammes de grande absinthe et autant de petite absinthe, par hectolitre. On fabrique encore un vermouth à base de madère alcoolisé.

En somme, le vermouth est un vin blanc alcoolisé, dont l'absinthe est l'aromate dominant [1].

Les vins toniques, qui, concurremment avec les vermouths, sont consommés comme apéritifs, ont pour base des vins ordinaires vinés ou des vins-liqueurs.

**Liqueurs sucrées**. — Les liqueurs artificielles sucrées sont composées d'alcool plus ou moins hydraté, de sucre (en fortes proportions) et de substances aromatiques. On les classe — celles du moins qui ne portent pas de marque spéciale — d'après leur teneur en sucre, alcool et aromates, comme il suit : liqueurs ordinaires, doubles, demi fines, fines, surfines.

| | SUCRE | ALCOOL à 85° | TITRE |
|---|---|---|---|
| Liqueurs ordinaires | 1kg,50 | 2l,5 | 21° |
| — demi fines | 2 ,50 | 2 ,8 | 24° |
| — fines | 4 ,37 | 3 ,2 | 27° |
| — surfines | 5 ,60 | 3 ,8 | 32 et plus |

On obtient les liqueurs à l'aide d'un des trois moyens déjà cités : distillation, infusion, addition d'essences. Ces termes s'expliquent d'eux-mêmes.

---

[1] *Vin d'absinthe*, de Pline.

Les liqueurs les plus connues sont : l'anisette, le curaçao, la chartreuse, la bénédictine, le punch-liqueur, le kümmel, le noyau, le Dantzig, le marasquin.

**Fruits à l'eau-de-vie**. — Nous faisons rentrer dans la catégorie des liqueurs, les fruits conservés à l'eau-de-vie, qui se consomment avec le jus alcoolique et sucré, où ils baignent et dont ils sont imprégnés.

On choisit des fruits bien fermes et bien sains ; on les essuie soigneusement et on les pique profondément, en tous sens, pour leur permettre de bien s'imbiber d'alcool ; puis on les plonge dans l'eau à 95°, durant 15 minutes. Après un dernier lavage à l'eau froide, on les immerge dans l'eau-de-vie. **Enfin,** après six semaines d'imbibition, on ajoute aux bocaux, exactement remplis d'alcool, 125 à 250 grammes de sucre par litre (1).

### APÉRITIFS

L'usage de ces liqueurs non sucrées, fortement aromatiques et spiritueuses, est très répandu en France ainsi que dans les colonies françaises. Chacun des pays buveurs d'alcool possède toute une gamme de liqueurs apéritives. A l'absinthe **et aux amers** des Français, répondent les cocktails et les **mixtures** hétéroclites des Anglo-Saxons, etc., etc.

On consomme rarement les apéritifs à l'état « pur ». Le plus souvent, on y ajoute soit un sirop, soit du sucre, et on les étend plus ou moins d'eau. Leur composition est, en général, des plus complexes.

**Bitters et amers**. — Ce sont des apéritifs dont l'arome et la saveur sont empruntés aux substances amères et aux substances poivrées. L'écorce d'oranges amères entre dans la composition de la majorité d'entre eux.

---

(1) Nous engageons le lecteur qui désirerait se documenter plus complètement, à consulter l'ouvrage de M. X. ROQUES. Eaux-de-Vie et Liqueurs. Biblioth. de la *Revue des Sciences*, 1898.

**AMER PICON** (*pour 10 litres*), *d'après* DE BREVANS.

| | |
|---|---|
| Calamus aromaticus . . . . . . . . . . . . | 8$^{gr}$ |
| Écorces d'oranges amères . . . . . . . . . . | 250 |
| Quinquina gris . . . . . . . . . . . . . | 10 |
| Colombo . . . . . . . . . . . . . . . | 1,500 |
| Cardamome . . . . . . . . . . . . . . | 0,500 |
| Aloès. . . . . . . . . . . . . . . . . | 0,500 |
| Zeste de citrons frais (nombre) . . . . . . . | 1/2 |
| Alcool à 95°. . . . . . . . . . . . . . | 2$^{l}$ |
| Eau . . . . . . . . . . . . . . . . . | 0$^{l}$,500 |

Passer à l'alambic et ajouter au produit :

| | |
|---|---|
| Infusion de gentiane. . . . . . . . . . . . | 0$^{l}$,100 |
| Amertume de curaçao, . . . . . . . . . . . | 0$^{l}$,300 |
| Infusion d'oranges fraîches . . . . . . . . . | 0$^{l}$,200 |
| Liqueur de curaçao. . . . . . . . . . . . | 0$^{l}$,500 |
| Esprit d'oranges fraîches . . . . . . . . . . | 0$^{l}$,200 |
| Infusion de coings . . . . . . . . . . . . | 0$^{l}$,300 |
| Caramel dédoublé . . . . . . . . . . . . | 0$^{l}$,300 |

**Titre alcoolique :** 27° (¹).

BITTER DE HOLLANDE

| | |
|---|---|
| Écorces de curaçao de Hollande. . . . . . . . | 100$^{gr}$ |
| Calamus aromaticus . . . . . . . . . . . . | 25 |
| Aloès socotrin. . . . . . . . . . . . . . | 51$^{l}$,650 |
| Alcool à 90°. . . . . . . . . . . . . . | 5$^{l}$,650 |
| Bois de Fernambouc. . . . . . . . . . . . | 200$^{gr}$ |
| Eau . . . . . . . . . . . . . . . . . | 4$^{l}$,350 |

**Laisser** infuser 24 heures, ajouter ensuite 1$^{gr}$,500 d'alun de **Rome**. Filtrer.

**Absinthes**. — La liqueur d'absinthe théorique est une teinture concentrée de plantes fortement aromatiques appartenant surtout aux Composées, aux Ombellifères et aux Labiées ; la *grande absinthe* (artemisia absinthium. Linn.) y domine.

Le mot absinthe dérive du grec αϐσινθιον, non potable, imbuvable.

L'absinthe s'appelait au moyen âge aluyne ou aluine, d'un mot hébreu qui signifie « chose amère » et dont l'on retrouve

---

(¹) **Ce** titre nous semble faible et nous adopterions volontiers celui que donne **M. Roques** pour les amers, soit 40°.

ABSINTHES PAR DISTILLATION (*d'après* DE BREVANS *et autres*).

| MATIÈRES PREMIÈRES par 10 litres. | ABSINTHE ordinaire | AUTRE | DEMI FINE | AUTRE | FINE | PONTARLIER | FOUGEROLLES | SUISSE (blanche) |
|---|---|---|---|---|---|---|---|---|
| *Grande absinthe* | gr. 500 | gr. 250 | gr. 250 | gr. 250 | gr. 250 | gr. 250 | gr. 260 | gr. 275 |
| Petite absinthe | 60 | » | 100 | 100 | 50 | 100 | 66 | 112 |
| *Anis vert* | 300 | 200 | 400 | 400 | 500 | 500 | 750 | 25 |
| Racines ou ( Angélique | 40 | » | 12 | » | » | » | » | 55 |
| semences. ( Fenouil | 300 | » | » | 200 | 200 | 500 | 4:0 | 525 |
| Hysope | 60 | 50 | 50 | 50 | 100 | 200 | 60 | 110 |
| Mélisse | 80 | » | » | » | » | 50 | 75 | » |
| Menthe | 80 | » | » | 50 | » | » | » | » |
| Réglisse en poudre | 80 | » | » | » | » | » | » | » |
| Citronnelle | » | 50 | 50 | » | 100 | » | » | » |
| Badiane | » | Coloration avec bleu d'indigo ou chlorophylle | » | 200 | 100 | » | » | » |
| Coriandre | » | | Coloration | 100 | 100 | » | » | 100 |
| Véronique | » | | comme | Coloration | Coloration | » | 66 | 55 |
| Genepi | » | | ci-contre. | comme | comme | » | » | 55 |
| Camomille | » | | | ci-contre. | ci-contre. | » | » | 25 |
| Degré alcoolique | 60° | 46° | 40° | 53° | 65° | 74° | 74° | 74° |

le radical dans le grec ἀλόη (aloès). Jusqu'au XIXe siècle, elle ne fut considérée que comme un médicament (eau d'absinthe).

Il existe de nombreuses formules de liqueur d'absinthe ; chaque fabricant en possède une. Toutefois, dans la plupart des recettes, on trouve les mêmes plantes fondamentales : grande absinthe, petite absinthe ([1]), anis, fenouil, hysope. La petite absinthe et l'hysope sont employées à titre de colorants.

Ainsi que les liqueurs dont il a été question plus haut, l'absinthe peut être préparée en ajoutant au véhicule hydroalcoolique, les essences correspondant à chacune des plantes que l'on vient d'énumérer. D'où les deux catégories : absinthes par *distillation*, absinthes par *essences*.

Le titre alcoolique des absinthes varie de 45 à 75°, et la qualité *commerciale* de la liqueur est d'autant plus grande, que ce titre est plus élevé (absinthes ordinaires, 1/2 fines, fines). Les absinthes dites *spéciales*, absinthes suisse, de Pontarlier, de Montpellier, de Lyon, de Besançon, etc., se distinguent par la composition un peu particulière de leur arome (v. tableau précédent) :

ABSINTHES PAR ESSENCES

| ESSENCES | ORDINAIRE | AUTRE | DEMI FINE | AUTRE | FINE | AUTRE |
|---|---|---|---|---|---|---|
| Essence de grande absinthe | 3$^{gr}$ | 6$^{gr}$ | 3$^{gr}$ | 6$^{gr}$ | 3$^{gr}$ | 6$^{gr}$ |
| — petite absinthe. . | » | » | 1 | 3 | 1 | 3 |
| — anis . . . . . . | 1 | » | 3 | 12 | 10 | 25 |
| — badiane . . . . . | 5 | 12 | 0 20 | 6 | 10 | 30 |
| — fenouil . . . . . | 1 | 2 | 1 50 | 3 | 3 | 6 |
| — menthe . . . . . | » | » | 0 50 | 1 | » | » |
| — hysope . . . . . | » | » | 0 20 | » | 0 60 | » |
| — angélique . . . . | » | » | 6 | » | » | » |
| — coriandre . . . . | » | » | 0 20 | 1 | 0 20 | » |
| — mélisse . . . . . | » | » | » | » | » | 1 |
| alcool à { 90° . . | 5$^{l}$,100 | » | » | 12$^{l}$ | 0 60 | » |
| { 85° . . | » | 11$^{l}$ | 6$^{l}$,200 | » | 7$^{l}$,5 | 15$^{l}$ |
| Eau . . . . . . | 4$^{l}$,900 | 9$^{l}$ | 3$^{l}$,800 ([1]) | 7$^{l}$,6 | 2$^{l}$,5 ([2]) | 5 |

([1]) 53 degrés.       ([2]) 65 degrés.

---

([1]) *Artemisia pontica* (Linn.), moins amère et d'arome plus discret que la grande absinthe.

Voici, d'après M. Adrian (thèse de Charpine), les doses d'alcool pur et d'essences diverses contenues dans chaque verre d'absinthe de 3o centimètres cubes :

| | ALCOOL PUR | ESSENCES DIVERSES | ESSENCE D'ABSINTHE |
|---|---|---|---|
| Absinthe ordinaire . . . . . . . | 14,3 | 0,030 | 0,005 |
| —   demi fine . . . . . . . | 15 » | 0,046 | 0,010 |
| —   fine . . . . . . . . . . | 20,4 | 0,084 | 0,010 |
| —   Suisse . . . . . . . . | 24,2 | 0,085 | 0,010 |

(F. MATHIEU.)

# CHAPITRE II

## TOXICOLOGIE DES ALCOOLS, DES AROMES
## ET DES BOISSONS EN GÉNÉRAL

Dans ce chapitre, il convient d'étudier, en allant du simple au composé, les doses et effets toxiques de l'alcool éthylique; ceux de ses congénères, et enfin ceux des boissons alcooliques usuelles. Ces boissons empruntant une partie de leur pouvoir toxique à des substances étrangères à la classe des alcools, il deviendra nécessaire d'insister aussi sur ces composants hétérogènes (furfurol, aldéhyde, essences).

### § 1. — *Intoxication aiguë*

**Alcool éthylique**. — Le premier auteur qui se soit occupé de déterminer le pouvoir toxique de l'alcool éthylique, semble être Camérarius (1699). Postérieurement, Fr. Petit (Lettres d'un médecin des hôpitaux du roi, 1710), constate que l'alcool injecté dans les veines d'un animal provoque une mort rapide. Les travaux qui parurent depuis cette époque ont trait surtout à l'action *physiologique* générale de l'alcool de vin. Il faut arriver aux recherches de Lussana et Albertoni (1874), pour rencontrer des résultats expérimentaux précis, sur la question de *toxicité*. Les physiologistes italiens, ayant administré l'alcool éthylique par la voie stomacale, estiment à 6 grammes par kilogramme d'animal, la dose capable d'amener la mort.

Mais la première étude de toxicologie pure, entreprise sur notre sujet, avec une certaine rigueur de méthode, est celle de Dujardin-Beaumetz et Audigé (*Sur la puissance toxique des alcools*, 1879).

Ils s'étaient proposé de déterminer la « dose toxique limite », c'est-à-dire la *quantité d'alcool éthylique absolu qui, par kilogramme du poids du corps de l'animal, est nécessaire pour amener la mort dans l'espace de vingt-quatre à trente-six heures,* avec un abaissement graduel et persistant de température [1].

Ils expérimentaient sur le chien, et adoptaient de préférence la voie hypodermique. L'ingestion stomacale provoque, en effet, des vomissements, et l'injection veineuse, des coagulations qui vicient les résultats. Les phlegmons consécutifs à l'injection sous-cutanée, n'ont qu'une influence limitée, bien qu'indéniable, sur l'issue fatale, lorsqu'on se tient dans les courtes limites de vingt-quatre à trente-six heures.

Dans une série d'expériences, ils injectèrent l'alcool pur, et dans une autre, l'alcool dilué, soit dans l'eau glycérinée, soit dans l'eau pure (v. tableau, p. 51),

Dujardin-Beaumetz et Audigé ont encore déterminé, à l'aide des mêmes procédés, la dose toxique limite de l'alcool méthylique, des alcools supérieurs, de la glycérine, de l'aldéhyde. de l'acétone.

TABLEAUX RÉSUMANT LES RECHERCHES DES AUTEURS

| | | |
|---|---|---|
| Alcool méthylique . . . . . . . . . . . | dose tox = | $7^{gr}$ |
| —   éthylique . . . . . . . . . . . . | » | $7,7^5$ |
| —   propylique . . . . . . . . . . | ». | 3,80 |
| —   butylique . . . . . . . . . . | » | 1,80 |
| —   amylique . . . . . . . . . . | » | 1,50 |
| Glycérine propylique. . . . . . . . | » | 8,5 9 |
| Acétone. . . . . . . . . . . . . . | » | 5 |
| Aldéhyde . . . . . . . . . . . . . | » | 1 |

Ils ont assimilé les accidents toxiques produits par la glycérine (glycérisme) à ceux de l'alcoolisme, et ont montré que les lésions anatomiques sont identiques pour les deux intoxications.

Depuis les travaux de Dujardin-Beaumetz et Audigé, nous n'avons à retenir que deux séries de recherches présentant

---

[1] Ce laps de temps est arbitraire ; mais les auteurs font observer que leur but est d'établir entre les différents alcools des termes de comparaison. Ils avouent que l'expression de dose toxique limite, n'a qu'une « valeur relative et comparative ».

## ALCOOL ÉTHYLIQUE PUR *(injection sous-cut.)*.

(On n'a relevé que les expériences sur animaux normaux.)

| EXPÉ-RIENCES | QUANTITÉ PAR KGR | BAISSE DE TEMPÉRATURE | | MORT [1] | OBSERVATIONS |
|---|---|---|---|---|---|
| | | temporaire | définitive | | |
| | gr. | degrés | degrés | | |
| 1 | 1,58 | 0,4 | » | — | » |
| 2 | 2,34 | 0,5 | » | — | » |
| 3 | 6,8 | 2 | » | quelques jours | abcès sous-cut. |
| 4 | 8 | 2 | 4,6 | 36 heures | abcès s. c. |
| 5 | 7,18 | 2,70 | » | 3 jours | » |

### ALCOOL DILUÉ *(glycérine et eau)*.

| | | | | | |
|---|---|---|---|---|---|
| 1 | 6 | » | 4,8 | 1 jour 1/2 | abcès s. c. |
| 2 | 7,20 | » | 4,7 | 30 heures | » |

### ALCOOL DILUÉ *(eau)*.

| | | | | | |
|---|---|---|---|---|---|
| 1 | 6,16 | 5 | 1,1 | 1 jour 1/2 | » |
| 2 | 6,57 | 2 | 1,4 | 36 heures | » |
| 3 | 6,62 | 3,3 | 0,10 | 40 — | » |
| 4 | 6,63 | 3,3 | 1 | 36 — | » |
| 5 | 7 | 2,2 | 1,3 | 3 jours | » |
| 6 | 7,09 | 3,8 | fièvre | 39 heures | » |
| 7 | 7,24 | 5,6 | 2,4 | 2 jours | » |
| 8 | 7,27 | 3,4 | 1,9 | 2 — | » |
| 9 | 7,49 | 4,4 | 1,8 | 36 heures | » |
| 10 | 7,50 | 5,7 | 2,7 | 2 jours | » |
| 11 | 7,55 | 11,3 | 4,3 | 20 heures | » |
| 12 | 7,80 | » | 14,8 | 24 à 30 heures | » |
| 13 | 7,83 | » | 14,4 | 24 à 30 heures | » |
| 14 | 7,95 | 15,7 | 12,5 | 25 heures | » |
| 15 | 8 | » | 16,2 | 30 — | » |
| 16 | 8,50 | » | 18,4 | 12 — | Résolution complète en 45 min. |
| 17 | 14,24 | » | fièvre | 3 — | Contractions spasmodiques. |

### VOIE STOMACALE *(alcool dilué)*.

| | | | | | |
|---|---|---|---|---|---|
| 18 | 2 | » | » | survie | vomissements. |
| 19 | 5,62 | » | 4,6 | 24 heures | » |
| 20 | 4,86 | » | » | survie | ligat. de l'œsophage [2]. |
| 21 | 5,51 | 7,3 | 5,8 | 24 heures | — |
| 22 | 5,65 | » | 3,5 | 3 heures 1/2 | ligat. — convulsions. |
| 23 | 6,25 | » | 6,3 | moins de 20 h. | — |

[1] **Dujardin et Audigé** notent, comme cause de mort plus rapide, le froid ambiant.

[2] **Les auteurs admettent** que la rapidité relative de la mort, dans ces cas, est en partie due au traumatisme opératoire.

une réelle valeur scientifique, celles de M. Daremberg et, surtout, celles de MM. Joffroy et Serveaux, encore en cours.

Toutes les autres méritent plus ou moins les reproches que
leur adresse le D<sup>r</sup> Antheaume (*Thèse*, Paris, 1897). « Dans la
« hâte à donner au problème (de la toxicité de l'alcool) une
« solution qui puisse servir à la prophylaxie de l'alcoolisme,
« jusqu'ici la plupart des cliniciens et des expérimentateurs ont
« fait connaître les résultats de leurs investigations sans atta-
« cher, semble-t-il, une importance suffisante à la valeur res-
« pective des voies et des moyens employés par eux pour édi-
« fier leurs recherches. Beaucoup d'entre eux se sont contentés
« de résultats approximatifs et par suite critiquables : beaucoup
« aussi ont confondu la mesure de la toxicité, mesure qui doit
« être mathématique, et la symptomatologie de l'intoxication,
« ce qui est une donnée véritablement clinique. On a voulu
« résoudre le problème sans le bien définir; on a voulu com-
« parer les effets physiologiques de substances chimiques qui
« ne sont pas comparables... »

Certaines discussions, dont on trouvera le compte-rendu
dans le *Bulletin de l'Académie de médecine* (1895, 3<sup>e</sup> série,
XXXIV), ont même fait ressortir l'absence à peu près totale
de méthode, chez la plupart de ceux qui ont prétendu traiter la
question de la toxi-physiologie des boissons alcooliques.

M. Daremberg (*Bulletin de l'Académie de médecine*, 1895 —
*Archives de médecine expérimentale*, même année) après avoir
réfuté quelques critiques surannées, touchant la méthode expérimentale en général, fait le procès de certains moyens d'intoxication, entre autres, l'ingestion buccale, chez le lapin. Il
montre que, par ce procédé, on introduit le liquide, non pas
dans l'estomac, mais dans les bronches, d'où une prompte
asphyxie, une inhibition mortelle.

Il préconise la voie veineuse et emploie des mélanges hydro-
alcooliques, au titre de 9 à 38 p. 100. Les coagulations que produisent les injections de cette nature, sont aussi le fait des
liquides les plus inertes, et il en conclut qu'elles sont les
« témoins » et non les « causes » des accidents expérimentaux.

Il résulte de ses recherches sur la toxicité de l'alcool éthylique, qu'il ne tue pas les lapins de 2 kilogrammes, à la dose de 10 centimètres cubes, par la voie intra-veineuse ([1]).

Les travaux de MM. Joffroy et Serveaux offrent une tout autre précision. Ils ont été entrepris avec des garanties spéciales de rigueur scientifique. Ces auteurs ont, au préalable, essayé d'établir un déterminisme expérimental inattaquable, d'édifier une méthode à l'abri de toute critique.

Les procédés qu'on employait avant eux étaient passibles d'objections capitales. Les voies hypodermique, intramusculaire, intraveineuse et stomacale, adoptées pour l'introduction de la substance en expérience, sont défectueuses : elles donnent des résultats inconstants, contradictoires et viciés de toutes manières. La voie hypodermique est l'origine de ces vastes décollements cutanés, avec inflammation et abcès, qui avaient causé déjà de nombreux mécomptes à Dujardin-Beaumetz et Audigé, et fait condamner radicalement la méthode par M. Daremberg. Elle est douloureuse et provoque des réactions nerveuses qui masquent l'action propre de la substance injectée (Bouchard).

L'ingestion stomacale avait été rejetée par ces mêmes auteurs, et ils ne l'ont employée que comme moyen de comparaison : elle amène de fréquents vomissements, que la ligature de l'œsophage supprime, il est vrai, mais au détriment de la vitalité de l'animal; l'absorption est trop lente et laisse à l'organisme le temps de se défendre. Aussi l'ingestion stomacale n'a-t-elle guère d'utilité que dans l'étude de l'intoxication chronique.

Avec les injections intramusculaires, comme avec les injections sous-cutanées et avec l'ingestion stomacale, on ignore la quantité de poison qui imprègne l'organisme (Bouchard. *Leçons sur les auto-intoxications*, 1887) et la vitesse de cette imprégnation. Il en est de même pour la voie péritonéale. « La « nécessité de la présence de la *totalité* du poison dans le « sang montre bien que, si l'on veut faire des mensurations « exactes, il faut adopter exclusivement les injections intra-

---

([1]) **Nouveau procédé de mensuration de la toxicité des liquides par la méthode des injections intraveineuses.** Application à la détermination de la toxicité des alcools. *Archives de méd. expérim.*, n° 5, 1er septembre 1895.

« veineuses, et rejeter les injections sous-cutanées et intramus-
« culaires. Dans les injections interstitielles, en effet, on con-
« naît bien la quantité de poison injectée, mais on ne sait rien
« sur la vitesse de résorption et les variations de cette vitesse ;
« on ne peut évaluer à aucun moment la dose de poison con-
« tenue dans le sang. De plus, pendant cette résorption, il y a
« élimination en dehors de l'organisme [1]. Enfin l'introduc-
« tion stomacale ou sous-cutanée des alcools est susceptible
« de produire des coagulations dans les veines. » (J. et S.)

MM. Joffroy et Serveaux ont adopté la voie veineuse, mais avec un *modus faciendi* nouveau et à l'abri des critiques ordi-naires. D'abord, ils remplacent la seringue par un vase de Mariotte, lequel fournit une pression constante et, par suite, donne au débit une vitesse uniforme et mesurable (ce qu'on obtient en élevant le vase à une hauteur déterminée). La vitesse optima de l'injection est de 1 centimètre cube par minute et par kilogramme d'animal. Plus grande, elle amènerait des désordres mécaniques dans les vaisseaux et les viscères (*toxi-cité de vitesse* de Dastre et Loye) ; plus petite, elle permettrait l'élimination d'une quantité plus ou moins considérable de poison par les émonctoires.

D'autre part, afin d'obvier aux coagulations intravasculaires ou intracardiaques, qui se présentaient comme le principal grief contre la voie veineuse, ils ont mis à profit le pouvoir anticoagulant de l'extrait de sangsues, signalé par Haycraft (*Birmingham med. Review*, mai 1885).

Après s'être assurés de l'innocuité de cet extrait, ils ont appliqué à la recherche de la toxicité des alcools, la formule suivante :

| | |
|---|---|
| Têtes de sangsues hachées. . . . | 1 1/2 à 2 par kg d'animal. |
| Eau. . . . . . . . . . . . . . . | Q. S. pour amener la solution alcoo-lique au titre choisi. |
| NaCl. . . . . . . . . . . . . . | 8 p. 100 du liquide total. |

Pour évaluer la quantité de substance en expérience à injecter, les auteurs pèsent l'animal avant et après l'injection, en tenant compte de l'urine émise.

---

[1] Par les reins et les poumons.

**Enfin, MM.** Joffroy et Serveaux ont élucidé la question du **choix** de l'animal, qui préoccupait fort la plupart de leurs **devanciers.** Avec leur dispositif instrumental et leur méthode, **il leur** a été possible de démontrer que les équivalents toxiques **des alcools** (intoxication aiguë), pour le chien, le lapin et le **cobaye,** sont sensiblement égaux, et de confirmer l'assertion **de M.** Daremberg : « l'animal de choix est celui qui paraît à **« chaque** expérimentateur le plus facile à manier ».

**Ainsi** pourvus d'une technique rationnelle, MM. Joffroy et **Serveaux** avaient encore à fixer certaines données du problème, **dont les** critiques du D$^r$ Antheaume (voir p. 58) font comprendre **l'importance.** Il restait à définir, par exemple, l'intoxication **aiguë,** à en tracer les limites. La définition que nous donnent **MM.** Joffroy et Serveaux de l'*équivalent toxique* (*dose toxique limite* de Dujardin-Beaumetz et Audigé) est la suivante : l'équi**valent** toxique d'un corps est la quantité minima de matière **toxique** qui, contenue *entièrement,* à un moment donné, dans le **sang** d'un animal, tue fatalement un kilogramme de matière **vivante.**

**Les** expériences préparatoires qui ont abouti à cette con**clusion,** leur avaient, en effet, montré l'importance des deux **conditions** corrélatives suivantes : présence intégrale du **poison** dans le sang et choix d'une vitesse optima de l'injec**tion.**

**La** présence « actuelle » de la totalité du poison dans le **sang,** milieu intérieur des animaux, est absolument indispen**sable.** Si, par exemple, comme cela se produit fréquemment au **cours des** expériences, l'animal injecté se met à uriner, il y a **expulsion** au dehors d'une certaine quantité de poison, et la **dose** injectée qui, dans ces conditions, amène la mort, ne **saurait** être évidemment que supérieure à la dose toxique **réelle.** Elle est d'autant supérieure, que l'élimination a été **plus abondante** (').

**En** conséquence, l'injection doit être faite assez vite pour que **l'élimination** n'ait pas le temps de se produire, mais assez len-

---

(') **L'élimination par exhalaison** pulmonaire est forcément insignifiante, étant donné **le peu de durée des** expériences.

tement aussi, pour que le poison ait le temps d'agir *complète-ment* sur l'organisme.

Le procédé d'intoxication, qui consiste à injecter la matière toxique dans les veines d'un animal, jusqu'à ce que l'on observe les signes de la mort certaine (arrêt du cœur et de la respiration), n'a qu'une valeur relative, même lorsqu'on observe, dans la mesure du possible, les conditions précédentes. Il est certain que cette injection continue a introduit un excès de poison dans le sang, et fournit un équivalent toxique trop élevé (¹). En effet, rien ne prouve que si l'on eût interrompu l'injection avant l'arrêt complet du cœur et de la respiration, la mort ne se fût pas produite quand même. « Il y a donc lieu de chercher à « déterminer l'instant précis où l'animal a reçu exactement la « quantité de poison *suffisante* et nécessaire pour mourir ; de « telle façon que si l'on arrête l'injection à ce moment, la mort « survienne à bref délai. » (J. et S.)

Ces considérations ont amené MM. Joffroy et Serveaux à distinguer deux équivalents toxiques : le premier, qu'ils nomment équivalent toxique « expérimental », correspond à la quantité de poison qu'on peut injecter pour provoquer la mort d'un kilogramme d'animal, lorsqu'on prolonge l'injection jusqu'à l'arrêt définitif de la respiration. Le second, qui mesure la toxicité vraie et qui, pour cette raison, a reçu le nom d'équivalent toxique « vrai », n'est autre chose que la quantité nécessaire et suffisante pour déterminer, *par elle-même*, la mort d'un kilogramme d'animal, dans un *court délai*.

La mensuration de la toxicité expérimentale ne fournit que des résultats relatifs, avons-nous dit, mais il n'est pas moins vrai qu'*elle donne des renseignements sur le sens dans lequel la toxicité varie et qu'elle suffit à montrer qu'un alcool est plus toxique qu'un autre alcool...* (J. et S.)

D'autre part, l'équivalent toxique expérimental est le seul qu'on puisse déterminer dans certains cas, par exemple lorsqu'on ne possède qu'une faible quantité de poison. La recherche de l'équivalent vrai nécessite, en effet, des expériences multiples et de nombreux tâtonnements.

---

(¹) Ne pas oublier que l'équivalent toxique varie en raison inverse de la toxicité.

Voici les équivalents toxiques *expérimentaux* de quelques alcools, obtenus par MM. Joffroy et Serveaux à l'aide de leur méthode :

1° Alcool éthylique : 12,65; 12,18; 11,60; 10,32; 10,51; 11,69; 12,48.

Moyenne 11$^{cc}$,70.

On remarquera que les différences entre ces chiffres sont loin d'atteindre les oscillations de 1 à 3, que l'on notait avec les injections intraveineuses ordinaires.

MM. Joffroy et Serveaux sont arrivés à des résultats identiques, avec l'alcool rectifié, à peu près pur, du commerce, quelle qu'en fût l'origine : pommes de terre, grains, etc., etc.

2° Alcool méthylique. — Trois alcools méthyliques, de provenance et d'odeur un peu différentes, ont donné la moyenne suivante :

        Le 1$^{er}$    23,75.
        Le 2$^e$     26,75.
        Le 3$^e$     25,55.

D'après MM. Joffroy et Serveaux, ces chiffres arriveront à se confondre, lorsqu'on pourra expérimenter un alcool méthylique chimiquement pur.

3° Alcool propylique, pur normal 3,40.

4°    —    isobutylique    1,45.

5°    —    amylique    0,63.

Toutes ces évaluations corroborent celles de Dujardin et Audigé, et satisfont à la loi de Rabuteau (augmentation de la toxicité avec le point d'ébullition et le nombre d'atomes de carbone).

Elles ont été ultérieurement confirmées, dans leur ensemble, par les expériences de G. Baer (*Arch. für Anat. und Physiol.*, 1898, p. 283),

Cet auteur, tenant à se mettre dans les conditions de la pratique, a employé la voie stomacale : il faisait ingérer à des lapins, par la sonde, les divers alcools chimiquement purs. Ses résultats ont été d'une précision presque inattendue, et sont en accord, nous l'avons dit, avec ceux de Dujardin-Beaumetz et de Joffroy. Les voici résumés, d'après E. Arnould (*Revue d'hygiène et de police sanitaire*).

### DOSE TOXIQUE LIMITE

| ALCOOLS | JOFFROY [1] | DUJARDIN-B. | BAER |
|---|---|---|---|
| Éthylique | 11,70 | 7,75 | 6,55 à 7,44 |
| Propylique | 3,40 | 3,75 | 3 à 3,40 |
| Butylique | 1,45 | 1,85 | 2,1 à 2,44 |
| Amylique | 0,63 | 1,55 | 1,7 à 1,9 |

### TOXICITÉ COMPARÉE (*l'alcool éthylique étant pris pour unité*).

| ALCOOLS | JOFFROY [2] | DUJARDIN-B. | BAER |
|---|---|---|---|
| Éthylique | 1 | 1 | 1 |
| Propylique | 3,5 | 2 | 2 |
| Butylique | 8 | 4,2 | 3 |
| Amylique | 18,5 | 5,0 | 4 |

### MÉLANGES ALCOOLIQUES (BAER)

| MÉLANGES | INTOXICAT. LÉGÈRE | INTOXICAT. MOYENNE | INTOXICAT. MORTELLE |
|---|---|---|---|
| Éthylique | 4,1 | 6,15 | 7,44 |
| Éthyl. + 1 p. 100 propyl. | 4,04 | 5,99 | 7,28 |
| Éthyl. + 1 p. 100 butyl. | 3,92 | 5,83 | 7,04 |
| Éthyl. + 1 p. 100 amyliq. | 3,80 | 5,67 | 6,82 |
| Éthyl. + 1 p. 100 furfurol. | 2,37 | 4,14 | 5,31 |

« On voit, par là, dit Arnould, que Dujardin-Beaumetz, « Magnan et Laborde, etc., *font erreur en attachant, au point « de vue de l'alcoolisme, une importance capitale aux impu- « retés des eaux-de-vie commerciales.* Leur rectification plus « complète, n'offre, par suite, aucun intérêt hygiénique. »

M. Picaud a obtenu (1897) des résultats analogues, pour certains animaux situés au bas de la série zoologique : poissons, batraciens, oiseaux. L'auteur ajoutait une certaine quantité des différents alcools, ou de leurs vapeurs, au milieu où vivaient les sujets en expérience.

---

[1] [2] Les chiffres indiqués dans ces deux colonnes correspondent aux équivalents *expérimentaux*. Pour le lapin, l'équivalent toxique *vrai* est, on le verra, voisin de 7 grammes, chiffre coïncidant absolument avec ceux de Baer et Dujardin-Beaumetz. L'équivalent toxique vrai des alcools supérieurs n'a pas encore été déterminé par MM. Joffroy et Serveaux.

Il a trouvé les chiffres relatifs suivants :

|  | TOXICITÉ RELATIVE |
| --- | --- |
| Alcool méthylique | 2/3 |
| — éthylique | 1 |
| — propylique | » |
| — butylique | 3 |
| — amylique | 10 |

D'ailleurs, dès 1894, le *Journal of the College of science* de Tokio, publiait un mémoire de M. Tsukamoto, sur le même sujet, mémoire dont nous donnons ici le résumé :

| TÉTARDS DE BUFO VULGARIS | P. 100 | IMMOBILITÉ | SURVIE | MORT |
| --- | --- | --- | --- | --- |
| Alcool allylique | 0,1 | en 90' ou 2 h. | » | en moins de 24 h. |
| — amylique | 0,1 | en 20 ou 25' | » | en 24 heures |
| — butylique | 0,1 | en 1 h. | générale | » |
| — — | 0,3 | » | » | générale |
| — propylique | 0,1 | » | générale | » |
| — — | 0,5 | » | 1 sujet | 2 s. |
| — — | 0,7 | » | » | 3 s. |
| — isopropylique | 0,7 | » | 2 s. | 1 |
| — éthylique | 0,1 | » | pas d'effet | » |
| — — | 0,3-1. | » | effet nuisible | » |
| — — | 1,5 | » | » | générale |
| — méthylique | 0,1 | » | pas d'effet | » |
| — — | 0,1 | » | effet nuisible | » |
| — — | 2,5 | » | » | générale |

| CRUSTACÉS ET INFUSOIRES |  | SURVIE | MORT |
| --- | --- | --- | --- |
| Alcool allylique | 0,005 p. 100. | » | en 24 heures |
| — amylique | 0,01 — | quelques individus | quelques individus |
| — — | 0,5 — | » | mort générale |
| — butylique | 1 — | » | mort lente |
| — isobutylique | 0,5 — | » | mort plus lente |
| — butylique | 1 — | » | en 3 ou 4 jours |
| — isobutylique | 1 — | » | (le propylique, le |
| — propylique | 1 — | » | plus lent). |
| — isopropylique | 1 — | » | |
| — éthylique | 1 — | » | » |
| — — | 3 — | » | mort |
| — méthylique | 1 — | survie après 4 jours | » |
| — — | 3 — | » | mort |

L'expérimentateur conclut que, d'une façon générale, l'alcool méthylique est moins toxique que l'alcool éthylique, et infirme ainsi, à son tour, les assertions de Dujardin-Beaumetz. L'alcool allylique paraît être le plus toxique pour les formes de la vie soumises aux expériences précédentes.

En 1899, G. Linossier (de Lyon) [1] a étudié l'action comparée des alcools de fermentation usuels, sur l'ablette. Voici le résumé synoptique de ses résultats :

| ALCOOL | ANIMAL PLONGÉ DANS ALCOOL A : | | | | REMARQUES |
|---|---|---|---|---|---|
| | $\frac{0.5}{100}$ | $\frac{1}{100}$ | $\frac{2}{100}$ | $\frac{3}{100}$ | |
| Éthylique.. | survie | mort en 10 j. | mort en 2 h. | mort en 40 s. | Excitation ; troubles de l'équilibre dans $\frac{1}{100}$ ; nage sur le dos. |
| Propylique. | mort en 7 h. | » | » | » | id. id. dans $\frac{0,5}{100}$. |
| Butylique.. | mort en 12 m. | Excitation, courte stupeur et coma rapides. Reviviscence difficile et courte dans l'eau pure. | | | |
| Amylique.. | mort 1ᵐ 1/2 | Sidération brusque. — Reviviscence possible dans l'eau pure et plus longue qu'avec le butyl. à cause de l'anesthésie qui suspend la respiration et par conséquent l'absorption. | | | |

Enfin, M. Baudran a publié récemment un procédé original de détermination du pouvoir toxique des alcools. En se basant sur cette hypothèse que les alcools doivent être d'autant plus nuisibles qu'ils enlèvent plus d'oxygène aux hématies, il les a soumis à l'action du permanganate de potasse, réactif très sensible, alcalin comme le sang et cédant, comme lui, facilement, son oxygène. Or, il se trouve que les résultats obtenus ainsi par M. Baudran, rappellent ceux de MM. Joffroy et Serveaux. Voici comment il classe les alcools et leurs dérivés, par ordre croissant de toxicité :

---

[1] *Action des alcools de fermentation sur les poissons* (Comptes rendus de la Société de biologie, 21 décembre 1901). Voir aussi : HOUDAILLE (Thèse de Paris, 1893); COLOLIAN (*Journal de physiologie et de pathologie génér..* 1901).

**Alcool méthylique** (coefficient toxique : 144); alcool éthylique (265); alcool propylique (425); acétone; alcool butylique; alcool amylique (780): aldéhyde (2 090); furfurol (21 850).

Il a appliqué la même méthode aux liqueurs et aux essences.

En somme, le moyen se recommande plus par sa simplicité que par sa valeur biologique.

A propos des effets toxiques des alcools sur les organismes inférieurs, nous croyons intéressant et utile, de faire remarquer que les levures elles-mêmes sont tuées par l'alcool. P. Regnard (1874) a trouvé que, dans une solution de sucre de canne au $\frac{1}{125}$, les levures ne pouvaient plus agir en présence de 2 p. 100 d'alcool méthylique (probablement impur), 15 p. 100 d'alcool éthylique [1], 10 p. 100 d'alcool propylique, 2,5 p. 100 d'alcool butyrique, 1 p. 100 d'alcool amylique, 0,2 p. 100 d'alcool caproïque, 0,1 p. 100 caprylique.

Quant aux divers champignons (bactéries et moisissures) qui reprennent et transforment l'alcool élaboré par les levures, ils n'agissent plus dans les alcools concentrés.

Si le coefficient de toxicité expérimentale n'a qu'une importance relative, il en va tout autrement pour l'équivalent de toxicité vraie. C'est le seul qui intéresse le toxiphysiologiste, « car peu importe de savoir quelle est la dose qu'on peut « injecter jusqu'à la dernière respiration et le dernier batte- « ment de cœur : ce qu'il nous faut savoir ici, c'est quelle est « la dose qui tue. » (J. et S.)

Pour rechercher la toxicité vraie, on introduit, par la voie veineuse, une certaine quantité de poison, en suivant le manuel opératoire exposé à propos de la toxicité expérimentale. Si l'animal résiste, après avoir présenté des symptômes plus ou moins graves, on augmente progressivement les doses ultérieures, jusqu'à ce que l'on atteigne celle qui provoque la mort certaine.

Le coefficient toxique vrai est évidemment situé entre la dernière des doses qui laisse toujours, ou presque toujours, la survie, et celle qui amène toujours, ou presque toujours, la

---

[1] Cela explique que le titre des vins naturels ne dépasse jamais 15 degrés alcoométriques.

mort. Les approximations, minimes dans tous les cas, traduisent les légères variations de résistance des sujets en expérience.

Voici quelques-uns des résultats obtenus par MM. Joffroy et Serveaux, dans leurs recherches sur la toxicité vraie de l'alcool éthylique pur « du commerce » et du même alcool « chimiquement pur ».

| ANIMAL | COEFFICIENT DE L'ALCOOL DU COMMERCE | COEFFICIENT DE L'ALCOOL D'INDUSTRIE chimiquement pur |
|---|---|---|
| Chien . . . . . . . . . . . . . . | Voisin de $7^{cc}.90 = 6^{gr},36$ par kgr | Voisin de $6^{gr},92$ |
| Lapin . . . . . . . . . . . . . | 6 .20 | 6 ,52 |

MM. Joffroy et Serveaux ont pris soin de noter, à titre de données physio-pathologiques, les symptômes présentés par les animaux intoxiqués, et, pour l'alcool éthylique en particulier, ils les décrivent comme il suit.

Les troubles thermiques ne font jamais défaut [1]. L'abaissement de la température est souvent considérable. La mort est constamment survenue, lorsque la température descendait au-dessous de 24°. Ce fait explique pourquoi il faut faire les expériences à l'abri du froid extérieur (soit à 15 ou 17°), qui viendrait ajouter ses effets à l'action hypothermisante du poison. Dujardin-Beaumetz et Audigé s'étaient, d'ailleurs, appesantis sur cette nécessité.

Les troubles de la respiration sont constants, eux aussi. Il y a d'abord accélération des mouvements respiratoires ; mais elle fait bientôt place à un ralentissement, souvent fort marqué. Il ne se produit plus que 3 à 4 mouvements par minute. On constate même des pauses de dix à quinze minutes. C'est encore là un fait sur lequel ont insisté Dujardin-Beaumetz et Audigé.

Il est possible, par la respiration artificielle et les tractions rythmées de la langue, de rappeler à la vie les animaux intoxi-

---

[1] V. le tableau p. 51.

qués. Les troubles cardiaques suivent à peu près la même marche que ceux de la respiration.

Du côté de la motricité, on note une paralysie, tantôt flasque, tantôt accompagnée de roideur, qui atteint surtout les membres postérieurs.

Les phénomènes convulsifs sont fréquents, mais non constants. Ils consistent soit en un tremblement qui se généralise plus ou moins, soit en convulsions rythmées. Il ne se produit pas d'épilepsie nette.

Du côté de la sensibilité, on constate la perte des réflexes et de la sensibilité générale. Les troubles oculaires les plus constants sont des mouvements convulsifs (nystagmus). Ils se montrent dès qu'on déplace la tête de l'animal. Il y a du myosis ou, plus souvent, de la mydriase.

Le tube digestif de l'animal intoxiqué se congestionne fortement, et les selles deviennent sanglantes.

Comme troubles sécrétoires et excrétoires, on note de la salivation, à laquelle succède de la sécheresse de la muqueuse buccale. Il y a constamment de l'hypersécrétion bronchique.

Quand l'animal résiste à l'intoxication aiguë expérimentale, le retour à la santé s'opère en deux ou trois jours. Les premières selles ont alors une odeur extrêmement fétide.

Lorsque l'animal meurt, l'autopsie décèle une congestion généralisée (cerveau, tube digestif, poumons).

**Alcools divers** (*méthylique et supérieurs*). — A propos de l'alcool éthylique, nous avons donné les chiffres qui représentent la toxicité expérimentale de l'alcool méthylique, son inférieur immédiat, et l'on a pu se rendre compte que ce dernier a un pouvoir nocif notablement plus faible. Les esprits de bois du commerce sont des mélanges plus ou moins composites et, par conséquent, de toxicité fort variable. La chimie est cependant parvenue à les purifier à peu près complètement et à les débarrasser de leur odeur empyreumatique, si bien qu'à l'heure actuelle ils ont pu entrer dans la consommation.

Dujardin-Beaumetz et Audigé, après avoir établi que, « pour « des alcools ayant *la même origine* (alcools de *fermentation*) « l'action toxique est d'autant plus grande que leurs formules

« atomiques sont plus élevées ([1]) », concluent ainsi, au sujet
de l'alcool méthylique (alcool de distillation directe) : « En
« résumé, si nous restons dans les termes que nous avons
« posés, nous voyons que l'alcool méthylique, quoique occu-
« pant dans l'échelle atomique un degré moins élevé que
« l'alcool éthylique, est cependant *plus toxique* que ce dernier.
« C'est là une infraction à la loi qui veut que, dans une série
« de corps analogues, les plus toxiques soient ceux qui renfer-
« ment le plus d'atomes, loi dont nous avons trouvé pour les
« alcools fermentés la confirmation presque mathématique. »

Il appartenait à MM. Joffroy et Serveaux de prouver que
l'alcool méthylique ne fait pas exception à la loi rappelée par
Dujardin-Beaumetz, et que cette loi est absolue. Ils lui ont
trouvé comme équivalent toxique vrai, 9 pour le chien et 10,90
seulement pour le lapin.

Il convient de remarquer que Rabuteau (*Eléments de toxicologie*, 1873), dans sa classification toxicologique des alcools,
plaçait en tête l'alcool méthylique, comme le moins actif de la
série — acceptant ainsi les conclusions très antérieures de Cros
(*Action de l'alcool amylique sur l'organisme*, 1863) — et que
Richardson (*On alcohol*, 1875) a émis un avis semblable, sans
toutefois fournir de chiffres.

A la vérité, les premiers expérimentateurs ne disposaient
pas d'alcool méthylique pur, et cela explique la non concor-
dance des chiffres qu'ils produisent.

Dujardin-Beaumetz et Audigé n'avaient-ils pas eux-mêmes
constaté une différence de 15 p. 100 dans les pouvoirs toxiques
respectifs de deux alcools méthyliques, de provenance et de
rectification différentes.

Les symptômes de l'empoisonnement aigu par l'alcool
méthylique, sont de même ordre que ceux que provoque l'alcool éthylique (D. et Audigé).

MM. Joffroy et Serveaux n'ont pas encore publié les résultats de leurs recherches sur l'équivalent toxique vrai des
alcools supérieurs, et nous devons nous en tenir provisoire-

---

([1]) Dès 1870, Rabuteau « avait admis comme probable que, dans *toute la série alcoo-
« lique* qui a pour *formule* $C^n H^{2n+2}O$, l'action toxique doit être d'autant plus élevée
« que le groupe CH est représenté un plus grand nombre de fois. » (D. et A.)

ment aux chiffres qu'ils nous ont fournis au sujet de la toxicité expérimentale de ces alcools.

Pour les symptômes de l'intoxication par les alcools supérieurs les plus ordinairement mêlés à l'alcool éthylique, dans les boissons usuelles, nous devons surtout nous en rapporter aux patientes études de Dujardin-Beaumetz et Audigé. Le manuel expérimental de ces auteurs, bien que tombant sous les critiques que nous avons développées plus haut, n'en a pas moins fourni des résultats intéressants et dont il faut tenir compte.

Or, ils concluent que l'ensemble symptomatique (refroidissement, paralysies, congestions viscérales) est à peu près le même, qu'il s'agisse de l'alcool éthylique ou de ses congénères les plus proches, et que « les seules variations observées consistent simplement dans la rapidité des phénomènes et dans leur intensité ».

Ils ont étudié un isoalcool, le seul d'ailleurs qu'à leur époque (1875) on pût obtenir pur, l'alcool isopropylique. Les effets toxiques de ce dernier se sont trouvés semblables à ceux de l'alcool propylique.

MM. Joffroy et Serveaux n'ont publié que des observations provisoires, au sujet du processus clinique de l'intoxication par les alcools supérieurs. D'après eux, ces alcools amèneraient un coma rapide, tandis que l'alcool éthylique provoquerait des convulsions presque constantes, mais de petite étendue. D'autre part, un alcool éthylique additionné d'alcools supérieurs produirait un coma sans convulsions.

**Impuretés diverses**. — Furfurol. — MM. Joffroy et Serveaux ont déterminé (juin 1896) l'équivalent toxique vrai du furfurol ou aldéhyde pyromucique, chez le chien et chez le lapin. Pour le premier de ces animaux, il est de 0,20 environ, et, pour le second, de 0,14.

Dans l'intoxication aiguë par le furfurol, on note une respiration laborieuse, avec pauses de une à trois minutes. Il se produit ensuite une accélération, avec variations dans l'intensité des mouvements respiratoires. Les poumons se congestionnent. Quant aux pulsations cardiaques, elles sont ralenties, affaiblies et un peu irrégulières.

A propos du furfurol, dont certains physiologistes et hygiénistes ont fait un véritable épouvantail, MM. Joffroy et Serveaux
émettent cette remarque : « En supposant, disent-ils, que
« l'homme soit aussi sensible que le lapin, il faudrait environ
« 10 grammes de furfurol présent dans le torrent circulatoire
« pour tuer un homme de 70 kilogrammes, c'est-à-dire un
« chiffre infiniment supérieur à ce que l'on indique dans un
« litre d'alcool de table (v. p. 3o). Aussi, la puissante toxicité
« de ce produit ne doit-elle pas faire négliger l'étude de la
« toxicité des autres impuretés de l'alcool et de l'alcool éthy-
« lique lui-même. »

ALDÉHYDE. — Cette substance, comme on l'a vu, fait partie
des produits de tête, à côté de l'acétone et des éthers [1].
Dujardin-Beaumetz et Audigé lui assignaient 1-1,25, comme
dose toxique limite, et MM. Joffroy et Serveaux, 1,14, comme
équivalent toxique expérimental. Les manifestations de l'intoxication par l'aldéhyde acétique ont été étudiées par Albertoni et Lussana (1874), ainsi que par Dujardin-Beaumetz et
Audigé. Les savants italiens divisent cette intoxication aldéhy-
dique en trois périodes : excitation, ébriété, asphyxie. Il y
aurait en outre, comme avec l'alcool, abaissement de la température. Enfin, l'aldéhyde serait un puissant anesthésique.

D'après Dujardin-Beaumetz et Audigé, les phases de l'intoxication aiguë par l'aldéhyde seraient les suivantes : ivresse
rapide et titubation, puis raideur des membres et convulsions ;
respiration irrégulière, avec pauses, devenant bientôt très
fréquente ; exhalation, par l'haleine, de l'odeur caractéristique
d'aldéhyde ; dilatation des pupilles, insensibilité, abaissement
de la température. L'absorption du poison se fait avec rapidité, ainsi d'ailleurs que son élimination, grâce, sans doute,
à l'intensité des mouvements respiratoires (élimination pulmonaire).

Il s'en suit que l'on peut administrer « en quatre ou cinq
« reprises, dans l'espace de quelques heures, une dose d'al-

---

[1] Pour certains auteurs, les alcools se transformeraient partiellement en aldéhyde,
dans l'organisme.

« déhyde double de celle qui, donnée en une fois, aurait pro-
« duit une mort immédiate ».

ALCOOLS D'INDUSTRIE. — MM. Joffroy et Serveaux ont eu l'idée
d'étudier le pouvoir toxique des produits alcooliques recueillis
aux différents moments d'une même distillation : goûts de
tête, à la 1$^{re}$, 2$^e$ et 3$^e$ heure goût moyen bon goût, cœur,
queues, etc. Ils ont choisi comme type, l'alcool de topinambour.

De leurs recherches, il ressort que l'alcool de cœur, de topinambour, possède un pouvoir toxique identique à celui de
l'alcool éthylique pur du commerce, soit 7,80 ; ensuite, que les
mauvais goûts de tête et de queue ont une toxicité sensiblement égale, dont le coefficient est voisin de 7. Et le rapprochement de ces deux chiffres montre que l'on a, jusqu'ici, fort
exagéré la toxicité des alcools mauvais goût, comparativement
à celle de l'alcool éthylique épuré par la rectification.

Il sera démontré plus loin, que les mauvais goûts et les
flegmes d'industrie ne sont pas plus toxiques que les eaux-de-
vie naturelles, et aussi, que les eaux-de-vie artificielles, à base
d'alcool bon goût et de bouquets chimiques, ont une toxicité
qui dépasse de très peu celle de l'alcool éthylique.

**Alcools de consommation** (*cognac, rhum, kirsch,* etc.). —
Jusqu'ici, nous n'avons envisagé que les alcools « de laboratoire ». Il s'agit maintenant, et l'on conçoit sans peine l'importance pratique d'une telle étude, d'examiner, sous le rapport
de la puissance toxique, les alcools de consommation (eaux-
de-vie naturelles et de fantaisie).

Nous avons précédemment indiqué la composition de ces
breuvages. Nous allons cependant revenir sur leur analyse,
car elle suffirait à prouver combien est peu fondée certaine
théorie hygiénique, qui fait tenir tout entière la prophylaxie de
l'alcoolisme, dans la rectification des alcools de consommation.
Elle met encore en lumière l'erreur, tout aussi funeste, de
ceux qui innocentent les eaux-de-vie naturelles, pour charger
de tous les méfaits, les eaux-de-vie à base d'alcool industriel[1].

---

[1] V. H. LABBÉ. *Presse médicale,* 21 mars 1903.

Si nous supposons — et il n'existe aucune raison pour rejeter cette hypothèse — que les divers composants des boissons alcooliques ne sont, les uns vis-à-vis des autres, ni des correctifs, ni des antidotes, nous pouvons établir l'équation suivante :

Pouvoir toxique de l'alcool éthylique + pouvoir toxique des impuretés = pouvoir toxique de l'eau-de-vie, de la liqueur, etc.

Remplaçons par des chiffres connus les termes généraux de cette égalité, et nous obtiendrons le tableau comparatif ci-dessous :

#### COGNAC VRAI

| | | |
|---|---|---|
| Alcool éthylique à 100° . . . . . | 500$^{cc}$ tueraient 64$^k$,101 [2] |
| Éthers. . . . . . . . . . . . . . | 0,365   — | 0 ,159 |
| Aldéhydes . . . . . . . . . . . . | 0,039   — | 0 ,039 |
| Furfurol . . . . . . . . . . . . . | 0,006   — | 0 ,043 |
| Alcools supérieurs . . . . . . . | 0,994   — | 0 .662 |
| Un litre de cognac (authentique de 1893) tuerait donc . . . | 65$^k$,005 |

#### KIRSCH VRAI

| | | |
|---|---|---|
| Alcool éthylique. . . . . . . . | 500$^{cc}$ tueraient 64$^k$,102 |
| Éthers. . . . . . . . . . . . . | 0,369   — | 0 ,092 |
| Aldéhydes . . . . . . . . . . . | 0,06   — | 0 ,060 |
| Furfurol . . . . . . . . . . . . | 0,005   — | 0 ,035 |
| Alcools supérieurs. . . . . . . | 0,472   — | 0 ,314 |
| Un litre de kirsch vrai tuerait donc . . . . . . . . . | 64$^k$,603 |

#### EAU-DE-VIE DE CIDRE

| | | |
|---|---|---|
| Alcool éthylique . . . . . . . . | 500$^{cc}$ tueraient 64$^k$,102 |
| Éthers. . . . . . . . . . . . . | 1,23   — | 0 ,307 |
| Aldéhydes. . . . . . . . . . . | 0,138   — | 0 ,138 |
| Furfurol. . . . . . . . . . . . | 0,005   — | 0 ,035 |
| Alcools supérieurs . . . . . . . | 0,802   — | 0 .533 |
| Un litre d'eau-de-vie de cidre tuerait donc. . . . . . . . | 65$^k$,115 |

#### MARC DE BEAUNE (1893)

| | | |
|---|---|---|
| Alcool éthylique. . . . . . . . | 500$^{cc}$ tueraient 64$^k$,102 |
| Éthers. . . . . . . . . . . . . | 2,186   — | 0 ,546 |
| Aldéhydes . . . . . . . . . . . | 2,594   — | 2 ,594 |
| Furfurol. . . . . . . . . . . . | traces   — | » |
| Alcools supérieurs . . . . . . . | 1,252   — | 0 ,837 |
| Un litre de marc tuerait donc . . . . . . . . . . . . | 68$^k$,079 |

+ 25 à 148 milligrammes par litre de Hcy (0,010 = dose **maxima** thérapeutique).

EAU-DE-VIE DE PRUNES (de Lorraine)

| | | | |
|---|---|---|---|
| Alcool éthylique. | $500^{cc}$ tueraient | $64^k,162$ | |
| Éthers. | $10,492$ | — | $2,603$ |
| Aldéhydes | $1$ | — | $1$ |
| Furfurol | $0,010$ | — | $0,071$ |
| Alcools supérieurs | $0,605$ | — | $0.403$ |
| Un litre d'eau-de-vie de prunes tuerait donc. | | | $68^k,198$ |

ALCOOL MAUVAIS GOUT DE TÊTE (analyse de M. Mohler).

| | | | |
|---|---|---|---|
| Alcool éthylique | $500^{cc}$ tueraient | $64^k,102$ | |
| Éthers | $1,338$ | — | $0,335$ |
| Aldéhydes | $2,316$ | — | $2,316$ |
| Furfurol | » | — | » |
| Alcools supérieurs | » | — | » |
| Un litre d'alcool mauvais goût de tête tuerait donc. | | | $66^k.753$ [1] |

Quant aux eaux-de-vie de fantaisie, si l'on se reporte aux analyses que nous en avons données, on se rendra compte que leur pouvoir toxique doit dépasser de très peu celui de l'alcool éthylique. M. Mohler présente l'analyse d'un rhum de fantaisie, obtenu à l'aide d'une sauce, où les impuretés totales n'atteignent pas vingt centigrammes par litre. Des genièvres de qualité inférieure ne renferment que 1 à 2 millièmes de produits mauvais goût (Depaire).

L'expérimentation *in anima vili* vient-elle corroborer les calculs précédents ?

Dès 1879, S. Stenberg, expérimentant sur des lapins, avec de l'alcool éthylique additionné d'alcool amylique à doses croissantes, n'avait pu découvrir de différence notable, entre l'action toxique d'un alcool pur et celle d'un alcool contenant 4 p. 100 d'alcool amylique.

En 1888, Strassmann, opérant sur des chiens, a constaté que l'addition de 1 p. 100 d'alcool amylique à l'alcool éthylique pur, accentue à peine les effets de ce dernier. Zuntz (1891) affirme qu'une proportion de 0,3 à 0,4 p. 100 d'alcool amylique

---

[1] V.-A. JOFFROY, *Gazette hebdom. de méd. et chirurg.*, 12 nov. 1896; X. ROQUES. Analyse des alcools et eaux-de-vie, 1896; Antheaume. *Thèse.* 1897.

[2] Nous adoptons, avec Antheaume, le chiffre de 7,80, comme équivalent toxique de l'alcool éthylique; celui de 4, pour les éthers; de 1, pour l'aldéhyde; et de 1.50, pour les alcools supérieurs.

dans l'eau-de-vie, reste sans influence (expériences sur l'homme).

M. Joffroy (1896) a comparé la toxicité d'une solution d'alcool éthylique pur, d'un rhum authentique et d'un alcool mauvais goût, ramenés au même titre, et il a obtenu les chiffres suivants :

> Alcool éthylique . . . . . . . . . . . . . . . . . 7,70
> Rhum Martinique. . . . . . . . . . . . . . . . . 7,60
> Alcool impur mauvais goût. . . . . . . . . . . 7,39

Nous pouvons donc répondre, à la question posée plus haut : la différence entre l'alcool éthylique pur et les alcools naturels de consommation, sous le rapport de la toxicité, est beaucoup moins grande qu'on ne le pense. D'une part, en effet, les impuretés de ces derniers sont toujours en proportion minime ([1]), et, d'autre part, l'alcool éthylique, qui constitue la majeure partie d'une eau-de-vie, quelle qu'elle soit, est lui-même très toxique. Autrement dit : ce qui donne aux boissons alcooliques la *plus grande partie* ou pour mieux dire *la presque totalité de leur toxicité*, c'est l'alcool éthylique, car s'il est le moins toxique des composants, il les dépasse tellement en quantité, qu'il joue un rôle prépondérant dans l'intoxication alcoolique (Joffroy).

Déjà, d'ailleurs, en 1890, le Dr J. Pippingskiold écrivait : « Nous autres médecins finlandais — et, autant que je sache, « presque tous les médecins du Nord — sommes d'avis que « c'est plutôt le trop haut titre d'alcool éthylique, que les « petites traces d'alcool amylique et d'autres huiles de nos « eaux-de-vie, qui est cause de l'alcoolisme. »

Retenons ces assertions basées sur des faits indiscutables, car elles nous aideront plus tard à présenter sous son véritable aspect, le problème de l'alcoolisme et de sa prophylaxie.

---

([1]) « L'expérience a montré, dit M. DEPAIRE (*Bulletin de l'Acad. de méd.*, 1896), que le genièvre de qualité inférieure (flegmes de betteraves plus ou moins aromatisés) ne renferme que 1 à 2 millièmes de produits mauvais goûts, c'est-à-dire que le consommateur qui ingère quotidiennement la dose considérable de un litre de genièvre, boit 380 centimètres cubes d'alcool éthylique et 1 à 2 centimètres cubes seulement d'alcool amylique, et de produits étraugers. »

## § 2. — *Intoxication chronique*.

On peut se demander si les alcools et les boissons alcooliques, indubitablement toxiques à doses massives, sont capables de produire, à doses réfractées, et avec le temps, autre chose que des troubles fonctionnels *sine materiâ* (comme le tabac par exemple), ou bien, au contraire, des lésions organiques manifestes, comportant un pronostic grave.

La réponse est malheureusement facile à faire, tout le monde connaissant aujourd'hui les maladies incurables du cerveau, du foie, etc., causées par l'usage des boissons de cette catégorie.

Mais cette notion, d'ordre pathologique, qui va fournir le thème des chapitres les plus importants du présent ouvrage, nous importe actuellement moins que la connaissance des *doses* capables de provoquer, avec le temps, les lésions dont il vient d'être parlé.

La réalisation expérimentale et l'étude de l'alcoolisme chronique, chez les animaux, est, selon l'expression de Dujardin-Beaumetz et Audigé, « une tentative hérissée de difficultés » ; elle exige de longues années de tâtonnements et de recherches.

On trouvera l'historique du sujet, dans les leçons de M. Joffroy, recueillies par la *Tribune médicale* (9 février 1898). L'on y verra que les expériences de Dujardin-Beaumetz et Audigé (1894), faites sur le porc, n'ont donné aucun résultat positif au point de vue qui nous intéresse actuellement (l'éva·luation des doses toxiques propres aux diverses boissons alcooliques et à chacun de leurs composants), pas plus d'ailleurs que celles des auteurs plus récents.

MM. Joffroy et Serveaux, en mars 1896, ont repris la question, avec une méthode particulièrement rigoureuse, avec une plus grande insistance dans l'observation, et leurs recherches ont non seulement été fécondes en résultats physiologiques et anatomo-pathologiques, mais encore elles nous ont déjà fourni des données fort importantes, sur le point de toxicologie dont il est ici traité (¹).

---

(¹) **M. Laffitte** (1891-1892) a soumis des lapins à l'intoxication chronique par l'alcool

Leurs investigations ont porté, jusqu'à ce jour, sur les alcools éthylique, méthylique, amylique, ainsi que sur l'aldéhyde et sur le furfurol.

Nous les résumons dans ce tableau :

| NOM DE L'ALCOOL | ANIMAUX | QUANTITÉ MOYENNE par jour et par kilogr. | MODE D'INTOXICATION | DURÉE DE L'EXPÉRIENCE | SYMPTÔMES ET TERMINAISONS |
|---|---|---|---|---|---|
| Éthylique (a) (100°) | chien | $2^{cc}$ | régulière | 8 jours | troubles psychiques, survie. |
| | chienne | 2 | intermittente | 1 mois | épilepsie, mort. |
| | chien | 0 ,80 | intoxicat. grave entretenue par petites doses | 8 mois 1/2 | mort. |
| | chien | 2 ,5 | régulière | 8 mois | survie (légère paralysie). |
| Méthylique. | chien | 1 à $3^{cc}$ | » | 1 an | urémie, troubles nerveux, mort. |
| Amylique. . | chien | $0^{cc},50$ | régulière | 8 mois | bonne santé, survie. |
| Aldéhyde. . | chien | $0^{cc},50$ | régulière | 6 semaines | organes lésés, mort accidentelle |
| Furfurol . . | chienne | $0^{cc},11$ | intermittente | 8 mois et 15 mois | grossesses, survie. |
| | chien | 0 ,11 puis 0,15 | régulière régulière | 14 mois 5 mois 1/2 | bonne santé. survie. |

(a) Rappelons que la dose mortelle pour un chien de 15 kilogrammes, est de 130 à 140 centimètres cubes de cet alcool, en injections intraveineuses (intoxication aiguë).

Les faits expérimentaux que nous venons de présenter, inspirent quelques remarques intéressantes et inattendues, sans qu'on puisse d'ailleurs en tirer des conséquences définitives. Ils semblent prouver, par exemple, que l'alcool éthy-

___

éthylique. Le premier est mort au bout de 7 mois, ayant pris 7 grammes d'alcool par kilogramme et par jour ; le second, au bout de 7 mois et demi, avec 6 grammes par kilogramme et par jour.

lique pur est capable de provoquer, à faible dose, un empoisonnement chronique grave, s'accompagnant de lésions viscérales, auxquelles succombe rapidement le sujet. L'alcool méthylique, moins actif que son congénère supérieur, dans l'intoxication aiguë, l'égale ou le dépasse dans l'intoxication chronique. Il provoque les mêmes désordres anatomiques.

L'alcool amylique est relativement bien supporté. L'aldéhyde reste un produit dangereux, à déterminations gastro-intestinales et urinaires rapidement mortelles.

Quant au furfurol, dont on connaît la puissance toxique sans pareille, dans l'intoxication aiguë, il perd, dans l'intoxication chronique, ce triste privilège : il ne parvient pas à tuer, dans un laps de 20 mois, l'animal qu'il aurait foudroyé, en injection intraveineuse, à une dose à peine double.

Cela démontre, dit M. Joffroy, qu'on ne saurait déduire de comparaison des toxicités des corps, dans les intoxications aiguës, leur puissance toxique dans l'intoxication chronique ; que l'on ne connaît rien encore des lois générales qui relient ces deux ordres de phénomènes : l'empoisonnement lent et l'empoisonnement rapide, brutal ; qu'il faut faire l'étude de l'intoxication chronique des différents corps, et, en particulier, des divers composants des boissons alcooliques, alors même que nous connaissons l'intoxication aiguë ([1]).

La question de l'idiosyncrasie, de l'hérédité, des doses individuelles, des troubles fonctionnels et des lésions, dans l'intoxication, ressortit évidemment à la pathologie, et, en conséquence, sera traitée plus loin.

### § 3. — Toxicologie des boissons alcooliques aromatisées et des aromates (*essences*, etc.).

Jusqu'à ce jour, il n'a pas été entrepris, à notre connaissance du moins, de recherches méthodiques, sur la toxicité des

---

([1]) Il faudrait réserver un chapitre spécial aux effets toxiques des substances minérales véhiculées par les boissons distillées, les sels de potasse en particulier, si leur étude avait été poussée aussi loin que celle des alcools et dérivés. A l'heure actuelle, nous ne connaissons, sur ce sujet, que les recherches, très discutées, de MM. Lancereaux et Laffitte. Il en sera de nouveau question à propos de la cirrhose alcoolique.

divers bouquets et essences. Les travaux de Marcé, **Magnan**, Laborde, Cadéac et Meunier, etc., ont eu surtout pour **objet** l'action physiologique des diverses essences et leur hiérarchisation au point de vue de l'intensité des effets. Les résultats que ces auteurs ont publiés sont, d'ailleurs, souvent contradictoires et dépourvus de cette précision mathématique, à laquelle doit tendre toute expérimentation. Leur exposé appartient au chapitre de la physiologie. Pour l'instant, nous devons nous en tenir aux faits acquis, c'est-à-dire à ceux que nous ont présentés MM. Joffroy et Serveaux sur la seule essence d'absinthe, et aux conclusions que ces expérimentateurs en ont tirées.

Les résultats varient avec les alcools où l'on a dissous l'essence. Avec l'alcool méthylique, l'équivalent toxique est de 0,90, et l'on observe des attaques épileptiques très violentes. Avec l'alcool éthylique, l'équivalent atteint 0,25, et l'on note seulement quelques secousses convulsives.

En somme, l'équivalent toxique de l'essence d'absinthe et des essences, en général, ne peut être exactement fixé, à cause de la nécessité de les faire dissoudre dans l'alcool, lequel intervient pour une part considérable dans le processus d'intoxication.

D'ailleurs, la notion du coefficient de toxicité de l'essence d'absinthe et des autres essences qui s'y ajoutent, **dans la** liqueur commerciale, n'a, pour l'hygiéniste, qu'une valeur très relative ; les tableaux analytiques donnés au chapitre précédent nous font voir, en effet, combien est minime la quantité totale de ces aromates, dans les absinthes de consommation.

M. Joffroy espère qu'on pourra aisément déterminer, **grâce** à son procédé, non plus l'équivalent toxique de l'essence d'absinthe, ce qui n'a, nous le répétons, qu'une importance théorique, mais celui des diverses absinthes du commerce et des autres boissons aromatiques.

D'après M. Daremberg, c'est l'essence d'anis qui, dans la liqueur d'absinthe, est l'aromate le plus toxique. Un mélange de 100 grammes d'alcool éthylique à 38°, et de 0$^{gr}$,25 d'essence d'absinthe, ne fait que griser des lapins de 3 kilogrammes, à la dose de 5 centimètres cubes et même à celle de 7 centimètres cubes. Il en faut 10 centimètres cubes pour les tuer.

Il en faudrait plus de 9 centimètres cubes, lorsque l'essence de badiane remplace celle d'absinthe ; et seulement 8, quand il s'agit d'essence d'anis (¹).

Une remarque, pour terminer. L'administration française des contributions indirectes estime qu'en 1895, plus d'un tiers des 134 240 hectolitres d'alcool soumis à la dénaturation (²) sont retournés en fraude à la consommation (nous verrons plus loin que cette pratique coupable est encore suivie en Suisse) ; or, on a dit que l'alcool ainsi détourné de sa destination, et qui a été chargé de principes éminemment dangereux, l'acétone en particulier, était employé à la confection des spiritueux très aromatisés, tels que l'absinthe, les bitters, etc. Cela se peut ; mais on ne doit pas oublier que l'industrie des liqueurs a trouvé le moyen de le débarrasser facilement des substances dénaturantes, et ne l'utilise guère qu'après l'avoir purifié dans une certaine mesure, *revivifié*.

F. Mathieu.

---

(¹) M. Lalou, au cours de remarquables recherches sur la toxi-physiologie des essences, a fixé la dose mortelle de l'essence d'absinthe rectifiée, de Paris, à $0^{cc},5 - 0^{cc},7$ par kilog d'animal ($1^{cc}$ maximum), en ingestion stomacale. Il est encore arrivé, comme M. Joffroy, à cette conclusion : « au point de vue de l'intoxication aiguë, « les solutions alcooliques d'absinthe du commerce, doivent leurs effets presque « exclusivement à l'alcool. » Les essences d'hysope, de tanaisie et de sauge se sont montrées aussi toxiques que celle d'absinthe, tandis que les essences d'anis et de badiane l'étaient *beaucoup moins* (*Contribution à l'étude de l'essence d'absinthe et de quelques autres essences*, 1903).

(²) Cette opération consiste à mêler aux alcools des substances d'odeur infecte, qui en rendent la consommation impossible.

# CHAPITRE III

## PHYSIOLOGIE DE L'ALCOOL [1] ET DES BOISSONS ALCOOLIQUES

Nous avons vu que l'analyse a décelé dans les boissons fermentées et distillées, d'abord l'alcool éthylique — élément principal —, puis une ou plusieurs substances actives, assez nettement définies. Dans l'étude physiologique de ces breuvages, l'expérimentation et l'observation clinique devront donc porter successivement, sur l'alcool en question, sur chacun des composants secondaires et, enfin, sur le produit intégral (liqueur, vin, cidre, bière).

L'énoncé de ce programme est, à la vérité, simple et précis ; mais la réalisation en est d'une complexité et d'une difficulté extrèmes, et actuellement elle présente une somme considérable de desiderata.

Disons dès maintenant que si l'on doit, au point de vue spéculatif, tenir compte de l'action toxi-physiologique des alcools supérieurs et des bouquets, le rôle de ces divers produits surajoutés est un rôle d'arrière-plan, et que si les boissons alcooliques modifient le jeu et la contexture de nos organes, c'est surtout grâce à l'intervention de l'*alcool éthylique* (Voy. p. 76). Nous ferons donc de ce dernier, l'objet principal de notre étude physiologique [2], nous réservant d'exposer en quelques pages à part, ce qu'on sait ou ce qu'on croit savoir, actuellement, des essences.

---

[1] Dans ce chapitre, chaque fois que le mot *alcool* sera employé sans épithète, il s'agira de l'alcool éthylique. — Les termes *éthylique* et *éthylisation* sont respectivement synonymes d'alcoolique et d'alcoolisation.

[2] On a vu, antérieurement, que les propriétés toxi-physiologiques des alcools supérieurs sont de même ordre que celles de l'alcool vinique (p. 63).

Le très ample chapitre de toxicologie qui termine la première partie de cet ouvrage, nous a fait voir que la plupart, sinon la totalité, des liquides de consommation à base d'alcool, ont une action nuisible, et qu'ils se comportent, vis-à-vis des corps vivants, comme des poisons d'allures particulières.

D'autre part, il établit que les infusoires, les insectes, les mollusques, les poissons, les oiseaux, les mammifères sont à peu près égaux devant l'empoisonnement expérimental. On pourra se convaincre, à la lecture des pages qui vont suivre, que l'homme n'est pas moins accessible que les animaux aux effets nocifs de l'alcool, et que les faits observés par la clinique humaine sont bien du même ordre que les faits de l'expérimentation *in animá vili.*

Par définition, un *poison* est un corps qui, en raison de sa composition chimique, trouble ou rend impossible le fonctionnement normal des cellules, les perturbations déterminées étant tantôt légères et de durée passagère, tantôt permanentes et irréparables, suivant la dose, suivant la qualité, suivant la durée de l'action du toxique.

Tous ces termes peuvent s'appliquer exactement à l'alcool (¹).

Mais, pour agir sur l'organisme animal, les poisons doivent être absorbés et passer dans le sang ; or c'est ce qui arrive pour l'alcool. Il est, en réalité, une substance chimique qui, anormalement introduite dans le sang, en modifiera les propriétés, dans un sens nuisible à la nutrition.

D'autre part, on voit des animaux en expérience résister à des doses toxiques, sans modification appréciable de leur état général ; de même, certains humains paraissent tolérer des doses offensives pour d'autres sujets.

Enfin, l'alcool n'est pas exclusivement un poison : il peut s'adjoindre à l'alimentation et modifier les échanges dans un sens non défavorable ; c'est d'ailleurs un stimulant. Cela suffit pour que, tout en exposant la longue liste de ses méfaits, nous essayions d'établir *scientifiquement* quelle place il doit tenir dans notre alimentation.

______

(¹) **RICHARDIÈRE.** Intoxications. Traité de méd., p. 559, t. II.

Dans le chapitre qui va suivre, nous procéderons du simple au composé. Nous commencerons par envisager l'alcool au point de vue de sa physiologie générale ; puis nous le consjdérons dans ses effets physiologiques sur les différents organes. Ensuite viendra le tour des composés à base d'alcool : spiritueux et liqueurs, boissons fermentées. Nous terminerons par la question de *l'Alcool-Aliment*.

## § 1. — *Physiologie générale de l'Alcool.*

Il convient actuellement de distinguer : *A*, l'action générale de l'alcool sur les tissus vivants ; *B*, ses effets suivant la *dose,* suivant la *qualité* du produit expérimenté, suivant sa *voie de pénétration*, suivant la *résistance* ou suivant la déchéance organique du sujet, et, surtout, suivant la *durée* de l'intoxication.

**A. Action générale de l'alcool sur les tissus vivants**. — Sur ce point, la donnée capitale est que l'alcool constitue un agent puissant de *déshydratation ;* et cela explique immédiatement bon nombre de ses effets généraux, le protoplasma de tous les êtres vivants, végétaux et animaux, ne pouvant fonctionner qu'à la condition de contenir une proportion d'eau déterminée.

Mêlé à l'eau dans une certaine mesure, l'alcool dégage du calorique. Si donc on l'applique sur une muqueuse, sur une peau dépouillée de son épiderme, il provoquera une sensation de chaleur piquante.

Mais la déshydratation n'est qu'une partie de l'action générale de l'alcool. Celui-ci a, de plus, quelques-unes des propriétés des anesthésiques : il paralyse l'irritabilité, la sensibilité, la contractilité, l'activité de la cellule vivante. Sous son action, les mouvements amiboïdes sont suspendus, ceux, par exemple, des cils vibratiles, des spermatozoïdes, etc.

Nous prévoyons aisément la succession des troubles que ce toxique peut, grâce à de telles influences physiques et chimiques, susciter dans les divers parenchymes et dans les divers tissus où il est réparti.

L'alcool, nous dit Pouchet (¹), possède une très grande affinité pour l'eau, et cette affinité est d'une telle intensité, qu'il est capable de déshydrater certains composés, et de modifier ainsi l'état physique de la plupart des substances organisées. L'alcool coagule les matières albuminoïdes et les précipite de leurs dissolutions aqueuses.

Il annihile l'activité des enzymes.

Ajoutons que l'alcool est une substance dysosmotique, c'est-à-dire non seulement incapable de traverser les membranes poreuses, mais encore douée du pouvoir d'entraver les phénomènes d'osmose.

La répartition de l'alcool dans l'organisme est, en général, rapide, car il est, avant tout, un toxique *diffusible*. Outre la sensation de chaleur vers les muqueuses, on éprouve, quelques instants après l'ingestion d'alcool, un réchauffement des téguments qui s'accompagne de rubéfaction de la peau, surtout au visage. Que cette sensation de chaleur soit due à une vaso-dilatation paralytique ou à une excitation vaso-dilatatrice, le rayonnement est augmenté chez le sujet éthylisé, et celui-ci se refroidit, alors qu'il croit se réchauffer. Cette illusion est encore accrue, à une période plus avancée de l'absorption, par ce fait que l'alcool émousse la sensibilité thermique, comme la sensibilité tactile, et que l'individu alcoolisé ne cherche pas à se soustraire au froid ou à réagir contre lui, puisqu'il ne le sent pas. Ainsi s'explique le mécanisme de la mort chez maints ivrognes.

Même en dehors des influences extérieures, la température de l'alcoolisé s'abaisse rapidement d'un demi degré, parfois d'un degré. Dans l'ivresse profonde, on a pu la voir descendre au-dessous de 30° C., pour se relever ensuite graduellement jusqu'à la normale, au fur et à mesure de l'élimination.

Ces faits constituent un argument puissant en faveur de l'opinion que l'action terminale de l'alcool séjournant en nature dans le sang et dans les tissus, est un *ralentissement* de la nutrition. R. Dubois (²) a montré que l'alcool agit, en vertu de

---

(¹) G. **Pouchet**. Leçons de pharmacodynamie, 2ᵉ série, p. 139.
(²) **Résumé** in Dict. de physiol. de Ch. Richet, t. I. Art. Alcool.

son pouvoir exosmotique, comme un déshydratant énergique de la cellule ; que le ralentissement des phénomènes de nutrition, qui accompagne toujours la perte de l'eau normale du protoplasma, n'est pas compensé par les oxydations que peut subir l'alcool dans l'organisme et par l'action de ces oxydations sur la chaleur animale, ce que prouve surabondamment la chute constante de la température centrale. Cette influence de la déshydratation des cellules organiques s'ajoute, d'ailleurs, à la paralysie fonctionnelle de l'hématie, du globule du sang.

L'effet de la déshydratation des protoplasmes se traduit par la diurèse, que constatent tous les observateurs, par l'hyper-sécrétion salivaire ou stomacale, et quelquefois par des sueurs profuses, de la diarrhée, etc. Personne n'ignore avec quelle énergie l'organisme réclame de l'eau, après un excès d'alcool. L'état de sécheresse excessive de la langue est, du reste, le meilleur signe du desséchement général de tout le corps.

Donc, le phénomène du ralentissement de la nutrition n'est pas douteux : il n'est pas seulement rendu évident par l'abaissement de la température, par le sommeil et par l'inertie dans lesquels tombent les individus fortement alcoolisés, mais encore par la diminution de l'urée et de l'acide urique, ainsi que des autres produits de désassimilation contenus dans les urines.

*B*. **Conditions qui font varier l'activité du toxique**. — Les considérations multiples où il nous faut entrer, dans ce second paragraphe, expliquent les difficultés sans nombre — dont quelques-unes encore insurmontables — auxquelles se heurte l'expérimentation. Ces considérations ont été envisagées, en grande partie, au chapitre de la toxicologie, mais elles dominent à ce point la question physiologique, qu'il nous faut, de toute nécessité, y revenir ici, en y insistant.

*a*. L'action toxique de l'alcool varie *avec la dose*. Cette remarque, pour naïve qu'elle paraisse, a son importance. Sans doute, une dose faible, une dose moyenne et une dose forte ou très forte produisent des effets légers, moyens ou intenses ; mais il est impossible de préciser davantage. Par exemple, étant donnée une quantité 1 d'alcool, puis une quantité 2, puis 3, puis 4, etc., quels seront les effets physiologiques obtenus? aura-t-on respectivement des effets 1, puis 2, puis 3, 4, etc. ? On sait pertinemment que non. Il y a à tenir compte de la *loi du minimum*, en raison de laquelle un toxique donné ne saurait agir qu'à une dose minima (variable avec chaque toxique); et il y a à tenir compte aussi de la *loi des maximums*, en vertu de laquelle, une dose double n'agissant que faiblement, par exemple, une dose triple pourra avoir une action excessive. En deçà, rien ; au delà, trop. Il y a à tenir compte, enfin, de certains effets *d'accumulation* : une, deux, cinq, dix doses successives resteront, parfois, sans effet, alors qu'une dernière dose rendra brusquement efficace l'effort des actions latentes antérieures.

Le médecin se refuse à accepter les données théoriques des physiologistes, sur le *minimum* toxique. Voici, en effet, ce que nous dit la théorie, au sujet de l'alcool. « De mes « nombreux dosages, dit Gréhant[1], je puis conclure que « l'ingestion dans l'estomac *d'un* centimètre cube d'alcool « par kilogramme, maintient dans le sang un millième environ « d'alcool ; nous pouvons admettre qu'une aussi faible pro- « portion est inoffensive ; par conséquent, il est facile de cal- « culer ce qu'un homme du poids de 65 kilogrammes peut « consommer de vin à 10 p. 100 d'alcool, pour ne pas atteindre, « ni dépasser cette proportion d'un millième d'alcool dans « le sang. Il pourrait, à midi et à sept heures, par exemple, « ingérer 650 centimètres cubes de vin à 10 p. 100, ce qui « ferait 65 centimètres cubes d'alcool absolu pour 65 kilo- « grammes; mais, pour la pratique, je conseille de ne pas « dépasser 50 centimètres cubes, soit un demi-litre de vin à « chaque repas, et d'ajouter au vin un volume égal d'eau.

« Dans ces conditions, il ne se produira pas d'accumulation « d'alcool dans le sang et dans les tissus [2]. »

---

[1] Gréhant. Dangers de l'alcool. *Rev. scientif.*, 28 mars 1903, p. 387.

[2] Ce n'est pas ici le lieu de discuter ce qu'un tel énoncé a de critiquable. Je veux, simplement, comme médecin, faire remarquer qu'il s'agit là d'une dose théorique, pour un homme théorique. Qu'on retienne bien d'ailleurs, que Gréhant présente ces doses comme à la limite de l'*innocuité possible*. Il ne s'agit donc pas, comme le font certains, de les prendre comme des doses formellement *utiles*.

*b*. Quand on envisage un produit simple, l'alcool éthylique pur, par exemple, on peut accepter que, dans des conditions identiques, son action est une, toujours semblable à elle-même. Mais, en pratique, les faits sont plus complexes, et cela surtout parce que les alcools de consommation étant chargés d'impuretés, en quantité variable, ne sont pas exactement comparables entre eux. D'où la nécessité, en physiologie, de considérer la *qualité* du toxique.

La *qualité* du produit alcoolique ingéré nous est connue d'après les chapitres précédents, où l'on a démontré la présence presque constante, à côté de l'alcool éthylique, d'alcools homologues, que la toxicologie a hiérarchisés au point de vue de l'activité toxique.

A ce propos, il nous semble utile de revenir sur la toxi-physiologie des alcools et des mélanges d'alcools.

La puissance toxique de ces produits, on le sait, est en corrélation avec leur composition même, avec leur poids atomique, avec leur volatilité, avec leur point d'ébullition (lois de Rabuteau, de Dujardin-Beaumetz et Audigé), avec leur solubilité (Ch. Richet). Ce dernier auteur, s'appuyant sur les modifications du système nerveux sous l'influence des divers alcools, a même pu formuler un certain nombre de lois générales, qui servent à prévoir quelques propriétés physiologiques de tel ou tel liquide alcoolique, d'après ses propriétés physiques générales :

1° la toxicité est d'autant plus grande que la substance alcoolique envisagée est moins soluble dans l'eau ; si elle est soluble dans l'eau, elle est plutôt ébriogène (tel est l'alcool éthylique) ;

2° si la substance alcoolique est très volatile, elle est plutôt *anesthésique* ; si elle est peu volatile, elle est plutôt *convulsivante* (tels sont les alcools dits supérieurs) ;

3° la durée de ses effets est inversement proportionnelle à sa volatilité, l'élimination étant d'autant plus facile que la volatilité est plus grande.

Dans le même sens, Averton a établi que, parmi les divers isomères de l'alcool, ce sont toujours les isomères les plus solubles dans l'eau, qui sont le moins hypnotiques, tandis que ceux qui se dissolvent le mieux dans l'huile, possèdent cette propriété avec le plus d'intensité ([1]).

D'après ces données générales, les alcools appartiendraient, les uns aux toxiques faibles, les autres aux moyens ou aux forts. Mais cette hiérarchie est toute théorique, car, en pratique, il y a lieu de tenir compte de la *dilution*. C'est ainsi que l'alcool ingéré à un degré de concentration élevé (eau-de-vie), est infiniment plus nuisible que l'alcool absorbé dans le vin ou dans la bière ; c'est pour cela aussi, que l'alcool est plus nuisible à jeun, que lorsqu'on le mêle aux matières alimentaires.

Concentré, l'alcool coagule les albuminoïdes, en raison de son avidité pour l'eau ; dilué, il *excite* les propriétés fonctionnelles de la plupart des éléments anatomiques avec lesquels il est mis en contact. Les expériences de Bouchardat et Sandras montrent que l'absorption de l'alcool se fait sur tout le tractus gastro-intestinal, et que sa dilution est extrêmement rapide ; ainsi, une dose de 5o grammes d'alcool à 45 p. 100, ingérée par un homme de 75 kilogrammes, est presque immédiatement diluée au millième.

Il ne faudrait pourtant pas juger des effets généraux de la dilution, par la seule action locale ; si l'alcool altère d'autant moins la muqueuse digestive qu'il est plus dilué, il semble, dans ce cas, absorbé plus complètement et plus vite, et la grande quantité d'eau ingérée en même temps affaiblit la résistance de l'organisme. Il n'est donc pas certain, il ne paraît même pas probable qu'on se mette à l'abri de l'action toxique de l'alcool, en le prenant très dilué : on évite surtout son action locale ([2]). Rappelons cependant l'action atténuante de la réplétion stomacale par des aliments, et l'influence antidotique d'une bonne alimentation. « Les individus convenablement » nourris supportent impunément une plus grande quantité de » boisson, disait Lasègue. » Par contre, concentré, l'alcool agit fortement et rapidement.

« J'ai fait préparer, dit Gréhant, un mélange d'eau et d'alcool » éthylique pur à 20 p. 100. Chez un lapin de 3 kilogrammes,

---

([1]) AVERTON. Rés. in *Méd. mod.*, 3o août 1899, p. 474.
([2]) PAGÈS. L'hygiène pour tous. Naud, 2ᵉ édit., 1903, p. 274.

» j'injecte dans l'estomac, à la sonde œsophagienne, 225 centi-
» mètres cubes de cette solution, soit 45 centimètres cubes
» d'alcool absolu ou 15 centimètres cubes par kilogramme d'ani-
» mal. L'animal tombe sur le flanc et reste inerte. Au bout de
» six heures, on aspire 10 centimètres cubes de sang, et en le dis-
» tillant, on obtient, pour 100 centimètres cubes, $1^{cm^3},4$ d'alcool,
» c'est-à-dire une proportion égale à $\frac{1}{71}$, la plus élevée que j'aie
» trouvée jusqu'ici.

» A 3 heures et demie l'animal succombe. J'ai cherché ce qui
» restait d'alcool dans l'estomac, en le distillant dans le vide, par
» le procédé Nicloux; j'ai obtenu 5 centimètres cubes. De sorte
» que, sur 45 centimètres cubes d'alcool ingérés par l'estomac,
» 40 centimètres cubes avaient été absorbés, pour passer dans
» le sang et dans tous les tissus. »

Cela nous fait comprendre chez l'homme, les accidents for-
midables, résultant d'absorptions massives (paris, gageures) [1].

Il y a lieu encore de tenir compte de l'addition de substances
hétérogènes. Il ne faut pas oublier, en effet, que si l'intoxication par les boissons alcooliques est due principalement aux
alcools, les essences surajoutées (amers, apéritifs, etc.) la
rendent plus rapide, et en modifient l'aspect, tout au moins.

La clinique, d'autre part, tout empirique qu'elle est, nous indique dans les produits usuels, des *propriétés quasi spécifiques*
Elle a montré que le vin, sous toutes ses formes, paraît léser
lentement, mais avec une ténacité élective, une importante
voie sanguine de l'appareil digestif, la veine porte, et, par elle,
le foie. Nous verrons que l'alcool concentré, élément presque
unique des eaux-de-vie, attaque surtout la muqueuse de l'estomac
et modifie la nutrition générale, dont il entraîne la déchéance
rapide, en même temps qu'il provoque des troubles circulatoires vers les vaisseaux des centres nerveux supérieurs (cerveau et méninges). Enfin, le système nerveux, dans sa substance
intime (cellules et prolongements nerveux), est spécialement
sensible à l'action des essences, comme l'ont bien établi Lan-
ceraux et ses élèves.

---

[1] Gréhant. Soc. biol., 14 janvier 1903. Reprod. in *Rev. scientif.*, 28 mars 1903, p. 388.

*c.* — Pour tout poison, la voie de *pénétration* est un élément toxi-physiologique de haute importance : la morphine peut être donnée, par la bouche, à dose dix et vingt fois plus considérable qu'en injection sous-cutanée ; et il en est de même pour un grand nombre de toxiques. Pour l'alcool, en pratique, l'ingestion par la bouche est à peu près le seul mode de pénétration. Cependant on en observe quelquefois un autre, également actif : l'absorption par inhalation. L'influence de l'absorption pulmonaire, chez les distillateurs et chez leurs employés, chez les commis et patrons des entrepôts de vins et d'alcools, est incontestable.

Mesnet (cité par Pouchet) aurait vu un fabricant d'alcool présenter les symptômes d'une paralysie générale, par suite de l'inhalation quotidienne de vapeurs d'alcool, pénétrant à travers des fissures, dans sa chambre à coucher. Cet homme était ivre, chaque nuit, sans s'en douter.

Notons incidemment que les effets toxiques des essences inhalées sont parfois des plus graves : il suffit de les respirer quelque temps, pour avoir de la céphalalgie migraineuse et même du vertige. Si l'on insiste, l'intoxication peut s'accentuer au point de provoquer des tendances syncopales avec nausées. Laborde, dans sa communication de 1888, à l'Académie de médecine, en rapporte des exemples, dont son observation personnelle, très convaincante.

Je signale, à titre de réelle exception, l'absorption de l'alcool par la peau, sous un pansement de plaie par compresses d'alcool, par exemple.

*d.* — Après pénétration des *mêmes* doses d'un *même* produit alcoolique chez des sujets divers, si on observe des résultats différents, ils doivent être attribués à la *variabilité* de la résistance organique individuelle.

A la spécificité de l'agent toxique, il faut, en saine physiologie, opposer toujours la spécificité des organismes intoxiqués ; et il y a lieu de placer, en regard des propriétés particulières aux diverses substances étudiées, les propriétés réactionnelles des sujets.

Certains organismes jouissant d'une sorte d'immunité, sont, d'une façon générale, insensibles, peu, ou moins sensibles à l'action de certains toxiques ; d'autres ne résistent bien que d'une façon *relative*, dans certaines conditions seulement (intégrité du foie, des reins, etc.), alors que d'autres, enfin, avec les conditions inverses, deviennent particulièrement accessibles. Que de sujets sont d'une vulnérabilité extrême, et prédestinés à une intoxication facile et rapide (tels les hérédoalcooliques) !

Déjà Lasègue, il y a quelque quarante ans, disait d'une façon formelle : « *Il y a inégalité devant l'alcool; chacun réagit par son idiosyncrasie.* »

Or, l'idiosyncrasie, prédisposition à ressentir les effets nuisibles de telle ou telle substance, varie à l'infini en ce qui concerne l'alcool, non seulement pour les différents individus, mais pour la même personne, selon les époques de son existence.

Toutes les variations peuvent être observées, suivant l'âge, le sexe, et suivant la valeur physiologique du sujet. Voici quelques chiffres qui serviront à fixer les idées. D'après le professeur Pouchet, étant donné un adulte moyen, normal, ni déchu ni entraîné (on sait qu'il existe une quasi-mithridatisation), l'expérience permet d'établir, en ces termes précis, la dose d'alcool capable de le tuer : *la mort arrive avec 6 grammes d'alcool par kilo d'être humain*. Soit un homme moyen de 65 kilos, il se tuera avec 6 × 65, ou 390 grammes d'alcool pur ; ce qui répond à 850 ou 900 grammes d'eau-de-vie à 45°. S'agit-il d'êtres jeunes, faibles, de convalescents, de diathésiques, les proportions peuvent être changées entièrement. Pouchet cite, d'après Cramer, le fait d'un enfant de 6 mois, qui mourut en 9 heures, après absorption de deux cuillerées de cognac diluées dans une potion (soit 24 grammes d'eau-de-vie à 45°, ou, encore, 10$^{gr}$,80 d'alcool pur). Or, cet enfant, qui pesait de 6 à 7 kilos, avait droit théoriquement à 40 grammes d'alcool pur, pour mourir, soit à 90 grammes d'eau-de-vie. Il était donc, au point de vue de la résistance, 4 fois au-dessous de la moyenne !

Gubler a rapporté un cas de mort, chez l'adulte, en 18 heures, par inhalations de vapeurs d'alcool.

Chez l'adulte, les faits de sensibilité excessive, soudaine, imprévue, sont d'observation courante. Pouchet rappelle, à ce propos, l'influence des secousses nerveuses : colères, émotions, etc., sur l'éclosion des accidents aigus d'intoxication alcoolique, chez des individus restés jusque-là en équilibre apparent. On a vu survenir ainsi, brusquement, des attaques de délirium tremens, l'apoplexie hystérique, etc. Il semble que l'alcool accumulé produise tout d'un coup tous ses effets.

Je signale comme non moins importante, agissant d'ailleurs par la dépression nerveuse, l'influence des états maladifs aigus. Les convalescents sont particulièrement sensibles aux préparations alcoolisées; les femmes, plus que les hommes; les enfants, les femmes en couches, au maximum. Aussi, le champagne, les vins toniques, fortifiants, etc., ont-ils à leur actif un nombre déjà notable de cas d'alcoolisme confirmé.

Au jour le jour, par les fatigues, par le surmenage physique, intellectuel, moral, nous sommes en équilibre instable, en imminence d'idiosyncrasie, si j'ose m'exprimer ainsi, et notre coefficient de résistance, à deux périodes de notre existence, n'est pas deux fois le même.

A côté des faits de sensibilité extrême, il est bon de rappeler que, par contre, certaines modifications de l'organisme, certaines perversions fonctionnelles peuvent déterminer, momentanément ou définitivement même, une sorte d'insensibilité vis-à-vis de l'alcool. Ainsi, certains sujets hystériques sont capables, à telle période de leur affection nerveuse, de boire beaucoup d'alcool, avec un minimum de réactions ; il en est qui arrivent ainsi à ingérer les proportions fantastiques de 10, 15 et 20 litres de vin, bière, etc., la boisson alcoolisée les traversant comme un filtre inerte ; et cela peut durer longtemps, sans effets appréciables (¹). Nous aurons encore à définir plus loin, ce qu'on entend par accoutumance et par mithridatisme, en matière d'alcoolisation.

*e.* — Un cinquième élément peut modifier du tout au tout l'intoxication alcoolique, et cet élément, c'est la *durée* de l'ingestion. Les effets varient parfois à ce point, qu'il est absolu-

---

(¹) P. ERHARDT. La polyurie hystérique. Thèse de Paris, 1893, p. 33.

ment interdit de conclure, ainsi que nous le verrons, de l'intoxication aiguë à l'intoxication chronique (¹).

De telle sorte qu'avec toutes ces inconnues, que nous tenions à signaler dans ces généralités, il est impossible de dire que *telle* dose de *tel* alcool, chez *tel* sujet, produira à coup sûr *tel* effet; et cela explique comment on ne doit prétendre, actuellement, qu'à exposer des faits d'observation, sans possibilité de généralisation.

## § 2. — *Action de l'alcool sur les organes et sur leurs fonctions.*

L'alcool touche d'abord les *voies digestives;* puis il est absorbé par le sang, et, véhiculé par celui-ci, il imprègne simultanément ou successivement la plupart des viscères.

Ces faits nous indiquent l'ordre logique à suivre dans l'étude actuelle.

**Estomac.** — S'agit-il de l'estomac, ou mieux des muqueuses digestives, nous constatons que l'alcool engendre une sensation de chaleur plus ou moins brûlante, suivant son degré de dilution. Cette brûlure est provoquée par le mélange de l'alcool à l'eau de constitution enlevée à la muqueuse, et par l'excitation des terminaisons nerveuses sensitives. L'alcool produit localement une vaso-constriction, suivie bientôt d'une vaso-dilatation des capillaires; en un mot, il congestionne la muqueuse.

Au point de vue fonctionnel, il y a lieu d'envisager séparément les doses faibles et les fortes doses.

*A faible dose,* l'alcool peut exciter les fonctions de la muqueuse stomacale, et, en particulier, augmenter la sécrétion du suc gastrique : c'est là un effet banal qu'on observe avec un excitant quelconque. Les expériences de Nothnagel montrent qu'il suffit d'une seule goutte d'alcool, portée directement sur la muqueuse stomacale de chiens pourvus de fistules, pour déter-

---

(¹) Pour ne pas faire double emploi, nous reportons plus loin la plupart des détails de la physiologie de l'alcoolisme chronique. Réunies à l'étude anatomo-pathologique, ces données seront d'un enseignement plus profitable.

miner aussitôt l'écoulement d'un mince jet de suc gastrique. Aussi, ne considérant que ce fait quasi-mécanique, certains auteurs, avec Chittenden ([1]), prétendent-ils que les doses non toxiques d'alcool (celles de la consommation courante) n'ont aucune action retardante sur la digestion, et que, en particulier, le pouvoir du suc gastrique et celui du suc pancréatique ne seraient en rien modifiés. Pour eux, à faible dose, c'est-à-dire jusqu'à 3 p. 100, l'alcool serait même un accélérateur de la digestion ; il est vrai que, d'après Büchner, de petites doses, même de vin et de bière, interviennent pour la ralentir ([2]).

Pour Gluzinski, l'alcool pris en petite quantité favorise la sécrétion du suc gastrique, lorsqu'il disparaît de l'estomac ; au contraire, dans les premiers moments de son ingestion, il entrave la digestion : les albuminoïdes extraits ne présentent aucune modification, et le suc aspiré n'est pas actif en digestion artificielle. Gluzinski conclut que, pour faire coïncider la deuxième phase, celle d'exagération sécrétoire, avec la période digestive, il faut donner l'alcool avant le repas — au moins une demi-heure auparavant ([3]).

Telle est la raison d'être apparente de l'alcool apéritif.

Pekelharing, en employant le lavement alcoolisé à 5 p. 100, a montré qu'on provoque ainsi, chez le chien, une hypersécrétion caractérisée par ces deux contrastes : diminution de la pepsine, élévation considérable de la proportion d'acide. La puissance digestive du suc ne se trouve réellement accrue que d'un excédent d'acide chlorhydrique ([4]).

Or, on ne saurait ici trop se mettre en garde contre des interprétations hâtives. La stimulation musculo-nerveuse, la sécrétion muqueuse ne sont en rien des phénomènes favorables ; elles témoignent uniquement d'une défense instinctive du viscère contre l'agent irritant : on observe les mêmes effets avec un acide, par exemple.

---

([1]) In RILEY. Alcool et Estomac. *Good Health*, 1899, n° 7.

([2]) BÜCHNER, Arch. f. klin. Med., vol. 29, p. 537. — Voy. aussi HUEPPE. Handbuch der Hygiene. p. 330.

([3]) Cité dans la thèse de G. Lyon sur le suc gastrique, p. 142. — Voy. BOAS. Thérap. des mal. de l'estomac, Leipzig, 1891. p. 368.

([4]) PEKELHARING. Nederl. tijdskhr. von Geneesk., 1902 (Rés. in *Trib. méd.*, 5 nov. 1902).

Ce qui est vrai, c'est que plusieurs des fonctions stomacales — sécrétion d'un suc gastrique efficace (glandes); absorption stomacale (vaisseaux); mouvements de l'organe (musculature) — sont simultanément compromises par l'alcool.

On attribue à Cl. Bernard la démonstration suivante, toute simple. Placez dans 3 verres un morceau de sucre concassé; dans le n° 1, versez de l'eau ordinaire; dans le n° 2, du vin, et dans le n° 3, du cognac. Le suc du n° 1 est dissous en 15 minutes, celui du n° 2 (vin), en 55 minutes, et il faut de 15 à 18 heures, pour fondre le sucre dans le cognac. On est en droit de conclure que les choses se passent ainsi dans l'estomac, et que la présence d'alcool, en y retardant l'hydratation, ralentit la digestion.

On a dit encore : l'alcool conserve les matières organiques, en arrètant leur décomposition, c'est-à-dire les fermentations. Or, la digestion n'est-elle pas une série de décompositions organiques, par fermentation?

L'alcool détermine des altérations passagères ou durables, dans les cellules des glandes pepsinifères, dans les muscles de l'estomac, dans les parois des vaisseaux de cet organe. Il provoque des troubles vasculaires dans la muqueuse gastrique, soit en modifiant, par l'intermédiaire de la circulation, les extrémités périphériques des nerfs vaso-moteurs, ou les plexus ganglionnaires intrapariétaux, ou le ganglion du sympathique thoraco-abdominal, ou les parties du myélencéphale en rapport avec les extrémités centrales de ces nerfs ; soit par des actions réflexes donnant lieu à des constrictions ou à des dilatations vasculaires ; soit enfin par suite des lésions qu'il produit dans le foie, et qui donnent lieu à des stases sanguines au niveau de la muqueuse stomacale ([1]).

A un degré de concentration prononcé, l'alcool tombe, comme un feu liquide, dans l'estomac ; c'est un véritable corps étranger diffusible. Chez les sujets à muqueuse sensible, on note des effets d'intolérance, et, en premier lieu, le vomissement.

Les inconvénients sont donc autrement grands que ne l'est le faux bénéfice momentané. En réalité, la présence de l'alcool dans l'estomac, a pour effet de ralentir la peptonisation, c'est-

---

([1]) Vulpian. Les vaso-moteurs, t. I, p. 456.

à-dire la transformation de certains aliments en substances absorbables et assimilables. Quand l'alcool se trouve dans l'estomac à la proportion de 2 p. 100, il ralentit déjà la peptonisation ; à 10 p. 100, il l'interrompt presque, et, entre 15 et 20 p. 100, il la supprime (Schulz). En même temps, les sucs de l'estomac le modifient et le transforment en acide acétique et en acétates — substances nuisibles. Enfin, absorbé en grande quantité et à l'état très concentré, l'alcool coagule le mucus gastrique, détruit la pepsine et arrête la digestion. Il y a quelques années, M. Linossier a communiqué à la Société de biologie une série d'expériences entreprises pour déterminer l'action qu'exercent les principaux alcools (éthylique, propylique, butylique et amylique) sur les digestions peptique et pancréatique, sur la coagulation du lait par la présure, et sur l'inversion du sucre de canne par la levure de bière. Il résulte de ses recherches, que tous ces alcools ralentissent l'action des diastases, et que cette influence inhibitoire s'accroît avec le poids moléculaire de l'alcool, c'est-à-dire dans le même sens que la toxicité (*Lyon médical*, 1899, p. 365).

A la même époque, E. Laborde [1] signalait l'influence des alcools sur la digestion des albuminoïdes. En faisant agir la pepsine sur les albuminoïdes, on voit qu'à 5/1000, l'alcool méthylique active dans une très faible mesure la digestion pepsique, tandis que l'alcool éthylique la retarde nettement.

Nous trouvons dans l'ouvrage de Pouchet, quelques données qui sont les corollaires des précédentes ou qui les complètent.

Ingéré, l'alcool à 25 p. 100 détermine une sensation intense ; à 50 p. 100, il provoque de l'inflammation ; à 80 p. 100, il devient caustique. Quand la concentration est assez forte, il coagule l'albumine, le mucus, les peptones, la gélatine même ; ce sont là, évidemment, des phénomènes plutôt nuisibles, et à côté desquels pèsent peu quelques effets avantageux, comme la dissolution des graisses et l'action antiseptique que l'alcool peut exercer à titre de déshydratant.

Ajoutons qu'il existe dans l'estomac normal, des spores de

---

[1] E. LABORDE. Soc. de biol. Rés. in *Presse méd.*, 25 octobre 1899.

TRIBOULET, MATHIEU et MIGNOT. Traité de l'alcoolisme.

mycoderma aceti : d'où la transformation d'une certaine dose d'alcool en acide acétique.

Dans une thèse toute récente, où sont analysées les recherches de Vigier, de Portes et de Nesslern, nous lisons que la concentration à 15 p. 100 de l'alcool ingéré, paraît jusqu'ici être un maximum que ne doit pas dépasser une boisson alcoolique, sous peine de devenir un danger pour la digestion [1].

En voilà assez pour nous faire comprendre les divers troubles digestifs qui peuvent accompagner l'ingestion à doses graduées des différents liquides alcooliques, et pour nous prouver que les troubles fonctionnels l'emportent de beaucoup sur les très rares avantages supposés.

**Intestin**. — Toléré ou non par la muqueuse stomacale, l'alcool est absorbé, en partie, par cette muqueuse ; le reste passe dans l'intestin [2]. L'action de l'alcool sur la muqueuse intestinale est mal connue. Certains sujets — non habitués à l'alcool — ont de l'intolérance intestinale : après ingestion d'eau-de-vie, les phases complémentaires de la digestion sont entravées ; l'absorption du chyle ne se fait qu'imparfaitement, et la diarrhée apparaît, ou, tout au moins, la lientérie (passage dans les selles de matières ingérées n'ayant pas eu le temps de subir la digestion). Par contre, au cours de certaines diarrhées, l'alcool aurait quelque effet thérapeutique, du reste très passager.

Le fonctionnement de l'intestin est subordonné d'ailleurs, en grande partie, au bon fonctionnement du foie et du pancréas, et ces organes sont influencés défavorablement par l'alcool.

D'après Clopatt, d'Helsingfors, l'alcool n'exerce pas d'action notable sur l'absorption des aliments dans l'intestin [3].

**Foie**. — Ce qu'on peut affirmer, c'est que les glandes annexes de l'intestin (foie et pancréas) ne tolèrent pas l'alcool. S'il faut

---

[1] Thèse Ch. Pfeiffer. Paris, 1904, p. 20.

[2] D'après Bouchardat et Sandras, à faible dose, l'alcool est tout entier absorbé dans l'estomac ; mais à dose forte, et s'il est additionné de sucre, il franchit le pylore, pour n'être absorbé que dans l'intestin.
Bouchardat et Sandras. *Ann. de chim. et phys.*, t. XXI, 1847, cités in thèse Pfeiffer.

[3] Clopatt. *Scandinav. Arch. f. Physiol.*, 1901, p. 354.

signaler qu'expérimentalement, un peu d'alcool excite la fonction de la cellule sécrétante (hépatique ou pancréatique), on ne doit pas oublier combien sont dangereuses ces incitations artificielles, et combien la déchéance fonctionnelle est près du travail exagéré.

E. Laborde (*loc. cit.*) a démontré que l'alcool méthylique pouvait exciter légèrement la fonction trypsique (digestion pancréatique des albumines), et que l'alcool éthylique retardait manifestement cette digestion.

L'alcool absorbé au niveau de l'estomac — presque exclusivement par les veines et très peu par les lymphatiques —, se fixe surtout dans le foie ([1]). Les analyses montrent qu'on en trouve : dans le sang, *1* partie ; dans le foie, *4* ; dans le cerveau, *2*.

Dans le foie, c'est l'élément vasculaire et le tissu interstitiel qui paraissent surtout intéressés : l'alcool congestionne activement les vaisseaux hépatiques. Ce qui concerne la cellule hépatique est moins bien connu ; pourtant, là encore, l'action de l'alcool semble être à double effet : excitation, puis torpeur fonctionnelle.

Les boissons spiritueuses excitent évidemment les fonctions hépatiques. L'ingestion, pendant plusieurs jours consécutifs, de doses moyennes, détermine l'accumulation dans le foie d'une quantité de glycogène supérieure à la normale ; la production de l'urée est augmentée ; la fonction biliaire s'exagère ([2]). Mais ce qu'il faut montrer de manière irrécusable, c'est que si l'ingestion d'alcool se répète et se prolonge, la fonction hépatique est inhibée par paralysie des cellules. Les doses habituelles sont-elles un peu fortes, la vitalité de ces cellules est alors compromise définitivement.

« Ayant eu, nous dit M. Cassaët, l'occasion d'examiner un « malade, pendant un *delirium tremens* de plusieurs jours, j'ai « pu me rendre compte que, sans signes extérieurs appré-

---

([1]) Ch.-E. Friedmann, dans un travail récent (Thèse, Saint-Pétersbourg, 1902), a trouvé que c'est surtout dans l'encéphale, que se fixe l'alcool.

([2]) L'alcool est un cholagogue, mais, en outre, il altère la bile, et détermine rapidement l'urobilinurie. (Hayem et Winter, Tissier, Labadie-Lagrave, cités in thèse de Pfeiffer.)

« ciables, le foie était cependant profondément frappé : l'urée
« tombe de 20 grammes à 3 grammes par litre ; l'urine ren-
« ferme des sels biliaires en abondance ; on décèle une glyco-
« surie alimentaire notable, et les troubles fonctionnels ne
« s'améliorent et ne disparaissent qu'au bout de 20 jours. »
Un degré de plus, ce malade arrivait à l'ictère grave, c'est-
à-dire à la mort de la cellule hépatique.

Donc, à doses variant avec les sujets, mais à doses
faibles déjà, l'alcool trouble les fonctions de la cellule du foie.
Nous savons, d'ailleurs, que ce viscère est un des plus fréquemment lésés par les boissons alcooliques.

A un degré de concentration atteignant 15 p. 100, l'alcool peut
encore inhiber le pouvoir digestif de la salive, et, plus sûrement encore, celui du sucre pancréatique.

**Sécrétion urinaire**. — L'ingestion de boissons alcooliques
augmente la sécrétion urinaire. Ce fait, nié par Hammond
et par Bœcker, a été bien démontré par Rabuteau et par
Jaillet [1]. Cette diurèse est passagère, mais très notable : après
avoir absorbé à jeun 100 centimètres cubes d'eau-de-vie, on
émet cinq fois plus d'urine qu'avec une même quantité d'eau.
Elle ne semble pas être d'origine nerveuse. Peut-être tient-
elle à une action directe sur l'épithélium rénal ; peut-être encore,
à l'élimination d'acétate de soude, puissant diurétique (**Jaillet**).

**Sang**. — Par la voie gastrique, comme c'est la règle,
ou, plus rarement, par la voie respiratoire, l'alcool arrive
lentement et peu à peu dans le sang. Il a d'ordinaire
le temps de se brûler sans gêner l'hématose et surtout
sans influencer la vitalité des globules rouges. Même à dose
assez élevée, il peut circuler avec le sang, sans exercer sur
ses globules rouges aucune modification physique appréciable
et sans le coaguler. Il ne fait pas varier la teneur en gaz. La
coloration noire du sang, due à l'accumulation de l'acide carbonique, est un phénomène asphyxique.

Après absorption d'une dose considérable d'alcool très con-

---

[1] **Jaillet**. Thèse de Paris, 1883, p. 62.

centré, la surface du sang coagulé présente quelques plaques
formées de globules graisseux ; cela tient, non pas à la dégénérescence graisseuse des globules (leur stroma ne se charge
pas de graisse), mais à ce que pendant tout le temps que le sang
renferme de l'alcool, la graisse émulsionnée, qui vient du
chyle, n'est pas brûlée, non plus que le sucre. Et ce temps est
assez long, puisque, d'après Gréhant, il faut 23 heures environ
pour que le sang se débarrasse d'une dose d'alcool représentant 1/25 de son volume.

Gréhant [1] fait ingérer à un chien de 11 kilogs, avec la sonde
œsophagienne, 505 centimètres cubes d'alcool à 10 p. 100,
et il fait des prises de 10 centimètres cubes de sang, de
1/2 heure en 1/2 heure. Le dosage donne, pour 100 centimètres
cubes de sang :

|  | Alcool absorbé. |
|---|---|
| Après une demi-heure. . . . . . . . . . . . . . . . | 0,40 |
| — une heure . . . . . . . . . . . . . . . . . . | 0,50 |
| — une heure et demie . . . . . . . . . . . . . . | 0,54 |

A partir de la première heure jusqu'à la quatrième, la proportion d'alcool, dans le sang, est constante et répond à la période
d'ivresse profonde. Aussitôt que cette proportion baisse, l'animal fait des efforts pour se relever ; mais il n'est rétabli qu'au
bout d'un certain nombre d'heures [2].

Ces résultats sont de la plus haute importance ; ils permettent
d'expliquer la longue durée des phénomènes de l'ivresse, par
la persistance de l'alcool dans le sang, lequel distribue le poison
dans tous les tissus, où, d'ailleurs, les analyses en révèlent la
présence.

Après intoxication rapide (en une heure), le sang montre
des globules mûriformes, à bords sinueux, remplis de gouttelettes jaunes et brillantes, qui ne sont qu'une précipitation particulière de l'hémoglobine. Donc, l'alcool en excès dissout
et tue le globule, précipite l'hémoglobine et détermine rapidement la mort [3].

---

[1] GRÉHANT. Acad. des sc.. 13 nov. 1899.

[2] D'après Friedmann, il faut 18 heures pour débarrasser le sang.

[3] Cela n'a lieu que pour les fortes doses toxiques, ainsi que l'ont démontré Mayer
et Taav. Laitinen. (Alkohol und Infektionstoff, p. 101. Helsingfors, 1900.)

Quand la pénétration de l'alcool dans le sang est fractionnée, la majorité des globules reste inaltérée, mais on voit cependant de nombreux globules crénelés ou dissous, une augmentation du nombre des globules blancs et une poussée hématoblastique. On constate enfin un état phlegmasique du sang, caractérisé par l'augmentation de la couenne de la saignée.

Jaillet (*loc. cit.*) fait remarquer que, pendant la fixation de l'oxygène par le globule rouge, l'alcool qui se trouve contenu dans le sang absorbe immédiatement une proportion d'oxygène suffisante pour passer à l'état d'acétate alcalin. Donc, la combustion de l'alcool s'opère au détriment de l'hématose ; et cela nous explique que les combustions organiques subissent un retard sous l'influence de l'alcool. D'autre part, la diminution du chiffre d'oxygène dans le sang artériel, a pour première conséquence un *abaissement de la température du corps*.

Il y a, en outre, formation d'aldéhyde ; et cela ne saurait être mis en doute, car l'odorat permet de reconnaître la présence de ce corps, dans l'air expiré par certains buveurs d'eau-de-vie.

Dujardin-Beaumetz et Jaillet avaient constaté que le globule rouge se trouve brusquement contraint, chez les sujets qui ont ingéré de l'alcool, à prendre une part de l'oxygène réservée à nos tissus, oxygène dont il va se servir pour oxyder cet alcool[1]. Il y a *surmenage des hématies* : « expression éminemment juste, « dit Pouchet, si l'on songe que, directement, l'hématie transforme l'alcool en acétate alcalin, destiné à l'élimination du « corps étranger. »

Avec le surmenage des hématies, il y a, de plus, arrêt des échanges ; le sang, chargé d'oxygène, rutilant, est, comme le sang chargé d'oxyde de carbone, impropre à déterminer les combustions intimes. Mêlé à la solution de teinture de gayac, il est incapable de la bleuir, en lui cédant son oxygène.

Il y a encore lieu de signaler deux modifications fâcheuses : la première, c'est la déshydratation, et la seconde, l'acidification relative du sang. Il est avantageux que notre masse sanguine soit alcaline au maximum ; or l'alcool diminue cette alcalinité.

---

[1] Voy. de même : WOODHEAD, *Med. Temp. Rev.*, n° 8, 1900, p. 169.

En tout cas, une notable proportion d'alcool échappe à l'action du sang ; on en a retiré du cerveau et du foie, principalement, ainsi que des reins et de la rate des animaux alcoolisés ; on l'a retrouvé en nature dans les excrétions, comme nous le verrons plus loin.

Nicloux [1] a montré encore que l'alcool peut être retrouvé, en proportions notables, dans le sang fœtal. Ces constatations ont porté sur plusieurs femelles de cobayes pleines, et aussi sur plusieurs femmes.

**Circulation**. — Dans l'ivresse, le pouls est, au début, précipité ; ensuite il se ralentit. Après ingestion de 20 à 30 grammes d'alcool, on note, au sphygmographe, d'abord la fréquence, puis le ralentissement des battements du cœur, avec diminution des contractions ; de là, diminution de la tension artérielle.

Des études expérimentales concernant l'action de l'alcool sur l'innervation du cœur, ont conduit Haskovec, de Prague [2], à des conclusions dont nous retenons les suivantes :

Les doses faibles d'alcool provoquent une augmentation passagère de la pression sanguine, et un léger ralentissement du pouls ; mais des doses élevées diminuent la pression artérielle et ralentissent fortement le pouls. Avec de l'alcool pur, on peut obtenir quelquefois une arythmie grave du cœur.

L'injection directe d'alcool dans la jugulaire a pour effet la mort du cœur, les centres de la respiration survivant. Cela semblerait prouver que le ralentissement du pouls est causé par l'excitation des centres des nerfs vagues et de leurs appareils périphériques, et aussi, un peu, par action directe de l'alcool sur le cœur. La diminution de la pression sanguine semble bien due à l'affaiblissement direct du cœur par l'alcool.

Nous verrons à discuter plus loin la transformation possible des troubles physiologiques transitoires, de ce genre, en désordres pathologiques durables, d'un caractère opposé, comme les tachycardies que nous révèle parfois la clinique, au cours de l'alcoolisme aigu ou chronique.

---

[1] Nicloux. Soc. biol., 16 déc. 1899.
[2] Hascovek. Communic. au Congrès intern., 1900. Section de Neurol.

« On a dit que l'alcool a une action excitante sur le cœur, dont
« il accroît l'énergie contractile, en même temps que s'élève la
« pression du sang, dans les artères. Mais l'augmentation d'am-
« plitude du pouls, que l'on observe sous l'influence de l'alcool,
« n'est due qu'à un réflexe : le phénomène tient uniquement
« (Schmiedeberg) à l'excitation des muqueuses buccale, pharyn-
« gienne, stomacale, etc., par cette substance. A forte dose,
« l'action paralysante se manifeste d'emblée ; les pulsations dimi-
« nuent d'amplitude, la pression sanguine s'abaisse (Gley [1] »).

Pouchet [2] fait ingérer à des chiens 40 à 5o grammes d'eau-
de-vie, par la voie buccale ; au bout de quelques minutes, il
constate que le pouls, large et bondissant, s'accélère, allant jusqu'à 216. Puis arrive le sommeil d'ivresse, et le pouls se ralentit,
assez parfois pour descendre de 216 à 42. Peu à peu, il revient
à la normale.

Les boissons à base d'alcool très dilué ne sont nullement
sans action sur le cœur, surtout quand elles sont absorbées
en grande abondance et quotidiennement. Maximowitch et
Rieder ont constaté que l'ingestion de tout liquide augmente
momentanément la pression artérielle et la fréquence du pouls ;
mais cette augmentation ne dure qu'une *demi-heure*, quand il
s'agit d'un litre d'eau, tandis qu'elle ne disparaît qu'au bout
de *deux* heures, avec un litre de bière ou avec un mélange à
parties égales d'eau et de vin. De plus, l'alcool agit directement sur le myocarde, dont il diminue la tonicité et facilite
la dilatation asthénique.

**Respiration**. — Après l'ingestion de doses moyennes
d'alcool, la respiration augmente de fréquence, tout en restant
régulière ; mais au bout de quelque temps, les mouvements
respiratoires diminuent de fréquence et peuvent même devenir très lents.

Binz a soutenu que l'alcool augmente la ventilation pulmonaire. Les expériences de Jaquet, de Bâle, établissent que
cette augmentation de la quantité d'air qui passe dans les pou-

---

[1] Compte rendu du VIIe Congrès internat. contre l'abus des boissons alcool., 1899.
t. II, Paris, 1900.
[2] POUCHET. Traité de pharmacodynamie, 2e série, p. 190.

mons, dépend, en réalité, d'une excitation de la muqueuse stomacale. Le même effet est produit par d'autres irritants, la farine de moutarde, par exemple (¹). Et après cette stimulation passagère de la fonction, survient le véritable effet de la substance toxique, qui consiste en une diminution des échanges respiratoires (Gley, *loc. cit.*).

Mais Binz n'a nullement accepté cette manière de voir, et il s'est efforcé de montrer que la stimulation respiratoire et l'augmentation de la ventilation pulmonaire sont bien des effets utiles, dus à l'action spécifique de l'alcool. D'après des séries d'expériences poursuivies, avec son assistant Weissenfeld, pendant les années 1894, 1898 et suivantes (²), il pense être autorisé à établir que :

1° des doses modérées d'alcool n'augmentent que peu l'activité respiratoire, chez la plupart des hommes ;

2° les mêmes doses l'augmentent chez tous les sujets, et de façon fort nette, quand ils sont à jeun ou fatigués ;

3°-4° l'augmentation est l'effet d'une irritation directe de l'alcool très dilué, sur les centres nerveux, après passage dans la circulation ;

5° la présence des produits aromatiques du vin augmente l'action excitante de l'alcool pur.

On n'est pas encore fixé sur les modifications des échanges respiratoires : certains auteurs ont soutenu qu'à dose modérée, l'alcool diminuait à la fois l'absorption de l'oxygène et l'élimination de l'acide carbonique ; d'autres n'ont pas observé d'action appréciable sur la proportion de l'oxygène fixé. Henrijean et Jaillet affirment que l'alcool élève la consommation de l'oxygène. C'est encore à cette conclusion qu'est arrivé plus récemment H. Singer (³), étudiant le rapport entre l'alcoolisation et l'activité de la respiration. Dans 30 expériences variées, l'auteur évalue la consommation d'oxygène, par minute, chez les animaux soumis aux injections d'alcool ; or, d'après lui,

---

(¹) JAQUET, de Bâle. *Arch. de pharmacod.*, II, p. 187, 1895.

(²) G. BINZ, de Bonn. in *Berlin klin. Woch.*, 19 et 20 janv. 1903, p. 45 et 79, trad. par René Cornélius. Ext. des hôp. in *Arch. génér. méd.*, 24 mars 1903, p. 733.

(³) H. SINGER. *Arch. pharmacol.*, 1900, vol. VI, p. 493. Résum. in *Presse méd.*, 1900.

l'augmentation de l'absorption d'oxygène est constante, et s'observe même aux doses qui produisent une profonde narcose, ce surcroît d'oxygénation ayant sans doute pour but, de faire équilibre, par une production de chaleur compensatrice, à l'augmentation des quantités de chaleur perdues. En conséquence de l'accroissement de la consommation d'oxygène, l'alcool excite la respiration et précipite le rythme respiratoire.

Ces phénomènes d'irritation ne peuvent, on le conçoit, être bien durables ; à cette excitation passagère, succède rapidement la diminution des échanges respiratoires, comme en témoigne le refroidissement du buveur, refroidissement d'autant plus prononcé que l'ivresse est plus profonde.

**Chaleur animale**. — Nous verrons que 90 p. 100 de l'alcool ingéré est transformé, par oxydation, en acide carbonique et eau. L'effet thermique qui en résulte est considérable, puisqu'il est de 7 calories par gramme. Un litre de vin à 10 p. 100 d'alcool, en volume, donnerait donc $\frac{700 \times 80}{100}$ ou 560 cal. soit un peu moins que le quart de la quantité totale d'énergie dépensée dans les vingt-quatre heures.

Est-il vrai que si l'alcool augmente la production de chaleur, il en augmente, d'autre part, la déperdition, en vertu de son action paralysante sur les centres vaso-constricteurs ? Après ingestion d'alcool, les vaisseaux périphériques seraient dilatés et contiendraient ainsi une plus grande quantité de sang, de telle sorte qu'une proportion exagérée de celui-ci serait soumise au refroidissement extérieur. Mais, comme le fait remarquer Gley, « c'est là de l'état toxique », et, à dose physiologique, la vaso-dilatation périphérique est nulle ou insignifiante.

On est allé encore jusqu'à dire que la chaleur tenant à la destruction de l'alcool, est inutilisable pour l'organisme. Mais comment admettre que des combustions se fassent dans le corps, sans que les calories produites servent à rien ? Toute quantité de chaleur dégagée dans l'organisme, par la destruction d'une substance quelconque, doit donner lieu à une économie des autres combustibles. Or, il y a dans l'alcool une source d'énergie théoriquement comparable à celle que l'organisme trouve dans la graisse et dans les hydrates de carbone, puisque, comme ces substances, il fournit des calories par sa destruction [1].

**Vaso-motricité**. — Chez l'animal, les modifications de la vaso-motricité, en général difficiles à apprécier, se traduisent parfois par l'injection prononcée des oreilles et des yeux (vaso-dilatation). Chez l'homme, les phénomènes vaso-moteurs sont très nets : le visage s'anime, se colore, l'œil s'allume ; le sujet éprouve un certain bien-être, une sensation de « douce chaleur dans les veines », suivant l'expression consacrée, jusqu'au moment prochain où le centre de calorification devient insensible à l'action du froid et de la chaleur extérieurs, et où le sujet se refroidit réellement. C'est alors que l'intoxication, complétant sa diffusion, atteint les centres vitaux ; les incitations nerveuses qui commandent les actes chimiques, les échanges, sont ralenties ; les cellules nerveuses du bulbe peuvent être impressionnées, la respiration et le cœur se trouver gravement menacés dans leur fonctionnement.

Nous avons dit plus haut que l'alcool, surtout à doses fortes, n'était pas sans action sur la fibre cardiaque (parésie) ; mais il agit surtout sur les centres vaso-moteurs, en favorisant la paralysie vaso-constrictive [2], d'où la facilité et la fréquence des phénomènes de congestion passive, au cours de l'intoxication alcoolique.

Pour toutes ces questions, le lecteur se reportera avec profit à la thèse de Joffroy (1875) et aussi aux publications de Anstie, de Dupré, de Baudot, à la thèse de Gingeot, puis à la thèse de Dumouly (action hypotherm. de l'alcool, 1880), enfin aux citations de la thèse de Pfeiffer.

**Excrétion et sécrétions**. — Une certaine quantité de l'alcool absorbé est éliminée par le poumon et par le rein : de 3 à 5 p. 100. Binz a cru pouvoir préciser, et il donne les chiffres suivants : rein 2,91 p. 100 ; poumon 1,60 ; peau 0,14 [3]. D'après cet auteur, il n'y aurait pas d'élimination par l'intestin.

---

[1] GLEY, *loc. cit.* — Voy. pour l'historique. Ch. PFEIFFER. *Loc. cit.*, 1904. p. 69.
[2] BUNGE. *Die Alkoholfrage.* p. 40.
[3] PFEIFFER. *Loc. cit.* p. 44.

Au cours de ses recherches sur le passage de l'alcool dans le sang et dans les glandes, Nicloux a établi (¹) que, chez les femelles en cours de gestation, l'alcool passait dans le sang maternel et dans le sang fœtal, et qu'on le retrouvait dans l'un et dans l'autre, en proportions quasi identiques. Chez la femelle nourrice, la proportion d'alcool, un peu moindre dans le lait que dans le sang, est cependant encore considérable. Ayant expérimenté sur la femme, l'auteur a vu, après absorption de 27 centimètres cubes d'alcool par la mère, le sang fœtal contenir de $1^{cm3},5$ à 5 centimètres cubes d'alcool, proportions qui se retrouvent presque identiques dans les analyses de lait. N'y a-t-il pas, dans ces données précises, de quoi expliquer les faits d'hérédité !

Mais Nicloux a démontré plus encore, à savoir que l'alcool ingéré passe dans les glandes suivantes : testicule, prostate, ovaire, et qu'on le retrouve dans le liquide des vésicules séminales, ainsi que dans le sperme. Les analyses font voir que l'alcool passe particulièrement bien dans le tissu testiculaire, lequel en renferme une proportion presque aussi grande que le sang lui-même. « Ainsi se trouve bien déterminée, dit l'auteur, la genèse de ce que j'ai proposé d'appeler l'alcoolisme congénital (²). »

**Action sur les échanges organiques** (³). — Nous avons déjà dit un mot des effets de l'alcool sur la température ; nous avons signalé ses qualités alimentaires possibles. Ces propriétés doivent, nécessairement, avoir une influence sur les échanges. L'alcool se brûle dans la circulation ; il s'élimine en nature par les reins et par la perspiration pulmonaire. Mais il se brûle et il s'élimine en raison inverse de la dose absorbée, et, enfin, sa combustion se fait au détriment de l'hématose. Quoi

---

(¹) Nicloux. *C. R. Acad. des sc.*, 1900-1901-1902,*passim.*

(²) Nicloux (Soc. biol.. 23 juin 1900). — A noter également, que MM. Bonni et Ch. Garnier ont démontré l'existence d'ulcérations du tube séminifère, au cours de l'alcoolisme expérimental, chez le rat blanc ; et ces altérations entraînent nécessairement dans le cycle spermatogénétique, des perturbations capables de donner lieu à la sécrétion de produits séminaux imparfaits.

(³) Voy plus loin le paragraphe de l'alcool-aliment.

d'étonnant, donc, que les combustions organiques subissent un retard sous l'influence de l'alcool ?

Jaillet (*loc. cit.*) compare très judicieusement, au point de vue actuel, l'alcool au glucose : tous deux, pour se transformer en $CO_2$, se servent de l'oxygène destiné aux échanges, et ralentissent la nutrition. Ce ralentissement se traduit par la diminution de l'urée — diminution réelle, en totalité —, à peine masquée par la fugace diurèse du début. Rabuteau a prouvé cette diminution, et Fokker a montré, de plus, que les oxydations des matières albuminoïdes, sous l'influence de l'alcool, diminuent de la même manière qu'à la suite de l'ingestion des corps gras et du sucre.

Voilà comment s'est établie la notion de l'alcool *aliment d'épargne*, notion physiologiquement exacte, mais qui, dans la pratique, doit être corrigée, atténuée, par cette considération que l'alcool est très médiocre en épargne, comparé aux corps gras, comme l'a établi Rosemann (voy. p. 138 : l'alcool est-il un aliment ?). Rosemann, a aussi démontré, d'ailleurs, qu'avec l'alcool, le ralentissement de la nutrition est moindre qu'on ne l'a dit et cru. Sur un médecin qui s'est soumis aux expériences, pour 3 périodes de dix jours, l'une de régime ordinaire, la seconde de régime à l'eau, la troisième de régime à 75 centimètres cubes d'alcool à 90° dilués dans 1 litre 1/2 d'eau, il a constaté que l'élimination de l'acide urique avait varié :

> Régime ordinaire et sans alcool, de . . . . . .  0,50 à 0,98
> Régime de l'alcool (3ᵉ période), de. . . . . . .  0,55 à 0,97

Chauveau [2] a montré que le quotient respiratoire (rapport entre $CO_2$ éliminé et O fixé) s'abaissait, lorsqu'on substituait la consommation de l'alcool à celle du sucre, et que, avec l'alcool, le travail musculaire diminuait de valeur, pendant que le *poids du sujet en expérience fléchissait.*

En un mot, l'alcool diminue les échanges et la nutrition générale.

---

[1] **Rosemann**. *Deutsch. med. Woch.*, 1901. n° 32, p. 531.
[2] **Chauveau**. Acad. des Sc., 15 janv. 1901.

**Système nerveux**. — On est amené à conclure de tout ce qui précède, que l'alcool, à dose tant soit peu **toxique**, se comporte comme un stimulant hypothétique, dont l'action définitive est de ralentir ces grandes fonctions de l'organisme : digestion, respiration, circulation, nutrition. Il *paralyse* directement les éléments anatomiques, ou trouble leur fonctionnement, par l'intermédiaire du système nerveux, qui est le réactif par excellence des intoxications. C'est, d'après la définition de Gaule, un poison du protoplasma, ayant tout d'abord effet sur le système nerveux ([1]). Pour cet auteur aussi, tout se résume en ces deux contrastes physiologiques : excitation *apparente*, dépression *réelle*.

« Pour le grand public, et même pour nombre de médecins,
« nous dit Gley ([2]), l'alcool est un excellent stimulant, sinon le
« stimulant type, et le meilleur de tous. En ce sens, *il agirait*
« sur la circulation, sur la respiration, sur les systèmes muscu-
« laires et nerveux. Je veux montrer, tout au contraire, que la
« théorie de Schmiedeberg sur l'action paralysante de l'alcool
« doit être absolument admise aujourd'hui ([3]).»

1° *Action générale de l'alcool sur le système nerveux central.*
« — C'est un préjugé répandu que l'alcool favorise les fonc-
« tions cérébrales ; au vrai, il les paralyse ([4]). Cette action para-
« lysante réalise, en quelque sorte, la section des centres
« supérieurs, les séparant du bulbe et de la moelle, de telle
« sorte que ces derniers, soustraits dès lors au contrôle nor-
« mal des précédents, peuvent librement manifester leur acti-
« vité : de là, les symptômes connus de l'excitation médullaire...
« Si on fait absorber un peu d'alcool à des pigeons ([5]), ces ani-
« maux présentent une période d'excitation ; enlevons-leur les
« hémisphères cérébraux (opération aisée, à laquelle le pigeon
« survit en bonne santé), la même dose d'alcool ne produit
« plus, d'emblée, que des phénomènes paralytiques. La période

---

([1]) J. Gaule. Congrès. de Bâle, août 1895, C. R., p. 24.
([2]) Voy. R. B. in die Alkoholfrage. Matti Helenius. Iéna, 1903. Cl. Bernard. Baer, Anstie, Schmiedeberg et Bünge, Kraeppelin, Nothnagel, etc.
([3]) Gley. Compte rendu VII<sup>e</sup> Congrès, *loc. cit.*
([4]) Schmiedeberg. Lehrbuch der Arzneimittellehre. Leipzig, 1895, 3<sup>e</sup> édit.
([5]) Baratynski. *Arch. soc. biol.* Saint-Pétersbourg. 1895. T. III. p. 167.

« d'excitation observée tenait donc seulement à la suppression
« de l'inhibition normale des centres cérébraux sur les centres
« bulbo-médullaires, par suite de la paralysie de ces centres
« cérébraux, atteints les premiers par le poison. Sur les ani-
« maux à cerveau intact, les phénomènes de dépression ner-
« veuse sont d'abord masqués par les effets de cette libération
« des centres médullaires ; sur les animaux privés de leurs
« hémisphères cérébraux, la moelle tombe directement sous
« l'influence de la substance toxique, et cette influence est,
« encore ici, paralysante. » Gley, à qui nous empruntons cette
citation, montre à quel point cela est comparable à ce qui se
passe dans la chloroformisation.

C'est dans le même sens, et en insistant bien sur la hiérarchisation et sur la subordination des fonctions nerveuses,
qu'interprètent Schmiedeberg et Bünge.

Overton, de Zurich, au cours de travaux fort remarquables, a constaté que nos cellules peuvent se garer de la plupart des produits nuisibles, sauf l'alcool, l'éther, le chloroforme, qui les pénètrent très aisément. En cas d'imprégnation de l'organisme par l'alcool, ce sont les éléments les
plus compliqués, qui arrêtent leurs fonctions les premiers [1].

Le professeur G. Pouchet a fait ressortir aussi que l'alcool est
à étudier avant tout dans son action sur le système nerveux,
car c'est par celui-ci que se révèlent les modifications de l'organisme humain.

L'expérimentation sur les animaux nous apprend, tout
d'abord, que l'ingestion, en une seule fois, de 40 à 50 grammes
d'eau-de-vie, à 45 p. 100 d'alcool absolu, déterminent la série
de symptômes suivants. Les animaux deviennent d'abord silen-
cieux, leur démarche est incertaine et vacillante ; il y a paralysie
postérieure, anesthésie, résolution musculaire, état de sommeil. A cette période, chez le chien, le pouls est accéléré
jusqu'à 216, large, bondissant ; mais avec le sommeil, il se
ralentit, tombe de 216 à 60 — et même 42 —, devient de plus
en plus petit, au point d'être imperceptible. La respiration,
qui, au début, était ample et facile, devient irrégulière, sac-

---

[1] OVERTON, de Zurich. Étude sur la narcose, Iéna, 1901.

cadée, et, au lieu de 60 mouvements, n'en donne plus que 5.

Cette dose de 40 à 50 grammes n'est pas mortelle, d'habitude. Au bout de quarante minutes, une heure au plus, de sommeil, il y a réveil progressif.

Donc, expérimentalement, chez l'animal : 1° *excitation*, incertitude des mouvements, accélération du pouls et de la respiration, contraction pupillaire ; 2° *perversion*, résolution musculaire, irrégularités du pouls et de la respiration, dilatation pupillaire, avec intermittences de contraction ; 3° *collapsus* ; — c'est-à-dire anatomo-physiologiquement parlant : excitation, perversion, puis destruction des fonctions de l'axe cérébro-spinal. On peut dire que les effets nuisibles commencent dès que l'alcool imprègne la cellule nerveuse, en aussi petite quantité que ce soit. A partir du point de tolérance, il est très probable qu'il se produit une altération chimique de la cellule nerveuse (dissolution de matière grasse phosphorée, perte de l'eau intracellulaire), ou, en tout cas, *un ensemble de modifications qui marquent la limite de son action utile et de son action nuisible* (¹).

Deux considérations dominent l'histoire de l'intoxication nerveuse : d'une part, la quantité et la nature du toxique ; d'autre part, l'état du système nerveux, ses aptitudes, ses prédispositions.

En ce qui concerne la nature du toxique, nous savons que certains produits, les vins par exemple, sont relativement peu nocifs pour le système nerveux ; que l'alcool l'est davantage ; que l'alcool uni aux essences, et les essences par elles-mêmes, sont extrêmement nuisibles.

Quant aux aptitudes du système nerveux, elles varient tellement de l'homme à l'animal, et il y a, en particulier, une telle distance de nos manifestations psychiques, si développées, à la simple ébauche de ces manifestations chez les animaux, qu'il n'est guère possible, en cette matière, de tirer un sérieux profit de l'expérimentation *in anima vili*. L'observation est seule capable de nous renseigner avec quelque précision. (v. plus loin : *Facultés intellectuelles*, p. 117).

---

(¹) Pouchet, *loc. cit.*, p. 198.

**2° *Motricité*.** — C'est, parmi les phénomènes nerveux, celui qui se prête le mieux à une étude expérimentale. Rappelons brièvement les conditions d'expérience. On se sert d'un ergographe (celui de Marey ou celui de Mosso, peu importe), et l'épreuve consiste à accomplir une unité de travail, (ergogramme, élévation d'un poids avec l'index), avec un rythme plus ou moins soutenu, tandis qu'un appareil enregistreur donne le tracé du travail accompli. La hauteur progressivement ou brusquement décroissante des traits, indique le degré d'énergie, ou trahit la fatigue.

Destrées, de Bruxelles, faisait prendre des doses *moyennes* d'alcool : 4o à 5o grammes. Immédiatement après l'ingestion, il notait, pour quelques instants, une somme de travail un peu plus considérable ; mais, au bout de vingt à vingt-cinq minutes, l'effort devenait inférieur. Scheffer, d'Utrecht, a aussi donné le chiffre d'une demi-heure, comme limite de l'effet excitant. Gilbault ([1]) ; au laboratoire de physiologie du professeur Abelous, de Toulouse, a varié les épreuves à l'infini, tantôt buveur d'eau, de café, tantôt s'excitant avec le kola et aussi avec l'alcool. Le résultat, avec ce dernier produit, a été *négatif*. Non seulement le travail effectué séance tenante était inférieur, mais, le lendemain, à l'ergographe, le travail fourni était moindre. L'auteur note également la rapidité d'accoutumance au besoin d'alcool, qui semble favoriser une période d'excitation initiale.

D'autre part, Gioffredi ([2]) a montré que dans une première phase, sous l'influence de l'alcool, la période d'excitation latente est diminuée pour le nerf moteur, ce qui semble indiquer que ce nerf est excité ; mais, bientôt, à l'état permanent, cette période est considérablement allongée ; l'excitabilité du nerf se trouve donc, en réalité, diminuée.

Les professionnels du sport savent que l'alcool ne donne ni force, ni résistance. Jacquet et F. Regnault ont constaté que les champions cyclistes ne prennent aucune boisson alcoo-

---

([1]) **Gilbault.** Les excitants musculaires. Compte rendu in *Trib. méd.*, 25 avril 1900 p. **328**.

([2]) **Gioffredi.** *Riforma med.*, 1897.

**Triboulet, Mathieu et Mignot.** Traité de l'alcoolisme.   8

lique, pendant les courses et pendant les périodes d'entraînement. En temps ordinaire, ils boivent peu de vin ; ils s'abstiennent d'apéritifs, d'absinthe et d'eau-de-vie. Un verre de vin ou un petit verre d'eau-de-vie, après une courte période d'excitation, *coupe les jambes.* S'il leur arrive de prendre du champagne, l'action en est fugitive ; et, comme il est nécessaire de renouveler les doses toutes les vingt minutes, c'est l'ébriété qui arrive ([1]).

M. L. Schnyder ([2]) a étudié l'action de l'alcool sur la force musculaire, au moyen de l'ergographe de Dubois, de Berne. L'alcool était donné sous forme de vin de Bordeaux, à la dose de 150 centimètres cubes (soit $16^{cc},7$ d'alcool pur), prise quinze minutes avant le travail, l'estomac vide.

Les conclusions de cette étude sont les suivantes :

1° l'alcool a une action favorable sur la force musculaire quand il est pris à jeun, en petite quantité, mais à la condition que, par suite des conditions physiologiques antérieures de l'individu, la réserve de forces de l'organisme soit, en quelque sorte, épuisée ;

2° cette action favorable reste cependant au-dessous de celle d'un aliment de même coefficient isodynamique. En plus, elle est contrecarrée par l'action paralysante de l'alcool sur le système nerveux, action qui, suivant l'état physiologique de l'individu, est plus ou moins prononcée, et peut se traduire par des résultats en apparence contradictoires ;

3° mais si l'organisme, par suite de l'ingestion d'autres substances alimentaires, dispose d'une réserve de force suffisante, l'alcool n'a plus de valeur comme producteur de force ; au contraire, ses propriétés paralysantes deviennent prépondérantes et amènent une diminution de la production du travail.

En somme, conclusions absolument contraires à la théorie de « l'alcool aliment de force musculaire ».

En opposition avec le bénéfice, si minime, si court, et tout d'apparence, que donne, au début, l'ingestion, rappelons que

---

([1]) Jacquet et F. Regnault. Soc. méd. hôp., 21 janv. 1899, p. 744.

([2]) Schnyder. *Arch. f. die ges. Physiol.*, Bd 93, 1903. Rés. in *Rev. scientif.*, 14 mars 1903, p. 347.

Chauveau (*loc. cit.*) a prouvé la diminution de la valeur du travail musculaire, avec l'usage de l'alcool.

Pour Tissié, de Bordeaux, l'alcool, en qualité d'anesthésique, a surtout le pouvoir de masquer la sensation de fatigue, de s'opposer à la perception de la faiblesse douloureuse.

Comment expliquer l'excitation motrice par l'alcool ? la question n'est pas sans intérêt, pour fugace que soit cette excitation.

Féré, dans la monographie si intéressante, où il traite de l'influence de l'alcool et du tabac sur le travail, donne cette interprétation : « Le goût de l'alcool s'explique surtout par « une excitation passagère, plus marquée dans la période « d'hyperexcitabilité de la fatigue. Cette excitation paraît « due surtout à l'irritation des *organes sensitifs* et particu- « lièrement *du goût*. J'ai déjà indiqué que le liquide introduit « directement dans l'estomac (par la sonde) produit une dé- « pression immédiate du travail. Par les tracés, on peut voir « que les excitations (travail produit, ergogramme), se mon- « trent plus *fortes* et plus *durables* avec les dégustations « qu'avec l'ingestion. »

Pouchet, après Lander-Brunton, dit de même [1] :

« Un point fort intéressant, et sur lequel on n'a pas assez « insisté, c'est le rôle joué dans ces cas par la circulation céré « brale, modifiée d'une façon plus ou moins accentuée, grâce à « l'action propulsive que l'alcool exerce par l'intermédiaire des « extrémités terminales des branches de la cinquième paire « (trijumeau) ; je veux parler de l'excitation que l'alcool, à l'état « d'eau-de-vie, notamment, détermine lorsqu'il est introduit « par la bouche.

« Il doit se produire, en effet, par suite de cette excitation « propulsive, une modification assez intense de la circulation « cérébrale. L'eau-de-vie parfumée agit au maximum, comme « agissent d'ailleurs les substances diverses que nous prenons « l'habitude de mâchonner, de sucer, de priser, au cours du « travail intellectuel qui requiert une certaine stimulation [2]. »

Si, des rations dites *moyennes*, l'on passe aux doses *fortes*,

---

[1] Pouchet, *loc. cit.*, p. 204.
[2] Ch. Féré. *Arch. de Neurol.*, 1901, n° 71, p. 10 à 16.

l'intoxication aboutit à la paralysie musculaire, avec l'évidence que chacun connaît ou prévoit.

Chez l'animal, à l'agitation, aux sauts du début, succède l'accalmie : le sujet tremble sur ses membres ; il feint du train postérieur; puis, peu à peu, celui-ci chancelle, et l'animal ne peut marcher qu'en rampant. Successivement, le train antérieur se prend, l'animal tombe sur le flanc, et la résolution complète se fait dans toute la musculature.

Il en est de même pour l'homme : loquacité, verbiage, gestes, activité exagérée ; puis, lourdeur, fatigue, embarras de la marche, incoordination (steppage), faux pas, titubation, dérobement des jambes, chute et coma.

3° *Sensibilité.* — Il est difficile d'apprécier mathématiquement la période d'excitation sensitive ; en tout cas elle est fort courte, car l'alcool est avant tout un puissant anesthésique, et c'est, peu après son ingestion, la diminution, puis, plus tard, l'absence de réaction que l'on constate. On a pu croire que, sous l'influence de l'alcool, la période d'excitation latente (intervalle entre l'excitation et la réaction motrice) était diminuée ; il suffit d'attendre quelques minutes pour voir une augmentation considérable de cette période. Richet et Gley ont signalé, depuis longtemps, un retard dans la perception des sensations.

En ce qui concerne la transmission et la réception des impressions sensitivo-sensorielles, de nombreuses expériences ont montré que l'alcool augmente notablement le temps de réaction des sensations; d'où le retard qu'il détermine dans la perception des impressions tactiles et auditives. Par une singulière illusion, le sujet sur lequel on expérimente, s'imagine, au contraire, que ses sensations sont extrêmement rapides. Cela tient, sans doute, à ce que les centres nerveux supérieurs ou cérébraux, que l'alcool paralyse progressivement, ne peuvent plus contrôler avec exactitude le fonctionnement des centres inférieurs, bulbo-médullaires, comme ils le font à l'état normal, apprécier d'une manière correcte les diverses conditions de ce fonctionnement : intensité, durée, etc. Tout cela va s'accentuant avec la progression de l'ivresse.

Il serait intéressant de savoir comment, c'est-à-dire à quelles doses, se produisent les manifestations sensitives de l'ivresse. Gréhant et son élève Nicloux, ont cherché à l'établir.

La teneur du sang en alcool est d'ordinaire proportionnelle à la quantité ingérée : la proportion de 1 à 2 centimètres cubes d'*alcool absolu*, par kilogramme de poids d'animal, amène difficilement l'ivresse ; l'analyse ne décèle alors que $0^{cm^3},1$ à $0^{cm^3},2$ d'alcool, dans 100 centimètres cubes de sang. Avec 3 centimètres cubes d'alcool par kilogramme d'animal, l'ivresse légère commence ; on a alors $0^{cm^3},3$ d'alcool, pour 100 centimètres cubes de sang. A $0^{cm^3},4$ et $0^{cm^3},5$ ou $0^{cm^3},6$ pour 100 centimètres cubes de sang (répondant à 4 centimètres cubes ou 6 centimètres cubes d'alcool absolu, par kilogramme d'animal), l'ivresse est profonde. L'anesthésie partielle est obtenue avec des doses variant de 7 à 10 centimètres cubes d'alcool absolu, par kilogramme d'animal ([1]).

A mesure que l'intoxication progresse, les excitations, pour produire une réaction, doivent devenir de plus en plus fortes : on connaît l'insensibilité proverbiale des ivrognes, déjà avant la chute. Quand le sujet tombe, le coma ne tarde pas à s'établir; les piqûres, le pincement, non plus même que le chatouillement de la conjonctive, ne peuvent être perçus : le sujet est ivre-mort, suivant l'expression populaire, très explicite.

*4° Facultés intellectuelles et morales.* — En tant que poison, l'alcool se comporte d'abord, nous l'avons dit à propos de son action générale sur le système cérébro-spinal, comme un excitant fugace de tous les éléments nerveux, et aboutit ensuite à leur amoindrissement fonctionnel, voire à leur paralysie. C'est un fait qu'il ne faut pas perdre de vue lorsqu'on étudie ses déterminations du côté du psychisme.

Comme l'ensemble des fonctions nerveuses, les fonctions propres des centres supérieurs sont modifiées suivant la dose : un peu d'alcool délie la langue d'un timide, beaucoup d'alcool annihile l'activité intellectuelle du plus actif et du plus brillant penseur. Elles sont encore troublées, a-t-on dit, suivant

----

[1] Nicloux. Thèse de Paris, 1900.

la nature du produit : à quantités égales, telle liqueur semble stimuler, telle autre déprime.

Or, si la question de dose ne prête à aucun doute, je ne saurais apporter aucun document scientifique permettant de juger l'influence de la qualité du liquide ingéré, au point de vue des effets psychiques produits. Existe-t-il un alcool paralysant ? un alcool dépressif, impulsif, etc ? Il semble que des boissons identiques ou différentes agissent sur les pensées et sur les actes, surtout suivant la qualité cérébrale du sujet (¹) ; mais le problème est de ceux qu'il est malaisé de soumettre au contrôle de l'expérimentation.

Ce sont là encore considérations émises antérieurement et qu'il était utile de rappeler ici.

Voyons maintenant les faits (²).

Chez les animaux, nous apprécions mal les perturbations psychiques, surtout quand il s'agit d'êtres inférieurs, comme le lapin ou le cobaye. Mais chez le chien, déjà, il est aisé de voir que l'éthylisation aiguë aboutit à une modification des facultés supérieures, et, en particulier, de l'affectivité : l'animal devient inquiet, craintif, parfois hargneux. Les accidents commencent par une période d'excitation : l'animal s'agite, tourne dans sa cage, puis saute, bondit, se heurte. Cette période est courte et dépasse rarement dix minutes. Avec l'alcool seul, on ne la voit pas aboutir aux convulsions.

Chez l'homme, il y a aussi une période dite d'*excitation ;* mais cette stimulation factice, qui fait croire au vulgaire, comme d'ailleurs, à tant de gens cultivés, que l'alcool a quelque pouvoir tonique et fortifiant, il est bon de l'analyser, et voici ce qu'il est aisé d'y reconnaître.

La propriété physiologique dominante de l'alcool est l'*anesthésie,* et c'est en supprimant pour un temps la sensation de fatigue, qu'il donne l'illusion d'un accroissement du pouvoir

---

(¹) Voy. plus loin, ce qui est dit de la physiologie des liqueurs et des boissons fermentées, dans leur rapport avec la genèse des accidents convulsifs hystériques ou épileptiformes.

(²) Voy. DE BŒCK. Influence des boissons alcooliques sur le travail psychique, VIᵉ Congr. intern. contre l'abus des boissons alcooliques. Compte rendu. Bruxelles, 1897, 1ʳᵉ partie. — N. VASCHIDE. Communic. à la Soc. de Neurol., 1902 ; et du même, les Poisons de l'Intelligence, en collabor. avec P. Meusnier, 1903.

moteur. Pour les facultés intellectuelles, c'est encore de même qu'agit l'alcool : plus de notion de fatigue, ni de proportion dans l'effort, d'où une activité excessive, clonique, pour ainsi dire. Mais ce que signifie cette suractivité apparente c'est en réalité désordre, déséquilibre : telle l'inspiration excentrique de certains poètes alcooliques. Les idées ont l'air de se présenter avec abondance et avec facilité ; mais, nées sans l'effort vivifiant, n'ayant pas été soumises au contrôle de la raison, la plupart d'entre elles se caractérisent par leur absence de toute valeur ou par leur bizarrerie.

D'après A. Smith et C. Fürer, expérimentant sur eux-mêmes, le fonctionnement de l'intelligence est entravé par l'alcool.

Avec 40 à 80 grammes d'alcool, ou avec trois quarts de litre de vin grec à 15 p. 100 d'alcool, les travaux intellectuels et les exercices de mémoire prenaient un temps beaucoup plus long que quand les expérimentateurs n'avaient pas bu. C'est seulement au bout de huit jours, qu'ils recouvraient leur activité normale (¹).

Ce genre d'expérimentation est d'une délicatesse d'interprétation qui le rend presque impraticable. Il s'agit, avant tout, de sensibilité cérébrale personnelle. Sans avoir de documentation à ce sujet, il m'apparaît que, chez les timides, l'alcool libérateur du frein qu'est la crainte, semble momentanément donner plus libre cours à l'intelligence ; mais un simple, un niais, tout en pouvant s'exprimer un instant plus librement, n'a rien gagné de nouveau (si ce n'est une habitude vicieuse, parfois).

Ce qu'on peut affirmer, c'est que plus le sujet est un cérébral, plus l'excitant est dangereux, et par l'intensité de ses conséquences extrêmes (excitation et dépression), et par l'accoutumance possible (Voy. Féré, *Alcool et cérébralité*).

Au point de vue *moral*, c'est encore par le même procédé physiologique, qu'intervient l'alcoolisation. Il y a, en quelque sorte, *anesthésie morale*. Dès la première période de l'alcoolisa-

---

(¹) **Smith** et **Fürer**. Analysés in *Prog. méd.*, 1895 et cités dans la thèse de Maussire. **Paris**, 1901, p. 91.

tion, ce qui disparaît d'abord, c'est la fonction psychique qui se développe en dernier lieu chez l'enfant, c'est-à-dire la réserve, la dissimulation, le voile qui cache la véritable personnalité. D'où le proverbe : *in vino veritas.*

Avec l'alcool, il y a suppression du frein moral. Ne *sentant* plus, ne comprenant plus, l'alcoolisé révèle son caractère dans sa réalité absolue. Il laisse jouer sans en être nullement incommodé ni troublé, et par suite sans essayer de les contrôler, les réflexes impulsifs qui constituent notre psychisme fondamental. Tels alcoolisés deviennent expansifs, confiants ; pour eux les soucis s'envolent, le passé fâcheux disparaît (n'est-ce pas là de l'anesthésie pure?), l'avenir se dore, etc. Tels autres deviennent concentrés, sombres, méfiants ; leurs idées tristes s'accentuent, et peuvent les conduire, s'ils sont prédisposés, au délire d'action se traduisant par des actes criminels plus ou moins impulsifs, le suicide, l'homicide (est-ce là de la force ?).

*Inconscient*, suivant l'expression légale et aussi philosophique, l'*alcoolisé* est avant tout, pour le physiologiste, un *anesthésié*, car sa pseudo-excitation est suivie, ou mieux continuée, par un engourdissement des facultés, sous forme d'une sensation de bien-être, d'une indifférence et d'une apathie, qui sont l'acheminement vers le coma. Son crime accompli, la brute alcoolique s'endort d'un lourd sommeil, avec perte du souvenir au réveil ; et cela fait penser à l'état de l'épileptique après une attaque.

A titre documentaire, ajoutons à cet exposé didactique, quelques lignes de généralités empruntées à des spécialistes de la question.

On peut distinguer, parmi les altérations du psychisme des buveurs, des altérations *primaires*, qui sont une cause de l'alcoolisme. Telle, cette prédisposition en vertu de laquelle les personnes anormales au point de vue psychique sont plus exposées à faire des éthyliques, que les personnes normales.

Les altérations *secondaires*, conséquences de l'alcoolisme, modifient les personnes normales, comme les anormales, dans leur *santé psychique.*

Chez tous, normaux et anormaux, les divers éléments de la

vie psychique : idées, déterminations, sentiments et volonté, souffrent de l'alcoolisme. On pourrait dire que la psycho-physiologie pathologique du buveur consiste précisément dans les troubles de l'harmonie entre les diverses facultés (¹).

Les effets de l'alcool ne sont autres que la *modification intellectuelle primordiale* (Moreau, de Tours) (²) : excitation, dissociation des idées, incapacité de fixer l'attention.

La volonté, puissance intellectuelle qui domine les idées, les associe, les relie entre elles, est affaiblie : la mémoire et l'imagination prédominent ; les choses présentes deviennent étrangères ; les choses du passé et de l'avenir accaparent l'attention.

Au premier degré d'alcoolisation, les pensées se succèdent avec trop de rapidité pour qu'on ait le temps de les arranger dans l'ordre qu'exige le récit.

Cette rapidité s'accroissant de plus en plus, bientôt les sens du buveur perdent de leur délicatesse ordinaire, et l'imagination gagne à mesure qu'ils perdent ; *autrement dit, il passe de l'état de veille à l'état de rêve* (³).

« Plus de pondération des facultés d'*assimilation mentale régu-*
« *lière*, plus de répartition des différentes formes de vie sur l'en-
« semble du réseau vital, intellectuel et moral ; mais l'intermit-
« tence subjective de la pensée, le désarroi dans le raisonnement,
« dans le jugement, dans le sens des choses. » L'équilibre psychique, c'est le compte ouvert et tenu à jour de tout ce qui pénètre et de tout ce qui sort par les portes ouvertes du cerveau, comme l'équilibre du corps c'est le compte, tenu à jour, de ce qui pénètre et de ce qui sort par les éléments de la vie dite animale (⁴).

Le problème si important et si difficile à résoudre, de la santé *physique et morale*, consiste à trouver le moyen de se con-

---

(¹) M. Marthaler, de Berne. Zur Psychol. des Alkoholkranken. Comptes rendus. VIIᵉ Congrès internat. Paris, 1899, t. II, p. 32.

(²) Moreau, de Tours. Du Haschich. Étude psychologique Paris, 1845.

(³) N. Vaschide et P. Meusnier. Les Poisons de l'Intelligence in *Arch. gén. méd.*, 31 mars 1903, p. 799.

(⁴) Th. Darel, de Genève. L'alcoolisme, dans ses rapports avec les troubles psycho-physiologiques. Comptes rendus. Congrès internat. Paris, 1899, t. II, p. 48.

server d'égale force (par les sollicitations venues de l'extérieur et par les réactions parties de l'intérieur).

En définitive, *faussement* renseigné par ses sens en désordre, le cerveau sensitif va réagir *à faux*, pour déterminer les grands réflexes d'association ; cela nous explique aussi comment l'excitation ou l'état paralytique de telle ou telle zone des centres supérieurs, intoxiquée pour son propre compte, peut provoquer des réactions défectueuses par excès ou par défaut. Ainsi, sans doute, de la sollicitation périphérique *faussée*, et de l'assimilation centrale *faussée*, résulte l'acte FAUX de l'alcoolisé : maladresse physique, défaillance intellectuelle, erreur morale, acte délictueux (impudeur, vol, crime).

Parmi ces paralysies élémentaires ou portant sur les groupements d'association, une des plus frappantes, pour le médecin comme pour le public, c'est la paralysie lente, progressive, ou rapide et soudaine, de la volonté, suivant la vigueur individuelle, suivant aussi la dose toxique et la fréquence de son emploi. On sait que certains buveurs sont comme des enfants : incapables d'avoir une volonté *active* par eux-mêmes, on ne les trouve guère capables que d'une volonté *passive*, qui est un désordre, une négation même de la volonté intelligente (obstination dans des actes stupides, cruels, enfantins, etc.). L'*aboulie*, c'est-à-dire l'impossibilité d'avoir une idée active en propre, fait du buveur le jouet de ceux qui le mènent ; il est successivement de l'avis de tout le monde, et, finalement, il écoute celui qui parle le dernier (d'où les entraînements à boire par camaraderie, d'où les actes délictueux provoqués par suggestion).

Chez tous les buveurs d'habitude, d'après Bérillon (¹), il suffit d'un choc moral, d'un événement mettant en jeu l'émotion d'une façon anormale, pour que, l'aboulie s'aggravant et s'accentuant encore, l'ivrognerie soit réalisée.

Ces particularités font prévoir l'influence possible de la rééducation de la volonté, par la méthode dite hypno-suggestive.

---

(¹) BÉRILLON. *Rev. de l'hypnotisme*, juin 1902. Voy. aussi : Vaschide et Draghicesco. Psychol. de l'Alcoolisme d'après les travaux de l'Ecole de Krapelin, in *Arch. gén. de Méd.*, p. 1940 et p. 2067 et suiv. (1903).

Nous renvoyons, pour les détails complémentaires de cette étude, au paragraphe de l'état mental des alcooliques.

Au point de vue psychique, l'intoxication par l'alcool conduit encore à une conséquence qui est l'aboutissant ordinaire de toute intoxication, ainsi qu'on en peut juger par la morphine, par l'éther, c'est-à-dire à l'appétence progressive pour le toxique, au besoin pathologique. Il y a, a-t-on pu dire, des alcoolomanes, comme il y a des morphinomanes. La genèse de la tare psychique est à peu près identique, avec ces différents poisons. Voici, d'ailleurs, comment il est possible, avec le D<sup>r</sup> Dromard, de résumer la question de l'*accoutumance* et du *besoin* psychique et organique.

Le *dégoût* de l'alcool est *instinctif* chez l'homme. Ce dégoût instinctif n'est pas le simple caprice d'une disposition mentale contingente, mais répond à une « mise en garde », entretenue par de multiples réflexes impressionnant *péniblement* la conscience.

Donc : *Dégoût instinctif, intolérance physiologique*, voilà l'état naturel d'un organisme *vierge*.

EN SE VIOLENTANT, ou en se laissant violenter, l'être humain arrive à supprimer le dégoût, et le commencement de l'état morbide est justement « *l'accoutumance progressive à l'alcool* », la période confirmée étant le « *besoin irrésistible d'en faire usage* ».

L'ACCOUTUMANCE est bien pathologique ; elle indique que les cellules nerveuses stupéfiées ont perdu leur activité ; elle témoigne d'un abaissement du coefficient d'impressionnabilité et de réactivité du système nerveux, sous l'influence parésiante de l'alcool.

Le BESOIN est le second degré pathologique : il indique que les cellules nerveuses, devenues infirmes, demeurent dans un état de torpeur, dont une excitation factice (stimulation passagère du poison lui-même) peut seule avoir raison (¹).

---

(¹) D<sup>r</sup> G.-R. DROMARD. Thèse de Paris, 1902.

## § 3. — *Physiologie des composés de l'Alcool.*

### *A*. Spiritueux et liqueurs [1]

En résumé, paralysie portant sur la sensibilité, sur la motricité, sur l'intelligence et le psychisme, paralysie aussi du système vaso-moteur, voilà ce qu'on observe dans l'intoxication aiguë par l'alcool du type éthylique. Mais ce qui nous manque d'une façon absolue, ce sont les éléments d'un parallèle scientifique entre les doses ingérées et les effets produits ; et nous devons nous en tenir aux notions empiriques suivantes. A *dose faible*, il n'y a nul trouble dans les fonctions organiques : c'est l'intelligence seule qui est atteinte. A dose *plus forte*, l'intelligence est anéantie. Les autres parties du système nerveux central sont influencées (anesthésie, prostration des forces), mais il y a encore intégrité presque complète du fonctionnement des cellules autres que les cellules nerveuses ; même à cette période, le bulbe n'est pas paralysé, car il continue à provoquer la respiration, si bien que l'être, quoique intellectuellement inerte, survit à cette intoxication profonde. Nous savons, enfin, qu'à une dose *plus forte encore*, tout le système nerveux est paralysé, *même le bulbe*, et que les autres cellules de l'organisme commencent à subir les atteintes du poison.

En réalité, le tableau de toutes les intoxications aiguës par l'alcool, répond à une succession régulière d'intoxications portant sur la série des tissus vivants. Certes, souvent, ces dernières empiètent les unes sur les autres, mais elles se produisent fatalement ainsi qu'il suit : d'abord le système nerveux psychique est atteint, puis le système nerveux médullaire et le système nerveux bulbaire ; enfin, toutes les cellules de l'économie sont lésées. Ainsi s'établit, comme nous l'indiquions, une sorte de hiérarchie des tissus, devant l'intoxication.

---

[1] Dans ce traité élémentaire, nous ne donnons relativement que peu de développement à l'étude des boissons alcooliques et des produits complexes, à base d'alcool. Un tel sujet mérite les honneurs d'un ouvrage spécial, et demande pour l'écrire une plume autorisée.

Mais, n'envisager que les méfaits de l'alcool rapporté au type éthylique et considéré dans l'intoxication aiguë, c'est là de la toxi-physiologie schématique et toute d'expérimentation. En pratique, les choses sont moins simples : l'alcool chimiquement pur n'est pas seul en cause ; il est associé à des congénères supérieurs, à des éthers, à des aldéhydes, à des essences, dont l'action est plus ou moins différente.

Ch. Richet, nous l'avons déjà dit (p. 89), propose de classer ainsi ces substances : certains produits entretiennent plus longuement l'hyperesthésie intellectuelle, ils sont dits *poisons ébriogènes;* d'autres provoquent surtout l'hyperesthésie médullaire, ce sont les *convulsivants* (telles les essences) ; d'autres, enfin, à une courte hyperesthésie, font rapidement succéder l'anéantissement de toutes les fonctions nerveuses, ce sont les *anesthésiques.*

Nous avons dit aussi qu'Averton et Meyer ont démontré expérimentalement que la substance nerveuse, riche en matières grasses, était particulièrement avide d'alcools, et que, parmi les alcools isomériques, ce sont toujours les isomères les plus solubles dans l'eau, qui sont le moins hypnotiques, tandis que ceux qui se dissolvent le mieux dans l'huile, possèdent cette propriété avec le plus d'intensité ([1]).

Malheureusement, il ne nous est pas encore possible d'établir dans quelle mesure les alcools dits alimentaires sont presque exclusivement ébriogènes, convulsivants ou anesthésiques ; nous ne pouvons reconnaître, non plus, à quel degré ces propriétés connexes se retrouvent dans chaque produit de consommation, et il reste toujours à se demander si, bien souvent, la spécificité d'action ne vient pas plutôt de l'individualité sur laquelle agit le poison.

Les données expérimentales obtenues par Stenberg, nous font connaître qu'il faut une addition assez notable d'alcools à formule atomique élevée, pour modifier l'effet toxique de l'alcool ordinaire (éthylique); qu'il faut arriver, par exemple, à 4 p. 100 d'alcool amylique (dose formidable qu'on ne retrouve pas dans les alcools de consommation), pour accroître d'une

---

[1] **Meyer, Averton.** Rés. in *Méd. mod.*, 30 août 1899, p. 474.

façon appréciable les effets produits sur les lapins ([1]). De même Strassmann, chez le chien, a constaté la nécessité d'ajouter à l'alcool éthylique, 3 p. 100 d'alcool amylique ([2]).

Quoi qu'il en soit, on comprend sans peine que toutes les eaux-de-vie ne soient vraiment pas égales dans leur degré de nocivité, car, nous le répétons, ce ne sont pas seulement des alcools supérieurs qu'on y rencontre, à côté de l'alcool éthylique, mais encore ces autres constituants du bouquet, les aldéhydes et les éthers, substances très actives, dont les proportions varient à l'infini. On connaît les conclusions retentissantes de Daremberg ([3]) : les vieilles eaux-de-vie d'Armagnac les plus réputées pour leur bouquet, sont les plus nocives. Expérimentant sur une série de 5o animaux, Viala et Charrin ont récemment confirmé les conclusions de Daremberg, du moins en ce qui concerne l'intoxication aiguë.

Si, grâce à leur teneur en alcools supérieurs, éthers et aldéhydes, les eaux-de-vie l'emportent en nocivité sur ce produit de laboratoire qu'est l'alcool éthylique, cette influence nocive n'est-elle pas plus accentuée encore dans ces spiritueux complexes où l'alcool plus ou moins pur est additionné d'essences hypertoxiques (Voy. p. 81), et qu'on nomme apéritifs, amers, digestifs, etc. ?

L'étude des boissons alcooliques à essences, et notamment de l'absinthe, mérite un tel développement, qu'il y aurait lieu d'en faire l'objet d'un travail à part. Toutefois, il est impossible de présenter un exposé complet de la physiologie de l'alcoolisation, sans dire quelques mots des effets nocifs attribués à certaines essences.

C'est sur ces intoxications composites que doivent porter les recherches expérimentales de l'avenir, en se donnant pour but de déterminer la nature et la dose exacte de chacun des agents particulièrement nuisibles (essence d'absinthe, d'anis, de badiane, etc.). Nous nous contenterons de signaler ici ce que l'expérimentation a appris au sujet des seuls spiritueux

---

([1]) STENBERG. *Arch. f. exper. Pathol.*, t. X, 1879.

([2]) STRASSMANN. *Vierteljahrschr. f. gericht. Medic.*, p. 49, 1888.

([3]) DAREMBERG. *C. R. Acad. méd.*, 1895.

plus spécialement étudiés, les absinthes, qui d'ailleurs représentent le type des boissons à essences.

On sait que toute liqueur d'absinthe contient de l'alcool, des essences d'anis et d'absinthe, et, accessoirement, de la badiane, du fenouil, etc. (Voy. p. 52). Pour Magnan (études diverses de 1864 à 1888) et pour Laborde, *anis* et *absinthe*, voilà les deux substances à étudier. Or, l'anis, pour eux, ne donne lieu à rien de spécial. Restent l'alcool et l'essence d'absinthe.

L'*attaque épileptiforme*, tel est le criterium expérimental de l'absinthisme. L'expérience est facile à réaliser. Si l'on injecte, sous la peau d'un cobaye, un 1/2 centimètre cube d'essence d'absinthe, ou si on le lui fait inhaler, il est pris (au bout de deux à trois minutes en cas d'injection, et de quinze à vingt minutes en cas d'inhalation) de raideur dans les pattes antérieures ; puis il se dresse, grimace, tombe, se contracture en demi-cercle, tout le corps agité de soubresauts, et jette en même temps des cris plaintifs. Ensuite, les membres se relâchent un peu, quoique secoués encore de mouvements continus, comparables à des mouvements inconscients de natation. Après une petite détente et un calme fort courts, l'attaque recommence. Si la dose a été forte, ces accès deviennent plus fréquents et plus intenses, et ils peuvent entraîner la mort, après vingt à trente minutes d'agonie asphyxique ([1]).

Quand, ainsi qu'il est de règle dans la consommation courante, l'alcool et l'absinthe sont mélangés, leurs effets respectifs s'additionnent chez le même sujet; mais on note du retard et un peu moins d'intensité, dans les convulsions absinthiques

On vient de décrire l'accès d'épilepsie absinthique expérimentale par intoxication aiguë, obtenue avec *l'essence* d'absinthe. C'est là un fait qu'on ne peut discuter, l'expérience étant à la portée de tous; toutefois ce qu'on ignore, quoi qu'aient affirmé les auteurs précités, c'est le rôle exact de tel ou tel produit de la *liqueur* d'absinthe, breuvage complexe, dans la réalisation des phénomènes convulsifs *épileptiformes*.

---

([1]) J.-V. LABORDE. Rapport Acad. Méd., 1er oct. 1889.

Avec Cadéac et Meunier (¹), après Lancereaux et Dujardin-Beaumetz, on peut tenir l'attaque épileptiforme pour l'exception dans l'absinthisme *par liqueur*. Les accidents constants sont la paresse cérébrale, l'annihilation de la volonté, les vertiges, les tremblements, la somnolence, l'hébétude ; et pour Cadéac et Meunier, cet « abrutissement » n'est pas *absinthique*, mais *anisique*.

De l'ensemble d'actions épileptisantes ou stupéfiantes résulte ou la crise épileptiforme, ou l'abrutissement, suivant le degré de susceptibilité des individus, et surtout, suivant l'origine des plantes et le mode de fabrication de la liqueur. Les stupéfiants anis, badiane, angélique, origan, mélisse, entrent en quantité dominante et relèguent au second rang l'essence d'absinthe, qui n'entre dans la composition des absinthes consommées, qu'à dose inférieure à celle de l'ensemble précédent.

Parmi les autres breuvages dont la toxicité est due en grande partie aux essences surajoutées, il faut citer les vermouths, bitters, amers, et toute une gamme d'apéritifs, chaque jour allongée. Laborde et Magnan ayant entrepris l'étude toxicologique du vermouth et du bitter (²), ont, à propos du premier de ces produits, expérimenté l'action de deux toxiques puissants : *l'aldéhyde salicylique* et le *salicylate de méthyle*.

L'aldéhyde salicylique a une action épileptisante considérable, ce qui, d'après ces expérimentateurs, explique qu'on ait pu croire que certains vermouths et bitters étaient additionnés d'absinthe (³). Le salicylate de méthyle a, lui aussi, une action convulsivante, mais différente de l'épilepsie proprement dite.

La série d'expériences de Laborde et Magnan est close par l'expérimentation de *l'essence de noyau*, contenue dans la liqueur de ce nom, à la dose de 5 grammes par litre.

L'essence de noyau se compose d'une petite quantité de

---

(¹) Cadéac et Meunier. *Bull. Acad. méd.*, 1889. — *Rev. d'hygiène*, 1889, p. 1060 et suiv.

(²) Nous demandons au lecteur de se reporter aux textes in extenso, et nous ne donnons ici qu'un aperçu rapide de la question.

(³) Les vermouths sont, en effet, à base d'absinthe, mais ils en renferment 15 à 20 fois moins que la liqueur d'absinthe (Voy. p. 48). On remarquera qu'aucune des analyses de bitter et de vermouth que nous avons données ne signale la présence d'aldéhyde salicylique et de salicylate de méthyle.

*benzonitrile* et d'*aldéhyde benzoïque* (odeur d'amandes amères). Vingt centimètres cubes de la liqueur de noyau, en injection intraveineuse, produisent chez l'animal, une raideur tétanique passagère; une nouvelle dose égale rend le tétanos presque généralisé, et une troisième dose réussit à tuer un animal de 9 kilogrammes, en tétanos généralisé, avec contracture du diaphragme. C'est donc un tétanisant puissant.

Laborde et Magnan se demandent si quelques cas de mort subite, chez l'homme, ne seraient pas dus à l'action de certains de ces poisons encore mal définis ([1]).

En même temps qu'ils étudiaient l'absinthe et ses composants, Cadéac et Meunier ont étudié une liqueur non moins populaire, le *vulnéraire.* Les essais du vulnéraire nous révèlent que l'essence de sauge y représente un élément *convulsivant* terrible, trois fois plus actif que l'essence d'absinthe, et qu'on y trouve encore des excito-stupéfiants (menthe, origan), et des essences nettement stupéfiantes (lavande, thym, mélisse).

A l'heure actuelle, l'étude des essences est, nous le répétons, loin d'être terminée et nous pensons qu'il n'existe pas, touchant leur toxi-physiologie, de notions dûment acceptables, en dehors des faits présentés dans le travail, déjà cité, de Lalou ([2]).

Nous empruntons à ce dernier quelques-unes de ses conclusions :

1° La plupart des essences d'absinthe sont convulsivantes ; l'intoxication, chez le chien, débute par une phase d'agitation et d'hallucinations, et se termine par une période d'abattement et de stupeur ;

2° Des doses d'essence d'absinthe, inoffensives au début, finissent, après un usage plus ou moins prolongé, par déterminer des phénomènes toxiques. Ces substances s'accumulent

---

([1]) J.-V. Laborde et Magnan. De la toxicité des alcools dits supérieurs, et des bouquets artificiels. *Rev. d'hygiène*, 1889, et *Bull. Acad. méd.*, 2 et 16 oct. 1888.

([2]) Voy. encore le rapport récent de l'Acad. de méd., et les discussions auxquelles il a donné lieu (*C. R. Acad. méd.*, déc. 1902, janv., févr., mars 1903). — Voy. également E. Contet. La phase actuelle de la question de l'alcoolisme. *Gaz. hôp.*, 10 fév. 1903.

Triboulet, Mathieu et Mignot. Traité de l'alcoolisme.    9

donc dans l'organisme, ou tout au moins entraînent une diminution de résistance, chez les animaux qui les absorbent;

3° Le essences d'absinthe, administrées pendant plus longtemps, entraînent des troubles marqués de l'intelligence [1] ;

4° Dans l'apéritif-absinthe, le poids total des substances convulsivantes (absinthe, fenouil, hysope) est de beaucoup inférieur à celui des substances stupéfiantes et excito-stupéfiantes (menthe, mélisse, angélique, anis, badiane coriandre.)

## *B*. — Boissons fermentées

Le vin, la bière, le cidre — pour ne parler que des boissons fermentées de consommation courante dans nos contrées — quand ils sont de bon aloi, *naturels,* possèdent certaines propriétés alimentaires. Ne renferment-ils pas des matières extractives azotées, des sels, du glycose et aussi de l'alcool qui, dans l'état de dilution, en général considérable, où il se trouve, agit comme un stimulant sans effet nuisible appréciable ? Et de fait, ces produits *naturels* sont consommés couramment, se combinent à l'alimentation habituelle d'un grand nombre de gens.

Les questions à résoudre sont celles-ci : l'organisme tire-t-il réellement profit de la consommation de ces liquides ? Sont-ce là des substances indispensables, utiles ou indifférentes ? On conçoit qu'en l'espèce, l'expérimentation soit de peu de valeur. De ce qu'on peut, avec ces produits ajoutés à l'alimentation, réaliser, par exemple, plus ou moins vite, l'engraissement d'un animal. il ne s'ensuit pas qu'on procure ainsi à son organisme un gain réel. Nous devons ici, en somme, nous en tenir aux faits observés chez l'homme ; et nous allons envisager surtout ceux qui concernent le *vin.*

Vieille comme l'histoire du vin est l'idée que ce breuvage donne de la force. Dans Hippocrate, nous lisons que « le vin est « merveilleusement approprié à l'homme, si, en santé comme en « maladie, on l'administre avec à-propos et juste mesure ». De nos jours, s'appuyant sur des données chimiques, Bouchardat reconnaît que « la complexité des matériaux qui entrent dans

---

[1] S.-D. Lalou. *Loc. cit.* p. 151.

« la composition du vin, et qui, à certains égards, se rappro-
« chent de ceux de l'organisme humain, rend bien compte de
« son action restaurante ».

Renfermaut 6 à 7 p. 100 de glycérine, des matières grasses,
du sucre, des albumines, à la dose de 16 p. 1000 ; capable,
grâce à ces éléments de nutrition et grâce à l'alcool qu'il contient en proportion variable, de donner, par litre, le nombre
imposant de 700 calories (de 1/4 à 1/3 du total quotidien), le
vin est bien — chimiquement parlant — un *aliment*. Toutefois, ce qu'il faut se hâter d'ajouter, c'est que le vin, comme les
autres boissons fermentées, n'a de raison d'intervenir dans
un régime alimentaire, qu'à titre de supplément ; qu'il n'est en
aucune façon indispensable. Bien des gens s'en passent, dont
l'activité et la force ne le cèdent cependant en rien à celles
de buveurs de vin (¹).

Si d'ailleurs le vin renferme quelques substances physiologiquement utilisables, il n'est pas moins exact qu'il contient
de multiples éléments nocifs. D'abord, si, pour le moment, nous
ne considérons qu'un échantillon de type moyen, nous ren-
controns un de ses composants d'importance, l'alcool, et l'on
n'ignore pas que, trop souvent, le vin n'est recherché que pour
sa stimulation alcoolique. Or, grâce à l'alcool, à partir d'une
certaine dose, le vin mérite d'être considéré comme un toxique. Cette dose, qu'elle est-elle ?

Il est bon de rappeler, à ce propos, que la teneur du vin
en alcool, est éminemment variable : certains *petits* vins n'en
renferment pas plus de 4 à 5 p. 100 ; certains *gros* vins en
contiennent jusqu'à 13 p. 100, et certains vins-liqueurs, jusqu'à
20 et 22 p. 100 (Voy. p. 20).

L'expérimentation ne nous a rien appris sur la quantité
d'alcool normalement tolérable par l'organisme, quand cet
alcool est dilué dans un vin ; mais, d'une façon empirique, on
peut estimer, pour l'homme, à *un* gramme par kilogramme du
poids du corps, en vingt-quatre heures, la quantité d'alcool
assimilable et éliminable sans effets nocifs bien patents. C'est
ce chiffre qu'acceptent la plupart des hygiénistes, puisqu'on

---

(¹) Voy., au paragraphe suivant, la question de « l'alcool dans l'alimentation ».

fixe à 1 litre de vin par jour, environ, la consommation d'un adulte du poids moyen de 65 à 70 kilogrammes. Or, un litre de vin, au titre moyen de 7 à 8 p. 100, renferme de 70 à 80 c. cubes d'alcool, et ajoutons, en y insistant, d'*alcool dilué* (¹).

Nous verrons, au chapitre de l'hygiène des boissons, que cette dose est très discutable, et bien supérieure à une moyenne vraiment physiologique, étant entendu d'ailleurs que nous parlons d'un vin *naturel*, ou, tout au moins, d'un vin sans excès d'un de ses composants, et surtout sans addition d'un produit nuisible (conditions qui ne sont pas toujours remplies, tant s'en faut).

Passons maintenant aux effets nocifs. Théoriquement, au-dessus d'un litre, pour un adulte — mais déjà à dose moindre, pour bien des gens, les sédentaires, les dyspeptiques, etc., — le vin devient nuisible par la *quantité d'alcool* qu'il fait ingérer. Le vin, comme l'alcool dont il est le véhicule, peut agir par *intoxication aiguë*, et, suivant les aptitudes organiques individuelles, produire l'*ivresse*, avec toutes ses conséquences. Si l'intoxication est répétée fréquemment, on voit, sous l'apparence d'une certaine accoutumance, se montrer l'*intoxication chronique*, identique à celle que nous étudierons dans l'alcoolisme proprement dit.

Le vin porte atteinte aux fonctions digestives, avec une déplorable facilité, surtout quand il est absorbé *à jeun;* et il faut incriminer ici, non seulement l'alcool, dont nous apprendrons plus loin à connaître les effets sur la muqueuse digestive, mais aussi certains principes acides, certains sels de potasse.

Sur un malade opéré par Verneuil pour rétrécissement de l'œsophage, et porteur d'une fistule gastrique par laquelle se faisait l'alimentation, Ch. Richet avait remarqué que la teneur du contenu stomacal en acide chlorhydrique, passait de 1,5 à 3 ou 4, après introduction de vin dans l'estomac. « On peut « donc affirmer, d'après cette expérience, dit le Dʳ E. Mauriac, « que le vin rouge active la digestion, à l'état physiologique; « qu'il est un agent eupeptique (²) ».

_____________

(¹) La dilution est un gros argument en physiologie, comme nous l'avons vu.
(²) Dʳ E. Mauriac. La Défense du vin. Doin, édit., 1901, p. 57.

Cette assertion me paraît aisément réfutable. L'usage du vin augmente l'acidité, mais *amoindrit le pouvoir peptique*. A un questionnaire dressé par l'un de nous, le Dʳ Frémont a obligeamment répondu en ces termes, qui nous paraissent devoir fixer les idées, à l'égard de l'influence du vin sur les processus digestifs. « Au congrès de Montpellier, en 1898, dit-il, « j'ai publié que le vin excite beaucoup l'estomac : si, à vide, il « sécrète 1, avec du vin il sécrète 4. Malheureusement, si cette « notion est précieuse surtout pour proscrire le vin aux « hypersécréteurs, les hypochlorhydriques ne peuvent guère « en bénéficier, parce que chez ces derniers, toute excitation « de l'estomac devient facilement irritation, et est suivie d'une « diminution de sécrétion. Ainsi voyons-nous l'irritation pro- « longée transformer la muqueuse de l'estomac et constituer « la gastrite alcoolique (¹). »

De telles conséquences sont, on le conçoit, favorisées par certains détails de composition du vin consommé.

L'acidité totale d'un vin varie de 1,50 à 5 p. 1 000. Entre 3 et 5 p. 1 000, certains vins deviennent pour ainsi dire intolérables : ils donnent une sensation constrictive pénible ; ils provoquent, chez les sujets sensibles, le vomissement alimentaire ou muqueux, et certaines gastrites se développent parfois, rapidement, sous leur seule influence.

Peut-être les principes acides jouent-ils un rôle très important dans la production d'un accident grave de l'intoxication chronique par le vin. C'est à eux, en effet, que certains auteurs attribuent la genèse de la cirrhose dite alcoolique du foie, sans d'ailleurs s'appuyer sur une expérimentation suffisante. Plus documenté, peut-être, Lancereaux a été conduit à incriminer spécialement les sels de potasse, comme cause efficiente de cette affection (²).

Quoi qu'il en soit de cette discussion, que nous aurons à reprendre au chapitre de la pathologie, il n'en reste pas moins

---

(¹) Dʳ FRÉMONT, de Vichy. Congrès de Montpellier, 1898.

(²) Cette action nuisible est contestée, d'ailleurs, par la plupart des médecins des régions vinicoles.

certain que, par un ou plusieurs de ses principes composants, le vin peut constituer une menace ou un réel danger pour quelques organes (estomac, foie).

Il est de notion vulgaire que le vin blanc a une action assez différente de celle du vin rouge ; on en trouve la raison dans quelques particularités de la fabrication de ces deux produits. Le vin rouge, d'après Daremberg ([1]), est plus toxique que le blanc, parce que celui-ci résulte de la fermentation du seul jus du raisin, tandis que le vin rouge est toujours produit par la fermentation du jus, de la peau et des pépins. Les impuretés venant de ces dernières matières, et souvent aussi de la grappe, sont constituées par des huiles essentielles, du furfurol, des alcools supérieurs, des acides volatils, du tannin, et du bitartrate de potasse. Ce dernier sel, comme tous les sels de potasse, est dangereux lorsqu'il est absorbé en notable quantité, pendant longtemps. Il contribue à la toxicité spéciale du vin rouge.

Le vin blanc, par contre, est plus riche en éther, en éther acétique surtout (4 à 5 grammes par litre, d'après Rabuteau). Ensuite, il contient fort peu de tannin, substance capable, selon Magnan, de corriger l'action toxique des vins ; et ce fait expliquerait ses effets plus excitants que toniques (Lunier).

Enfin, la pauvreté des vins blancs en tannin ferait comprendre pourquoi le dyspeptique les supporte moins mal que les vins rouges — car 3 ou 4 centigrammes de ce corps, pour 100 grammes d'eau acidulée, arrêtent les digestions artificielles — et pourquoi le vin blanc est réputé « *plus léger* ».

Les vins mousseux, dont le type est le vin de Champagne, ne sont que des vins blancs travaillés et ne renferment aucun principe toxique particulier ; mais le sucrage et la surcharge en acide carbonique les rendent *lourds*, c'est-à-dire lents à sortir de l'estomac, et, en conséquence, un peu plus nuisibles.

Nous n'avons jusqu'ici parlé que des vins *naturels*. Mais, parmi les vins livrés à la consommation, on rencontre, dans les villes surtout, des vins frelatés à l'aide de substances nuisibles. Nous nous hâtons de dire que ces sophistications, qui, non

---

([1]) Daremberg. Acad. méd., 15 oct. 1895.

sans raison, d'ailleurs, ont fait grand bruit, il y a quelques années, sont de moins en moins fréquentes, grâce à une surveillance active. Nous ne retiendrons que deux sophistications, d'une nocuité discutable : le *vinage*, ou addition d'une quantité plus ou moins considérable d'alcool d'industrie, et l'addition de *bouquets*, ou *huiles de vin* ([1]). Ces huiles essentielles de lie de vin, riches en éthers, sont, l'une, de fabrication française, l'autre, de fabrication allemande — et cette dernière, d'après les expériences de Laborde et Magnan, a une toxicité double de la première ([2]).

Nous ne pouvons, dans ce travail, aborder en détail l'étude des autres boissons fermentées : *bière*, *cidre*. Si nous nous en tenons à ce que l'analyse chimique nous apprend d'eux, nous devons leur reconnaître de faibles propriétés alimentaires. Pouchet voit dans le cidre de bonne qualité, une boisson hygiénique dont l'emploi est très recommandable et dont la valeur alimentaire dépasse même celle de la bière.

D'après le travail, déjà mentionné, de Daremberg, sur la toxicité des breuvages usuels, les *bière*s françaises, à 5 p. 100 d'alcool, peuvent être injectées dans les veines de l'animal, à la dose de 5o centimètres cubes, sans donner de résultat appréciable ; par contre, les *cidres*, soumis à la même expérience, se montrent d'ordinaire très toxiques ([3]).

En dehors de la gène stomacale provoquée par leur stagnation (distension gastrique, dilatation même, due à la bière, en particulier), ces diverses boissons seraient, sans doute, d'une nocuité relativement peu considérable, s'ils n'étaient consommés, d'ordinaire, en quantité démesurée, et si, comme il arrive trop souvent, pour la bière surtout, on ne les surchargeait d'alcool, de glycérine, de mélasse de betteraves, et de principes amers variés.

---

([1]) Nous ne parlons pas de la matière colorante, peu nocive, et souveut même indifférente.

([2]) Mais il reste à prouver que les éthers ajoutés, sous le nom d'huiles de vin, et en proportion infinitésimale, aux vins artificiels, sont plus nuisibles, à doses égales, que l'huile naturelle des vins authentiques. Poincaré, professeur d'hygiène à Nancy, a prouvé d'ailleurs, que les bouquets (sèves-aromes) de la plupart de nos crus, étaient sans effets nocifs sur l'animal en expérience (Soc. de méd. pub., 1896).

([3]) **DAREMBERG**. Acad. de méd., 1895.

D'après Pouchet, la bière est plus nutritive que le vin, grâce aux matières extractives du malt et aux sels minéraux ; elle est tonique, stomachique, en raison du principe amer du houblon. Mais il y aurait peut-être lieu d'attribuer à l'huile essentielle du houblon, à sa matière résineuse ou lupulin, l'engourdissement, la fatigue musculaire, la pesanteur de tête. Diurétique, mais parfois irritante pour l'épithélium du rein, la bière serait encore sédative et antiaphrodisiaque.

D'après Büchner ([1]), une certaine quantité de bière entrave les digestions artificielles. Il faut ici tenir compte de ce fait que la bière est chargée d'acide carbonique. La proportion de ce gaz, qui peut varier de 3 à 6 volumes p. 100, est, comme pour les champagnes, un adjuvant de l'ivresse.

Hilger ([2]) a trouvé qu'à richesse alcoolique égale, un mélange d'alcool et d'eau est moins enivrant que la bière.

La consommation habituelle d'une certaine quantité de bière amène une dépression plus ou moins marquée de l'aptitude au travail et des facultés intellectuelles. L'ivresse de bière est dépressive ; elle se caractérise par l'obscurcissement rapide des idées, la paralysie, le sommeil ([3]).

**Dernières considérations générales sur la physiologie de l'intoxication par les produits alcooliques**. — Nous rappelons qu'il est impossible de juger *a priori* de l'effet produit, en se basant sur la dose : si, généralement, dose forte = intoxication intense, on ne peut, avec des doses 1, 2, 3, 4, etc., obtenir à coup sûr des effets toxiques 1, 2, 3, 4, etc. Il n'est pas permis de juger, d'une façon absolue, de la valeur toxique d'un composé, en se fondant sur l'action expérimentale de ses composants, envisagés isolément : le vin, dans son ensemble, par exemple, n'est pas un produit très toxique, cependant que certains de ses éléments (alcool, bouquets, etc.) sont des plus nocifs. C'est un peu théoriquement que les propriétés de quelques breuvages usuels sont rattachées à la présence de tel ou tel « hypertoxique » rencontré dans de rares

---

([1]) Büchner.
([2]) Hilger, cités in Pouchet. *Pharmacodynamie*, t. II, p. 375.
([3]) Voy. G. Keferstein. Bière et alcoolisme. *Münch. med. Woch.* 28 août 1903.

échantillons, et seulement à dose infinitésimale. Si les alcools de consommation étaient ce qu'en laisse supposer la seule analyse et l'expérimentation théorique, ils seraient imbuvables. Avec Joffroy, ainsi que nous l'avons signalé déjà, il faut toujours en revenir à cette notion : les impuretés, les substances surajoutées sont en si faible proportion dans les eaux-de-vie du commerce, que c'est l'alcool éthylique qu'il faut envisager, avant tout, dans l'intoxication par ces boissons (les produits dits *naturels*, notons-le encore, étant toutefois plus toxiques).

Dans les liqueurs à essences, on se trouve en présence de deux ou de plusieurs toxiques réunis : alcool, d'abord, essences variées, ensuite. Certaines de ces dernières sont d'une extrème toxicité, ainsi que le prouvent les effets terribles constatés chez les animaux en expérimentation, parfois aussi observés chez l'homme. Mais, en dehors de ces faits d'exception brutaux, l'intoxication semble prendre d'ordinaire, chez l'homme, des voies détournées, par lesquelles s'atténue chemin faisant l'action malfaisante du poison. Il y a des résistances organiques imprévues, « providentielles » diraient ceux qui croient au dieu des ivrognes, et si, au fond, ces résistances trompeuses ne servent qu'à masquer trop longtemps le mal insidieux, si, comme nous le verrons, elles ne sont d'aucune efficacité pour protéger la descendance des buveurs d'alcool, il n'est pas moins vrai, physiologiquement, qu'elles assurent pour un temps à certains alcooliques, une réelle immunité apparente.

Nous rappelons notamment qu'il faut ètre très réservé dans l'interprétation des troubles nerveux supposés d'origine toxique, et qu'il y a lieu, en particulier chez l'homme, de tenir grand compte des prédispositions névropathiques du sujet. En effet, certains produits dits convulsivants, ingérés, non plus à des doses massives expérimentales, mais à doses successives, minimes ou moyennes, peuvent rester longtemps, ou toujours, sans effet convulsif, chez un grand nombre de buveurs. Les désordres, pour un mème toxique, peuvent ètre, chez les uns, des phénomènes d'*excitation*, chez les autres, des phénomènes de *dépression*. Par contre, à doses égales ou même plus

faibles, ce toxique détermine parfois des troubles convulsifs précoces, chez certains individus. Il est de toute évidence,
dans ces conditions, que le toxique n'a fait que mettre en
lumière une tare préalable du sujet ; et c'est ainsi que l'on
comprend aujourd'hui la provocation, par l'alcool et par les
essences, des attaques d'*hystérie convulsive*. Les recherches
actuelles conduisent à interpréter également dans ce sens, bon
nombre de manifestations d'*épilepsie* dite toxique.

Les affections aiguës ou chroniques, lorsqu'elles déterminent
des troubles psychiques, sensoriels ou moteurs, ne font que
mettre en relief une *prédisposition individuelle*, héréditaire ou
congénitale ([1]) ; or, c'est de la même façon que se comportent,
pour une grande part, les intoxications (Voy. hystérie alcoolique).

## § 4. — *L'Alcool dans l'Alimentation.*

### 1° Alcool-aliment, au point de vue théorique

Il n'est guère de questions sur lesquelles on ait autant
écrit, et en aussi peu de temps, que sur la question de
l'alcool-aliment. Il faudrait un volume pour donner la seule
liste des articles parus en un an, sur ce sujet. Passant sous
silence ce qui a trait à la polémique pure, je m'attacherai
surtout à présenter les points saillants du débat, renvoyant
aux articles originaux, pour tout ce qui est développement.

Le lecteur trouvera ici tout ce qui montre que l'alcool est un
aliment, et de quelle nature est cet aliment ; en quoi il est profitable à la vie animale, et, plus particulièrement, à l'être humain, considéré soit au repos, soit en état d'activité physique ou
intellectuelle, etc. Nous tâcherons de le mettre à même de juger
si ces qualités sont supérieures, dans l'alcool, à celles que chacun reconnaît à d'autres produits voisins ; et enfin, si l'alcool,
ayant des avantages, n'a pas également, en tant qu'aliment,
certains défauts, ceux-ci pouvant égaler ceux-là, ou même les
dépasser, tant en nombre qu'en importance.

---

([1]) Lancereaux. *Union médicale,* 1882, p. 673.

Pour remplir le mieux possible ce programme, je vais emprunter aux divers auteurs, ou plus exactement, aux diverses périodes de l'évolution scientifique, leur documentation.

Sur la question de l'utilité alimentaire de l'alcool du vin, on peut, avec Joffroy [1], faire remonter la période des recherches scientifiques, aux travaux de Liebig, lequel, dès avant 1850, considérait l'alcool comme le type de *l'aliment respiratoire*. Bouchardat et Sandras, Hugo Schülinus [2] Dupré [3] et Anstie [4], reconnaissent qu'une certaine, qu'une forte proportion même, de l'alcool ingéré, est brûlée, l'élevant, eux aussi, par conséquent, au rang d'aliment.

Aujourd'hui, ce n'est pas *une partie*, mais c'est la *presque totalité* de l'alcool ingéré, dont on admet la combustion : 90 p. 100, pour Strasmann [5] ; 95 p. 100, d'après Bödlander [6]. Les expériences d'Atwater et Benedikt [7] portent même à 98 p. 100 la proportion d'alcool comburé, c'est-à-dire transformé en $CO^2$ et eau.

Qui plus est, alors que Liebig avait établi que l'alcool, aliment combustible, *n'est utile que par la chaleur qu'il développe*, Albertoni et Lussana [8] vont jusqu'à supposer qu'une certaine quantité d'alcool s'incorpore dans les tissus, et concourt à la formation de la graisse et de quelques autres substances de l'organisme. Munk [9] croit prouver que l'alcool, dans l'alimentation, ménage les réserves albuminoïdes. Plus récemment, Miura [10] admet cet effet utile, mais seulement comme très relatif.

Quoi qu'il en soit, un fait s'impose, en ce qui concerne l'usage

---


[1] JOFFROY. Médic. par l'alcool. Thèse d'agrég. 1875, p. 16.

[2] H. SCHULINUS. *Arch. der Heilkunde*, 1866, t. II, p. 97.

[3] DUPRÉ. *Proceedings of royal soc.*, 1872, n° 133, p. 268.

[4] ANSTIE. *The Practitioner*, 1874.

[5] STRASSMANN. *Arch. für die ges. Physiol.*, Bd XLIX.

[6] BÖDLANDER. *Arch. für die ges. Physiol.*, Bd XXXII.

[7] ATWATER et BENEDIKT. Étude expérimentale concernant la valeur nutritive de l'alcool. *Mém. Acad. nat. des Sc.*, Washington 1902, t. VIII.

[8] ALBERTONI et LUSSANA. *Lo sperimentale*, 1874, n°⁸ 10 et 11.

[9] I. MUNK. *Arch. für Physiol.*, 1879,

[10] MIURA. *Zeits. f. klin. Med.*, 1892, Bd XX.

alimentaire de l'alcool, à savoir son effet thermique, qui est de 7 calories par gramme. Un litre de vin à 10 p. 100, — ou, si l'on veut, 100 cc. d'alcool — peuvent assurer près du quart de la quantité totale d'énergie dépensée dans les vingt-quatre heures [1].

Il y a donc longtemps que l'alcool est considéré comme un aliment [2], et particulièrement comme une source de chaleur.

Cela restait à confirmer à l'aide d'une preuve inattaquable. Les expériences d'Atwater et Benedikt, grâce à l'emploi d'un merveilleux calorimètre, ont fait cette preuve.

Qu'en est-il advenu de nouveau ? Rien autre que la confirmation scientifique de ce qu'on savait déjà.

Voici donc qui est définitif, en chimie biologique : *l'alcool est un aliment.*

D'autre part, c'est une substance si répandue dans la nature, on la retrouve si constamment au cours des phénomènes d'assimilation et de désassimilation des êtres vivants, végétaux et animaux, qu'il y a lieu de se demander si nous n'avons pas jusqu'ici méconnu sa valeur.

Duclaux a montré qu'en dehors de la période de germination des spores (où il est contraire), l'alcool éthylique est utilisable, au degré de 6,8 p. 100, pour la nutrition de l'aspergillus niger adulte, et que l'Eurotiopsis prospère dans un mélange à 10 p. 100 d'alcool.

M. Mazé [3], suivant pas à pas la germination de diverses plantes, a pu déterminer des oscillations dans leur teneur en alcool, qui lui font conclure que l'alcool produit a été utilisé par ces graines pour leur croissance ; et il en induit que c'est un produit normal et nécessaire de la digestion des matières hydrocarburées, dans les graines en cours de développement.

M. Berthelot a fait des constatations analogues, dans la végé-

---

[1] Gley. VII^e Congrès Intern. contre abus des boissons alcool.. 1899, t. II, p. 7 et suiv. — L'auteur dit 700 cal. ; c'est seulement 560, le poids spécifique de l'alcool éthylique étant 0,80.

[2] Voy. Ch. Pfeiffer, *loc. cit.*, p. 56.

[3] Mazé. Cité in Reynolds Green, *Rev. Scientif.*, 25 avril 1903, p. 519 et suiv.

tation normale : 10 kgr de feuilles de noisetier ont donné 10 gr d'alcool ; même résultat obtenu par M. Mazé, avec des sarments de vigne et avec des grains de maïs ([1]).

Pour cet auteur, l'alcool est formé, dans les cellules vivantes des graines, aux dépens du sucre de raisin, en vertu d'un processus diastasique normal : il semble que la molécule de sucre soit dédoublée en alcool et acide carbonique, et *que l'alcool soit la partie nutritive dé la molécule de sucre.*

M. Laborde ([2]) aurait établi que l'Eurotiopsis transforme le sucre en alcool, dont il se nourrit lui-même. Il y aurait dans le champignon une zymase destinée à accomplir ce mode de nutrition parfait.

On sait que Duclaux est allé plus loin encore, et a déclaré que *l'alcool formé devient un véritable matériel de réserve pour la nutrition.*

Il semble donc bien, si l'on acceptait les conclusions de quelques savants, que l'on trouve dans la physiologie végétale la preuve formelle que l'alcool représente un agent normal de la nutrition immédiate et même de la constitution des réserves.

Dans le travail de Duclaux, *Ce que c'est qu'un aliment,* on verra comment ce qu'on avait cru particulier à la levure de bière, la formation d'alcool, apparaît comme une propriété de la cellule vivante en général. Celle-ci, grâce à des diastases, dédouble le produit alimentaire, et c'est ainsi que la zymase fait, avec les sucres, de l'alcool et de l'acide carbonique. De quel droit, demande cet auteur, négligeons-nous cet alcool intérimaire, doué d'une certaine stabilité ? « Tout ce qui pré-
« cède revenant à dire que l'alcool est un stade du progrès
« de démolition que subit la molécule sucrée, il était impos-
« sible que l'alcool n'apparaisse pas pendant la digestion du
« sucre, et que, par conséquent de l'alcool ne soit forcément
« brûlé dans la profondeur des muscles même de ceux qui le
« repoussaient religieusement en nature. La vérité ne se fâche
« pas ; elle s'est amusée. Elle s'est même montrée particu-

---

([1]) **BERTHELOT**. Cité in Reynolds Green, *Rev. Scientif.*, 25 avril 1903, p. 519 et suiv.
([2]) **E. LABORDE**. Cité in Reynolds Green, *Rev. Scientif.*, 25 avril 1903, p. 519 et suiv.

« lièrement spirituelle dans l'espèce : elle a montré aux anti-
« alcoolistes qu'ils consommaient de l'alcool sans le savoir !
« Tout récemment, MM. Stoklaza et Czerny, de Prague, ont
« découvert dans les tissus vivants, une diastase, pareille à
« la zymase de Büchner, qui transforme en alcool ce que
« la digestion lui présente de sucre. Les gens audacieux,
« dont je suis, estiment que cela a été fait pour quelque
« chose. » [1]

Voilà une partie de l'argumentation documentée de Duclaux.

Pour répondre, il y a lieu de rappeler, à propos des
zymases, du sucre intracellulaire [2] et de l'alcool des tissus,
que la question est encore entièrement à l'étude. (Reynolds
Green, président de la section de botanique au Congrès de
l'Association britannique pour l'avancement des sciences ;
Belfast, 1902.)

Même pour les végétaux, chez qui le contrôle est bien plus
facile que chez les organismes animaux, *on ne peut rien affirmer de définitif.*

« Tant que la plante reste près de son point de croissance,
« il est possible de mettre la présence du sucre en évidence ;
« mais à partir de ce moment, la réaction n'est plus réalisable,
« et nous savons que l'assimilation s'est produite. Il reste à
« démêler les étapes successives, ce qui n'est pas un pro-
« blème aisé. La moitié de l'alcool du sucre que prend le pro-
« toplasma serait-elle l'expression, non d'un phénomène respi-
« ratoire, mais une fermentation préliminaire à l'assimila-
« tion ? » [3]

On voit que les conclusions doivent s'en tenir encore au
stade dubitatif, alors que Duclaux a déclaré que l'alcool
formé devient un véritable matériel de réserve pour la nutrition.

---

(1) E. Duclaux. Ce que c'est qu'un aliment. *Ann. Inst. Pasteur*, 25 avril 1903
t. XVII, p. 307 et suiv.

(2) Sur la présence de l'alcool dans les tissus animaux, consulter Pfeiffer, thèse
de Paris, 1904, page 34 et suiv.

(3) Reynolds Green. Problèmes de la Physiol. végét., *Rev. Scientif.*, 25 avril 1903,
p. 520.

D'ailleurs, dans ses audacieuses assertions, Duclaux s'est peut-être un peu trop payé d'hypothèses et de faits mal établis. Pour ne parler que des expériences de Stoklaza et Czerny, je tiens à mettre en opposition avec les affirmations du directeur de l'Institut Pasteur, une note récemment lue à l'Académie des sciences, sur la *Prétendue fermentation alcoolique des tissus animaux*, et due à M. F. Botelli.

Dans une série de publications, Stoklaza avait annoncé que l'on peut extraire, des tissus des animaux supérieurs, un enzyme transformant le glucose en alcool et anhydride carbonique. Les résultats de Stoklaza ont été d'abord confirmés par ses élèves, et surtout par Simacek, puis par Feinschmidt. De son côté, M^lle Borino attribue la fermentation alcoolique obtenue par les extraits des tissus animaux, aux nucléo-protéides qu'ils renferment.

Mais Cohnheim avait émis une hypothèse contraire, à savoir que la fermentation observée est due à des microorganismes.

Botelli est amené par ses expériences à conclure dans le même sens que Cohnheim, c'est-à-dire que la fermentation obtenue *in vitro* par les extraits d'organes d'animaux supérieurs, *est due à la présence de microorganismes* [1].

D'autre part, au point de vue de la biologie cellulaire de l'homme, est-il possible d'accepter la conception des mutations alimentaires, telles que nous les représente Duclaux, et d'aboutir, comme lui, à la « consommation *forcée* de l'alcool, même par les anti-alcoolistes ? »

Comment ! de ce que, dans une série de décompositions successives, les molécules de sucre ou d'amidon peuvent aboutir à de l'alcool de fermentation, il faut conclure que cet alcool se trouve à coup sûr destiné à sustenter nos cellules ! Mais cet alcool intraorganique, quel est-il ? Est-ce, je le demande, un terme définitif ? N'est-ce pas, au contraire, un corps en perpétuel devenir ? Il y a longtemps que Schützenberger a écrit : « Tout aliment respiratoire, ou *de force*, subit la

---

[1] **F. Botelli**. *C. R. Acad. des Sc.*, 1903, n° 24. Rés. in *Trib. méd.*, 26 décembre 1903, p. 457.

fermentation alcoolique, avant d'être *comburé* » ; mais ce savant a grand soin de ne parler du produit de cette fermentation, que comme d'un alcool à l'*état naissant*, ce qui, si je ne me trompe, doit représenter un corps appelé à subir aussitôt telle ou telle transformation, par combinaison ou par décomposition. Il faut, pour faire de cet alcool quelque chose d'utile, l'intervention, de la cellule vivante, qui en fera tout, excepté de l'alcool, lequel, à l'état stationnaire de molécule $C^2H^6O$, serait comme un corps étranger nuisible [1]. Or, je le demande à nos contradicteurs, en abreuvant nos cellules de ce produit artificiellement arrêté à un stade de sa transformation, l'alcool de nos distilleries, sommes-nous en droit d'affirmer que *nous leur donnons tout ce qu'elles peuvent demander de meilleur*, et que c'est, pour elles, de bonne besogne toute faite ?

Je n'insisterai pas sur cette considération que l'alcool n'est pas l'aboutissant *naturel* des fermentations ; la levure doit donner de l'eau et de l'acide carbonique, quand elle travaille bien et complètement ; la production d'alcool est quasi artificielle, quasi morbide, si elle est le dernier terme que réalise le ferment. Je n'insisterai pas davantage sur cette autre remarque que M. Rœser, dans son intéressante communication à la Société médico-chirurgicale de février 1903, a si bien mis en valeur [2].

« L'alcool, avant d'aboutir au stade ultime représenté par
« l'eau et l'acide carbonique, passe par une phase d'oxyda-
« tion préalable qui fournit deux composés toxiques, l'aldé-
« hyde et l'acide acétique, dont la présence dans les tissus
« est loin d'être favorable au bon fonctionnement de la
« cellule. »

Et je reviens encore à ce fait de chimie théorique (théorie des zymases), que Duclaux a voulu nous faire admettre comme une vérité physiologique.

---

[1] « Dans la série des transformations des albuminoïdes, certains corps très « toxiques sont produits. C'est ainsi qu'il se forme du carbamate d'ammoniaque, « corps très toxique du groupe des amides-acides, que la cellule hépatique déshy- « drate et transforme en urée. » (J. André. Conférences d'urologie clinique, 1903.)

[2] Rœser. Rôle de l'alcool dans la nutrition. *C. R. Soc. médico-chirurgicale,* 9 fév. 1903, p. 137 et suivantes.

**M.** Rœser a déjà répondu victorieusement à cet argument débile de la théorie de l'alcool-aliment : « Les microbiologistes « nous disent qu'il se forme de l'alcool partout, dans les fer- « mentations digestives, et par suite du dédoublement du « glycogène et des sucres musculaires, et cet alcool doit être « autre chose qu'un résidu... ; mais l'organisme sait fabriquer « la quantité réclamée par ses fonctions, il ne paraît pas « nécessaire de lui offrir ce qu'il possède déjà, et ce qu'il « trouve le moyen de produire par lui-même, de la façon la « plus naturelle et sans fatigue. Du reste, on rencontre aussi « dans les réactions cellulaires du phénol, du crésol, et « d'autres substances dont la présence ne suffirait pas à légi- « timer l'emploi alimentaire. »

Voilà le langage que nous parlons avec notre bon sens ; l'on n'y rencontrera pas des inconséquences du calibre de celle-ci :

« Il y a dans nos cellules une diastase dont le rôle est de transformer en alcool ce que la digestion *lui présente de sucre*, donc... présentons-lui *de l'alcool.* »

Je sais bien que Duclaux s'était placé parmi les gens auda- cieux ; nous, qui sommes parmi les timides, nous nous deman- dons s'il n'est pas plus sage de donner du sucre à ces cellules qui ont leur diastase spécifique, capable de transformer le sucre en un alcool physiologique (¹)

Sur la valeur alimentaire de l'alcool, tout a été dit, ou bien peu s'en faut, par le professeur G. Pouchet, à l'argumentation de qui je ferai quelques emprunts, pour terminer ce long exposé :

« L'alcool est immédiatement *transformé* dans l'économie, « d'où la théorie de la *destruction* de l'alcool dans l'organisme, « et par ricochet, la théorie de *l'alcool-aliment d'épargne.* »

En même temps que la fixation de l'alcool se fait dans le foie, on observe une excitation très notable des fonctions hépatiques : *le glycogène augmente dans le foie*, on observe également une augmentation de l'urée éliminée par les urines,

---

(¹) Voy. H. TRIBOULET. L'alcool dans l'alimentation. *Bull. gén. de Thérapeut.*, 15 et 23 juin 1903.

TRIBOULET, MATHIEU et MIGNOT. Traité de l'alcoolisme.    10

malgré cependant le retard et la difficulté apportés, comme nous le verrons, par l'alcool, dans les combinaisons intérieures de l'organisme.

L'extrème difficulté, dans l'étude de l'action physiologique de l'alcool, c'est de faire la part qui revient à l'alcool transformé par l'organisme, et celle qui appartient à l'alcool demeuré « en nature », et agissant par sa seule présence.

Peut-on, avec Schmiedeberg et Baudot, conclure que l'alcool, fixant de façon plus intense l'hémoglobine sur l'hématie, et entravant la puissance osmotique du sang, est bien, à ce titre, un aliment d'épargne ?

La seule conclusion qui transparaisse, c'est que par l'alcool, comme par tout hypnotique, il y a arrêt des échanges.

En effet, d'après Pouchet, si on prend un peu d'alcool avec une ration d'albumine alimentaire forte, il y a légère diminution d'azote, pendant un certain temps ; mais si la dose augmente un peu (par exemple, au point de provoquer l'ivresse légère), nous assistons à une élimination d'azote, qui peut être de 10 p. 100 au-dessus de la normale. Bizarre aliment d'épargne que celui-là !

« L'épargne que l'alcool exerce à l'égard des matières albu-
« minoïdes est à peu près nulle, et cette épargne n'est en
« aucune façon intéressante, parce que ces albuminoïdes con-
« stituent ce qu'on peut appeler des aliments de luxe.

« Comme la caféine, à faible dose, l'alcool — incontesta-
« blement — permet une utilisation plus efficace des réserves,
« stimule le système nerveux ; mais j'ajouterai que, plus
« rapidement que la caféine, il produit l'inhibition du système
« nerveux. Comme conséquence de cette action secondaire,
« les actes de désassimilation se trouvent excités, et l'empor-
« tent de beaucoup sur la période d'épargne qu'on peut
« observer au début de l'expérimentation.

« En résumé, on peut admettre que l'alcool subit dans l'or-
« ganisme une *combustion d'autant plus complète que la*
« *quantité qui en est ingérée est moins considérable* — fait
« très important à considérer pour le rôle de *l'alcool-aliment.*

« On a dit, encore, que l'alcool empêchait le muscle de s'user
« en s'usant à sa place ; que, sous son influence, on voyait dimi-

« **nuer** l'élimination de l'azote, et que les phénomènes de dis-
« **sociation** des albuminoïdes étaient ralentis, par suite de la
« **stabilité** plus grande et plus durable des éléments azotés
« **des muscles....**

« **Mais**, il y aurait à dire ce que j'ai dit à propos de la caféine :
« **les prétendus** aliments d'épargne, anti-déperditeurs, ne réali-
« **sent** cette action que chez ceux qui n'en ont pas besoin. — Si
« **l'alcool** peut épargner, dans une certaine mesure, la com-
« **bustion** des albuminoïdes circulant, incontestablement il
« **n'épargne** en aucune façon l'usure de l'albuminoïde fixé
« **dans les** tissus, c'est-à-dire l'usure de ces albuminoïdes
« **qui est** inséparable du fonctionnement des éléments anato-
« **miques des tissus.** » (¹)

**C'est** en envisageant l'action de l'alcool sur la nutrition, sur
**la température** et sur les échanges organiques, que nous allons
**reconnaître** le vice de cette appellation : *aliment d'épargne*,
**expression** qu'il faudrait absolument bannir du langage mé-
**dical.**

**La deuxième** partie de l'argumentation de Duclaux se résume
**en ces termes :**

**L'alcool** peut être substitué à poids isodyname (fournissant
**la même** quantité de chaleur) à tel ou tel aliment hydro-
**carboné.** Si nous avions le moyen d'apprécier, grâce à un
**mode de contrôle** scientifiquement incontestable, le nombre de
**calories** ainsi fournies par la combustion d'une quantité connue
**d'alcool,** introduite comme dose de substitution dans un
**régime,** nous démontrerions définitivement que l'alcool est
**bien** un aliment *comme les autres*. Or, justement, ce qu'on
**pouvait** déjà prévoir, est devenu l'évidence absolue, avec
**l'emploi** du calorimètre de Berthelot perfectionné par Atwater
**et Benedikt**; et dans les expériences de ces savants, l'alcool
**s'est montré** un aliment, non plus comme tous les autres, mais
*meilleur que tous les autres.* « Il doit être placé à côté de
« **l'amidon** et du sucre qu'il dépasse même par sa valeur
« **alimentaire, car**, à poids égal, il contient plus d'énergie (²). »

---

(¹) G. Pouchet. Traité de Pharmacodynamie, t. II, p. 143, 168, 172, 180, 192, etc.
(²) E. Duclaux. *Ann. Instit. Pasteur,* 25 nov. 1902, p. 858 et suiv.

Ainsi parle Duclaux. Mais d'autres savants diffèrent d'opinion, et voici ce qu'avec eux on peut répondre, à l'aide d'arguments biologiques.

Il y a lieu de changer quelque chose à la loi des substitutions isodynames : on ne doit pas baser la valeur des aliments sur leur valeur calorifique (réserve faite pour les azotés). On ne doit pas raisonner, comme cela a été fait jusqu'ici, d'après ce point de vue que la production de chaleur est une fin en elle-même. Ce n'est qu'un incident ; la chaleur n'est qu'un terme extrême et dégradé. Un aliment vaut, non par la chaleur qu'il peut libérer, mais par le degré auquel son énergie est utilisable pour les processus vitaux, du moins dans les conditions normales de température et d'alimentation [1].

En mettant la thermogenèse en tête des phénomènes de nutrition, en ne voyant dans l'alcool que les propriétés calorifiques, on aboutit à une appréciation de sa valeur alimentaire, qui prête fort aux critiques. On vient de lire la première, celle de Rübner ; la seconde est plus ancienne, mais n'en reste pas moins valable.

R. Koppe [2] a judicieusement fait remarquer que, si la valeur alimentaire doit se mesurer au pouvoir calorifique, tout l'avantage revient aux alcools supérieurs, et, notamment, à l'alcool amylique, qui, à poids isodyname, dégage plus de calories.

Nous retrouvons cette même réfutation de l'interprétation de Duclaux, sous la plume de M. Legris : « Ainsi, l'alcool « amylique dégage par gramme 9 calories, tandis que l'alcool « ordinaire n'en produit que 7 ; donc l'alcool de pommes de « terre est un meilleur aliment que l'alcool de vin ! Voilà « à quelle conclusion imprévue et... absurde, on arrive, par « l'application singulière de certains principes » [3].

Somme toute, il s'agit de savoir si l'être humain, qui, *d'après la théorie pure*, n'a que tout profit à tirer de l'alcool, s'accommode *en pratique* de sa consommation.

---

[1] Rübner. Substitution isodyname des aliments. Résumé in *Rev. Scientif.*, 14 novembre 1903. p. 635.

[2] R. Koppe. Cong. Intern. de Moscou 1896, *C. R.*, t. I, p. 17-20.

[3] E. Legris. Pourquoi l'alcool n'est pas un aliment. *Ann. antialcool.*, nov. 1903, p. 7.

Duclaux n'a pas seulement traduit, mais il a *interprété* l'expérience d'Atwater et Benedikt lorsqu'il a écrit : « .... On « pouvait remplacer *sans inconvénient* un élément par de « l'alcool. C'est un point sur lequel les auteurs du mémoire « (Alwater et Benedikt), perdus dans le dédale des faits expé- « rimentaux, *n'insistent peut-être pas assez* » [1].

Pour répondre à cela, il suffit de noter justement que les expériences de M. Atwater n'envisageaient qu'une des faces de la question très étendue, à l'étude de laquelle la commission américaine s'est livrée, au sujet de l'alcool. M. Atwater devait répondre à ceci : l'alcool se comporte-t-il comme un aliment ? La réponse fut : oui, puisqu'il peut se substituer, dans notre alimentation, à certains produits, dans une certaine mesure, et suivant certaines règles bio-physiques (isodynamie).

Mais d'autres expérimentateurs avaient à envisager si l'alcool est nuisible ou SANS INCONVÉNIENT pour l'être humain, notamment au point de vue digestif, nerveux, etc. En bonne et honnête argumentation, il fallait mettre leurs réponses à côté de la précédente.

Or, M. Atwater a déjà tenu à répondre « *l'alcool est un aliment ; c'est un mauvais aliment ; c'est un détestable aliment* » [2]. Et cette affirmation est celle à laquelle ont abouti tous les observateurs.

En résumé, pour établir la valeur alimentaire de l'alcool, on peut invoquer, d'une part les constatations déjà anciennes de la physiologie, établissant que *l'alcool est un aliment ;* d'autre part, la grandiose expérience américaine qui prouve définitivement la possibilité de la substitution de ce produit, dans un régime (à titre de puissant équivalent calorifique). Mais c'est tout ; et par contre il faut rejeter toute autre preuve invoquée — notamment, PARCE QU'ELLE EST FAUSSE, celle de la transformation du sucre intra-cellulaire en alcool libre, par une diastase spécifique (Stoklaza et Çerny, réfutés par Bo-

---

[1] DUCLAUX. *Ann. I. Pasteur, loc. cit.*

[2] ATWATER. Communication verbale à la Confér. de l'Institut Psychologique, présidée par MM. Siegfried et Cheysson. Paris, 15 nov. 1903.

telli) — ; il faut rejeter la théorie exclusivement calorifique du pouvoir alimentaire, puisque, d'après elle, l'alcool amylique, qui donne 9 C, au lieu de 7 (éthylique), serait le meilleur aliment... CE QUI EST ABSURDE.

La grosse erreur, c'est d'avoir voulu transporter des faits de théorie pure dans la biologie pratique de l'être humain; et, avec Atwater, il faut conclure, encore une fois :

« *L'alcool est un aliment...* théorique; pour l'être humain, « en pratique, c'est *un mauvais*, c'est un *détestable aliment.* »

La question de l'alcool-aliment a inspiré une longue liste de publications, dont nous ne pouvons donner ici l'analyse, ni même la substance. Il nous faut prier le lecteur de se reporter aux originaux ([1]). D'ailleurs, pour bruyante qu'ait été la polémique, elle appartient aux actualités éphémères : *multa renascuntur quæ jam cecidere, cadentque.*

M. Grandeau, a montré en quoi les conclusions de M. Duclaux diffèrent de celles d'Atwater; M. de Varigny a exposé les expériences contraires du professeur Chauveau.

Autour de ces pages essentielles, se groupent quantité de publications variées, dont nous donnons ici les plus documentées :

H. Roger, *Presse méd.*, janv. 1903.

H. Labbé, *Nature et Presse méd.*, fév. 1903.

Héricourt, *Rev. Scientifique*, 6 fév. 1903.

D$^r$ Weiss, journal le *Temps*, 7 jan. 1903 ;

D$^r$ Lapicque, *Petite République*, janv. 1903 :

D$^r$ Hédon, *Montpellier médical*, fév. 1903, n$^{os}$ 12 et 13 ;

D$^r$ Vergely, *Journ. de méd. de Bordeaux*, 1$^{er}$ fév. 1903 ;

E. Legris. Agrégé des Sc. natur. in *Ann. Antialc.* oct. 1903 ;

D$^r$ Pierre (de Quevilly), *Un faux aliment.* Rouen, 5 fév. 1903 ;

Avant le débat actuel, du reste, l'opinion était ce qu'elle est restée depuis.

Neumann conseille d'user le moins possible de l'alcool, parce

---

([1]) E. DUCLAUX. *Loc. cit.*
L. GRANDEAU. *Le Temps*, 18 janvier 1903.
H. DE VARIGNY. Causerie scientifique, *Le Temps*, 14 janvier 1903.
Prof. CHAUVEAU. *C. R. Acad. des Sc.*, janv. 1901.

que *poison* : « personne n'a l'idée de *s'alimenter* avec cela » (¹).

Bunge dit : « aucun avantage dominant ; tous inconvénients » (²).

Lauder Brunton (³) admet l'alcool comme calorifique, mais avec influence nuisible : tel le soufre dans une machine.

De même, pour Woodhead (⁴), l'alcool est un aliment nuisible.


**2. — L'alcool-aliment, au point de vue pratique** (⁵). — Parmi tous les produits de la petite et de la grande industrie, l'usage a prévalu de créer deux groupes : l'un, celui des boissons fermentées, dites hygiéniques, vins, bière, cidre; l'autre, celui des boissons distillées, eaux-de-vie et liqueurs.

La distinction qu'on a établie ainsi mérite d'être conservée, si l'on veut simplement marquer qu'il y a une différence de composition et d'activité entre ces produits ; mais il n'est pas permis d'abuser du mot *hygiénique*, ainsi qu'on l'a fait presque constamment, jusqu'à ce jour. *Il n'y a pas de liquides alcooliques hygiéniques* : Daremberg l'a répété dans de nombreux articles (⁶); le professeur Debove l'a fait comprendre dans ses avis et l'a maintes fois proclamé dans ses discours (⁷).

C'est tout autrement qu'on doit poser les considérants, sous peine de fausser à perpétuité le problème. Il faut s'habituer à établir une gamme des liquides consommés, suivant leur nocuité descendante : en tête viennent les produits de grande nocuité; puis ceux de forte, moins forte, moyenne nocuité. Logiquement, si l'on continue la série, on arrive à des produits de petite nocuité (piquette et boissons). En est-il enfin, qui

---

(¹) *Arch. f. Hygien.*, Bd 36, p. 38.

(²) BUNG. *Intern. Monat. z. Bekæmpf. v. Trinksitten*, 1899, Heft 12, p. 353.

(³) LAUDER BRUNTON. *In scientif. val. of alcohol in health*. 1900, p. 13.

(⁴) *Med. Temper-Review*, 1900, nº 8, p. 175, et WOODBURY et S. EXPERT, *Med. Temp. Rev.*, 1900, nº 6, p. 120-125.

(⁵) Il y aurait lieu de placer ici un important chapitre d'hygiène et de diététique, mais nous sortirions du programme de ce livre. Nous nous bornerons à quelques considérations générales, adressant nos lecteurs aux ouvrages originaux qui passent pour le mieux fixer les idées sur ce sujet.

(⁶) DAREMBERG. *Journal des Débats*, sept. 1903.

(⁷) DEBOVE. Présidence de la solennité du 25 oct. 1903, à la Faculté de médecine.

aient l'innocuité complète? C'est possible et même sûr, quand on considère l'eau rougie de la plupart des familles rangées, « l'abondance » des collèges et pensions (quand l'eau est bonne !).

Voilà donc un classement des boissons basé sur les effets nuisibles ; mais est-il possible d'établir une échelle analogue, basée sur une *utilité* possible ?

On peut affirmer, sans crainte de se voir opposer aucun fait d'observation courante, empirique ou scientifique, qu'aucune des boissons distillées ne présente une utilité journalière pour l'organisme humain.

On est en droit d'affirmer encore, que les boissons dites hygiéniques ne sont *absolument pas indispensables* dans un régime normal : on peut recourir à leur emploi, mais à titre d'adjuvants de l'alimentation, dans des conditions qui sont à peine encore déterminées d'une façon scientifique, et que nous essaierons de faire comprendre.

On commence à étudier dans ses moindres détails la question de la ration alimentaire d'entretien, pour l'enfant, pour l'adulte, homme ou femme, pour le vieillard. Eh bien ! pour donner une formule simple en même temps que précise, médicalement et scientifiquement, nous dirons : une ration *d'entretien* ne comporte dans aucun cas l'adjonction d'une boisson à base d'alcool (boisson distillée ou fermentée). Nous ajouterons que, d'ailleurs, elle ne doit comporter aucun excitant, thé ou café, par exemple.

Si nous tenons compte de la dépense musculo-nerveuse, il peut devenir indiqué, chez les gens qui se livrent aux efforts physiques, d'agir sur l'élément nerveux, par une dose de produit fermenté, comme aussi de thé ou de café, mais à titre de supplément momentané.

Quand et à quelle dose doit-on prendre la boisson supplémentaire, c'est chose livrée jusqu'ici au caprice de chacun.

Jusqu'à nouvel ordre, c'est-à-dire jusqu'à ce qu'intervienne une définition véritablement scientifique du régime, une conclusion reste à retenir, et peut être présentée avec d'autant plus de sûreté, qu'elle représente la formule définitive, pour bon nombre de savants et d'hygiénistes des divers pays : *l'alcool n'est pas une nécessité* ; c'est un luxe, dont la tolérance est subordonnée à la valeur organique des diverses catégories d'humains.

Il est une expression contre laquelle doit s'élever tout physiologiste ou tout médecin, c'est celle qui fut presque classique et qui est, aujourd'hui encore, très courante, l'expression de *dose hygiénique* ou dose *tolérée par les hygiénistes*.

Il n'existe pas *une* dose hygiénique. « La sensibilité et le « pouvoir de résistance à l'alcool sont extraordinairement « variées chez les différents hommes, comme à l'égard des « autres poisons. L'observation montre que certains hommes, « malgré la consommation quotidienne de quantités impor- « tantes d'alcool, peuvent vivre vieux sans être plus malades, « ni moins actifs que d'autres, tempérants ou abstinents. « De ces insensibles jusqu'à ces sensitives chez qui des « doses minuscules d'alcool suffisent à développer des trou- « bles réels, il y a toute une série de degrés. Qui de nous « pourrait dire à l'avance, s'il appartient à la catégorie des inat- « taquables, ou à celle, infiniment plus nombreuse, des sen- « sibles ? Qui pourrait dire d'avance quelle dose journalière il « est apte à supporter, sans en éprouver un dommage ?..... » [1]

Dans un travail auquel j'adresse le lecteur, j'ai dit que nous voyons chaque jour la dose qui fait du mal, et que, en tant que médecin, je demandais à connaître la dose d'alcool qui fait du bien ; et j'ai montré que c'était *par tâtonnement* que les maîtres de la diététique étaient parvenus à nous faire connaître ce qu'il faut retrancher, ou ce qu'on peut ajouter d'alcool dans les régimes [2].

Quand on a parcouru la plupart des auteurs, voici comment on arrive à fixer, à peu près, ses idées, sur la question de *dose quotidienne* [3].

Anstie a admis la dose de 30 grammes dilués ; Bartholow [4] 45 grammes ; Bienfait, de Liège, 25 grammes ; Zichen, d'Iéna

---

[1] **Prof. Gruber**. *Münchner neueste Nachrichten*, trad. in *Ann. antialc.*, oct. 1903, p. 93.

[2] **H. Triboulet**. Soc. de Thérapeut., *loc. cit.*

[3] Voy. **Matti Helenius**. *Loc. cit. passim.*

[4] **Bartholow**. *Pract. Treet on Med Mater.*, p. 573.

3o grammes ; Woodhead, de 45 à 15 grammes, suivant les sujets et les indications. Tigerstedt (Suède) admet de 16 à 25 grammes d'alcool par jour, de façon à donner 4,5 à 7 p. 100 des calories.

C'est entre 20 et 40 grammes aussi, que Maurel, de Toulouse, dans un travail très étudié, a pu fixer la ration d'alcool d'un homme *moyen* ([1]).

Interrogeons les réalités de l'existence. Nous voyons que, très heureusement, dans la majorité des cas, l'instinct a guidé les gens mieux que la science : la substitution de l'alcool aux autres hydrocarbones, est assez exceptionnelle dans les régimes. Aussi bien l'alcool n'est-il pas un aliment de remplacement et on ne l'utilise guère qu'à titre de supplément.

Ch. Richet et Lapicque, à l'article « Aliments » du *Dictionnaire de physiologie*, considèrent l'alcool comme pouvant apparaître dans ce qu'ils appellent la *ration de luxe*. Ces auteurs déclarent que des suppléments d'alimentation sont nécessaires ; qu'il faut, non pas un supplément d'azotés, mais bien d'hydrocarbonés ; qu'il y a nécessité d'*un luxe* de calories. Ils réclament, eux aussi, *un excès de charbon pour la machine.*

Mais quel sera, dans ce but, l'aliment combustible à choisir ?

Avec les graisses, avec le sucre, on est sûr de ce qu'on va faire : ce sont là des matériaux de bon travail physiologique ; avec eux, les réactions utiles se feront *au bon endroit, et au bon moment* ([2]). Faut-il en dire autant de l'alcool ? Non, jusqu'à nouvel ordre, semble-t-il. L'alcool peut être un fort précieux aliment, mais il faudrait d'abord en régler l'usage.

Or, si les savants nous offrent, à ce sujet, des généralités, il faut, pour faire passer leurs formules théoriques dans le code de la vie réelle, des raisons d'un ordre nouveau.

« Pourquoi, nous dit H. Labbé, dans un remarquable article
« de la *Presse médicale*, une question, en apparence si sim-
« ple, autorise-t-elle tant de controverses ? C'est que, comme
« toutes les questions de la biochimie moderne, elle emprunte

---

([1]) MAUREL. *Arch. génér. de méd.*, mars et avril 1903.
([2]) Voy. BUNGE. *Intern. Monats. z. Bekæmpf der Trinksitten*, Heft 12, 1899, p. 353.

« les éléments de ses solutions à des sciences diverses, qui
« utilisent des méthodes bien différentes et des raisonnements
« souvent opposés ».

Toutefois, pour fixer les idées, nous admettrons provisoirement UN alcool schématique (sans nous occuper des variétés d'alcools) et nous envisagerons de même UN être humain schématique ; cet être humain, sera, si l'on veut bien, l'homme *moyen*, de 25 à 45 ans, de taille *moyenne* ($1^m$,65-68), de poids *moyen* (65 kilogrammes), et menant une existence *moyenne*, physique, intellectuelle et morale, c'est-à-dire exempte d'efforts, de surmenage, répondant au type d'existence d'une fraction importante de la population de nos pays à climat *moyen*. A un tel individu moyen, nous aurons, avec Maurel, de Toulouse, à fixer une *ration moyenne*, qui sera d'abord la simple ration d'*entretien*, de *repos*, de *sédentarité* (quelle que soit l'expression qu'on préfère).

Pour cet homme moyen, la ration moyenne *pro die* doit assurer 38 calories par kilogramme ; *par des tâtonnements à l'infini*, et non d'après un aperçu théorique transcendental, M. Maurel est arrivé à établir que le meilleur emploi de nos aliments, pour réaliser le total sus-énoncé, c'était d'employer Az pour 7 cal. 5oo, les graisses et les hydrates de carbone, pour 3o calories. Dans ce dernier total, toujours par tâtonnement, M. Maurel indique 3 cal. 5oo pour l'alcool, ce qui est assuré par l'absorption de o gr. 5o d'alcool. Ce coefficient appliqué aux 65 kilogrammes du poids du corps, nous donne un chiffre quotidien de 32 gr. 5oo d'alcool, soit la quantité contenue dans un demi-litre d'un vin de consommation courante, ou dans la quantité équivalente de bière ou de cidre.

Ce total de 32 gr. 5oo d'alcool, par jour, pour un homme moyen, est *toujours* suffisant ; il est *souvent* diminuable. M. Maurel nous en fournit une démonstration quasi expérimentale, des plus nettes. Il nous fait connaître le régime d'un groupement de religieux végétariens, menant une existence rude et, pour une part notable, appliquée aux travaux manuels. Quarante-cinq trappistes ont vécu avec : pain, 5 à 6oo grammes ; pommes de terre, 3 à 4oo grammes, ou 1oo à 2oo grammes de légumes secs ; ils y ajoutaient quelques légumes frais, des fruits et, de temps en temps, un peu de lait **écrémé.** Leur ration de vin quotidienne est de 25 centilitres.

Est-ce à dire que ce chiffre de 25 centilitres représente un taux physiologique *ne varietur ?* Bien entendu, non. Jusqu'à 40 grammes, l'alcool, nous dit E. Maurel, peut entrer dans certains régimes ; on peut le considérer comme un véritable aliment, en ce sens qu'il est BRULÉ. Et d'ailleurs 20 grammes d'alcool par repas, répartis dans la masse alimentaire, arrivent à un degré de dilution, tel qu'ils sont incapables d'exercer aucune action nuisible, ni sur la muqueuse stomacale, ni sur les vaisseaux portes, ni sur le foie ([1]).

Il ne s'agit, dans ce qui précède, que de sujets *moyens* —c'est-à-dire, ni forts, ni faibles —, mais *normaux*. Dès que l'individu présente un état de santé modifié, même légèrement, on tombe dans l'incertitude ; et c'est bien ainsi que le problème se présente à nous, chaque jour, dans la pratique.

Quand il ne s'agit plus d'un être moyen, d'un normal, il est évident qu'incertitude et danger s'offrent plus menaçants. Parmi les conditions de santé défectueuses, anormales, qui s'opposent à ce que l'alcool soit toléré, il faut signaler, en premier lieu, les perturbations de la nutrition intime qu'à tort ou à raison on dénomme *« arthritisme »* ; or, les arthritiques sont légion, et il faut, à leur sujet, méditer les lignes suivantes :

« Un arthritique *sobre* souffrira peu de son arthritisme ; un
« homme exempt de diathèse pourra s'alcooliser longtemps
« avant de devenir alcoolique ; un diathésique le sera rapide-
« ment ([2]). »

Et cette remarque prend une importance que nous saurons souligner au chapitre de pathologie, lorsqu'on voit A. Robin et Binet, affirmer, d'une part, que chez les athritiques, les échanges respiratoires étant diminués, il y a moindre prédis-

---

([1]) Launder Brunton et Burdon Sanderson ont dit : « l'alcool n'est pas une nécessité ; l'homme est mieux sans alcool ; *même à petites doses*, il y a perturbation des échanges. » (*Brit. med. Journ.*, 1877, vol. II, p. 854). — « Aujourd'hui, il y a lieu presque uniquement de s'attacher à définir les dangers de l'usage soi-disant modéré. » (M. HÉLINIUS. *Die Alkoholfrage*, Iéna, 1903).

([2]) LEMOINE, de Lille. *Gaz. méd. de Paris*, 1891, p. 150.

position à la tuberculose ; et, d'autre part, que ces échanges sont augmentés par diverses influences, telles que le surmenage, les émotions, et surtout *l'alcoolisme*, d'où la prédisposition à la tuberculose, des arthritiques éthyliques [1].

On juge dès maintenant à quels aperçus tout cela pourrait nous conduire, si nous ne craignions de dépasser les limites du cadre que nous nous sommes tracé.

## § 5. — *De quelques actions accessoires de l'alcool.*

*a*) **Prétendu antagonisme**. — Il est une première notion erronée à détruire, ou, du moins, à rectifier, celle du *mithridatisme alcoolique*.

Nous avons dit ailleurs ce qu'étaient l'*accoutumance* et le *besoin*, modifications psychiques ; le mithridatisme est chose différente, et procéderait plutôt d'une modification organique.

Les alcooliques chroniques semblent plus réfractaires à l'action de certains poisons : d'abord à celle de l'alcool, puisqu'il faut en augmenter les doses, pour arriver aux mêmes effets ; puis à celles de stupéfiants divers, éther, chloroforme. On sait la résistance particulière des alcooliques à l'anesthésie chirurgicale et aussi à l'action de l'opium. Ce sont là des faits. Constituent-ils vraiment des avantages ? cela reste discutable.

En tous cas, ce mithridatisme n'implique en rien l'idée de résistance organique plus grande. En effet, si, par exemple, on fait inhaler du chloroforme, immédiatement après avoir fait ingérer de l'alcool, la durée de la résistance est amoindrie. La cellule de l'alcoolique est bien en état d'infériorité, car si, momentanément, l'imprégnation par l'alcool lui enlève la sensibilité à certains autres toxiques, cette imprégnation artificielle est pleine de dangers : vient-on à priver brusquement la cellule nerveuse, de son poison habituel, on détruit l'état d'équilibre artificiel de l'organisme, et on voit éclater le delirium tremens.

---

[1] A. ROBIN et BINET. *Arch. gén. de méd.*, 19 janv. 1904, p. 143.

Il faut s'élever aussi, avec force, contre l'idée de l'action antagoniste de l'alcool et de divers poisons : il y a une sorte de sommation algébrique des effets contraires, et non antagonisme au sens vrai. Ainsi, un animal strychnisé a des convulsions ; qu'on l'intoxique par une dose paralysante d'alcool, les convulsions diminuent ou cessent, mais l'animal meurt d'un double empoisonnement. Dans la vie industrielle, l'alcool s'associe communément aux poisons plombiques, et alors il active et amplifie les désordres de l'intoxication saturnine.

Quant aux prétendues propriétés antimiasmatiques, anti-infectieuses de l'alcool, on peut les apprécier actuellement à leur juste valeur, grâce à de nombreux travaux dont elles ont été le thème, en ces dernières années.

*b)* **Action anti-infectieuse**. — Il y a lieu de prouver d'abord que l'alcool n'est pas un *antiseptique* bien actif [1].

E. Bodin (de Rennes) et F. Pailheret ont lu à l'Académie des Sciences une note sur la conservation du bacille d'Eberth dans le cidre, note où ils constatent que le bacille typhique, lorsqu'il existe dans le moût avant la fermentation, y persiste après cet acte. Le microbe en question résiste donc parfaitement à la fermentation alcoolique ; et il en est de même pour le colibacille [2]. C'est là une révélation d'importance, car l'opinion inverse a été affirmée par des auteurs classiques. Pouchet n'a pu conserver le bacille d'Eberth dans le cidre, alors qu'il y a toujours vu les variétés de bactérium-coli garder leur virulence [3].

En second lieu, il est possible de prouver que l'alcool, incapable d'agir directement contre les agents pathogènes, n'est pas d'un grand secours pour solliciter les réactions favorables de l'organisme (cellules de défense, leucocytose). On s'est occupé de cette démonstration expérimentale, dans les laboratoires

---

[1] Il s'agit, bien entendu, de l'alcool ingéré avec les boissons. Employés à l'état de vapeurs, certains alcools se montrent de puissants désinfectants, très toxiques d'ailleurs.

[2] E. Bodin et F. Pailheret. *C. R. Acad. des sc.*, 4 août 1902.

[3] Pouchet, *loc. cit.*, p. 362.

des divers pays, et une revue d'ensemble, toute récente, nous fait connaître la question par le détail (¹). Nous allons la résumer.

« Tout le monde, dit M. Labbé, est d'accord pour reconnaître
« que, outre les effets fâcheux de l'alcoolisme chronique, qui
« crée des affections gastriques, hépatiques, nerveuses, etc.,
« les individus s'adonnant à cette intoxication subissent une
« véritable déchéance organique, qui les rend moins résistants
« à toutes les causes de maladie.

« Cette question a été jugée par l'observation clinique. Mais
« on peut se demander si l'alcool, dangereux comme aliment
« ordinaire, n'est pas utile comme médicament ; si, donné à
« dose maniable, non toxique, au cours d'une maladie, il
« n'augmente pas la résistance de l'organisme, en stimulant
« d'une façon passagère, le cœur, la respiration, le système
« nerveux et les organes qui participent à la défense contre
« l'infection... »

Jaquet (²), de Bâle, a conclu par l'affirmative, dans son rapport ; mais il s'est vu critiquer véhémentement par Forel et par Frich, de Zurich ; de même, contre lui, Kassowitz (³) soutient que l'alcool n'a aucune valeur nutritive, que son emploi n'est nullement autorisé dans le traitement des maladies. « Devant ces
« contradictions, déclare M. Labbé, il était nécessaire de sou-
« mettre la question au contrôle de l'expérimentation.

« Quelques bactériologistes ont cherché à la résoudre en éta-
« blissant d'une façon précise les réactions défensives provo-
« quées par l'introduction de l'alcool dans l'économie, et la résis-
« tance qu'opposent aux injections et intoxications les sujets
« soumis d'une façon habituelle ou d'une façon passagère à
« l'action de l'alcool....

« Taav-Laitinien conclut de ses recherches, que l'alcool
« diminue l'alcalinité du sang, abaisse son pouvoir bactéricide,
« diminue le nombre des globules blancs, mais ne possède

---

(¹) **M. Labbé**. L'alcool et la résistance de l'organisme aux maladies. *Presse méd.*, 16 août 1902, p. 786.

(²) **Jaquet**, de Bâle. Valeur thérapeutique de l'alcool (Analysé in *Presse méd.*, 23 janvier 1897).

(³) **Kassowitz**. *Deutsch. med. Woeh.*, août 1900.

« aucune action sur le nombre des globules rouges et sur leur
« richesse en hémoglobine.

« Kiparsky ([1]) a montré que l'alcoolisme aigu ou chronique
« diminue la leucocytose et que la réparation des plaies se fait
« moins vite chez les intoxiqués, à cause de l'apport insuffisant
« des leucocytes au niveau des foyers morbides.

« L'effet des injections d'alcool à dose toxique (ivresse), dans
« le péritoine des lapins, est très variable. Sur six expériences,
« nous avons vu, disent de Lavarenne et Labbé, l'injection de
« 1 centimètre cube produire: trois fois une hypoleucocytose
« durant l'ivresse, avec ascension du chiffre leucocytaire quand
« l'ivresse se dissipait ; deux fois l'hyperleucocytose, persistant
« même après disparition de l'intoxication aiguë ; une fois, des
« résultats discordants ; chez le même lapin, suivant les jours,
« l'alcool produisait tantôt une hypo, tantôt une hyperleuço-
« cytose.

Doyen ([2]) a étudié, le premier, au point de vue expérimental,
la résistance des alcooliques aux infections. Après avoir fait
ingérer de l'alcool à des cobayes, il leur faisait avaler des cultures cholériques, et il constatait alors leur moindre résistance
à l'infection (ce qu'il attribuait, à tort, à la neutralisation du suc
gastrique, car le bicarbonate de soude, qui neutralise aussi
le suc gastrique, ne diminue pas la résistance des animaux). »

Les expériences de Thomas ([3]) prouvent que l'alcool agit sur
la résistance générale de l'économie, en diminuant les échanges,
l'activité cellulaire, et le pouvoir bactéricide du sang. Il a
injecté des cultures de choléra dans le sang de lapins, les uns
sains, les autres intoxiqués au préalable par l'alcool ; il a vu
que les lapins non alcoolisés mouraient plus tardivement.

D'après Valagussa et Raneletti, les animaux alcoolisés sont
moins résistants à la toxine diphtérique.

Deléarde ([4]) chercha s'il était possible d'immuniser des animaux contre la rage, le tétanos et le charbon, en même temps

---

([1]) Kiparsky. Analysé in *Presse med.*, 20 J[t] 1898.

([2]) Doyen. *Arch. physiol.*, 1885.

([3]) Thomas. *Arch. f. exper. pathol.*, 1893. Bd XXXII.

([4]) Deléarde. *Annales de l'Institut Pasteur*, 1897.

qu'on les alcoolisait. Si l'animal reçoit de l'alcool d'une façon continue, on n'obtient qu'à grand'peine l'immunisation contre le tétanos, et on ne peut l'obtenir contre la rage et le charbon. Si l'animal, d'abord immunisé, est ensuite alcoolisé, on voit que l'immunité antirabique persiste, tandis que l'immunité antitétanique diminue. L'auteur en conclut qu'il est dangereux d'administrer l'alcool à haute dose dans les maladies infectieuses.

De même, Goldberg [1] et Abbott [2] ont constaté que la résistance aux infections streptococcique, staphylococcique, colibacillaire et charbonneuse, était abaissée par l'alcoolisme.

Ridge, de Londres, qui a poursuivi de remarquables recherches sur l'action de l'alcool, au point de vue de la physiologie comparée, invoque les modifications leucocytaires, pour expliquer la diminution de résistance aux maladies infectieuses ; d'après lui, d'ailleurs, l'alcool favoriserait l'action des microbes de putréfaction [3].

« Taav-Laitinien est arrivé aussi, à la suite d'expériences très nombreuses, entreprises sur diverses espèces animales, à l'aide du charbon, de la tuberculose, et de la toxine diphtérique, à conclure que l'alcool ingéré à doses fortes, ou à doses faibles et répétées, avant ou après l'infection, diminue la résistance en raison directe de la quantité de toxique absorbée ; l'alcool prédispose à l'infection par les lésions qu'il produit dans les viscères, en particulier dans les organes préposés à la défense de l'organisme et dans les émonctoires, par la diminution de l'alcalinité et du pouvoir bactéricide du sang. Les expériences montrent que la tuberculose évolue plus rapidement chez les animaux alcoolisés. »

Seul, Mircoli [4], injectant à des sujets de la tuberculine de Maragliano, a vu le sérum des alcooliques plus antitoxique que celui des sujets non intoxiqués. Mais la tuberculine de Maragliano n'est qu'une partie des toxines tuberculeuses, et rien ne dit que ce qui est vrai pour cette toxine, soit également vrai pour tous les poisons sécrétés par le bacille de Koch.

---

[1] GOLDBERG. *Centralblatt f. Bakter.*, 1901, n° 19. p. 731.
[2] ABBOTT. *Journ. of experim. med.* J^t 1896.
[3] RIDGE. Démonstration at World's Temper. Congr. London, 12 juin 1900.
[4] MIRCOLI. *Münch. med. Woch.*. 4 mars 1902, p. 353.

De tout cela (¹), retenons ces deux conclusions de M. Labbé :

1º Un premier point est bien établi : l'alcoolisme chronique diminue la résistance de l'organisme animal à l'infection ; l'alcoolisme aigu aggrave les infections, et accélère leur évolution fatale. Ce résultat expérimental concorde avec l'observation clinique, il montre la gravité des infections chez les anciens alcooliques, et les dangers de la thérapeutique par l'alcool à haute dose.

2º Le deuxième point reste douteux. L'alcool à petites doses, à titre d'excitant, dans le traitement des infections, ne paraît avoir aucune influence sur leur évolution. Il ne paraît agir ni heureusement, ni défavorablement. Les bienfaits de l'alcool à dose médicamenteuse sont donc incertains ; peut-être, ainsi que le soutenait Frich (de Zurich), n'agit-il qu'en paralysant les centres nerveux des malades, en diminuant leurs souffrances, et en les plongeant dans un état d'euphorie qui les fait paraître mieux qu'ils ne sont en réalité (thérapeutique de narcose). — Cela n'impliquerait pas d'ailleurs que l'alcool, à doses faibles, doive être absolument rejeté de la thérapeutique des infections ; il aurait encore son rôle comme narcotique (²). L'expérimentation est presque impossible sur de pareils sujets ; l'observation clinique est préférable, et elle montre l'utilité de l'alcool pour donner à certains moments un coup de fouet à l'organisme débilité, et pour lui permettre de soutenir avec avantage la lutte contre la maladie.

H. TRIBOULET.

---

(¹) Un grand nombre des faits qu'on vient de passer en revue sont extraits du travail de Taav Laitinen. *Rev. mens. intern. contre la boisson.* Leipzig, mars 1901.

(²) Voy. plus loin : L'alcool en thérapeutique.

# CHAPITRE IV

## ANATOMIE PATHOLOGIQUE

La majeure partie des faits précédemment exposés, faits d'expérimentation et faits d'observation, ressortit à l'intoxication passagère par l'alcool ou par les boissons dont celui-ci forme la base, à ce qu'on peut appeler l'ALCOOLISATION. Ils n'ont guère, pour le médecin, qu'une importance théorique et indirecte, c'est-à-dire restreinte. Autrement intéressante est pour lui l'intoxication durable, invétérée, telle que nous l'offre communément la clinique, et telle qu'on la comprend couramment sous le vocable consacré d'ALCOOLISME CHRONIQUE.

Nous avons donné à entendre, à propos des généralités physiologiques, qu'il était interdit de conclure de l'intoxication aiguë à l'intoxication chronique.

Ce que nous disions pour les doses massives, dont l'effet n'est pas fatalement proportionnel à la quantité, est plus vrai encore pour les doses successives. On conçoit bien qu'il se fasse une sorte d'*accoutumance* ou de mithridatisation (de fait, l'alcoolique chronique est moins vulnérable aux fortes doses d'alcool) ; mais ce qu'on ne s'explique pas, c'est que certains alcools, plus violents dans l'intoxication aiguë, le cèdent en puissance d'intoxication chronique, à des alcools moins haut placés dans la hiérarchie toxique. Par exemple, l'alcool méthylique et l'alcool éthylique, moins puissants que l'alcool amylique ou que le furfurol, au point de vue de l'intoxication aiguë, produisent à la longue des désordres que ces derniers sont incapables de réaliser (Voy. Toxicologie, p. 79).

L'expérimentation, dans ces cas, loin de nous éclairer, nous place devant une sorte de paradoxe.

Rappelons les paroles du professeur Joffroy [1] : « Nous ne
« connaissons rien encore, des lois générales qui relient ces
« deux ordres de phénomènes distincts : l'empoisonnement
« lent et l'empoisonnement rapide, brutal. Il faut donc faire
« l'étude de l'intoxication chronique des différents corps,
« alors même que nous connaissons l'intoxication aiguë. Plus
« tard, alors que nous aurons une série assez complète de
« faits bien coordonnés, nous parviendrons peut-être à mettre
« en lumière les rapports qui relient les intoxications aiguës
« et chroniques, et à en déduire des lois générales; mais
« jusque-là, nous ne pouvons qu'avouer notre ignorance sur
« ce point. »

A l'exemple de la toxicologie, la physiologie pathologique
doit envisager l'alcool dans l'intoxication *aiguë*, puis dans
l'intoxication *chronique*. Ce sont là deux modes distincts de
l'éthylisation, mais ce peut être aussi les deux termes extrêmes
d'un même processus toxique, lorsque l'organisme est conduit
à la seconde par la première, c'est-à-dire par une succession,
une accumulation d'excès plus ou moins intermittents. Or,
en expérimentation, comme dans les observations cliniques,
on ne voit guère que la phase initiale, d'une part, la phase
terminale, de l'autre, sans pouvoir apprécier les états intermédiaires. Force nous est de nous en tenir aux faits connus
*initiaux* (ceux de la première période, de l'alcoolisme aigu),
et aux faits *terminaux* (ceux de l'alcoolisme chronique confirmé).

L'expérimentation est encore passible d'une autre critique,
c'est qu'elle ne nous met en présence que de lésions procédant d'une intoxication aiguë. En effet, avec l'alcoolisation
continue, ou bien l'animal survit, sans aucune altération viscérale ultérieure, ou bien il succombe rapidement : il ne
semble pas y avoir place pour ces désordres anatomiques
d'évolution lente, progressive, qui, chez l'homme, se présentent à l'observation quotidienne. C'est un point sur lequel
nous allons revenir bientôt.

-----

[1] JOFFROY. Rech. expérim. sur l'alcool. chron. Paris, 1897-98.

## § 1. — *Du trouble fonctionnel à la lésion*

Ainsi pourrait s'intituler le chapitre intermédiaire, dans lequel il conviendrait de présenter les faits de transition du trouble physiologique passager au désordre pathologique plus ou moins durable.

Sous quelque forme qu'il s'offre à la consommation, quel que soit celui de nos organes, de nos tissus ou de nos milieux, sur lequel il fait sentir son action, l'alcool se comporte, dans tous les cas, comme le toxique diffusible que la physiologie vient de nous faire connaître, congestionnant les régions qu'il aborde, altérant les cellules par déshydratation et par modifications chimiques intimes. Aux doses élevées, l'effet produit sera la destruction presque immédiate des éléments cellulaires ; aux doses faibles, isolées, intermittentes, l'altération peut être impalpable, longtemps et même indéfiniment inappréciable. Entre le simple désordre fonctionnel *sine materiâ* et la lésion constituée — passagère, puis définitive — il y a, sans nul doute, tous les intermédiaires ; mais, ainsi que nous l'avons déjà donné à entendre, comment on passe de l'un à l'autre, c'est chose qui échappe encore, dans bien des cas, à nos investigations, et nous sommes bien loin de pouvoir, à coup sûr, établir quand et comment se constitue telle ou telle lésion alcoolique.

Pour essayer de fixer les idées sur ce processus pathogénique, il faut rappeler qu'en physiologie, l'effet primordial de l'alcool est de provoquer des troubles vasomoteurs ; et cela se traduit pour l'anatomo-pathologiste, par la fluxion, par la congestion.

La congestion, c'est l'afflux de sang dans des capillaires soumis à une dilatation plus ou moins durable ; c'est la pression exagérée dans ces capillaires, avec exsudation possible de sérum sanguin modifié, dans le tissu interstitiel ; c'est, par conséquent, la présence d'un liquide anormal, qui agit comme corps étranger et provoque l'apport exagéré de cellules dites migratrices, de leucocytes variés, etc. Parmi les éléments de diapédèse, se trouvent des cellules embryonnaires, qui ont tendance à se transformer en tissu fibreux jeune, puis dense et inélastique.

Ce travail pathologique constitue la *sclérose*. Donc, congestion aiguë et sclérose sont les deux termes, l'un de début, l'autre de terminaison, du processus irritatif engendré par l'alcool. Mais cette congestion, aiguë ou chronique, a encore pour effet de soustraire, pour un usage nocif, des principes fort utiles à la nutrition organique. Si on y joint que l'alcool est un corps exosmotique et déshydratant, on conçoit que la cellule, attaquée dans sa vitalité de tant de façons, subisse un profond dommage. Cette souffrance organique se fait sentir sur les organes cellulaires, en raison de leurs aptitudes et de leur importance fonctionnelles : ainsi, la cellule hépatique est troublée dans ses sécrétions multiples (bile, glycogène, etc.); les cellules de l'estomac, dans leur fonction peptique ; la cellule nerveuse, dans son activité complexe. La physiologie nous montre le détail de ces viciations fonctionnelles; mais, au point de vue anatomique, on ne peut, au début, rien constater de positif, qui réponde à ces troubles de la fonction, et il faut attendre des lésions profondes, souvent définitives, jusqu'à ce jour les seules reconnaissables à l'œil nu ou au microscope. Parfois, c'est l'étouffement pur et simple de l'élément noble, cellulaire, par le tissu de sclérose; parfois, c'est l'atrophie, la pigmentation, la fragmentation de la cellule ; ou bien, c'est sa surcharge en graisse, substance encombrante qui gêne la fonction ; ou bien, c'est sa dégénérescence complète en tissu inerte, vitreux, ou en granulations graisseuses.

Voilà les procédés généraux mis en œuvre par le poison alcool; voyons maintenant à envisager son action sur les différents organes. Pour cet exposé pathogénique et anatomopathologique, il nous faut réunir les faits les plus probants de l'expérimentation animale, et ceux que fournit si abondamment l'étude clinique; mais, avant de rapprocher ces données parallèles, il faut répondre à cette question préalable : est-il vraiment permis, et dans quelle mesure, de comparer les résultats de la pathologie expérimentale avec ceux qu'on observe chez l'homme ?

Assurément, l'intoxication, chez l'animal, est presque toujours trop intensive, trop rapide, souvent brutale ; sans doute elle n'est pas assez atténuée par le régime mixte alimentaire, par l'exercice (il s'agit habituellement d'animaux enfermés), et n'est pas, non plus, d'ordinaire, assez variée (il est rare que l'homme s'intoxique par un seul produit). Enfin, et il faut l'établir dès maintenant, les réactions animales diffèrent parfois grandement des réactions humaines. Voici, par exemple, le foie aux prises avec l'alcool : chez l'animal, on voit infailliblement apparaître de l'hépatite parenchymateuse, c'est-à-dire des altérations cellulaires ; chez l'homme, c'est le système des vaisseaux et celui du tissu conjonctif qui sont lésés. Chez l'animal, les résultats sont obtenus en quelques mois à peine ; chez l'homme, il faut des années pour faire une cirrhose.

Eh bien ! malgré toutes ces restrictions, nombre de faits expérimentaux sont, pour une notable proportion, superposables aux faits d'observation, et seront un moyen pour nous faire saisir sur le vif certains désordres intermédiaires conduisant à la lésion définitive.

### § 2. — *Lésions constituées*

Dans notre étude d'anatomo-pathologie, suivant l'ordre logique que nous nous sommes fixé, nous exposerons les lésions du tube digestif, celles de ses annexes, foie, rate, reins, celles du système circulatoire, des organes de la respiration, et enfin celles du système nerveux.

**Tube digestif.** — Pour répondre aux objections des opposants, toujours trop nombreux, qui n'admettent qu'avec répugnance, ou qui n'admettent pas, que l'on conclue, en aucun cas, de l'animal à l'homme, voici un parallèle des lésions gastriques expérimentales et de celles que l'on observe chez l'homme.

*a*) ESTOMAC ALCOOLIQUE EXPÉRIMENTAL ([1]). — Chez les chiens intoxiqués, l'estomac est tantôt dilaté et tantôt rétracté ; ses parois sont habituellement épaissies. La tunique séreuse est la moins atteinte ; la musculeuse est hypertrophiée, et cela, au maximum, dans les régions de la petite courbure et du pylore.

---

([1]) Ad. LAFFITTE. Thèse de Paris, 1892, p. 33.

La muqueuse, elle aussi, est épaissie, congestionnée, avec ou sans hémorragie ; mais l'ulcération (ou seulement l'exulcération) y est plutôt rare.

On reconnaît trois formes à cette inflammation alcoolique expérimentale.

1° Forme de catarrhe superficiel : desquamation épithéliale, hypersécrétion muqueuse.

2° Forme d'atrophie glandulaire, avec prolifération embryonnaire.

3° Forme de gastrite scléreuse périglandulaire, chaque glande étant séparée des voisines par une bande de tissu conjonctif adulte.

*b*) Gastrite alcoolique chez l'homme. — La même description pourrait servir : l'estomac est atteint d'inflammation *simple* ou *scléreuse*.

Dans la gastrite alcoolique *simple*, les dimensions de l'estomac sont variables : cet organe serait dilaté chez les buveurs de bière, de cidre ou de vin, rétracté chez les buveurs d'eau-de-vie (d'après Lancereaux). Dans les cas typiques, les parois en sont indurées et épaissies ; la muqueuse est plissée dans le sens longitudinal ; son aspect est celui de l'estomac dit à colonnes. On distingue, de distance en distance, des saillies correspondant à des dilatations kystiques ou à des polypes glandulaires et fibreux. La muqueuse est de couleur grise, ponctuée, de place en place, par des points ecchymotiques généralement peu étendus.

Microscopiquement, les désordres sont les mêmes pour les estomacs d'*alcooliques* animaux et humains, et cela aux divers degrés. Lorsque l'inflammation est superficielle, l'épithélium se détache par lambeaux, et les cellules de surface, comme celles des glandes, sont en dégénérescence muqueuse (boules gommeuses inertes). Quand l'inflammation est plus forte, elle atrophie les glandes, hypertrophie le muscle, c'est-à-dire augmente les parties accessoires au détriment de la partie utile ; entre la muqueuse et le muscle, principalement autour des glandes, on voit une foule de petits foyers hémorragiques.

Au troisième degré, l'irritation interstitielle l'emporte ; elle provoque une réaction vive du tissu inerte, de la *sclérose*, qui étouffe les glandes utiles, lesquelles ont déjà subi directement l'action atrophiante du toxique.

A tous les degrés, la gastrite peut être *ulcéreuse*. Les ulcérations sont exceptionnellement solitaires. Elles sont, d'ordinaire, multiples ; bien que minime, leur profondeur est souvent suffisante pour qu'elles intéressent de petits vaisseaux, lesquels en se rompant donnent lieu à la formation de légers caillots de surface.

De ces variétés, l'atlas anatomique de Lancereaux nous montre de beaux spécimens (planches I et II, fig. 2, etc.).

**Les lésions intestinales** sont, il faut le reconnaître, très mal connues. Y a-t-il des entérites alcooliques ?

Peut-on désigner sous ce nom le catarrhe intestinal chronique des buveurs d'habitude ? Sans doute on invoque l'alcoolisme comme cause efficiente probable de certaines ulcérations duodénales ; mais la preuve expérimentale décisive est malaisée à fournir. Il en va de même pour ces troubles fonctionnels aigus ou chroniques qui peuvent préparer ou accompagner certaines péritonites chroniques de nature mal déterminée, et qu'on suppose en corrélation avec l'alcoolisme. Ce qui est assez certain, c'est que la grande séreuse abdominale ne reste pas indifférente à l'action du toxique ; et tous les auteurs, notamment Lancereaux, signalent l'état de surcharge graisseuse, vraiment pathologique, des appendices épiploïques et du mésentère. En conséquence, il est permis d'affirmer qu'avec une telle modification de la séreuse, l'intestin sous-jacent ne saurait être normal.

Dans les traités classiques, au chapitre des péritonites chroniques, on réserve habituellement tout un paragraphe à la péritonite alcoolique (Lancereaux, Delpeuch) ; mais il faut ne pas oublier que, chez les mêmes sujets, intervient, concurremment avec l'alcool, telle ou telle influence connexe, de nature infectieuse, notamment la tuberculose.

**Glandes annexes**. PANCRÉAS. — Nous ne parlons que pour mention, de la stéatose (surcharge et dégénérescence graisseuse) des *glandes salivaires*. Nous appelons l'attention sur les lésions probables du pancréas, de jour en jour mieux connues, parmi lesquelles figure la dégénérescence graisseuse de la cellule pancréatique et la sclérose interstitielle du pancréas, lésions qui nous font envisager comme possible l'existence de certains diabètes pancréatiques, chez des alcooliques.

Huit observations de cirrhose ont permis à Klippel et Lefas de bien établir les relations qui unissent les cirrhoses veineuses du foie et la sclérose du pancréas, puisqu'ils ont reconnu, sur ce dernier, des lésions *constantes*, lésions quelquefois, peu accusées, tardives, mais parfois *plus avancées que celles du foie* et donnant ainsi la preuve de l'atteinte précoce du pancréas.

Le foie n'est donc pas seul intéressé dès le début, et ce n'est pas lui qui entraîne la sclérose pancréatique ; « il est participant aux lésions d'une maladie qui, en réalité, atteint primitivement, et en même temps que lui, les glandes gastro-intestinales, la rate et le pancréas [1] ».

FOIE. — Dans l'alcoolisme chronique, les altérations de la glande hépatique sont certainement parmi les plus fréquentes et les plus accusées. Elles ont été étudiées d'une façon très suivie, et nous possédons, à leur égard, un certain nombre de données anatomiques et cliniques, désormais incontestables ; mais, par contre, la pathogénie reste encore douteuse en quelques points, et le rôle de certains produits alcooliques, dans la genèse des modifications fonctionnelles et histologiques du foie, est encore discuté.

Les traités classiques exposent avec un grand luxe de détails tout ce qui concerne l'anatomo-pathologie du foie des alcooliques ; nous ne pouvons ici prétendre à faire aussi étendu, ni aussi complet. Nous nous en tiendrons aux points essentiels du sujet, renvoyant aux sources, que nous indiquerons chemin faisant, pour les traits accessoires du tableau.

Voici, à notre avis, comment on peut comprendre la genèse des désordres chroniques du foie.

Tout organisme humain est sensible aux boissons alcooli-

---

[1] **KLIPPEL** et **LEFAS**. *Rev. de méd.*, 10 janv. 1903, n° 1, p. 23.

ques, et plus, en général, par son foie, que par ses autres parenchymes. Quelques êtres faibles sont éminemment prédisposés, sous ce rapport : chez les enfants, chez des sujets à tares antérieures (syphilis, impaludisme, cholémie familiale), le foie est rapidement modifié par l'alcool (insuffisance aiguë de la cellule, ou lésions interstitielles des cirrhoses de l'enfance) (¹).

Quelques êtres forts, par contre, semblent quasi invulnérables. Boix (²) a noté un début seulement *probable* de cirrhose, chez un homme qui, à l'âge de cinquante-cinq ans, avait, en trente ans, bu environ : 10 950 bouteilles de cognac, 10 950 de whisky ou de gin, 10 950 de vin ordinaire, 5 575 de champagne, 5 475 de vins généreux, 21 900 apéritifs, et 32 850 verres de bière. Il faut, dans le même sens, rappeler que Lancereaux a constaté chez un grand nombre de cirrhotiques, buveurs de vin, une consommation moyenne de trois à six litres par jour, pendant plusieurs années (6, 10, 15).

Doit-on tenir grand compte d'aussi singulières résistances individuelles ? Ce serait imprudent et erroné : de tels faits sont l'exception. D'ailleurs, en dehors des lésions hépatiques définitives et irrémédiables, l'examen clinique nous révèle, par certains signes physiques, des modifications préalables du foie (augmentation du volume sous forme de poussées intermittentes); de même qu'à l'aide de certains modes d'investigation chimique, on peut déceler, souvent même à une date précoce, l'insuffisance de la cellule hépatique déjà modifiée par le toxique. Ce sont là des détails que nous reprendrons lors de l'étude clinique ; actuellement, il nous faut envisager de près ce problème étiologique resté encore sans solution satisfaisante : quelles sont, parmi les boissons alcooliques, celles qui ont l'influence la plus considérable sur la genèse des cirrhoses du foie, c'est-à-dire sur la transformation fibreuse, avec épaississement, des parois du lobule hépatique ?

---

(¹) Gilbert et Lereboullet. Cholémie familiale et cirrhose alcoolique. *Soc. de Biol.*, 14 nov. 1092.

(²) Boix. *Arch. méd. expérim.*, août 1902, p. 75 et suiv.

Les uns veulent que le vin et la bière ([1]) soient plus nuisibles que l'alcool proprement dit ; les autres attribuent tout le mal à l'alcool.

G. Viola ([2]) constate qu'à Venise, la cirrhose serait plus fréquente qu'en aucune ville d'Italie. Pour lui, cela tient à ce qu'en ce pays, on ne boit plus le vin naturel de Vénétie, mais qu'on s'adonne aux vins de Sicile forts (baccaro), et *très plâtrés*. Le professeur Picot, de Bordeaux, pense de même, et attribue au plâtrage une action cirrhogène puissante.

D'autre part, Lancereaux, s'appuyant sur d'importantes statistiques, dénonce le vin comme le véritable agent responsable de la cirrhose des buveurs ([3]).

Mais Lancereaux fait remarquer que la cirrhose est relativement plus rare chez les vignerons de la Bourgogne ou du Bordelais, gros consommateurs cependant, que chez nos buveurs de vin parisiens. Pour ce maître, tous les vins peuvent produire la cirrhose, mais, tandis que le vinage (addition d'alcool) n'ajouterait guère à leur action sclérosante, le plâtrage jouerait un rôle non douteux dans ce sens et il en serait de même de l'acidité ([4]). Avec un de ses collaborateurs, M. Couturieux, Lancereaux a entrepris une série d'expériences confirmatives. « Nous sommes parvenus « à rendre des animaux cirrhotiques, en leur faisant prendre « simplement, pendant cinq à six mois, du bisulfate de « potasse ([5]) ».

Beaucoup de médecins de nos régions viticoles contestent l'action néfaste du plâtrage, aux doses où il est pratiqué (2 à 3 gr. par litre) ; l'un d'eux, le Dr Étienne, de

---

([1]) Il y a lieu de signaler qu'une statistique de Förster, sous la direction de **Virchow**, ne donnait que 1 p. 100 de cirrhoses, alors que Toedten, en 1902, à **Munich**, en trouve plus de 2 p. 100 (G. Keferstein. In *Münch. med. Woch.*, 28 août 1902).

([2]) Voy. *Arch. génér. méd.*, 1898.

([3]) LANCEREAUX. *France méd.*, août 1895, p. 516. — De Brun (de Beyrouth) confirme les assertions de Lancereaux ; il n'observe pas la cirrhose chez les **indigènes**, buveurs de raki (alcool anisé), mais la constate chez quelques Français buveurs de vin (communication personnelle).

([4]) LANCEREAUX. *Traité de méd. et de thérap.*, t. III, p. 206.

([5]) LANCEREAUX. *C. R. Acad. méd.*, mai-juin 1898. Discussion Laborde-Joffroy, etc.

Toulouse, affirme que l'opinion de Lancereaux est controuvée : « Avant la réglementation, nos vins plâtrés à 3 et 4 gram« mes par litre, étaient bus et admirablement tolérés ; depuis
« la réglementation, on ne plâtre plus — et c'est regretta« ble, d'ailleurs. En tout cas, dans le vin consommé par le
« peuple ce n'est pas le plâtre qui fait mal, mais bien tous les
« éléments surajoutés ([1]). »

Il est certain, d'après les recherches de Peters et de Hugonnencq, que le bitartrate de potasse (crème de tartre) et les autres sels à acides organiques, interviennent pour entraver la digestion pepsique. Mais, malgré sa haute compétence en tout ce qui concerne l'alcoolisme, Lancereaux n'a pu ébranler encore la conviction de ceux qui voient dans l'alcool le modificateur le plus puissant de la substance hépatique.

Aux États-Unis, en Angleterre, en Scandinavie, où l'on ne boit pas de vin, pour ainsi dire, la cirrhose est engendrée incontestablement par les alcools de distillation, et notamment par l'eau-de-vie de grains.

Les médecins anglais emploient couramment l'expression de : *Gin Drinker's liver* (foie du buveur de gin).

En outre des précédentes recherches expérimentales, un peu particulières, on en a tenté de plus générales, mais sans arriver à des résultats concluants. Plusieurs expérimentateurs (Pupier, Laffitte) ([2]), ont soumis des lapins à l'intoxication chronique par le vin — rouge ou blanc — ajouté à l'alimentation. Ils ont provoqué des lésions du foie qui diffèrent de ce qu'on voit chez l'homme. Chez l'homme, comme chez l'animal, des conditions d'aération, de nourriture, d'exercice, interviennent pour favoriser ou pour contrebalancer l'action nuisible. La statistique, souvent citée, d'Alison, donne : 1/2 p. 100 de cirrhoses, chez les campagnards ; 3 p. 100, à l'usine ; 4 p. 100, chez les gens de bureau ([3]).

Est-ce donc à dire que ni le vin, ni l'alcool, ne soient, chacun de son côté, capables d'engendrer la cirrhose ? Non certes ;

---

([1]) D$^r$ **Étienne**, de Toulouse. In *Arch. gén. de méd.*, 24 mars 1903, p. 746.
([2]) **Thèse de Paris**, 1892.
([3]) *Arch. gén. de méd.*, sept. 1888.

mais, chez l'homme, l'interprétation est rendue éminemment difficile par la variété extrême des facteurs d'intoxication.

Il suffit, d'ailleurs, de rappeler que l'animal meurt en quelques mois, sous l'influence de ces intoxications expérimentales, toujours trop rapides, alors que l'homme met des années à préparer ses lésions.

« Entre les mains de beaucoup d'auteurs, Magnan, Sabourin, « Cornil (examen des pièces expérimentales de Dujardin-« Beaumetz et Audigé), Strassmann, Afanassiev, von Kahlden, « Laffitte, l'alcool, chez les animaux, est, avant tout, facteur « de dégénérations cellulaires ; pourtant, Straus (¹) et Bloch, « Rechter, Mertens, ont reproduit la cirrhose alcoolique. La « meilleure méthode est celle par inhalation. C'est qu'en effet, « il est indispensable d'agir par doses progressives, mesurées, « pour ainsi dire ; le poison produit une action cirrhogène, *à* « *condition de ne pas arriver à dose trop forte*, sinon il agit par « destruction cellulaire (²) ».

Reprenant tout récemment la question de l'étiologie de la cirrhose du foie, dans ses rapports avec l'ingestion, *en excès*, du vin et de l'alcool éthylique, Boix a commencé, dans les *Archives Générales de Médecine*, un referendum. Les réponses lui sont venues de diverses régions de France, et voici ce que nous avons pu en extraire (³). Peut-être le vin et l'alcool ne sont-ils pas, comme on le croit trop aisément, les *seuls* agents producteurs de cirrhose; mais il est inexact de les innocenter, en s'autorisant de leur action minime sur tel ou tel sujet d'exceptionnelle résistance, alors que, sur la moyenne des gens, ils exercent une influence incontestablement pernicieuse. Parmi 120 médecins qui ont répondu, 16 déclarent nulle l'influence de l'alcool, en général, 7 la disent douteuse, 74 l'affirment pernicieuse. En ce qui concerne la *cirrhose*, 5 médecins ne se sont pas fait d'opinion ; 23 innocentent d'une façon formelle les produits naturels, et notamment 18 nient toute

---

(¹) Straus et Bloch. Et. expérim. s. la cirrh. du foie. *Ann. physiol.*, 1887.

(²) Gilbert et Surmont. Étiol. de la cirrh. du foie. Traité de méd. et thérap., t. V, p. 306.

(³) Boix. *Arch. gén. de méd.* depuis le 1er janvier 1903.

action fâcheuse des vins, cidres et bières naturels ; 47 médecins accusent les boissons alcoolisées, dans la genèse de la
cirrhose ; *huit* seulement incriminent le vin ; 39 sont pour la
responsabilité de l'alcool.

Dans l'impossibilité de s'appuyer sur une base expérimentale
suffisamment solide, l'interprétation pathogénique, un peu
hésitante, doit s'en tenir à une formule éclectique.

Avec Joffroy, reconnaissons que les substances capables de
produire la cirrhose du foie sont multiples ; que l'alcool est
incontestablement au nombre de ces substances ; que les sels
de potasse, si les expériences de M. Lancereaux sont confirmées, jouissent de la même propriété; et que le vin, pris en
excès, doit être regardé comme d'autant plus apte à engendrer
la cirrhose des buveurs, qu'il renferme plus d'alcool, d'une
part, plus de sels de potasse, d'acide succinique, etc., d'autre
part [1].

Cela posé, il faut reconnaître que la proportion des cirrhoses du foie est relativement très faible, en regard du
nombre considérable des alcooliques ; c'est donc qu'il intervient quelque influence accessoire, et la plus puissante, peut-
être, est celle des désordres gastro-intestinaux (troubles
fonctionnels et lésions). Hanot et ses élèves, notamment
Boix, ont montré que certaines cirrhoses étaient exclusivement d'ordre digestif, et dues aux acides de fermentation
(acide acétique, butyrique, lactique, etc.). Ad. Laffitte a
pensé que les érosions gastro-intestinales pouvaient favoriser
des infections portales modificatrices de la glande hépatique et
de son tissu cellulaire ; Ramond [2] envisage l'alcool comme un
stupéfiant de la cellule hépatique, et, en cette qualité, comme
apte à faciliter la cirrhose en annihilant le pouvoir d'arrêt du
foie, vis-à-vis des poisons intestinaux.

« S'il est facile, comme le dit Cassaet [3], de constater les
« relations numériques de l'alcoolisme et de la cirrhose de
« Laënnec, il n'en est pas moins vrai que le terme de passage

---

[1] **JOFFROY.** *Tribune méd.*, 1898, p. 110.

[2] **RAMOND.** Pathogénie des cirrhoses du foie (*Presse méd.*, 1897, p. 78).

[3] **CASSAET.** *Bull. méd.*, 1894, p. 967.

« fait défaut entre l'atteinte primitive et la sclérose qui se
« produit à une échéance indéterminée. » Il faut reconnaître,
avec l'expérimentation et avec la clinique, que les lésions
initiales sont plutôt parenchymateuses qu'interstitielles.

Nous sommes en droit de dire, comme par le passé :

Stéatogène et cirrhogène, plus cirrhogène chez l'homme
que chez les animaux, *l'alcool* détermine dans la substance du
foie plusieurs altérations connexes, et il arrive qu'on observe
chez l'homme, en dehors de la cirrhose atrophique et de la
cirrhose alcoolique hypertrophique, une cirrhose hypertrophique graisseuse, véritable hépatite subaiguë, et la dégénérescence graisseuse [1].

Des études récentes, parmi lesquelles celles que j'ai
communiquées à la Société médicale des hôpitaux, ont eu
pour objectif de rechercher dans quelle mesure le foie des
alcooliques pouvait être brusquement conduit à la cirrhose
par l'action intercurrente de la tuberculose [2]. Nous y revenons
plus loin au paragraphe : alcoolisme et tuberculose.

Nous avons un peu longuement insisté sur ces données
étiologiques, et cela nous a paru nécessaire, pour affirmer
une fois de plus, combien il faut, en toxi-physiologie, se tenir en
garde contre les explications trop simples et univoques ; par
contre, nous serons brefs dans notre exposé anatomique,
car si les causes des cirrhoses hépatiques sont multiples,
variables et incertaines, les lésions sont en nombre limité,
fixes et bien définies.

Ces lésions, bien décrites déjà par Laënnec, forment un
tableau anatomique des plus précis. Je reproduis rapidement ici la description qu'en présente Gilbert, dans son
*Traité de médecine.*

« L'enveloppe du foie (capsule de Glisson) apparaît épaissie,
« fibroïde, blanchâtre, surtout au niveau des sillons qui sépa-
« rent les granulations cirrhotiques. Ces granulations sont de
« volume et de dispositions variables, d'où les types de foie

---

[1] Voy. GILBERT et SURMONT. Traité de méd. et thérap., t. V, p. 320 et suiv.

[2] TRIBOULET. *C. R. Soc. méd. des hôp.*, 24 avril 1903.

« *granuleux*, foie *clouté*, foie *lobé*. Le plus souvent, les gra-
« nulations sont inégales et irrégulièrement distribuées. »

« La forme générale de l'organe est habituellement conser-
« vée, mais les bords de celui-ci sont émoussés, dentelés,
« et parfois le lobe gauche, particulièrement pris par la
« cirrhose, est réduit à l'état de languette. Le poids de l'organe
« peut descendre à 900, 800 grammes et moins encore.

« La couleur varie du jaune grisâtre au fauve brun, ou même
« au vert bouteille.

« A la coupe, le foie crie sous le couteau ; la coloration des
« granulations s'accuse plus nettement ; le tissu fibreux intermé-
« diaire apparaît en lisérés ou en bandelettes, gris rosé, transpa-
« rentes. Les grosses voies biliaires sont, d'ordinaire, intactes.

« La rate est habituellement tuméfiée et sa capsule est le plus
« souvent épaissie et fibreuse ; on l'a vue peser 1 kilogramme
« et davantage. »

A l'autopsie se retrouvent aussi des lésions sur l'intestin,
épaissi, rétracté ; sur le péritoine, épaissi et fibreux, parcouru
de vaisseaux très dilatés, qui ont fourni le liquide d'ascite
(8, 10 et 15 litres). — Ajoutons ce que Klippel a décelé dans le
pancréas (Voy. plus haut).

*Type de cirrhose hypertrophique et variétés des foies alcoo-
liques.* — Les diverses boissons à base d'alcool provoquent
dans l'organisme des réactions qui varient, d'une part avec la
nature du produit ingéré, et d'autre part avec les prédispositions
du sujet affecté ; aussi les lésions anatomiques, bien que plus
fréquentes sous le mode cirrhose atrophique, ont-elles encore
d'autres modalités.

Comme type opposé au précédent, se voit la variété dite
*hypertrophique*, de Hanot et Gilbert. Identique, dans sa structure générale, à la précédente, cette cirrhose en diffère par la
persistance, et même par le développement réparateur du
tissu glandulaire (régénération du foie) [1] : d'où l'état de santé
meilleur des malades, d'où leur guérison possible.

A côté des lésions du tissu conjonctif, l'alcool produit, comme
le montrent les faits d'expérimentation chez l'animal, des lésions

---

[1] Z. KAHN. Régénération du foie dans les états pathologiques. Thèse de Paris, 1897.

TRIBOULET, MATHIEU et MIGNOT. Traité de l'alcoolisme. 12

de la cellule. G. Ballet et M. Faure ([1]) ont trouvé que chez les alcooliques, au cours de maladies aiguës, certains syndromes nerveux, à allures rapides et fatales, avaient pour explication physiologique, l'insuffisance hépato-rénale ; Gilbert et Lereboullet déclarent y voir une altération histologique, qu'ils dénomment *hépatite graisseuse latente* ([2]). Le foie est gros chez ces malades. Il en va de même, quand, chez des alcooliques devenus tuberculeux, se développe l'hépatite graisseuse, avec surcharge et dégénérescence (type décrit par Sabourin et Hutinel), cette dégénérescence étant peut-être due, d'ailleurs, plus à la tuberculose qu'à l'alcool.

Gilbert et Lereboullet ont encore insisté sur des faits déjà signalés par Glénard ([3]) et concernant des cirrhoses hypertrophiques alcooliques anascitiques, avec diabète. Il semble que là, le diabète soit sous la dépendance de l'hyperhépatie.

Il en est de même encore, au cas de cirrhose pigmentaire. Dans la majorité des faits, il y a lésion du foie (cirrhose), mais il peut y avoir hypertrophie simple ([4]). L'alcool paraît avoir sollicité l'hyperhépatie, d'où le diabète, indépendamment de l'intervention des centres nerveux.

En un mot, ce qu'il faut bien retenir, c'est qu'il n'y a pas *une* cirrhose, mais bien *des* cirrhoses alcooliques. Les unes sont atrophiques, avec ratatinement progressif de l'organe et étouffement plus ou moins lent du tissu glandulaire ; les autres, hypertrophiques, avec développement parallèle, défensif, pourrait-on dire, du tissu noble et de bandes de sclérose ; dans les unes, il n'y a pas de modifications cellulaires microscopiquement apparentes ; dans les autres, il y a surcharge ou dégénérescence graisseuse des cellules du foie. Toutes circonstances qui nous expliquent, dès à présent, les différences sans nombre que nous rencontrerons, entre les divers malades atteints de cirrhose alcoolique.

**Reins**. — Les faits envisagés dans les lignes précédentes

---

([1]) G. Ballet et M. Faure. Congrès de méd., 1900.
([2]) Gilbert et Lereboullet. Soc. méd. hôp., juin 1902.
([3]) F. Glénard. Exploration du foie chez les diabétiques. Masson, 1890. (Conclusion).
([4]) Gilbert et Lereboullet. Soc. de biol., 12 mai 1900.

ont trait à des altérations aisément constatables, à des lésions
que l'alcool produit à coup sûr et à lui seul — bien que, nous
devons le noter, l'expérimentation ne les reproduise pas identiques, chez l'animal. Les faits qui suivent sont plus discutables ; ils concernent le rein, l'appareil circulatoire et les
organes de la respiration.

Le tissu glandulaire des reins, et surtout celui qui est le
siège de la sécrétion urinaire, l'épithélium, est particulièrement
sensible à l'action des toxiques. Cet épithélium glandulaire
est annihilé rapidement, et parfois même détruit, par le su-
blimé, par le phosphore, par les poisons organiques et microbiens. Il ne paraît pas aussi sensible à l'action de l'alcool. Soit
que cette substance se dédouble dans l'organisme, avant son
élimination par le rein — puisque certains auteurs nient
qu'on retrouve l'alcool dans l'urine, et puisque, en tout cas, on
ne l'y retrouve qu'en faible quantité —, soit qu'elle parvienne
trop diluée au niveau des éléments glandulaires du rein, il n'en
reste pas moins ce fait incontestable : les altérations rénales,
les néphrites d'origine alcoolique sont rares et même exceptionnelles. Lorsque l'on constate des modifications, elles sont,
comme pour les autres tissus glandulaires, d'origine surtout
vasculaire. L'alcool congestionne le rein : le buveur, on le
sait, urine plus et plus fréquemment. Il est possible que l'excès
de fonction conduise à la lésion ; mais rien de cela n'est bien
prouvé. Tout ce qu'on sait, c'est que, chez de vieux alcooliques, on peut voir l'épithélium rénal tomber en dégénérescence
graisseuse — fait relativement banal et commun à tous les états
cachectiques.

Pour Lancereaux, l'altération du rein dénommée néphrite
interstitielle, non plus que la sclérose des artères, n'est une
manifestation de l'alcoolisme.

Chauffard (*Traité de médecine et de thérapeutique*) écrit à ce
sujet : « Chez un sujet qui meurt d'alcoolisme aigu, on trouve
« des reins gros, cylindroïdes, plus longs et plus épais que
« normalement ; le parenchyme est cyanotique, d'un rouge
« foncé uniforme, et semé de petites ecchymoses sous-capsu-
« laires. Dans les faits à marche plus lente, le rein est plus
« mou, moins congestionné. Dans les deux cas on constate

« des lésions de néphrite diffuse, avec stéatose plus ou moins
« intense. »

En résumé, il semble difficile actuellement de dire quelle
part revient à l'alcoolisme chronique, dans la genèse des
néphrites.

Notre documentation à ce sujet est cependant un peu plus
riche qu'on ne pense, si l'on veut bien juger l'état des
reins chez un bon nombre de ces sujets qui, sans mourir de
néphrite, à proprement parler, succombent toutefois à l'alcoolisme chronique, lent et progressif, avec déchéance organique
se traduisant, avant tout, par l'insuffisance hépato-rénale.
Il y a encore ce qu'on a signalé, et à maintes reprises,
dans la cirrhose de Laënnec. « On peut trouver, dit J. Mollard
« (de Lyon), à l'autopsie de sujets ayant succombé à la
« cirrhose de Laënnec, les reins volumineux et présentant,
« en dehors de cette augmentation de volume, un aspect abso-
« lument normal. Cette hypertrophie rénale est-elle une hyper-
« trophie par excès fonctionnel dû à la dyscrasie d'origine
« hépatique; n'est-elle pas liée surtout à l'alcoolisme, cause
« première de tout l'ensemble morbide ? On sait, du reste,
« que l'hypertrophie rénale est assez fréquente chez les grands
« alcooliques, et qu'elle est due à l'hyperémie active, consé-
« cutive au fonctionnement exagéré du rein (¹). »

**Organes génitaux**. — Grâce à sa diffusibilité, l'alcool peut
passer jusque dans les glandes génitales. Cela nous explique
certains faits d'impuissance, chez l'homme. Rösch a signalé la
diminution, l'atrophie même, des testicules (²). Lancereaux
insiste sur la fréquence des troubles ovariens, chez la femme
alcoolisée; il a même noté l'atrophie ovarienne relative, avec
des désordres menstruels corrélatifs (³). Récemment, les constatations expérimentales de Nicloux paraissent avoir reçu une
consécration anatomo-pathologique, dans une observation du
Dʳ Audebert (de Toulouse), où l'on relève l'expulsion à quatre

---

(¹) J. Mollard. *Lyon méd.*, 16 nov. 1902.
(²) Rœsch. Cité in Roubinowitch. *Gaz. hôp.*, juin 1902.
(³) Lancereaux. Acad. méd., 1896.

mois et demi, d'un fœtus mort présentant une sténose du cordon ombilical. En l'absence de toute autre cause d'avortement, et en raison de l'alcoolisme très prononcé de la mère, l'auteur invoque l'athérome des vaisseaux ombilicaux ([1]).

Quoi qu'il en soit de cette explication, l'avortement, chez la femme alcoolique, est fréquent. Taav-Laitinien, dont nous relaterons plus loin les résultats expérimentaux, a vu souvent des cobayes femelles soumises à l'intoxication alcoolique chronique, avorter, ou mettre bas des petits mort-nés.

**Système circulatoire**. — La physiologie nous apprend que les modifications du milieu sanguin, au contact de l'alcool, sont d'une importance extrême. Il paraissait logique, dès lors, de supposer que l'altération du sang dût retentir sur la paroi des vaisseaux sanguins ; or, les recherches dans ce sens ne fournissent que bien peu d'arguments positifs. Cela tient à ce qu'on s'attache à la question avant de l'avoir bien précisée. Sans nul doute l'alcool altère le système sanguin ; il séjourne dans les *capillaires* et les modifie, en les épaississant progressivement, en les sclérosant. Cette sclérose se confond d'ordinaire avec celle de l'organe différencié où elle évolue ; mais son point de départ n'en est pas moins vasculaire avant tout.

L'alcool atteint non seulement les capillaires, mais des radicules importantes de la veine porte. Il est vraisemblable qu'il se comporte de même dans d'autres parenchymes : poumons, cœur, cerveau, etc. Mais s'ensuit-il que ce toxique attaque les *artères ?* le fait est discutable. Il est nié par Lancereaux, dont la compétence en anatomo-pathologie alcoolique n'est cependant pas douteuse. Pour cet auteur, l'alcool n'a pas l'action qu'on veut lui attribuer, sur la production de la sclérose et de la dégénérescence des artères. On doit en dire autant de l'endocardite. Et, de fait, dans une récente statistique comprenant un millier de cas, il ne m'a pas été donné personnellement d'observer, chez les alcooliques, d'affections cardio-arté-

---

([1]) **AUDEBERT**, de Toulouse. Rétrécissement cordon ombilical. Alcool. de la mère (**Rés.** in *Journal de Lucas-Championnière*, 1902, art. 19489).

rielles (¹). On peut concevoir toutefois, que l'altération des petits vaisseaux capillaires qui nourrissent le cœur, entraîne peu à peu la déchéance de fonction et même de nutrition de l'organe : ainsi s'expliqueraient certains cas de myocardite chronique ou de dégénérescence du muscle cardiaque. Lancereaux lui-même, dans son atlas, représente des faits de surcharge graisseuse du cœur, procédant de l'éthylisme.

L'opinion trop exclusive de Lancereaux a été contestée, et voici des faits qui plaident assez énergiquement contre elle. En Allemagne, Aufrecht a décrit, chez un certain nombre d'alcooliques, un syndrome hépato-rénal conduisant à des poussées d'asystolie intermittente, et à des accès, plus ou moins espacés, d'urémie curable, dont la cause anatomique serait une myocardite d'origine *alcoolique* (²). Des désordres identiques sont encore à noter chez les grands buveurs de bière, qui, d'après Bauer et d'après Bollinger, auraient de la dilatation et de l'hypertrophie, sans lésion valvulaire (« cœur de bière »), tandis que pour Krehl, la sclérose myocardique serait surtout fréquente. En France, Pierre Merklen pense à un véritable état de parésie toxique du myocarde — *dilatation hypertrophique du cœur d'origine pléthoro-alcoolique* (³) — et voici comment il l'explique.

Deux éléments interviennent pour produire la dilatation et l'hypertrophie du cœur : l'ingestion continue et immodérée de boissons et d'aliments, qui déterminent un état de pléthore habituel de l'appareil circulatoire ; d'autre part, l'action de l'alcool et des poisons alimentaires, sur le myocarde et sur les vaisseaux. Cette action est double : hypertensive et parésiante, d'après les recherches de Maximowitch et Rieder (Voy. physiologie, p. 104). Les grands buveurs de bière et de vin, et les gros mangeurs sont donc en état presque permanent de pléthore et d'hypertension artérielle, d'où, pour le cœur, une surcharge et un surcroît de travail. Mais, de plus, l'alcool agit directement sur le myocarde, dont il diminue la tonicité et facilite la dila-

---

(¹) H. Triboulet. Statistique de la consultation, hôp. Lariboisière, 1900.

(²) Aufrecht. Myocardite d'origine alcoolique (Rés. in *Sem. méd.*, 1895, p. 668).

(³) Pierre Merklen. *Presse méd.*, 7 janv. 1903, p. 21.

tation asthénique. Donc, le cœur des grands buveurs est dilaté. Il s'hypertrophie, pour lutter contre l'obstacle artériel ; mais ce n'est que pour un temps : tôt ou tard, le muscle cardiaque surmené et intoxiqué, fléchit.

Voilà pour le cœur. Le système artériel peut, lui aussi, être modifié. D'après Armaingaud, de Bordeaux, l'apoplexie serait d'une fréquence relativement grande, chez les sujets occupés dans le milieu vinicole, et, pour ce clinicien, l'athérome des vaisseaux cérébraux est incontestablement provoqué par le vin.

Une observation récente de Landouzy nous fait constater, par la radiographie, la rigidité de la radiale d'un homme encore jeune (quarante-quatre ans), chez qui il n'y avait à invoquer, comme étiologie, qu'un alcoolisme accentué ([1]).

D'après Edgren, 25 p. 100 des cas d'artériosclérose reconnaîtraient comme cause l'alcoolisme chronique ([2]).

S'il met hors de cause le système artériel, Lancereaux, par contre, insiste sur les lésions fréquentes et fort importantes de l'artère pulmonaire, dont la structure se rapproche, d'après lui, de celle des veines. Chez l'alcoolique, l'artérite pulmonaire serait cause de thrombose, d'où coagulations intra-vasculaires, embolie possible et mort subite.

Lancereaux insiste également sur la phlébosclérose disséminée des buveurs à veines variqueuses, indurées et rigides ([3]).

Huchard attire l'attention sur certains faits de mort subite, sans altération aortique et sans lésion coronarienne, faits qui, selon lui, doivent être, de préférence, rattachés à la *névrite alcoolique du pneumogastrique* ([4]).

**Voies respiratoires.** — L'action directe de l'alcool sur les voies respiratoires supérieures, est d'observation banale : les boissons alcooliques *brûlent* la gorge ; elles congestionnent la muqueuse de la base de la langue et du pharynx ; les glandes

---

([1]) LANDOUZY. Athérome artériel par alcoolisme. *Presse méd.*, 1902.

([2]) EDGREN. Die Arteriosclerose. Leipzig, 1899, cité in Metchnikoff, La nature humaine, p. 320.

([3]) LANCEREAUX. Cité in Klippel. Traité des méd., t. VII.

([4]) HUCHARD. Le Cœur alcoolique, *Journ. des Prat.*, 1901, p. 794.

et les vaisseaux capillaires s'hypertrophient, donnant lieu à de la pharyngite chronique. Cette inflammation chronique gagne les replis de l'épiglotte, puis l'orifice du larynx, enfin les cordes vocales ; nous avons ainsi l'explication de la toux des buveurs, de l'assourdissement et des modifications de timbre de leur voix (voix rauque et gutturale). La propagation à la trachée nous fait comprendre la trachéite avec quintes de toux, qu'ils présentent si fréquemment et qui est quasi-spécifique. On conçoit que les voies aériennes inférieures, mal protégées par les régions supérieures, se laissent plus aisément envahir par les diverses infections broncho-pulmonaires ; mais là doivent se borner nos interprétations. Faut-il attribuer à l'influence de l'alcool le développement de la bronchite chronique, de l'emphysème, de l'asthme ? Nous n'osons répondre affirmativement, bien que l'élimination active du toxique par la surface respiratoire, semble pouvoir être invoquée ([1]). Ce qu'il nous est permis de dire, c'est que l'alcoolique se défend mal contre l'infection, et que, chez lui, en raison de la déchéance organique générale, les maladies pulmonaires prennent habituellement une haute gravité (pneumonie, gangrène, tuberculose).

**Système nerveux**. — A côté, ou plutôt au-dessous, de lésions grossières qui peuvent tout masquer à l'autopsie : hémorragie des méninges, méningites aiguës congestives, plastiques ou suppurées, lésions secondaires, il faut rechercher, comme lésions initiales de l'alcoolisme, des modifications plus fines de la substance nerveuse. Ces lésions peuvent intéresser l'encéphale, le bulbe, la moelle et les nerfs périphériques.

*Encéphale*. — Les lésions de cet organe ne sont pas macroscopiques, mais bien histologiques. Klippel les a décrites d'une façon complète, et nous transcrivons la description qu'en a donnée ce savant histologiste ([2]).

Les lésions encéphaliques sont constituées par une dégénérescence granulo-graisseuse et pigmentaire des artérioles et

---

([1]) D'après Jaillet, l'élimination de l'alcool, minime pour les doses faibles, se fait très-activement, avec les doses élevées, par l'épithélium broncho-pulmonaire.

([2]) M. KLIPPEL. Anat. path. et pathog. du délire des alcooliques. Congrès de La Rochelle, 1893 (Rés. in *Manuel de médecine*, t. VII. p. 42).

des capillaires de l'écorce cérébrale, et par une altération, de même nature, des éléments nerveux eux-mêmes.

L'athérome des grosses artères de la base ne serait, pour Klippel, qu'une coïncidence. La lésion commune à tous les alcooliques chroniques occupe les artérioles corticales, dont la gaine lymphatique est surchargée d'amas granuleux. Ceux-ci sont disposés en îlots disséminés sur tout le trajet des vaisseaux, où ils ont l'aspect de plaques irrégulières. La coloration des granulations est noire, brunâtre, ou ocreuse. Cette dernière teinte se rencontre surtout si la maladie s'est compliquée d'une congestion intense et chronique.

Dans les cellules nerveuses, on rencontre la même dégénérescence granulo-graisseuse et pigmentaire : même forme, même couleur, même aspect que pour les granulations qu'on trouve dans les vaisseaux. Ici encore, la coloration ocreuse est en corrélation avec la congestion chronique.

D'ailleurs, ces lésions ne suffisent ni à créer, ni à expliquer le délire ; mais elles favorisent le développement d'autres processus, tels que les infections secondaires, l'hyperémie passagère ou durable, la méningo-encéphalite chronique. C'est de ces lésions secondaires que dérivent les variétés du délire alcoolique.

Ayant personnellement observé de près un certain nombre de syndromes mortels, avec délire terminal, chez des alcooliques, j'avais été frappé de l'importance des lésions rénales et surtout hépatiques constatées à l'autopsie, alors que les altérations encéphaliques ou méningées n'étaient pas appréciables (trois autopsies à l'hôpital Lariboisière, août 1899). A la même époque, la physiologie pathologique de ces désordres m'était expliquée par les communications de MM. Gilbert Ballet et M. Faure au Congrès de Lille ([1]).

« Parmi les 9 observations qui appuyaient notre communi-
« cation au Congrès de Lille, sur les accidents délirants des
« maladies aiguës, dit M. Faure ([2]), deux, recueillies chez des
« alcooliques, offraient des exemples typiques du délire alcoo-

---

([1]) G. BALLET et M. FAURE. Congrès de Lille, août 1899.

([2]) M. FAURE. Syndrome mental, lié à l'insuffis. hépato-rénale. Thèse de Paris, 1899.

« lique. Or, nous avons trouvé, à l'autopsie de ces deux
« malades, de grosses lésions hépatiques (dégénérescence
« graisseuse dans un cas, cirrhose dans l'autre cas) que nous
« n'avions point soupçonnées du vivant du malade. »

Klippel a remarqué que les accidents délirants de l'alcoolisme chronique ne survenaient guère que chez les alcooliques
dont le foie était altéré.

Enfin, parmi les 4 observations sur lesquelles Charrin [1]
s'est appuyé pour admettre l'existence d'une folie hépatique,
plusieurs relatent des accidents habituels au délire alcoolique, et l'une d'elles représente même un type de ce syndrome
mental.

En résumé, les accidents mentaux considérés comme caractéristiques de l'alcoolisme chronique, ne s'y rattachent probablement que d'une manière indirecte. Ils sont liés habituellement aux lésions rénales, hépatiques et digestives, que l'alcoolisme provoque.

Toutefois, ce qui devient fort important, dominant même
dans les recherches de M. Faure, c'est que, grâce à la méthode
de Nissl, il aurait pu déceler sur un certain nombre de cer-
veaux des altérations cellulaires : formes globuleuses, rejet
du noyau à la périphérie cellulaire, teinte diffuse, etc.

*Les méninges* du buveur sont un des points de moindre résistance — ou, plus exactement, les poussées congestives cérébrales sont si fréquentes, si répétées et si intenses, que la
méningite chronique est une des lésions quasi fondamentales
dans l'anatomo-pathologie de l'alcoolisme.

Les méningites de ce genre sont *locales*, en foyers parié-
taux, sous-dure-mériens, constitués par des couches superposées, entre lesquelles et parmi lesquelles circulent des
capillaires artériels rigides, turgescents et friables. Histo-
logiquement, il s'agit de couches superposées de lymphe plastique, réparties autour de néoformations capillaires en réseaux
fortement injectés. Cette pachyméningite se complique presque
toujours d'hémorragies ayant pour siège ces néo-vaisseaux
(pachyméningite hémorragique; hématome de la dure-mère).

---

[1] CHARRIN. Soc. de biol., 1892, et Soc. méd. hôp., 1896.

Klippel signale encore une variété de méningite plastique, localisée vers la scissure interlobaire, et enfermant les granulations de Pacchioni. Elle consiste en une infiltration opaque, mucoïde, amorphe. Cette méningite est plutôt arachnoïdienne ; mais elle peut se compliquer d'exsudats inflammatoires, qui la relient à la pie-mère et à la dure-mère, aboutissant ainsi à l'adhérence des trois méninges.

Ces variétés de méningite laissent l'encéphale libre au-dessous des enveloppes ; mais parfois il se fait un symphyse partielle. Cette symphyse peut, enfin, se généraliser (ce qu'on constate chez tant de vieux alcooliques chroniques), produire la pachyméningite *diffuse*, et surtout ces périméningo-encéphalites diffuses, auxquelles ressortit toute la pseudo-paralysie générale des alcooliques.

Notons encore des accidents apoplectiformes dépendant de la formation d'un hématome ; mais alors celui-ci n'est plus enkysté, et, siégeant sur la pie-mère, il peut être le point de départ d'une inondation ventriculaire ([1]).

En résumé : méningites sans encéphalite, d'une part ; mais plus couramment, sous les méninges altérées, des lésions de l'écorce cérébrale.

**Moelle et nerfs phériphériques**. — L'alcool porte son action nocive sur toutes les parties du neurone moteur périphérique, avec localisations variées et combinées.

L'existence des névrites périphériques dégénératives et interstitielles, avec atrophie musculaire, est indéniable. Mais, dans un certain nombre de cas, qu'une observation attentive rend de plus en plus nombreux, on a trouvé des lésions médullaires.

D'ailleurs, nous fait observer Klippel, la moelle peut être lésée du fait de l'alcoolisme. Magnus Huss y décrit la congestion et l'œdème des méninges, la dilatation capillaire. Pour Erb et aussi pour Buzzard, dans les paralysies alcooliques, les centres spinaux seraient initialement touchés. Schœffer a décrit minu-

---

([1]) Voy. Klippel. Méningites chroniques. Traité de méd. et de thérap , t. IX, p. 390.
— Du même : Hémorragies méningées. Traité de méd. et de thérap., p. 407.

tieusement des lésions de formes multiples, intéressant les cellules des cornes antérieures.

Toutefois, il arrive que le nerf périphérique soit atteint pour sa part exclusivement. Par l'expérimentation, Pitres et Vaillard ont montré que l'alcool modifiait la substance nerveuse : l'injection d'un peu d'alcool dilué, dans la cuisse d'un cobaye, provoque des modifications nerveuses interstitielles, et cette lésion locale produit sur le nerf l'effet d'un foyer qui tient sous sa dépendance des modifications terminales du type de la dégénéréscence wallérienne ([1]).

D'autre part, si un nerf n'est rien par lui-même, physiologiquement, et s'il n'existe qu'en raison de ses relations avec les centres nerveux, c'est, anatomiquement, une individualité. Nous le voyons composé de segments (cylindraxe, étranglements de la myéline par la gaine de Schwann, etc.), qui peuvent être intéressés directement et primordialement. De même que le curare localise son action sur la plaque terminale motrice, de même l'alcool, et aussi certains composants des liqueurs (essences), portent leurs effets sur les segments nerveux, qu'ils désorganisent, en frappant les gaines de myéline d'abord, et plus ou moins rarement le cylindraxe : c'est ce qui constitue la névrite segmentaire périaxile.

Comme conclusion, nous affirmons, avec tous les classiques, que les paralysies disséminées des alcooliques sont véritablement dues à des névrites périphériques du type névrite parenchymateuse, avec lésions de dégénérescence wallérienne, et qu'il se rencontre toutes les altérations de la névrite périaxile de Gombault.

Les constatations de Vierordt, relatant quelques altérations des racines postérieures de la moelle et une sclérose des cor-

---

([1]) Au nombre des principales références bibliographiques sur cet important sujet, citons :

LANCEREAUX. Dict. sc. méd., 1865. Paralysie alcool. *Un. méd.*, 1885.

W. ŒTTINGER. Paral. alcool. Thèse de Paris. 1885.

CHARCOT. Paral. alcool. *Gaz. hôp.* 1884.

GOMBAULT. Lésions de la névrite alcool. *C.-R. Acad. des Sc.*, 1885.

BROADBENT-BUZZARD. *Lancet*, 1885.

DÉJERINE. Paral. alcool. *Arch. physiol.*, 1887.

PITRES et VAILLARD. Névrites alcool. expérim. Soc. biol., 1889.

ACHARD et SOUPAULT. Paral. alcool. génér. *Arch. méd. expérim.*, 1893.

dons de Goll, avec intégrité des nerfs périphériques, paraissent répondre à des faits d'exception. Il y a, par contre, plusieurs observations — et celle d'Achard et Soupault est des plus remarquables — où sont notées des altérations des cellules des cornes antérieures de la moelle et des cellules des noyaux gris du bulbe.

Abstraction faite de ces faits plutôt exceptionnels, on doit rattacher les paralysies dites alcooliques, à la névrite périaxile, avec persistance du cylindraxe dans les formes légères, avec dégénérescence wallérienne (interruption et disparition secondaire du cylindraxe), dans les formes graves.

Il va sans dire que les altérations des éléments nerveux moteurs ont leur retentissement habituel sur le muscle et sur les parties fibreuses : atrophie, dégénérescence, sclérose, rétractions (ces dernières, par action continue des masses musculaires antagonistes, restées saines), d'où peuvent résulter des déformations et de véritables infirmités incurables, alors même que la paralysie névritique a guéri.

*Lésions dans l'alcoolisme aigu.* — L'autopsie a souvent fourni des renseignements positifs : elle a d'abord montré l'imprégnation du sang et des viscères par l'alcool en nature. Nous avons vu que lorsqu'on fait ingérer à un animal la dose excessive de $45^{cm3}$ d'alcool, $40^{cm3}$ passent dans le sang (Gréhant et Nicloux) ; à l'autopsie, on retrouve $1^{cm3},3$ d'alcool dans 100 centimètres cubes de sang, c'est-à-dire $\frac{1}{76}$, chiffre des plus élevés [1]. Or, dans ces conditions, l'alcool tue le globule rouge, et peut le dissoudre ; il provoque aussi la leucocytose et la crise hématoblastique. En outre, l'état phlegmasique du sang est caractérisé par l'augmentation extrême de la fibrine [2]. Dans les viscères, l'alcool se retrouve dans la proportion de $0^{cm},3$ à $0^{cm},45$ p. 100. Il y provoque des désordres congestifs intenses, pouvant aller jusqu'aux ecchymoses. On trouve l'estomac rempli de liquide acide, aigre, à forte odeur d'alcool; la muqueuse est ecchymotique ou même érodée. Mêmes désordres au

---

[1] GRÉHANT. Les dangers de l'alcoolisme. *Rev. scientif.*, 28 mars 1903, p. 388.
[2] JAILLET. Thèse de Paris, 1883.

niveau de l'intestin. Le foie présente une congestion active et passive, cette dernière due à l'asphyxie.

Congestion aussi, et aspect ecchymotique du rein, dont les tubes excréteurs sont gorgés de cylindres.

Les poumons présentent toutes les lésions de l'asphyxie ; aussi trouve-t-on des ecchymoses sous-pleurales.

Les lésions qu'on a le plus recherchées, sont celles des centres nerveux. Or, il faut tout d'abord reconnaître que dans nombre de faits de mort par alcoolisme aigu, il n'a été fait à leur sujet aucune constatation intéressante, bien que l'alcool puisse se retrouver à égalité dans le cerveau et dans le foie : $0^{cm^3},4$ pour 100 grammes de substance.

Au cas d'altérations, c'est surtout la congestion superficielle qu'on observe : la surface du cerveau est rouge vif, la pie-mère est injectée ; il y a suffusion sanguine à forme ecchymotique. On peut même voir la réplétion des sinus et l'hémorragie méningée. Au cas de mort subite, foudroyante, par l'alcool, on se trouverait en présence d'une hémorragie méningée, dans la majorité des cas (six fois sur sept, d'après Tardieu).

Klippel insiste beaucoup sur l'importance des altérations cérébelleuses, et, pour lui, la titubation, signe capital de l'ivresse, serait comparable à la titubation due aux tumeurs du cervelet.

L'alcool, comme certains poisons, aurait pour ainsi dire une action locale élective [1].

H. Triboulet.

[1] Klippel. Manuel de méd., t. VII.

# CHAPITRE V

## ÉTUDE CLINIQUE DE L'ALCOOLISME

Nous avons dit combien l'étude de la physiologie pathologique de l'alcoolisme, chez l'homme, se trouvait compliquée, du fait de l'ingestion combinée des divers produits de consommation courante.

Bien que la nocuité des boissons doive être rapportée, grosso modo, à leur teneur en alcool éthylique, il faut se garder de faire abstraction complète de certaines conditions intervenant pour modifier l'action du toxique fondamental.

Pour le vin, par exemple, il y a l'influence atténuante de la dilution, et, conjointement, l'effet non indifférent, plutôt défavorable, d'éléments variés, les sels de potasse, entre autres. Par sa composition même, le vin aurait donc une action physiologique et pathologique particulière, *spécifique*, dit Lancereaux.

Les liqueurs du type « apéritif » ont, elles aussi, grâce à ce qu'elles renferment d'essences diverses, une physiologie à part, dont nous avons esquissé les traits dominants, et une pathologie spéciale.

Aussi Lancereaux propose-t-il de distinguer les faits d'intoxication par boissons, de la façon suivante :

« Le mot *alcoolisme*, créé par Magnus Huss pour désigner
« l'ensemble des phénomènes résultant de l'action, sur l'orga-
« nisme, des excès de boissons distillées, a été plus tard
« étendu, d'après l'idée que les accidents liées à l'abus des
« boissons fermentées, proviennent surtout de l'alcool qu'elles
« renferment. Mais, depuis, étant parvenu à séparer clinique-
« ment les désordres produits par le vin, par l'alcool et par les

« boissons avec essences, nous avons classé sous trois chefs
« les effets dus à l'usage immodéré des boissons :

« 1° L'intoxication par le vin ou *œnilisme ;*

« 2° L'intoxication par les alcools, eau-de-vie, rhum, co-
« gnac, etc., ou *alcoolisme ;*

« 3° L'intoxication par l'absinthe et liqueurs similaires, ou
« *absinthisme.*

« Ces intoxications sont d'ailleurs *aiguës*, lorsqu'elles suc-
« cèdent à un seul excès et disparaissent avec lui ; *chroniques*,
« lorsqu'elles parviennent à imprimer à l'organisme des modi-
« fications sérieuses et durables (¹). » (Lancereaux.)

Nous reviendrons sur ces distinctions, dont il y a lieu de
tenir compte, en raison de l'importance des assertions de Lancereaux, sur le sujet qui nous occupe ; mais, comme il est rare que
les causes d'intoxication soient suffisamment séparées dans la
pratique, comme les effets toxiques ont de grandes analogies,
malgré la diversité plus ou moins marquée des agents, nous
acceptons, avec la majorité des auteurs, qu'il convient de maintenir des tableaux cliniques *mixtes*, pour ainsi dire, répondant
aux effets complexes des pléiades de toxiques qui entrent dans
la composition du vin, des eaux-de-vie et des liqueurs à essences.

Les associations de l'alcool à l'absinthe, aux essences
diverses des liqueurs, etc., ajoutent, nous le savons, des
toxiques à un toxique ; mais, actuellement, il ne nous est pas
possible de définir le rôle propre de telle ou telle des substances surajoutées, et nous nous bornerons à considérer les
effets totaux de ces mélanges, constituant le type *mixte* de l'alcoolisme, avec sa forme aiguë et sa forme chronique.


§ 1. — *Alcoolisme aigu. Ivresse*.

(par MM. les docteurs R. Mignot et Triboulet.)


L'alcoolisme aigu est la série des troubles morbides qui
succèdent immédiatement à l'absorption rapide d'une quantité
exagérée d'alcool et dont l'*ivresse* est l'expression.

---

(¹) Lancereaux. Traité de méd. et de thérap., *loc. cit*. — M. Lancereaux désigne
encore sous le nom de « Ousisme », l'intoxication par les essences (Οὐσία).

L'éclosion de ces accidents est préparée par des influences qui ont, sur l'intensité et sur la durée des troubles pathologiques, une action considérable. Ces influences, véritables *causes prédisposantes*, dominent l'évolution de l'alcoolisme, comme celle de toutes les intoxications. Ce sont : l'hérédité, l'âge, le sexe, la profession, l'état du sujet, etc.

**Étiologie**. — L'ivresse, dans la majorité des cas, se produit à la suite de l'*ingestion* de boissons alcooliques, mais elle peut survenir par *absorption pulmonaire*, après un séjour plus ou moins prolongé dans un milieu chargé de vapeurs d'alcool.

L'ingestion de boissons spiritueuses provoque des effets extérieurs très variables, non seulement suivant les doses, mais encore suivant les personnes.

Nos ancêtres étaient, semble-t-il, plus résistants que nous à l'action des boissons enivrantes. Les races septentrionales sont moins accessibles que les races méridionales à l'influence immédiate de l'alcool.

Certains sujets présentent une telle tolérance, que l'alcool paraît n'avoir aucune action *immédiate* sur leur organisme ; il est inutile de donner des exemples de ce fait que chacun a pu observer. Par opposition, l'intolérance, chez quelques-uns, atteint un degré exceptionnel : les quantités les plus modérées de boissons alcooliques provoquent l'ivresse. Dans ces derniers cas, il s'agit habituellement de psychopathes, et Féré [1] a pu dire que « l'alcool est la pierre de touche de l'équilibre des fonctions cérébrales ». Les fils d'alcooliques, en particulier, présentent une résistance notablement diminuée. Si, comme nous l'avons vu, la mithridatisation est possible jusqu'à un certain point, contre le toxique alcool, ce pouvoir de résistance ne se transmet pas aux descendants du buveur ; c'est même le contraire qui paraît avoir lieu.

Pour exprimer par une formule caractéristique cette influence des tares héréditaires ou acquises, le professeur Joffroy a écrit que l'alcoolisme, chez les dégénérés, est « le produit du poison « alcool multiplié par le facteur dégénérescence ; » et il montre

---

[1] Féré. La famille névropathique (Alcan).

TRIBOULET, MATHIEU et MIGNOT. Traité de l'alcoolisme.  13

que la *résistance* à l'intoxication diminue parallèlement à l'*amoindrissement de la substance cérébrale.*

Cette règle générale souffre des exceptions. Morel (cité par Pouchet) ([1]) a observé une hystérique qui « tous les jours « et pendant plusieurs mois, put absorber... plus d'un litre « d'eau-de-vie, sans qu'aucun phénomène extérieur vînt tra- « duire l'action exercée par cette quantité considérable d'al- « cool. »

La fragilité, la délicatesse des centres nerveux, est un élément de prédisposition : de là, l'influence de l'âge et celle du sexe. De même, la fatigue préalable de ces centres rend l'intoxication alcoolique plus facile, d'où l'influence de l'état de dépression des convalescents, et celle du morphinisme, etc.

L'action toxique de l'alcool est, enfin, particulièrement rapide, chez certains sujets qui sont, par leurs travaux, exposés à des intoxications (plomb, sulfure de carbone, etc.) ou à un surmenage et à des fatigues excessives (soldats, marins, etc.).

La tolérance de chacun varie selon les circonstances dans lesquelles les boissons spiritueuses sont consommées : l'alcool ingéré à jeun entraine plus facilement l'ivresse que lorsqu'il se trouve mélangé à des aliments, car plus une quantité d'alcool est concentrée au moment de son absorption, plus elle est toxique ([2]). Accoutumé à l'abstinence, on supportera les boissons spiritueuses plus difficilement que si l'on en fait un usage journalier ; d'autre part, les excès habituels diminuent la résistance organique et produisent une véritable intolérance.

Les températures extrèmes facilitent l'éclosion de l'ivresse et peuvent la provoquer sous des formes graves. Les variations brusques de température amènent subitement l'apparition des accidents : c'est à la sortie du cabaret, de la salle à manger surchauffée, qu'éclatent souvent les premiers signes manifestes de l'intoxication.

L'ivresse peut être favorisée, enfin, par certains états psy-

---

([1]) POUCHET. Leçons de pharmaco-dynamie et de matière médicale. t. II, 1901.

([2]) ANTHEAUME. De la toxicité des alcools. Thèse de Paris, 1897, IXᵉ conclusion, p. 161.

chiques, comme la colère, la joie et le chagrin : telle dose d'alcool, bien supportée dans des conditions ordinaires, produit l'ébriété, au cours d'une réunion animée par les rires, les chants, les discussions.

En résumé, chez un sujet plus ou moins modifié défavorablement par les conditions précédentes, le poison intervient par sa quantité d'une part, et, d'autre part, par sa qualité, ou pour mieux dire, par son degré de nocuité (concentration, impuretés, addition de produits volatils, essences, etc.). Un terrain préparé et des causes efficientes multiples, voilà ce qui réalise l'alcoolisme aigu, que nous allons étudier cliniquement.

**Description**. — Pour éviter de rapporter à l'intoxication éthylique aiguë des symptômes qui relèvent de facteurs surajoutés, il faut l'étudier en dehors de l'alcoolisme chronique et de la dégénérescence mentale ; l'*ivresse convulsive*, l'*ivresse délirante*, la *manie ébrieuse*, ne sont que des complications de l'ivresse ordinaire, sur un terrain préparé.

Tous les auteurs qui ont décrit l'ivresse distinguent schématiquement trois périodes successives, dans son évolution.

1° L'excitation des fonctions intellectuelles caractérise la première période de l'ivresse. Le sujet sent peu à peu un changement s'opérer en lui ; il lui semble devenir physiquement plus vigoureux, et jouir avec plus d'aisance, de ses facultés psychiques. Cet état d'euphorie le pousse à discourir, à chanter, à exercer sa force et son adresse, à accomplir des prouesses parfois dangereuses. Les soucis disparaissent, les difficultés de l'existence s'aplanissent, l'avenir apparaît sous le plus beau jour. Confiant en lui-même, le buveur multiplie tour à tour des projets de travaux, de plaisirs ; il affronte sans trembler les périls les plus réels. Trop heureux pour rester égoïste, il devient généreux et bienveillant, prodigue son argent, invite chacun à prendre part à sa joie. Il se montre prévenant, aimable, et il compatit sincèrement aux malheurs qu'il rencontre. Des idées amoureuses s'éveillent et s'imposent à ce point, que l'homme le plus réservé, le plus timide, devient galant et même hardi, avec les femmes.

C'est le moment où la surexcitation de l'imagination, la

rapidité des associations d'idées, rendent le buveur spirituel et le font paraître quelquefois plus intelligent qu'il ne l'est réellement : les jeux de mots, les saillies heureuses se multiplient ; les discours deviennent abondants et fleuris. Les compétences professionnelles profitent parfois de cet état d'éréthisme cérébral ; journellement on rencontre des ouvriers qui, par ce moyen, surexcitent leur force ou leur habileté manuelle, des artistes, des poètes, des savants, qui trouvent dans l'ivresse un stimulant factice.

Peu à peu, à côté de ces manifestations plutôt agréables ou même avantageuses, apparaissent certains indices de l'amoindrissement du pouvoir de contrôle sur soi-même, et de la diminution des facultés morales supérieures : le langage prend un ton déclamatoire, ridicule dans la circonstance ; les plaisante ries se transforment en farces de mauvais goût, la galanterie, en obscénité ; les sentiments des convenances ne sont plus respectés ; l'imagination, d'abord simplement surexcitée, devient tout à fait désordonnée. Le buveur ne sait plus cacher ses pensées les plus intimes (*in vino veritas*) ; il commet des maladresses, des « impairs ». Il se rend encore compte toutefois de ce qui se passe autour de lui, et, s'il est déjà incapable de résister à l'entraînement de ses instincts et de ses passions, il n'en demeure pas moins conscient de ses actes.

A côté de l'ivrogne euphorique, se rencontre le buveur qui a « le vin triste ». Des idées pénibles envahissent sa conscience : idées d'insuccès, de malheurs, de trahisons, de maladies, de deuils. Celui-ci, tout l'effraie ; courageux quand il est de sang-froid, il devient pusillanime ; il gémit et pleure comme un enfant, pour les motifs les plus légers et souvent les plus grotesques.

Chez certains sujets, ce sont les instincts de combativité qui prédominent : devenus susceptibles, ils prennent en mauvaise part les facéties de leurs camarades de plaisir ; la contradiction n'est plus tolérée ; les motifs de dispute, de querelle, sont recherchés ou même suscités ; rarement la partie se termine sans injures ou violences.

En général, pendant cette première période de l'ivresse, la figure est rouge, le pouls fort, la peau chaude et moite ; souvent la soif est vive et les besoins d'uriner sont fréquents.

2° A la seconde période, qui, si les excès continuent, succède insensiblement à celle qui vient d'être décrite, les fonctions psychiques sont profondément troublées, et de nombreuses perturbations organiques se surajoutent.

Le langage devient incohérent, inintelligible, ou absurde ; parfois, les mêmes mots, les mêmes phrases, sont répétés avec obstination et comme automatiquement. Aucun jugement raisonnable ne peut être formulé ; l'attention et la mémoire cessent de s'exercer ; la désorientation est complète, l'inconscience de la situation, absolue. Les sentiments qui distinguent l'homme de la brute ne subsistent plus ; l'ivrogne se montre alors cynique et brutal ; il obéit sans discernement à toutes ses passions et à tous ses instincts.

Les illusions des sens sont nombreuses : le buveur confond les personnes et les choses ; il interpelle des objets inanimés, et leur tient des discours ; il peut se blesser ou se tuer en prenant une fenêtre pour la porte de sa chambre, une rivière pour la route qu'il doit suivre ; il boit sans s'en apercevoir et sans hésitation les liquides les plus détestables, les plus répugnants ou les plus dangereux. Parfois il s'illusionne sur le caractère et sur les intentions des personnes qui l'entourent, sur les paroles qu'il entend ; et comme l'irritabilité est exagérée, comme toute prudence et toute retenue ont disparu, il entre en fureur, commet des déprédations ou des violences. Aussi, cette seconde période de l'ivresse est-elle la période médico-légale.

Les hallucinations n'existent pas dans l'intoxication alcoolique aiguë ordinaire ; elles appartiennent à l'ivresse des alcooliques chroniques et des psychopathes.

A ces symptômes psychiques s'ajoutent divers troubles qui révèlent l'atteinte portée au cervelet, à la protubérance et à la moelle : la voix est traînante, monotone, mal articulée, parfois bégayante ; l'écriture est tremblée ou illisible, ou même impossible ; les mains sont maladroites, laissent tomber les objets ; la marche est titubante, s'accompagne de vertiges et de chutes ; la force musculaire diminue. La sensibilité à la douleur est obtuse : l'ivrogne paraît ne pas ressentir les coups qu'il reçoit ; il demeure insensible à des blessures, à des brûlures graves. Marvaud ([1]) rappelle que l'insensibilité due à l'ivresse était connue et utilisée quelquefois par les chirurgiens, avant la découverte des anesthésiques. Dans certaines régions, les femmes en travail profitent encore, à l'heure actuelle, de ce moyen, pour diminuer leurs douleurs.

Au cours de la seconde période de l'ivresse, les sens sont émoussés ; bien des ivrognes se plaignent de voir double, d'éprouver des bourdonnements dans les oreilles, de ne plus apprécier la saveur de leur boisson favorite. L'excitation génitale persiste, mais la moelle ne répond plus aux incitations cérébrales, et le sujet reste impuissant : « *Sœpe tuo cecidit munere victus Amor* » (Tibulle).

A ce moment, la face est colorée, les jugulaires sont tendues, les pupilles contractées, la respiration accélérée ; enfin il se produit souvent des vomissements, qui débarrassent partiellement l'estomac de l'alcool ingéré. Peu à peu, le sommeil gagne l'individu, qui s'endort là où il se trouve, indifférent aux intempéries et aux dangers de toute sorte auxquels il est exposé.

3° Lorsque l'ivresse aboutit au troisième degré (ivresse comateuse), le sujet est dit vulgairement « ivre-mort ».

Toutes les fonctions nerveuses sont abolies, sauf les fonctions bulbaires essentielles : le malade, comme s'il était chloroformé, reste insensible à toutes les excitations extérieures ; les réflexes, de même que les mouvements et le tonus musculaire, sont abolis ; les sphincters se relâchent ; les pupilles sont dilatées et ne se contractent plus à la lumière. Le pouls est petit et lent ; la respiration est ralentie, irrégulière, stertoreuse. Les téguments se refroidissent, la température centrale baisse au-dessous de la normale ; on a observé des hypothermies atteignant 27°, 24° (Bourneville, Laborde). Dans cet état, on a vu la mort survenir en quelques heures (Tardieu).

Les trois périodes qui viennent d'être décrites ne s'observent que lorsque la quantité des boissons ingérées a été exces-

---

([1]) MARVAUD. L'alcool, son action physiologique. Paris, 1872.

sive. Beaucoup de buveurs, volontairement, ne dépassent pas la phase d'excitation cérébrale, la seule agréable ; mais tous ne savent pas, ou ne peuvent pas, cesser de boire.

L'évolution de l'ivresse en trois périodes bien nettes est toute didactique : des phases intermédiaires s'intercalent ; une ou même deux étapes peuvent manquer ; l'ivresse comateuse survient parfois sans qu'aucune manifestation extérieure ait dénoncé l'excès de boisson. Les symptômes qui sont donnés comme propres à telle ou telle période, s'observent quelquefois à tout autre moment ; par exemple, la diplopie, la démarche titubante apparaîtront comme premier signe évident, et précéderont les troubles psychiques.

La physionomie de l'ivresse varie avec chaque individu : l'un offre surtout des perturbations intellectuelles ; chez un autre, les troubles moteurs dominent la scène ; parfois les vomissements seuls signalent l'état d'ébriété. « Certains sujets, dit « Richardière, souffrent de l'alcool par le système nerveux, « d'autres par le tube digestif. » Pour Lancereaux, ces différences de réaction proviennent de la nature différente des produits absorbés.

La durée de l'ivresse ne peut être précisée, malgré l'intérêt médico-légal qui se rattache à ce point ; elle dépend de la quantité et de la nature des liquides ingérés, et surtout de la résistance du sujet. Ordinairement, au bout d'une ou de quelques heures, le buveur s'endort d'un sommeil profond, qui, dans les cas graves, peut se prolonger vingt-quatre et quarante-huit heures. Au réveil, si l'ivresse a été peu accentuée, l'individu se retrouve dans son état normal. Dans le cas contraire, il souffre de céphalée, d'une sensation de courbature générale ; le travail intellectuel est difficile ; quelquefois, on constate de l'amnésie.

La perte de la mémoire des événements survenus pendant la troisième période, est nécessairement constante ; mais, dans certains cas, l'amnésie empiète sur les faits qui l'ont précédée (amnésie rétrograde). Même quand l'ivresse n'a pas atteint le second degré, il arrive qu'on observe des troubles de la mémoire ; la perte des souvenirs est complète ou partielle ; elle ressemble à l'amnésie des hystériques : un buveur ayant oublié l'endroit où, étant ivre, il avait déposé un objet, s'enivra de nouveau et put le retrouver.

Tel est l'ensemble des symptômes nerveux qui appartiennent à l'ivresse. Mais il est rare que tout se borne là, et, à vrai dire, il n'y a pas d'ivresse, sans quelques troubles viscéraux ; même légère, l'intoxication alcoolique aiguë amène habituellement une gastrite de défense.

Le malade se plaint d'une douleur plus ou moins marquée à la région stomacale. Il y a de l'inappétence, une soif vive, des nausées, parfois des vomissements alimentaires ou bilieux ; la langue est blanche, l'haleine fétide. Il en est ainsi, d'ailleurs, que la gastrite procède d'un alcoolisme aigu de hasard, ou qu'elle représente une poussée paroxystique, au cours de l'alcoolisme chronique.

Mais les cellules du foie sont rapidement atteintes par l'alcool ; aussi est-ce plutôt à titre de gastro-hépatite que se présentent les accidents d'intoxication dont il est actuellement question. Cette participation du foie se révèle, dans bon nombre de cas, par une teinte jaune passagère des conjonctives, et aussi, assez souvent, par un véritable catarrhe des voies biliaires, sous cette forme de jaunisse, que son origine a permis de dénommer, d'une façon peu élégante, mais expressive, ictère « a crapula ».

Durant cet ictère, et aussi chez les buveurs d'habitude, à l'occasion de tout excès, le foie se montre augmenté de volume ; parfois, cet état congestif est douloureux. L'état de congestion, tout aussi intense, du rein, détermine, d'ordinaire, une albuminurie habituellement transitoire.

**Pronostic.** — Qu'elle dure quelques heures, ou que, grâce aux désordres organiques superficiels qu'elle a entraînés, elle se prolonge quelques jours, l'intoxication aiguë, comme l'ivresse qui la traduit, est éphémère et guérit dans la très grande majorité des cas.

Le pronostic de l'ivresse est donc, en règle générale, bénin. Néanmoins, elle est cause de nombreuses morts violentes ou accidentelles ; elle facilite et aggrave les infections, telles que la pneumonie, la blennorragie, la syphilis ; elle provoque, chez les alcooliques chroniques, le délire toxi-alcoolique, l'hémorragie méningée, l'épilepsie, et, chez les prédisposés, l'éclosion d'une névrose ou d'une psychose restée jusqu'alors latente ; elle est parfois le point de départ d'habitudes invétérées d'intempérance. Au cours de l'ivresse comateuse, la mort, avons-nous vu, peut survenir en quelques heures, dans le collapsus (Tardieu).

Dans certains cas où la cellule du foie est préalablement atteinte, l'ictère grave, rapidement mortel, succède à l'ictère catarrhal par éthylisation aiguë. Une albuminurie durable peut succéder à la congestion provoquée par des excès de boisson alcoolique. On a observé, à la suite de l'ivresse, de grands troubles circulatoires (tachycardie durable, ou par accès) [1], dont la guérison ne se faisait qu'en apparence, comme en témoignait plus tard la déchéance *brusque* et définitive de la fonction cardiaque [2].

**Diagnostic.** Le diagnostic de l'ivresse est aisé, dans ses formes simples. En l'absence de tout renseignement, on pourrait prendre les manifestations de la première période pour les réactions d'un état maniaque ; mais l'erreur ne saurait persister plus de quelques instants. Le coma de l'ivresse peut être confondu avec le coma diabétique et urémique, avec celui de l'hémorragie cérébrale ou méningée. L'haleine particulière de l'ivrogne est souvent le seul symptôme qui donne une indication [3] ; mais l'ingestion d'alcool a pu précéder l'éclosion des accidents comateux d'autre origine. L'examen des urines fournira des renseignements précieux. Dans le coma urémique, les pupilles sont en myosis ; dans l'ivresse comateuse, en mydriase. Fréquemment, l'évolution seule lèvera tous les doutes.

VARIÉTÉS DE L'IVRESSE. — *a) Variétés étiologiques.* — On est encore trop insuffisamment édifié, ainsi qu'il a été dit, quant à l'influence particulière de tel ou tel toxique sur la genèse des

---

[1] E. GUÉRIN. Tachycardies alcooliques. Thèse de Paris, mars 1903.

[2] H. TRIBOULET. Tachycardie alcoolique transit. Soc. méd. hôp., 3 avril 1903, p. 374.

[3] Elle est en relation avec l'exhalaison pulmonaire de l'alcool.

accidents, pour décrire ces variétés ; toutefois, il est permis, en restant dans des généralités peu compromettantes, d'établir quelques différences assez réelles entre les faits d'ivresse dus aux diverses boissons (lois de la volatilité ; lois de la composition atomique ; lois de la dilution, etc. ; voy. Physiologie).

« En général l'alcool éthylique semble porter son action à la « fois sur la sphère de la motilité, de la sensibilité et de l'intel- « ligence, avec des modifications réactionnelles en relation « avec un autre facteur, la prédisposition individuelle ; l'alcool « amylique possède une action plus déprimante, et il est pro- « bablement l'agent producteur habituel de l'ivresse coma- « teuse et apoplectique ; l'absinthe enfin agit d'une manière « élective dans la sphère motrice, en produisant les attaques « épileptiques ; elle est vraisemblablement un des agents pro- « ducteurs de l'ivresse convulsive. » (Legrain.)

Le vin nouveau, et certains vins mousseux pour lesquels la fermentation a été modifiée artificiellement, produisent facilement l'ébriété ; l'excès d'acide carbonique amène rapidement l'état de somnolence ; sous la même influence se montre une diurèse excessive. La présence d'une quantité exagérée de matières extractives et de sucre non décomposé rendent ces boissons peu tolérables pour l'estomac et pour l'intestin, et leur communique des propriétés laxatives. Le vin rouge, par suite du tannin qu'il renferme, est moins bien supporté par l'estomac que le vin blanc ; ce même détail de composition explique son absorption moins rapide et son moindre pouvoir ébriogène.

L'ivresse par le vin blanc est plus violente que l'ivresse par le vin rouge.

*Avec le cidre*, l'ébriété est lente à se produire ; elle est plus rapide avec le *poiré* qu'avec le cidre de pommes. Ces deux breuvages, surtout quand ils sont « nouveaux », provoquent une diurèse intense et déterminent une indigestion violente ; le tartrate et le malate de potasse, qu'ils renferment en abondance, sont purgatifs.

L'alcoolisme aigu *par la bière* ne semble pas représenter un type clinique spécial. On sait que les bières de conserve, davantage alcoolisées, amènent plus rapidement l'ivresse ; mais est-il vrai que l'ivresse par la bière soit plus « lourde » que les

autres ? « L'ivresse produite par la bière, nous dit Pouchet,
« est moins gaie, et à manifestations moins exubérantes que
« celle produite par le vin ; elle détermine une excitation bru-
« tale, amenant plus vite l'obscurcissement des idées, la para-
« lysie et le sommeil » (¹).

*b) Variétés cliniques.* — Au point de vue clinique, il est possible
de distinguer dans l'ivresse de nombreux types, en attachant
une importance spéciale à tel ou tel symptôme prédominant.

D'après les réactions vaso-motrices, on a décrit l'ivresse
*colorée* et l'ivresse *pâle*. D'autre part, les ivresses *démonstratives* (joviale, loquace, déclamatoire, érotique, etc.), ont été
opposées aux ivresses *hypochondriaques* (triste, querelleuse,
méchante, larmoyante, etc.) (²).

En raison d'applications médico-légales intéressantes, on a
distingué l'ivresse habituelle ou accidentelle, volontaire ou
imprévue, provoquée par des tiers ou par le sujet lui-même,
dans un but déterminé.

De toutes ces variétés cliniques, seules méritent de nous
arrêter quelques instants les *ivresses anormales* ou *pathologiques* (Lentz), dont on décrit trois formes : l'ivresse convulsive,
l'ivresse délirante et la manie ébrieuse.


**Ivresse convulsive.** — L'ivresse convulsive a été décrite
pour la première fois par Percy (³). Il s'agit plutôt d'une complication de l'ivresse, que d'une espèce particulière.

Les convulsions surviennent, soit pendant l'état d'ivresse
(souvent à la troisième période), soit lorsque déjà elle commence à se dissiper.

Certaines boissons : l'absinthe, les vins nouveaux, les bières
alcoolisées, ont été plus particulièrement accusées de la provoquer ; mais elle résulte surtout, semble-t-il, de la prédisposition
du sujet : on l'observe chez les névropathes et chez les alcooliques chroniques.

Les phénomènes convulsifs rappellent tantôt ceux de l'épi-

---

(¹) G. Pouchet. Traité de pharmacodynamie, t. II, p. 379.
(²) N. Bonnet, Étude physiol. sur l'ivresse. Paris, 1892, p. 400 et suiv.
(³) Percy. Ivresse convulsive. Dictionn. des sciences médic.

lepsie, tantôt ceux de l'hystérie. Généralement, plusieurs attaques se succèdent à de courts intervalles. Un état de confusion mentale, avec hallucinations et réactions maniaques extrêmement intenses, fait souvent suite à la crise convulsive. Ces troubles psychiques ressemblent aux états analogues qui suivent les crises d'épilepsie dite essentielle ; ils en présentent les caractères : la courte durée, la fréquence des impulsions dangereuses, l'amnésie consécutive. Exceptionnellement, la durée totale de l'ivresse convulsive dépasse vingt-quatre heures.

Le pronostic est en général favorable : sur 18 cas, Percy n'a pas compté de mort. Mais les malades se blessent parfois gravement, pendant les convulsions, et il faut redouter les tentatives de suicide ou d'homicide.

**Ivresse délirante.** — De même que l'ivresse convulsive, [Lentz ([1]), Legrain ([2]), Garnier ([3])], l'*ivresse délirante* ne s'observe que chez les buveurs à intelligence déjà affaiblie, et chez les grands prédisposés. Les idées délirantes observées peuvent être de toutes les catégories. Les plus fréquentes sont les idées mélancoliques et les idées de persécution, mais on rencontre aussi les idées hypocondriaques, les idées de grandeur, etc. Des hallucinations se joignent parfois aux illusions habituelles, pour corroborer le délire. Ces phénomènes ont une courte durée, et disparaissent après le sommeil critique.

Le pronostic de l'ivresse délirante se trouve aggravé par la fréquence des réactions dangereuses, du suicide et des attentats contre les personnes.

**Manie ébrieuse.** — A la suite de l'ingestion de boissons alcooliques, on voit, chez certains individus et dans des circonstances spéciales, se développer un état psychique particulier, qui a été décrit sous les noms de « folie transitoire », de « manie *a potu* », de « manie ébrieuse », « d'ivresse excito-motrice ». Pour certains auteurs, il s'agirait d'un simple

---

([1]) Lentz. — De l'alcoolisme (1884).
([2]) Legrain. — Hérédité et alcoolisme (1888).
([3]) Garnier. — La folie à Paris (1890).

accès maniaque survenant chez des prédisposés, à l'occasion de l'intoxication éthylique. Pour d'autres, cette affection a des caractères si tranchés et présente un si grand intérêt au point de vue médico-légal, qu'elle mérite une description spéciale [Massé (¹), Dagonet (²), Schwartzer (³), Garnier, Lentz, Vallon (⁴)].

Krafft-Ebing (⁵) a donné récemment une description détaillée de la manie ébrieuse.

« La manie *a potu* survient, dit-il, chez des névropathes; mais
« elle n'est possible qu'à la condition qu'il existe un trouble
« dans le tonus vasculaire cérébral dû lui-même à un trauma-
« tisme passé, à la syphilis, à l'épilepsie, à l'alcoolisme chro-
« nique ou à une maladie cérébrale au début, ou bien à des
« facteurs qui agissent synergiquement avec l'action vaso-
« paralytique de l'alcool (colères, variations brusques et con-
« sidérables de la chaleur) ».

La maladie peut atteindre des individus habituellement sobres et récidiver à chaque excès (Dagonet); la physionomie clinique est, en général, la même à tous les accès.

Le trouble mental éclate immédiatement après l'ingestion des boissons alcooliques, ou bien, au contraire, ne se produit qu'après un temps assez long (plusieurs heures), durant lequel le malade semble être dans un état normal; la possibilité de ce fait est très importante à connaître, au point de vue médico-légal.

Dans un grand nombre des observations publiées (⁶), on voit le

---

(¹) **Marcé**. Traité des maladies mentales, p. 640.

(²) **Dagonet**. Traité des maladies mentales, p. 560.

(³) **Otto Schwartzer**. *Jahrbücher f. psychiatrie*, 1882.

(⁴) **Vallon**. Des délires transitoires au point de vue médico-légal, IXᵉ Congrès (Angers), 1898.

(⁵) **Krafft-Ebing**. Médecine légale des aliénés. Trad. A. Rémond, p. 481.

(⁶) **Bouchet**. Meurtre commis dans un état d'ivresse ou un accès de monomanie, condamnation. *Ann. méd. psy.*, 1844.
**Brierre de Boismont**. Consultation sur l'état mental de Lucien Inesta. *Ann. méd. psy.*, 1866, t. II.
**Payen**. Rap. sur l'état mental du nommé L..., inculpé de meurtre sur sa mère (manie alcoolique passagère; responsabilité restreinte). *Ann. méd. psy.*, 1871, t. I.
**Giraud**. *Revue de médecine légale*. La responsabilité chez les alcooliques. *Ann. méd. psy.*, 1882, t. II, p. 428; 1899, t. I, p. 247.

trouble mental succéder à une colère violente, et se manifester tout d'abord par des actes impulsifs dangereux; à la suite, le malade présente les réactions habituelles de l'excitation maniaque intense, de la fureur, avec ou sans troubles hallucinatoires. L'accès de folie transitoire consiste parfois en une seule impulsion. Les actes auxquels se livre le malade sont souvent fort dangereux, car, contrairement à ce qui s'observe dans l'ivresse, les forces musculaires sont conservées et il n'existe ni maladresse, ni ataxie; d'ailleurs, l'absence de toute crainte, de tout réflexe inhibitoire, décuple véritablement la vigueur du sujet. Les impulsions sont généralement des impulsions homicides : dans l'observation étudiée par Brierre de Boismont, onze personnes furent tuées ou blessées en quelques minutes. Certains sujets font des tentatives de suicide; d'autres, véritables pyromanes, provoquent des incendies. Toll, cité par Dagonet ([1]), rapporte l'histoire d'une femme qui incendia des maisons à quatorze reprises différentes. Quelques-uns commettent des attentats à la pudeur ou même des viols ([2]).

Pendant toute la durée de la fureur maniaque, le malade présente des signes de congestion encéphalique : battements artériels, rougeur de la face, éclat brillant des yeux.

Après une durée variant de quelques minutes à plusieurs heures, le calme revient, le malade tombe dans un sommeil profond et prolongé, et, lorsqu'il se réveille, il n'a qu'un souvenir très confus des événements qui se sont produits, ou plus habituellement ne se souvient de rien.

La manie ébrieuse se distingue de l'ivresse avec réactions violentes, par les particularités étiologiques, par un début plus tardif, survenant quelque temps après l'ingestion d'alcool, par l'intensité des signes de fluxion cérébrale, par la conservation de l'activité et de l'adresse des mouvements, et par la constance de l'amnésie. L'ivresse convulsive, décrite par Percy, diffère de la manie transitoire par l'existence des phénomènes convulsifs.

---

([1]) DAGONET. *Loc. cit.*
([2]) LEGRAND DU SAULLE. Étude sur l'ivresse. *Ann. méd. psy.*, 1861.

La manie ébrieuse a pu être considérée comme un « équivalent psychique » de l'épilepsie, en raison de son évolution rapide et de quelques-uns de ses symptômes, tels que la répétition des mêmes actes à chaque accès, la violence des réactions, les impulsions dangereuses, l'amnésie consécutive. Ne connaît-on pas d'ailleurs les propriétés épileptogènes de l'alcool? Pourtant, étant donnée, en l'espèce, l'absence habituelle de phénomènes convulsifs ou vertigineux dans les antécédents des malades, une pareille interprétation ne saurait être admise, à moins d'admettre également que l'épilepsie se·réduise parfois à des manifestations psychiques.

## § 2. — *Alcoolisme chronique.*

**Quelques mots d'historique.** — L'ivrognerie est de tous les temps, de tous les pays, de toutes les races.

Aussi haut que l'on remonte dans l'histoire, on rencontre l'usage, et l'abus corrélatif, des boissons alcooliques.

Si le médecin suédois Magnus Hüss, au milieu du xix° siècle, donna la première description d'ensemble des phénomènes morbides déterminés par ces boissons, et leur appliqua l'heureuse dénomination d'*alcoolisme*, il s'en faut donc que cette endémie soit d'éclosion récente.

Bien plus, nos ancêtres les plus éloignés n'ignoraient pas les lésions engendrées par l'alcoolisation habituelle ; et il faut insister sur ce fait, puisque d'aucuns de nos contemporains, et non des moins doctes, soutiennent encore que l'alcoolisme proprement dit, celui qui remplit nos hôpitaux de cirrhotiques, de paralytiques, de déments, date de la découverte de la distillation, les boissons fermentées, *le bon vin naturel*, en particulier, leur semblant incapables de produire autre chose que l'ivresse, sans grands dommages pour l'organisme ; puisque même, certains auteurs classiques ne le font pas remonter au delà de l'époque, plus moderne encore, où fut instaurée la grande industrie des alcools, et où apparurent les eaux-de-vie artificielles, les spiritueux aromatisés, etc.

L'histoire de la médecine nous offre pourtant nombre de

faits — et Delpeuch en a colligé quelques-uns, des plus suggestifs, dans sa remarquable étude sur l'*Alcoolisme avant l'alcool* (¹) — qui réduisent à néant la légende de « l'alcoolisme, maladie contemporaine. »

Cinq cents ans avant notre ère, au temps des Asclépiades, on savait que l'abus du vin congestionne le foie, le rend dur (σκληρόν) et douloureux.

Hippocrate consigne, dans son livres des *Épidémies*, plusieurs observations personnelles de delirium tremens.

Érasistrate, qui pratiquait au iii<sup>e</sup> siècle avant J.-C., rencontra, au cours de ses nombreuses nécropsies, les lésions de la cirrhose éthylique.

Plus tard, Rufus d'Éphèse, étudiant les symptômes de l'ivresse, avertit le buveur que le « vin détermine au *foie*, à la rate et à la tête, les maladies propres à chacune de ces parties. »

Puis, c'est Galien, qui écrit : « Il faut permettre de boire des « vins sucrés à ceux qui ont besoin d'être restaurés, mais à con-« dition que leur foie, leur rate et leurs reins soient en bon état».

A la même époque que Galien, Arétée accusait l'abus du vin, de produire des lésions du foie, la paralysie et la folie.

Delpeuch cite encore ce passage d'un petit traité d'hygiène alimentaire, écrit au vii<sup>e</sup> siècle, par un médecin byzantin : « Le vin, si l'on en boit trop et qu'on s'enivre continuel-« lement, lèse gravement les organes suivants : le foie, le « cerveau et les nerfs; il fait trembler tout le corps, il cause « de vives douleurs de l'estomac et empêche les digestions; il « affaiblit la vue et détermine une paralysie générale.»

M. Deneffe, dans le *Janus* (1902, t. VII), signale un épigramme de Martial, qui donne à croire que l'amblyopie éthylique était déjà connue, au début de notre ère. Le médecin Héros avertit un borgne que s'il continue à abuser du vin, il deviendra aveugle. «Phryx, dit Martial, but le vin et le vin but les yeux. »

Nous savons d'autre part, que les Romains étaient grands consommateurs de vins aromatisés, lesquels n'étaient pas sans analogie avec nos vermouths. Les vieux manuscrits

---

(¹) *Presse médicale*, 1898, 16 et 19 novembre.

nous ont transmis les inénarrables recettes de ces breuvages.

Nul doute, par conséquent, que l'intoxication aromatique, *l'aromatisme* de Laborde, ait fourni son appoint à l'intoxication éthylique, telle que l'avaient observée les médecins de l'antiquité.

En somme, ce qui distingue l'alcoolisme contemporain de l'alcoolisme des anciens, ce n'est pas qu'il produit un type nouveau de lésions et de troubles ; c'est, d'abord, qu'il s'engendre avec une particulière facilité, grâce à l'usage, devenu général et courant, des boissons distillées; c'est, aussi, qu'il s'est diffusé, avec le bien-être relatif, dans tous les milieux sociaux, alors qu'autrefois il ne sévissait guère que dans les grandes cités, rendez-vous des gens riches, des libertins, des oisifs, des soldats en congé, domaine de toute cette « clientèle » politique que les patriciens traînaient à leur suite ([1]).

**Étiologie.** — Au sujet de l'étiologie générale, il nous est possible d'offrir quelques chiffres précis et instructifs. Ayant fait des relevés à différentes époques de l'année, nous sommes arrivés à des chiffres dont la valeur est à peu près constante et dont nous donnons ici deux exemples : ([2]).

En 1899, du 12 au 20 mai, inclusivement, nous avons examiné :

| Hommes | *Alcoolisés* | | Femmes | *Alcoolisées* |
|---|---|---|---|---|
| 453 | **60** | | 376 | **16** |

La même année 1899, en six jours de décembre, nous voyons :

| Hommes | *Alcoolisés* | | Femmes | *Alcoolisées* |
|---|---|---|---|---|
| 307 | **41** | | 245 | **13** |

---

([1]) **Ces lignes d'historique** sont du Dr F. Mathieu.

([2]) **Statistiques** recueillies à la consultation de Lariboisière par le Dr H. Triboulet médecin des hôpitaux, et par M. Kahn, interne du service, 1899.

TRIBOULET, MATHIEU et MIGNOT. Traité de l'alcoolisme.  14

Voici ce qui concerne l'âge des sujets atteints, dans les deux groupes que nous avons séparés.

| | HOMMES | | FEMMES | |
| --- | --- | --- | --- | --- |
| | Première statistique | Deuxième statistique | Première statistique | Deuxième statistique |
| De 10 à 20 ans . . . . . . | 1 | 2 | » | » |
| *De 20 à 30 ans* . . . . . . | 9 | 9 | 3 | 3 |
| *De 30 à 40 ans* . . . . . . | 21 | 13 | 8 | 6 |
| De 41 à 50 ans . . . . . . | 18 | 13 | 5 | 5 |
| Au-dessus de 50 ans . . . . | 11 | 7 | » | » |

Résultat saisissant et navrant, c'est entre vingt et quarante ans que se voient les maximums ( $\frac{1}{2}$ pour les hommes, $\frac{2}{3}$ pour les femmes), c'est-à-dire à l'âge où, socialement, par la reproduction, les êtres sont utiles ou nuisibles au maximum à la communauté.

L'influence de la *profession* du sujet prend une importance dominante ; et, pour peu qu'on ait eu à étudier, à ce point de vue, les malades de la ville et ceux des services hospitaliers, il est facile d'arriver à une sorte de groupement hiérarchique des professions. Sans pouvoir développer complètement ce côté si intéressant de la question, voici quelques documents statistiques tirés de l'observation hospitalière. Sur une série de 1.000 à 1.200 malades hommes, nous voyons représentées, 33 professions ébriogènes ; sur une série de 3 à 400 femmes, nous en trouvons 7. C'est dire que la plupart des corps de métier, à l'heure actuelle, sont alcoolisés (¹). Les médecins connaissent bien l'argument devenu classique : « c'est le métier qui veut ça », et n'en voient guère qui « ne le veuillent pas ». Veut-on établir la part proportionnelle des diverses

---

(¹) S'il était, pour le lecteur, de quelque intérêt de connaître la répartition des cas d'alcoolisme suivant les professions, nous lui conseillons de se reporter aux statistiques anglaises de Tatham, dont Jacquet a donné un résumé très documenté, dans son rapport de 1899, à la Société médicale des hôpitaux de Paris.

professions, on remarque (d'après notre statistique) (¹) que les terrassiers, les cochers et les hommes de peine sont représentés à peu près à égalité. Au premier rang, et de beaucoup en tête sur la liste féminine, les femmes de ménage. On conçoit que, suivant les milieux observés, les chiffres proportionnels puissent notablement varier (²).

Au point de vue médical, nous avons surtout à rechercher par quelles infractions à l'hygiène, les différents intoxiqués réalisent leur alcoolisme chronique.

C'est un chapitre fort chargé de détails que celui des modes d'alcoolisation chronique — et même, n'étaient les tristes conséquences de cette intoxication endémique, certaines particularités de l'étiologie ne manqueraient ni de pittoresque ni d'imprévu.

L'éthylisation se pratique différemment suivant le milieu social où l'on observe. Chez l'ouvrier, on boit le matin à jeun, pour *tuer le ver ;* on prend l'*apéritif* avant les repas ; on boit le vin en mangeant (un demi-litre ou un litre par repas) ; contre la fatigue, contre la chaleur, contre le froid aussi, on se désaltère, qui avec du vin, qui avec des mixtures alcooliques.

Pour bon nombre de commerçants, le vin blanc du matin et les apéritifs sont également de mise ; et, comme la plupart des affaires se traitent en buvant, soit chez le marchand de vin, soit au café, soit à domicile, négociants et courtiers arrivent facilement à l'alcoolisme.

Quant à ceux dont le métier consiste à trafiquer de l'alcool, il n'y a pas à rappeler comment se réalise chez eux l'intoxication.

Dans la classe aisée, les uns deviennent éthyliques par des habitudes de café, qu'entretient l'oisiveté ; les autres, par la bonne chère et par le luxe de la table, luxe consistant trop souvent en vins recherchés et en liqueurs vieillies. Nombre de sujets riches le deviennent au régime d'un apéritif avant les repas, d'une bouteille de vin pur aux repas, et du petit verre, à la fin du déjeuner et du dîner.

Plusieurs auteurs ont signalé la manière désolante dont le plus grand nombre des ouvriers des villes comprennent leur

---

(¹) H. TRIBOULET et KAHN. Statist. de Lariboisière, 1899-1900.
(²) DE GRANDMAISON. *Méd. mod.*, 2 sept. 1896. — RAYMOND. Alcoolisme à Paris. *Prog. méd.*, 18 sept. 96.

budget, au point de vue de la nourriture. Les statistiques de Bonnet ([1]), celles de Tourdot, en majorité fournies par Brunon (de Rouen), nous mettent à même de constater que beaucoup de travailleurs dépensent plus en boisson qu'en alimentation. Letulle, dans un travail dont les éléments ont été pris à l'hôpital Boucicaut, nous donne les chiffres de quelques dépenses ouvrières. Avec des salaires de 4,50 à 6 francs, rarement l'ouvrier dépense-t-il 2 francs de nourriture ; le plus sobre ne consomme guère moins de 1$^{fr}$,25 par jour, en boissons alcooliques. Très communs sont les budgets où les deux dépenses sont égalisées : boissons 1$^{fr}$,70, aliments 1$^{fr}$,80 ; enfin, il n'est pas rare que, d'une façon intermittente, chez beaucoup, et d'une façon continue, chez quelques-uns, la proportion soit renversée.

« A suivre l'ouvrier parisien, on saisit sur le vif la genèse de « l'alcoolisation, dit Letulle ([2]). *L'ouvrier parisien s'alcoolise tous* « *les jours.* Tout d'abord, le matin de bonne heure, l'ouvrier « *commence par ne pas manger* ; ses instincts viscéraux ne le « servent plus : il se contente de boire, à jeun, un vin ou un al-« cool frelaté ([3]) ; puis il va au travail. A 9 heures, seconde séance « d'une fausse ou incomplète alimentation, intoxiquée, elle aussi « trop souvent, par un vin alcoolisé. Enfin, à 11 heures ou à midi, « premier vrai repas, précédé de l'abominable *apéritif alcoo-*« *lique*, empoisonné par quelque essence. Le menu alimentaire « du déjeuner est d'ailleurs presque toujours insuffisant : une « demi-livre de pain, o fr, 25 de viande de bœuf cuite, ou de « ragoût, un morceau de fromage de o fr, 20 ; parfois une soupe « ou du bouillon. A peine y a-t-il là de quoi soutenir les forces « d'un homme de bureau ; mais il y a le demi-litre de vin, et quel « vin ? et la tasse de café avec alcool, o fr, 15 ou o fr, 20, cognac « ou marc, les pires poisons offerts à l'estomac. De même, pour « le reste de la journée. Et c'est tout ! et les jours se succéde-« ront ainsi, mortellement semblables. »

---

([1]) Bonnet. Le bilan de l'alcoolisme (doses individuelles). Thèse de Paris, 1896.

([2]) Letulle. L'Alcoolisme et ses rapports avec la tuberculose pulmonaire, in *Lutte antitub.*, 31 mai 1901, p. 25 et suiv.

([3]) Le lecteur pensera sans doute, comme nous, que certaines épithètes appliquées ici par Letulle au vin, à l'alcool et aux apéritifs, manquent un peu de justesse.

Si le travail n'exige ni beaucoup de mouvement, ni un notable déploiement de force, ces doses de breuvages alcoolisés ont leur effet intégral, et l'alcoolisme se révèle plus ou moins vite : c'est ainsi que la statistique d'Alison, sur la cirrhose alcoolique, montre que cette affection se manifeste chez les gens à profession sédentaire, dans une plus forte proportion que chez les individus qui travaillent et éliminent beaucoup.

Chez la femme, le mode d'intoxication diffère suivant le milieu social. La femme de l'ouvrier accompagne souvent celui-ci au cabaret, et elle arrive à prendre ainsi des habitudes d'intempérance.

Il est à remarquer que le vulnéraire, l'absinthe et les liqueurs à essences, sont particulièrement prisées par la femme, si bien que l'absinthisme tend à devenir aussi fréquent chez elle que chez l'homme.

Dans d'autres milieux, l'usage immodéré de l'eau de mélisse, les verres de malaga pris chez le pâtissier, sont la cause de l'intoxication féminine.

Force nous est, pour terminer ce chapitre d'étiologie, de signaler au moins la question navrante de l'alcoolisation médico-pharmaceutique. Guidés par une physiologie défectueuse, ou, plus exactement, pourvus d'un savoir physiologique insuffisant, les médecins de la génération qui nous précède, et encore beaucoup de nos contemporains, d'ailleurs, ont prescrit et prescrivent l'alcool à titre de tonique, pour *tous* malades, aigus, chroniques, en cours de maladie ou convalescents, etc. On en est arrivé à « l'alcoolâtrie » (Dr Baret), les objets du culte étant les vins de quinquina, de kola et de coca, et la trop fameuse « potion de Todd ». Il est bien évident que dénier a priori à l'alcool toute propriété thérapeutique, est ausssi ridicule que de lui refuser toute qualité alimentaire. Il s'agit seulement, pour le médecin, de connaître avec une certaine exactitude, quelles sont les indications et les contre-indications de cette substance, quelle en est la posologie, quels en sont les effets, en bien ou en mal, et aussi de comparer les résultats obtenus par son emploi, avec ceux qu'on obtient sans lui.

Ce n'est pas ici le lieu de développer ce point de thérapeutique, et nous renvoyons le lécteur désireux d'en faire une étude spéciale, aux écrits de Béhier [1], Joffroy [2], Manquat [3], Drysdale [4], Sano [5], Rosemann [6], A. Martinet [7], Dauchez [8], Le Gendre [9], Mirielle [10], Sabourin [11].

Il nous suffira de dire qu'incontestablement utile dans certains cas d'urgence un peu exceptionnels — choléra algide, dysenterie, collapsus des pneumonies d'adultes ou des bronchopneumonies des enfants, déchéance et dépression des maladies aiguës — l'alcool est d'un emploi discutable, dans la plupart des états aigus moyens, et se montre nuisible, quand il y a désordres hépato-rénaux, manifestations méningo-cérébrales et tares alcooliques préexistantes.

Le rapport du D<sup>r</sup> Jacquet sur l'alcoolisme dans les hôpitaux [12], nous fait heureusement constater, chez les confrères de la génération nouvelle, une tendance à se passer des services du médicament Alcool, bien que la consommation du vin rouge, dans les services hospitaliers, soit restée presque stationnaire, et que celle du Champagne ait pris un essor inexplicable.

QUANTITÉS DE RHUM CONSOMMÉES DANS DES HOPITAUX ET HOSPICES

| | |
|---|---|
| 1890 | 23 277 litres |
| 1891 | 37 724 — |
| 1893 | 50 126 — |
| 1895 | 41 957 — |
| 1898 | 35 790 — |

---

[1] Béhier. Dict. encyclop, art. Alcool, p. 603.

[2] A. Joffroy. Médication par l'alcool. Thèse d'agrég., 1875.

[3] Manquat. Traité de thérapeut., t. II, p. 323.

[4] Drysdale. C. R. VII<sup>e</sup> Congrès internat. contre l'alcool, t. II.

[5] Sano. Recherches personnelles sur l'alcool en thérapeut. *Annales Soc. méd. Anvers*, juin 1900.

[6] Rosemann. *Méd. mod.*, 10 juin 1899.

[7] A. Martinet. L'alcool en thérapeut. *Presse méd.*, 19 févr. 1903.

[8] Dauchez. *Arch. de thérap.*, 1903, p. 126,

[9] Le Gendre. *Bull. Soc. thérap.* oct.-nov., 1903.

[10] Mirielle. Thèse de Paris, 1903.

[11] Sabourin. *Journ. de méd. et chir. pratiques*, 26 avril 1903.

[12] Jacquet. Rapport sur l'alcoolisme dans les hôpitaux parisiens. *Soc. méd. hôp.*, 1899, p. 48.

QUANTITÉS DE VINS CONSOMMÉES DANS DES HOPITAUX ET HOSPICES

Vin rouge 1888 . . . . . . . . . . . . . . 3 013 224 litres
«      1898 . . . . . . . . . . . . 3 198 191   —

Champagne 1888 . . . . . . . . . .   2 870 demi-bouteilles
«      1898 . . . . . . . . .   25 008   —

Nous savons enfin, avec quel entrain les lanceurs de spécialités pharmaceutiques inondent villes et campagnes de leurs vins, de leurs élixirs, présentés comme de véritables panacées, et avec quelle ardeur, tuberculeux, anémiques, neurasthéniques, dyspeptiques, de tout âge et des deux sexes, s'abreuvent à l'envi de ces miraculeuses liqueurs ou de celles qui leur sont proposées par bon nombre de réclames des journaux.

Prises à jeun ou aux repas, les boissons à base d'alcool provoquent l'alcoolisme avec une rapidité ou avec une lenteur qui dépendent d'abord de la quantité et de la qualité du liquide consommé, mais aussi, et pour une part non moindre, des moyens de défense du buveur, qui peut être un *prédisposé* ou, au contraire, un *résistant* [1].

Aux causes directes que nous venons d'énumérer, s'ajoutent les causes prédisposantes et adjuvantes que nous avons déjà vu intervenir dans la genèse de l'alcoolisme.

Ici, comme dans l'alcoolisme aigu, l'influence de l'*hérédité*, d'ailleurs difficile à définir, apparaît avec toute sa valeur (dégénérescences nerveuses, névropathie, alcoolisme des ascendants, etc.). L'*âge*, le *sexe* interviennent aussi : l'enfant et la femme, à système nerveux plus fragile, sont plus vulnérables. La femme, en général, aggrave son intoxication par l'usage préféré des liqueurs à essences.

A un autre point de vue, la thérapeutique prolongée par l'alcool est d'autant plus fâcheuse et peut avoir des conséquences d'autant plus sérieuses, que le malade, alité, demi fébricitant, opéré, élimine moins. C'est pourquoi il faut se méfier de l'alcool donné à des convalescents : Babinski a vu apparaître une paralysie des extenseurs, chez une jeune femme qui, pendant des

---

[1] Voy. Physiologie, p. 93.

suites de couches pénibles, avait absorbé du champagne d'une façon un peu prolongée ([1]). N'oublions pas, enfin, qu'en règle générale, les individus surmenés, débilités, mal **nourris**, ceux qui boivent à la suite de chagrins, de misère, présentent des accidents plus précoces.

## DESCRIPTION DE L'ALCOOLISME CHRONIQUE

**Degrés cliniques de l'alcoolisation**. (A. *Alcoolisme latent, alcoolomanie*; B. *Alcoolisme insidieux*. — A. Pour commencer nous croyons utile de donner place à quelques judicieuses réflexions empruntées à deux thèses récentes.

« Comme l'a fait remarquer le professeur Joffroy, dit le
« Dr Ladrague, combien, même parmi les médecins, savent
« quelle est, pour un organisme humain, la dose dite hygié-
« nique de l'alcool ? Pour préciser, certains physiologistes
« ont pu dire : la dose hygiénique d'alcool est d'un centimètre
« cube par kil., d'individu et par jour. Or, ces chiffres ont le
« tort : 1° de laisser croire à l'utilité « hygiénique » d'intro-
« duire dans l'alimentation quotidienne une dose quelconque
« d'alcool; 2° de faire prendre pour une moyenne ce qui est en
« réalité un *maximum*; 3° de ne pas mettre en ligne de compte
« la *susceptibilité individuelle* qui comporte, en l'espèce, autant
« de degrés que partout ailleurs.

« Précisons notre pensée : tiendrons-nous pour alcoolique
« celui — et celui-là seul — qui absorbera une quantité d'alcool
« supérieure à un centimètre cube, par kil., et par jour ?

« Où commence l'alcoolisme ([2]) ? »

« Dans une société, dit le Dr Ruyssen, où la majorité des
« adultes fait un usage plus ou moins abondant des boissons
« alcooliques, quels sont ceux auxquels nous appliquerons
« l'épithète : *alcoolique?* Autrement dit, au point de vue de la
« pathologie, peut-on assigner à l'alcoolisme une limite scien-

---

([1]) BABINSKI. Traité de méd., Art. névrites, p. 765.

([2]) LADRAGUE. Alcoolisme et enfants. Thèse de Paris. Steinheil, 1901, p. 12.

« tifique en deçà de laquelle il n'est pas, et au delà de laquelle
« il existe (¹) ? »

Ladrague propose, pour ces questions, la solution suivante : « Il y a alcoolisme lorsque, du fait de l'usage con-
« tinu des boissons alcooliques, l'organisme est entré dans
« une phase pathologique, dont le premier terme est l'accou-
« tumance à ces produits toxiques, et le second, l'irrésistible
« besoin d'en user. »

La réunion de ces deux termes constitue pour l'auteur
l'ALCOOLISME LATENT. « Nous entendons par alcoolisme *latent*,
« un état d'intoxication de l'organisme, qui ne se révèle
« que par des signes, et ne possède pas encore de symptômes
« propres. Ne savons-nous pas, en effet, qu'un état maladif de
« l'organisme peut parfaitement bien exister avant l'apparition
« de tout symptôme caractéristique, et ne se traduire au début
« que par des malaises vagues, dont le sujet lui-même est à peine
« conscient ? Il en est ainsi pour le début de l'intoxication par
« le plomb, l'arsenic, la nicotine, etc... : quand le symptôme-
« type de l'empoisonnement apparaît, il y a déjà longtemps que
« l'organisme est en souffrance.

« L'intoxication alcoolique ne diffère pas des autres. Elle
« comporte, comme celle-ci, une forme latente, qui a des signes
« indéniables.

« Le premier en date de tous ces signes, c'est l'*accoutumance*.
« Mettez en présence une substance toxique et un organisme
« sain, ce dernier réagira plus ou moins violemment, suivant
« la nature et la dose du poison. *Il y a révolte de l'organisme*
« *contre l'obligation où on le met d'absorber des substances*
« *nuisibles à la vie de ses cellules.*

« Voilà comment se comporte un organisme SAIN ; mais, que
« de nouvelles doses lui soient imposées, la réaction perdra de
« sa violence ; plus tard, l'organisme cesse de réagir, l'accoutu-
« mance est créée.

« Physiologiquement, toute cellule qui, mise en présence
« d'un toxique, a réagi tout d'abord violemment, mais qui, peu
« après, placée dans les mêmes conditions d'expérimentation,

---

(¹) RUYSSEN. L'enseignement antialcoolique. Thèse de Paris, 1897.

« vient à témoigner de l'indifférence, à l'égard de ce même
« toxique, est une *cellule malade*.

« *Accoutumance* veut dire *parésie cellulaire*. Un degré de
« plus, et la cellule non seulement ne réagit plus à l'excitant,
« mais encore le réclame. Ainsi se crée le BESOIN pathologi-
« que. »

Cette habitude, qui est une « seconde nature » antiphysiolo-
gique, exige l'usage du toxique : tant que ce dernier agit, tout
va bien ; vient-il à manquer, l'organisme est en détresse.
Accoutumance et besoins réunis font *l'alcoolomanie*, comme
la comprennent Sapelier, ses collaborateurs et ses élèves.

Dromard, développant les idées de Sapelier et de Thébault,
déduit des données physiologiques sur l'accoutumance et sur
le besoin, cette conclusion applicable à la clinique, à savoir
que, *avant la période* clinique de l'alcoolisme chronique,
période correspondant au travail de désorganisation et de destruction, qui s'accomplit sous l'influence de l'alcool et n'épargne aucun tissu de l'économie, il existe une période
*préclinique*, au cours de laquelle l'alcool n'agit encore que
fonctionnellement et comme poison du système nerveux. Par
assimilation avec la morphinomanie, cette période syndromique
initiale de l'imprégnation éthylique, caractérisée par l'accoutumance et par le besoin, constituerait la période d'*alcoolomanie* (¹).

L'étude de l'alcoolisme, à cette phase des troubles psychiques, ressortit au chapitre de la pathologie nerveuse ; toutefois, alors déjà, l'organisme a subi des modifications *totius
substantiæ*.

P.-L. Barthès, dans sa thèse récente, conclut de même (²).

En un mot, sans vouloir ni pouvoir préciser exactement la
valeur synonymique des expressions employées par les divers
auteurs (alcoolomanie, alcoolisme latent, etc.), il doit rester dans
l'esprit de tous, ce fait, que les auteurs précités ont voulu établir l'existence de degrés dans l'alcoolisation telle qu'elle
s'offre à l'étude du clinicien.

---

(¹) G.-R. DROMARD. Les alcoolisés non alcooliques. Thèse de Paris, 1902.
(²) P.-L. BARTHÈS. Alcoolisme, étiologie, symptômes, traitement. Thèse de Paris, 1902.

Aux premières phases cliniques, quelque peu imprécises, succèdent insensiblement le petit alcoolisme ou alcoolisme insidieux, puis, tôt ou tard, le grand et banal alcoolisme chronique de nos traités classiques.

B. L'alcool, à doses même légères, mais longtemps répétées, peut faire les lésions que nous connaissons, celles-ci étant précédées de simples troubles fonctionnels, qui constituent, pour une bonne part, l'alcoolisme chronique.

Contraints, ici encore, pour la facilité de la description, de schématiser, nous croyons pourtant rester sur le terrain de l'observation clinique, en considérant des faits d'alcoolisation légère, et des faits d'alcoolisation moyenne et forte.

C'est ainsi qu'avant de décrire l'alcoolisme chronique à sa période d'état, nous étudierons ce que quelques-uns envisagent sous le nom de *petit alcoolisme* (comme on dit : petit brightisme).

A l'hôpital, la plupart des malades qui nous consultent ont des habitudes hygiéniques mauvaises, en ce qui concerne le régime des boissons, et, en général, ils l'avouent sans ambages. Le médecin n'a pas besoin de statistiques. pour former son opinion : tous nos malades d'hôpital, sont plus ou moins des alcoolisés, c'est-à-dire des gens ayant le goût du vin ou des liqueurs. Mais tous sont-ils *alcooliques?* Pour l'affirmer, il faut des faits. Or, si, au lit du malade, avec le temps nécessaire, il est possible de relever un certain nombre de stigmates caractéristiques de l'alcoolisation, à la consultation hospitalière la chose est plus difficile : il faut se contenter souvent d'un examen superficiel, et même, dirons-nous, d'une impression. Mais qu'elle n'est pas la valeur de cette impression! Lorsque, en effet, nous pouvons chez certains sujets dépister, à première vue, l'alcoolisation, en dehors ou à côté de l'affection clinique qui les amènent à la consultation, il faut reconnaître que leur intoxication est déjà bien avancée, et on peut considérer comme définitivement *alcooliques*, c'est-à-dire, en général, perdus pour le milieu social, les malades qui sont portés sur nos statistiques.

A côté de cette première catégorie de malades qui sont, avant tout, et surtout, des *alcooliques*, il y a place pour tous ceux chez qui les réactions vitales sont influencées d'une façon défectueuse par l'usage de l'alcool.

Ces distinctions sont, bien entendu, quelque peu artificielles, et, comme nous l'avons toujours indiqué à propos de nos statistiques, il faut se rappeler que la pathologie des alcooliques comprend des cas complexes, où plusieurs affections ou syndromes différents peuvent se combiner chez le même sujet.

Ainsi, tel buveur, au cours de *troubles gastriques*, avec *points de côté* multiples, *réalise une cirrhose du foie* ; et pourtant il se peut que la mort survienne, chez lui, du fait de la *tuberculose*, qui sera entrée en jeu plus ou moins tardivement. A quel moment, et jusqu'à quel point, ce malade n'est-il pas ou est-il alcoolique ?

Pour étayer par des faits, autant que possible, ces considérations préliminaires, voici un fragment d'une de nos statistiques. Nous y voyons parfois l'alcoolisme seul en cause, et nous le voyons aussi escortant telle ou telle manifestation organique, qu'il a préparée ou aggravée [1].

*Phénomènes douloureux* (névralgies, douleurs rhumatoïdes, courbatures, impotence fonctionnelle momentanée) $\frac{17}{76}$, c'est-à-dire presque $\frac{1}{4}$.

*Troubles respiratoires :*

Gêne, points de côté . . . . . . . . . . . . . . . . . . . . . 10
Bronchite . . . . . . . . . . . . . . . . . . . . . . . 12
Phtisie . . . . . . . . . . . . . . . . . . . . . . 5

$\frac{27}{76}$, c'est-à-dire $\frac{1}{3}$ .

*Troubles digestifs :*

Gastrite . . . . . . . . . . . . . . . . . . . . . . 19
Affections du foie . . . . . . . . . . . . . . . . 5, dont **4 cirrhoses**

En comptant les dyspepsies, on relève $\frac{34}{76}$, c'est-à-dire presque $\frac{1}{2}$ .

Il ne faut pas croire que le petit alcoolisme se révèle forcément par un habitus physique particulier. L'alcoolisé

---

[1] TRIBOULET et KAHN. Statistiques de Lariboisière, 1899-1900.

peut se présenter sous l'aspect d'un gaillard gros et gras, au teint fleuri (couperose, acné), ou sous l'apparence d'un sujet qui s'amaigrit, dont le teint est jaunâtre. Toutefois, dans les deux cas. on aura l'occasion de reconnaître des varicosités capillaires des pommettes, du subictère de la conjonctive, un tremblement fibrillaire des muscles zygomatiques, avec secousses de la lèvre supérieure, une mobilité et une saillie un peu anormales des yeux ; enfin, on notera un signe fonctionnel presque caractéristique chez les alcooliques pléthoriques, la sudation perlée au front, en dehors des influences de température (Milian)..

Chez ces alcoolisés qu'un examen superficiel laisserait croire très florissants, les désordres fonctionnels sont déjà bien fréquents.

L'observation journalière nous fait connaître un certain nombre de « misères » particulières à l'alcoolique, dont quelques-unes appartiennent bien à la période de transition clinique que nous étudions en ce moment ; de ce nombre, sont certains troubles digestifs caractéristiques, et aussi divers troubles nerveux fonctionnels.

C'est le cas de rappeler, avec Richardière « que les buveurs réagissent, les uns avec leur tube digestif, les autres avec leurs nerfs ».

On trouvera plus loin l'exposé intégral des désordres nerveux propres à l'alcoolisme ; pour le moment, nous nous bornerons à dire quelques mots indispensables sur ceux qui appartiennent aux petits signes de l'alcoolisme, petits signes qui se retrouvent, d'ailleurs, à toutes les périodes de l'intoxication.

Ces petits incidents ou accidents du processus de l'imprégnation nerveuse par l'alcool, ce sont l'insomnie, les cauchemars (rats, feu), ou les rêves professionnels, les fourmillements dans les extrémités, les crampes dans les mollets, et enfin des manifestations douloureuses affectant presque toujours la forme de *points de côté* (Milian. Les points de côté des alcooliques. *Presse méd.*, 18 avril 1900. p. 191.)

Subaigu, léger, gênant plutôt que douloureux, le point peut être suraigu, d'une violence à faire crier le malade.

Parmi les points subaigus, il y a la sensibilité spéciale aux foies gros congestionnés par intermittence, après excès, sensibilité à l'hypochondre droit, tandis qu'il y a une *épigastralgie*, (point au creux de l'estomac, ou sous les côtes gauches) en rapport avec la gastrite.

Les points suraigus surviennent, d'ordinaire, brusquement, à la base du thorax, à droite ou à gauche ; ils peuvent irradier en ceinture. Le malade immobilise son thorax, et n'ose respirer, ni crier, ni bâiller.

A voir son facies rouge, on pense au début d'une **pneumonie** ou d'une pleurésie ; mais l'auscultation est négative.

A l'excellente description de Milian, j'ajouterai le fait, souvent constaté par moi, de l'habituelle rapidité d'évolution de ces manifestations douloureuses : tel malade vient consulter le lundi (très spécialement), et, le lendemain, après une nuit réparatrice des désordres de l'avant-veille, est complètement débarrassé.

Cependant, après une succession plus ou moins longue de ces écarts d'hygiène, se constitue sournoisement une certaine déchéance fonctionnelle et viscérale, parfois sous une forme qui donne le change, comme nous allons le voir.

« Sous le nom d'alcoolisme *insidieux* ([¹]), je propose, dit Glé-
« nard, de distinguer une variété d'alcoolisme qui surprend et
« envahit l'organisme, en cachant sa malignité sous la forme
« de signes ou de syndromes sous lesquels on ne reconnaît pas
« l'intoxication. De la sorte, on ne sait pas dépister l'ori-
« gine de ces signes ou syndromes, par conséquent on ne
« retire pas de leur examen la véritable indication, pour com-
« battre l'intoxication dont ils sont les avant-coureurs ou les
« témoins.

« L'alcoolisme *insidieux* se distingue de l'alcoolisme *latent* en
« ce que, dans ce dernier cas, l'intoxication ne se traduit encore
« par aucune manifestation morbide. Celle-ci ne se révélera que
« plus tard, soit par l'allure qu'elle donnera à quelque maladie
« intercurrente, soit par une des déterminations propres à l'al-
« coolisme *franc*.

---

([¹]) Voy. aussi, Pr GRASSET. *Clin. méd.* de Montpellier, 1900.

« Les signes et syndromes de l'alcoolisme *franc,* qu'il s'agisse
« de simples stigmates, tels que les rêves professionnels, les
« cauchemars, les crampes, les fourmillements, l'hyperesthésie
« cutanée et musculaire, etc., ou de maladies confirmées, telles
« que le catarrhe gastrique, avec vomissements le matin au lever,
« le delirium tremens, la cirrhose hépatique ou hypertrophique
« du foie, etc., sont si caractéristiques que, dans bien des cas
« où ils relèvent d'une tout autre origine que l'alcool, on se
« croit, et c'est à tort, en droit d'incriminer tout de même des
« excès alcooliques non avoués par le malade.

« C'est précisément le contraire avec les manifestations de
« l'alcoolisme *insidieux :* on en méconnaît la nature parce que,
« le plus fréquemment, elles relèvent d'une autre origine que
« des excès alcooliques. Ce sont, en effet, les maladies qu'on a
« groupées sous le nom de « maladies de la nutrition » et qu'on
« désigne sous les noms d'obésité, lithiases, diabète, goutte,
« etc., et diverses neurasthénies ou dyspepsies que je fais ren-
« trer dans ce groupe. Ces maladies sont le plus généralement,
« et parfois à juste titre, imputées à une viciation héréditaire de
« l'organisme. Or je pense démontrer que, dans nombre de cas,
« ce peuvent être des maladies acquises, dont les excès alcooli-
« ques ont été la cause première, et même dans la genèse des-
« quelles rien n'autorise, à moins de commettre une pétition de
« principe, à faire intervenir la moindre prédisposition hérédi-
« taire. »

Les maladies de la nutrition d'origine alcoolique sont fréquentes : la statistique personnelle de l'auteur lui donne de
20 à 25 p. 100. (100 hommes et 3 femmes).

Il a pu constater que le trouble dominant était une viciation de la nutrition suivant le mode hépatique, et que fort souvent on voit se constituer un *diabète alcoolique.* Celui-ci peut
être précédé, d'ailleurs, ou accompagné, de manifestations
fonctionnelles, qui ne sont pas négligeables.

Et la filiation des faits cliniques paraît être variable.

Sur 65 cas de diabète alcoolique, Glénard a constaté, dans
20 cas, pas de maladie intermédiaire entre les excès alcooliques et le diabète ; dans 11 cas, *alcool,* pituite, obésité, diabète ;
dans 3 cas, alcool, pituite, congestion du foie, diabète ;

dans 6 cas, alcool, congestion du foie, diabète ; dans 5 cas, alcool, dyspepsie, diabète ; dans 1 cas, alcool, colique néphrétique, congestion du foie, diabète ; dans 1 cas, alcool, colique néphrétique, diabète ; dans 1 cas, alcool, épistaxis, diabète ; dans 1 cas, alcool, rhumatisme chronique, congestion du foie, épistaxis, diabète.

« Il paraît donc évident que ces épisodes intermédiaires relè-
« vent de la même pathogénie que le diabète, qu'ils traduisent,
« par conséquent, les phases d'un même processus, et doivent
« être considérés comme des maladies hépatiques alcooliques.
« La preuve qu'une telle interprétation est juste, et c'est là mon
« second argument, fut faite le jour où j'observai, chez un de
« ces diabétiques, la disparition de la glycosurie, et la substitu-
« tion, au syndrome du diabète, d'une cirrhose atrophique avec
« ascite ; le malade mourut en vrai alcoolique. Pareils faits ont
« été relevés par André (de Toulouse), Féréol, Harley, Gros,
« Lenné, Schmey, Hayem, Triboulet ([1]) Watteau, Gilbert et
« Weil qui ont confirmé ou admis la justesse de mon obser-
« vation. » (Glénard.)

Il existe donc un diabète alcoolique ; il existe donc des lithiases, de l'obésité, des dyspepsies, des neurasthénies, *hépatico-alcooliques.* Voici, d'ailleurs, les conclusions posées récemment par Glénard.

« 1° La proportion des maladies de la nutrition imputables
« à l'alcoolisme est de 21 p. 100, chez les malades appartenant
« à ce groupe nosologique ;

« 2° Le mode d'alcoolisation a été le suivant : dans la moitié
« des cas, excès de liqueurs, eaux-de-vie prises, soit avant
« (apéritifs), soit après le repas ; dans un quart des cas, excès de
« vins, et, dans le dernier quart, excès de bière, ces boissons
« étant prises aussi bien entre les repas que pendant les repas ;

« 3° L'absence des symptômes d'ivresse, d'ivrognerie, dans
« les antécédents de ces alcooliques (d'où l'expression d' « éthy-
« lisme » que j'ai proposée en 1888, et qui a été adoptée), mais
« au contraire la fréquence de la pituite (vomitus matutinus),
« dans 40 p. 100 des cas;

---

([1]) H. Triboulet. Le foie des diabétiques. *Rev. de méd.*, février 1896.

« 4° Le long intervalle, parfois plusieurs années, qui existe
« entre la cessation des excès alcooliques et la maladie actuelle,
« intervalle qui explique l'omission, dans l'enquête étiolo-
« gique classique, d'un anamnestique aussi important ;

« 5° La variété des syndromes observés chez les malades à
« antécédents alcooliques exclusifs, et imputables à l'intoxica-
« tion : c'est ainsi que, sur les 103 alcooliques, j'ai relevé
« 27 diabétiques, 17 cirrhotiques, 13 goutteux, 12 neurasthé-
« niques, 9 malades atteints de lithiase biliaire, 3 atteints de
« lithiase urique, 4 ayant des crises gastriques avec vomisse-
« ments, 7 de la congestion hépatique, 2 de l'obésité, 2 du
« rhumatisme avec diarrhée, 1 de la diarrhée chronique, 4 de la
« dyspepsie gastro-intestinale, 1 des vertiges, 1 de la néphrite
« albumineuse.

« Il m'a semblé que la cirrhose hypertrophique, la conges-
« tion du foie étaient plus fréquentes chez les buveurs d'al-
« cool, la goutte et le diabète chez les buveurs de bière, la
« cirrhose atrophique et les affections nerveuses chez les
« buveurs de vin (ces constatations confirmeraient donc celles
« de Lancereaux).

« Je note expressément ici l'identité frappante de propor-
« tions, entre le nombre des cas de diabète alcoolique, relati-
« vement à la totalité des diabétiques, dans ma statistique
« actuelle et dans celle que j'ai dressée, il y a dix ans : en 1890,
« sur 234 hommes diabétiques, ainsi qu'en 1900, sur 81 hommes
« diabétiques, 33 p. 100 des malades ont des antécédents alcoo-
« liques ;

« 6° Il existe un rapport entre telle ou telle maladie de la
« nutrition et l'âge du malade à antécédents alcooliques, chez
« lequel on l'observe. C'est ainsi que la pituite s'observe entre
« vingt et vingt-cinq ans, l'obésité entre vingt-cinq et trente-
« cinq ans, la gastralgie entre trentre et trente-cinq ans, la
« goutte apparaît entre trente-cinq et quarante, la congestion
« du foie entre trente et cinquante, la neurasthénie entre qua-
« rante et quarante-cinq, le diabète entre quarante et cin-
« quante, la cirrhose entre cinquante et cinquante-cinq, etc., etc.

« Voilà une série de propositions de la plus haute impor-
« tance. Si, en effet, tenant compte de cette triple coïncidence,

« notée chez les alcooliques — étiologie alcoolique, évolution
« cyclique sous forme de maladies de la nutrition se succédant
« les unes aux autres dans un ordre déterminé, affection
« persistante du foie —, nous arrivons à prouver, et je crois
« la preuve faite par mes travaux antérieurs, que les maladies
« de la nutrition sont causées par la maladie du foie, que la
« maladie du foie est causée par l'alcoolisme, nous aurons
« dévoilé un aspect nouveau de l'alcoolisme sous lequel l'in-
« toxication s'était jusqu'à ce jour, masquée insidieusement à
« notre observation [1]. »

Qu'il s'agisse d'une poussée aiguë initiale, ou bien d'une des
poussées aiguës qui entrecoupent l'évolution de l'alcoolisme
chronique, et qui le font progresser, le foie, par une des
modifications que nous avons décrites à l'anatomie pathologique, se montre comme un intermédiaire, pour ainsi dire suffisant et nécessaire, dans la réalisation de la plupart des désordres observés.

L'insuffisance hépatique, après les travaux de Glénard, de
Charrin [2], de G. Ballet et de M. Faure [3], après les constatations histologiques récentes de Gilbert et Lereboullet [4], après
mes observations personnelles, doit être regardée comme la
clef de tous les incidents pathologiques de la vie accidentée du
buveur. C'est par l'insuffisance hépatique, avec le degré variable
d'insuffisance rénale qui l'accompagne d'ordinaire, qu'on peut
expliquer au mieux comment tant de buveurs réagissent
par le tube digestif et par la nutrition générale ; comment,
encore, tant d'autres, avec ou sans troubles digestifs, vont
réagir par leur système nerveux.

C'est par elle que s'explique l'infériorité du buveur devant
les intoxications — celle par l'alcool, indéfiniment répétée, celle
par les produits de fermentations digestives, celle par les corps
nuisibles de l'industrie, plomb, mercure —, et enfin son infériorité devant la toxi-infection.

---

[1] GLÉNARD. L'alcoolisme insidieux. Soc. de méd. de Paris, 24 fév. 1900.
[2] CHARRIN. Soc. biol., 1892, et Soc. méd. hôp.. 1896.
[3] M. FAURE. Thèse de Paris, 1899.
[4] GILBERT et LEREBOULLET. Soc. méd. hôp., juin 1902.

C'est la déchéance relative, ou absolue, de cette grande fonction physiologique, qui peut expliquer la résistance médiocre ou nulle des alcoolisés aux influences extérieures, et qui fait comprendre l'allure parfois cataclysmique des maladies les plus banales, les plus simples et les plus franches, dans ces organismes fâcheusement modifiés.

**État de santé des buveurs**. — Tout ce qui précède nous permet d'entrevoir assez nettement ce qu'est l'état de santé générale du buveur.

Tout organisme humain normal évolue en une sorte d'état d'équilibre biologique *instable*, condition essentielle de la vie et de ses échanges. Survienne quelque perturbation pathologique, l'organisme met en jeu son élasticité fonctionnelle ; grâce à l'intégrité préalable des organes, la dépression morbide fait place à la réaction de guérison, et tout rentre dans l'ordre.

Il n'en va plus de même pour l'alcoolique confirmé ; il en va déjà parfois tout autrement pour le sujet alcoolisé à un degré même moyen ou minime.

Sans parler des grosses lésions que l'anatomie pathologique nous a fait connaître, je rappelle que la physiologie pathologique nous a renseignés sur ces menus désordres, qui ne sont peut-être qu'un premier pas vers la détérioration définitive, et dont la conséquence, pour un tel organe, est la perte de ce qu'on pourrait appeler sa virginité fonctionnelle. Quoi qu'il paraisse et quoi qu'on dise, l'organe est modifié irrémissiblement ; on le croit encore dans sa prime vigueur, il est déjà frappé de déchéance. La dégénérescence granulo-graisseuse de tant de cellules nobles (épithéliums et cellules différenciées de nos viscères), la même dégénérescence de nos capillaires, la rigidité précoce du système artériel, par transformation scléreuse ou athéromateuse, toutes ces lésions élémentaires que l'examen histologique nous a dévoilées chez les alcoolisés, modifient la vitalité dans le sens d'une diminution prématurée des qualités juvéniles, dans le sens d'une sénilité précoce, anticipée.

A peu près en équilibre apparent, tant qu'il ne s'agit pour eux que de suffire aux détails peu compliqués de la vie courante, nous voyons ces êtres imprégnés d'alcool, fléchir dès qu'il y a nécessité de demander aux fonctions un surcroît d'activité (travail physique ou intellectuel, émotions morales, etc.); nous les voyons fléchir, ou succomber même, dès qu'il y a à engager la lutte avec la maladie.

De cela, de cette inaptitude à la lutte contre les maux divers, les considérations que nous avons développées à propos de l'alcoolisme insidieux, *avec hépatisme*, nous font entrevoir la raison physiologique. Voici maintenant les multiples incidents cliniques qui nous mettent à même d'apprécier toute l'instabilité de ce qu'on appelle l'*état de santé du buveur*.

En sa qualité d'hépatique, le buveur florissant, celui des affiches-réclames de distillateurs, par exemple, est sujet aux bouffées congestives céphaliques : d'où les fausses migraines, d'où les épistaxis, qui appartiennent peut-être autant à l'artériosclérose qu'à l'hépatisme (¹).

Gastro-hépatique, le buveur peut passer de l'anorexie par état gastrique, par torpeur de la glande hépatique, à la boulimie, prélude de l'excitation gastrique anormale, ou témoin d'une excitation artificielle de la cellule du foie.

Nous connaissons les décharges intestinales (diarrhées intermittentes), les décharges uratiques qui caractérisent les périodes de surcharge après excès, les transpirations faciles et excessives. Ce sont là, en quelque sorte, des éléments de sauvegarde, mais non dépourvus d'inconvénients. Ils peuvent pécher par exagération ou par insuffisance, et provoquer des complications viscérales.

L'estomac distendu, dilaté, amène une gêne respiratoire et cardiaque, d'où les points de côté que nous avons signalés, d'où les battements de cœur; l'estomac et l'intestin sont le siège de flatulences. Par toutes ces causes réunies, le sommeil est troublé, annihilé, ou entrecoupé de cauchemars et de rêves, que suit un état anormal de fatigue, au réveil. La nécessité de secouer cette torpeur par une dose nouvelle et croissante d'excitants, les perturbations intellectuelles et morales qui

---

(¹) Bouchard. Soc. de biol., fév. 1903.

résultent de l'intoxication, font que l'état de santé des buveurs, est avant tout *négatif*.

Contentons-nous de dire que, pour eux, l'art de vivre consiste à savoir se maintenir le plus longtemps possible en imminence morbide.

Les sujets dont la valeur biologique est ainsi amoindrie, sont un terrain préparé pour l'évolution, à titre de complications, de déviations fonctionnelles et d'altérations organiques multiples : dyspepsies gastro-intestinales, diabète, goutte, coliques hépatiques et néphrétiques, cirrhoses de toutes variétés. néphrites, complications nerveuses..... Ce sont là autant de manifestations de ce qu'on eût appelé autrefois la *diathèse alcoolique*. Le mot est encore acceptable en tant qu'il signifie que tout l'organisme est modifié dans un sens pathologique presque univoque. Et ce qui explique cette modification en totalité, c'est, encore une fois, le trouble de la fonction hépatique.

**Nutrition générale chez les buveurs et notamment chez les alcooliques confirmés**. — Viciant leurs actes digestifs dès les phases d'ingestion et d'absorption (muqueuse gastro-intestinale), les buveurs d'alcool vicient leur nutrition intime, en raison des troubles apportés à l'assimilation cellulaire, soit par mauvais fonctionnement du foie, soit par action directement nuisible de l'alcool sur les tissus.

Nous avons montré, au chapitre de la physiologie, comment, d'après Munk et Strassmann, de petites doses d'alcool (1 centimètre cube par kilogramme d'animal) déterminent un abaissement modéré de l'élimination azotée (6 à 7 p. 100 de la désassimilation des matières albuminoïdes).

En brûlant, l'alcool économise les combustibles, la graisse en premier lieu; d'où ce fait de constatation fréquente, *l'engraissement d'un bon nombre de buveurs*. Il s'ensuit une certaine apparence de prospérité, toute factice, qui peut séduire le public non prévenu, mais qui ne trompe pas l'œil exercé d'un médecin.

Cet embonpoint du buveur, cette surcharge graisseuse n'est réalisée qu'à condition que la ration alimentaire soit normale, ou même augmentée, comme cela se voit chez les buveurs encore jeunes, à existence active.

Ces gens réalisent le type parfait de ce que les anciens auteurs décrivaient sous le nom de sujets *pléthoriques*. Cet état florissant dure ce que durent les phases congestives gastro-hépatiques, avec activité conservée de la cellule du foie, c'est-à-dire quelques années (2 à 4), chez les sujets très vigoureux, quelques mois seulement chez les plus faibles.

Lorsque survient la perte de l'appétit, voire le dégoût de l'alimentation, l'embonpoint ne tarde pas à fléchir. Il se peut, pourtant, que l'alcool, grâce à une action dégénérative prédominante, maintienne, malgré une ration alimentaire insuffisante, un état d'adipose, de bouffissure, que le public dénomme si expressivement : une mauvaise graisse. Cet état d'adipose communique aux individus infiltrés une teinte blafarde, avec couperose habituelle des pommettes, varicosités des joues et du nez, et teinte subictérique de la conjonctive. Le facies, qui reflète un état de torpeur intellectuelle, est d'ordinaire complété par le regard atone d'un œil quasi larmoyant.

Chez les sujets à médiocre vigueur digestive, névropathes, l'action déprimante de l'alcool aboutit vite à l'arrêt des échanges intimes, à la torpeur du foie, à la perte de l'appétit ; et, avec la diminution progressive de la ration alimentaire, arrive l'amaigrissement plus ou moins marqué.

Ici encore, le cachet de l'intoxication alcoolique, c'est le teint blafard, parfois jaunâtre et subictérique, rehaussé de couperose. Toutefois, chez ces sujets, d'ordinaire nerveux et hyperexcitables, au lieu de l'atonie du facies, on constate assez souvent une animation excessive du regard, rappelant certains détails de la physionomie des excités mentaux.

L'adipose sous-cutanée, toute d'apparat et peu gênante, s'accompagne de surcharge graisseuse périviscérale ou d'infiltration graisseuse de certains organes. Nous savons déjà la médiocre valeur du foie graisseux, comme élément de défense ; l'accumulation de graisse, dans le cœur et dans le rein, n'est pas moins défavorable aux fonctions respectives de ces deux viscères. Nous ne pouvons mieux faire, pour en montrer les conséquences, que de rappeler ce que nous avons déjà exposé au chapitre de la physiologie pathologique.

« Chez un sujet fatigué, alité pour des accidents cardiaques
« assez vaguement définis, on constate à l'auscultation les prin-
« cipaux signes d'une insuffisance mitrale, avec souffle systo-
« lique à la pointe, se propageant à la fois vers l'appendice
« xiphoïde et vers la région axillaire, avec une sorte d'hésitation
« arythmique de la systole, pouvant en imposer pour un rétré-
« cissement mitral. Mais ce qui frappe l'attention, c'est l'exis-
« tence d'une tachy-arythmie très accusée, survenant par accès,
« s'accompagnant à peine d'œdème des membres inférieurs.
« Les urines peuvent devenir promptement albumineuses, et
« le foie, congestionné et douloureux au début, peut
« subir, assez promptement, un mouvement de rétraction, avec
« production d'un léger épanchement abdominal. Dans ces
« conditions, la mort subite s'observe quelquefois, et l'on ne
« trouve rien pour l'expliquer (aucune altération aortique,
« aucune lésion coronarienne), sauf, peut-être, la névrite
« alcoolique du pneumogastrique (qui n'a pas été suffisamment
« recherchée), ou la myocardite alcoolique d'Aufrecht (Voy.
« Anat. pathol.). Ici, l'insuffisance valvulaire est fonctionnelle
« par dilatation des orifices, et avec lésion à peine apparente
« des valvules. Comme trois organes sont simultanément
« atteints — cœur, foie, rein — on a une tendance à établir le
« diagnostic d'artério-sclérose, alors qu'il s'agit d'une forme
« particulière de *myocardite alcoolique,* encore incomplète-
« ment étudiée, au double point de vue de l'anatomie patho-
« logique et de la clinique ([1]). »

D'autre part, Merklen ([2]), dans une étude clinique récente, vient de nous rappeler, après Bollinger et Bauer ([3]), que l'hypertrophie du cœur, chez les grands buveurs absorbant dix à douze litres de bière par jour (*cœur de bière*), s'explique par la pléthore vasculaire, avec hypertension consécutive. La dilatation du cœur résulte de la perte d'élasticité du myocarde, sous

---

([1]) HUCHARD. Le Cœur alcoolique, *Journ. des Prat.*, 1902, p. 794.
([2]) Pierre MERKLEN. Leçon clinique. *Presse méd.*, 7 janv. 1903, p. 22.
([3]) J. BAUER et BOLLINGER. Hypertrophie idiopathique du cœur. Munich, 1898.

l'influence directe de l'alcool. Il s'agit d'un véritable *état de parésie toxique du myocarde*. Il est assez fréquent de voir chez ces malades, survenir brusquement l'asystolie aiguë, à la suite d'un travail pénible, d'un effort, du soulèvement d'un fardeau, asystolie qui peut se terminer par la mort en dix ou quinze jours.

Plus ou moins longtemps, suivant sa vigueur initiale, l'alcoolisé se maintient en état d'équilibre physiologique précaire, en imminence morbide, avons-nous dit. Quelques privilégiés de l'intoxication s'en tiennent aux menues misères énumérées plus haut, et se contentent d'arriver, avant l'âge, à la vieillesse physique et intellectuelle.

D'une façon générale, l'alcoolisation se traduit par deux ordres de conséquences : l'*infiltration* graisseuse et la *dégénérescence* graisseuse des tissus nobles ou vulgaires, cette dernière étant l'aboutissant anatomo-pathologique de l'alcoolisme. La *sénescence* anticipée des organes et des tissus est le phénomène clinique révélateur de cette dégénérescence graisseuse. Il faut ajouter que la sénilité organique et fonctionnelle est encore hâtée par le développement de la sclérose.

Ces diminutions, ces déchéances fonctionnelles dont nous rend compte la physiologie pathologique, conduisent à la *cachexie alcoolique*.

Il est rare d'ailleurs que, vieux avant l'âge, l'alcoolique meure de vieillesse : habituellement on voit apparaître quelque complication au niveau de tel ou tel de ses organes, complication qui hâte le dénouement final ; ou bien il survient une maladie aiguë ou subaiguë, qui n'a que trop aisément raison d'un organisme déchu.

**Pathologie spéciale des organes**. — 1° Tube digestif. — Sur le terrain ainsi préparé, évoluent plus ou moins tôt, à titre d'épiphénomènes ou comme affections isolées, des syndromes cliniques dont nous connaissons déjà le substratum anatomo-pathologique.

Parmi les premiers en date, et aussi parmi les plus importants, sont les désordres gastro-intestinaux et hépatiques.

La bouche est amère, pâteuse, au réveil. La soif est augmentée, alors que l'appétit diminue ou se perd presque complètement. Quelques bouchées d'aliments solides amènent la satiété, d'autant plus que l'ingestion de liquides variés, qui a précédé et qui suivra le repas, donne au buveur l'illusion d'être suffisamment soutenu. La langue est blanche, saburrale, quelquefois rouge et fendillée. Bientôt apparaît la *pituite matinale*, symptôme caractéristique. Au saut du lit, le buveur est pris de nausées, et, tantôt facilement, tantôt au prix de pénibles efforts qui lui congestionnent la face, il vomit un liquide blanc, filant, visqueux. Lorsque les efforts se prolongent, le liquide glaireux devient un peu floconneux et se mêle d'une certaine quantité de bile amère (pituite verte). Alors seulement disparaît la sensation pénible de constriction épigastrique ; mais la bouche demeure empâtée et sollicite la boisson.

Les digestions restent aisées, assez longtemps même, malgré les accidents du matin ; mais peu à peu elles deviennent pénibles, avec sensation de lourdeur, de chaleur dans l'estomac, avec, encore, éructations et renvois acides cuisants (pyrosis).

La sécrétion du suc gastrique est d'abord augmentée ; elle diminue par la suite. Les tuniques stomacales enflammées sont frappées d'atonie, et souvent la dilatation d'estomac s'installe. La distension du viscère est favorisée, chez certains sujets, en particulier chez les buveurs de bière, par l'ingestion de grandes quantités de liquide ; il en résulte de la stase alimentaire et des fermentations anormales, qui sont la cause des crampes d'estomac et des sensations de lourdeur dont se plaignent les buveurs, au bout d'un temps plus ou moins long.

Il est aisé de se rendre compte, alors qu'on suit quelque temps un alcoolique atteint de désordres gastriques, que la progressivité de ces désordres doit répondre à une détérioration continue de la muqueuse. Et en effet, chez un buveur qui n'enraye pas ses habitudes, apparaît tôt ou tard une véritable gastrite ([1]). Les troubles fonctionnels décèlent d'abord un catarrhe simple, (rejet des mucosités filantes et spumeuses ou *pituite blanche* ; rejet de matière biliaire, ou pituite verte), et apparaissent comme de véritables réactions

---

([1]) A. MATHIEU. Maladies de l'estomac. Gastrites. Traité de méd., t. III, p. 319.

de défense, ainsi qu'en témoigne le soulagement qui suit le vomissement pituiteux. Mais la gastrite va s'accentuant, et, peu à peu, ou parfois avec une soudaineté familière à certains ulcères simples, se constitue une gastrite érosive ou ulcéreuse, qui aboutit cliniquement à la *gastrorragie*.

Le vomissement de sang, chez les buveurs, ne prend qu'exceptionnellement un caractère de gravité immédiate : on ne cite guère d'hématémèse foudroyante ; mais les pertes de sang répétées peuvent contribuer à épuiser le malade.

Nous ne pouvons tracer en entier l'histoire des complications qu'un tel état de choses entraîne; il est bon de rappeler toutefois, qu'à la faveur des ulcères de la muqueuse stomacale, il n'est rare de voir se produire telle ou telle infection, telle ou telle infiltration du tissu cellulaire, à type de gastrite phlegmoneuse, et qu'ainsi peut se réaliser la périgastrite à type de péritonite localisée aiguë, suppurée (faits, d'ailleurs rares, d'abcès sous-phréniques) ; parfois, sur l'ulcération de gastrite alcoolique, évolue, par voie de dégénérescence muqueuse, un cancer stomacal.

La péritonite adhésive, à petites poussées subaiguës, nous explique une variété des points thoraco-abdominaux des alcooliques ; elle nous fera comprendre encore la connexité de tous les désordres gastro-intestinaux, hépatiques et spléniques répartis en proportion variable dans chaque observation clinique.

2° FOIE. — ***Des gros foies, chez les alcoolisés.*** — Nous avons vu qu'après l'ivresse, on peut observer l'apparition d'un *ictère bénin*, passager, dit *a crapula* : quelques jours après l'excès, et au milieu d'un embarras gastrique, se montre la teinte jaune des téguments et des conjonctives. L'appétit est nul; les vomissements et la diarrhée sont fréquemment observés ; les selles sont décolorées. Le foie est un peu douloureux et augmenté de volume. On note une fièvre légère, du ralentissement du pouls et un abattement plus ou moins marqué. Tout rentre généralement dans l'ordre, au bout d'une quinzaine de jours.

A mesure que progressent les troubles gastriques, et notamment à la période des pituites matutinales, l'augmentation de volume du foie devient permanente. On le perçoit nettement au-dessous du rebord costal, et surtout, d'après Lancereaux, on assiste à une ascension de la matité hépatique vers le haut du thorax, comme si l'augmentation de volume se faisait, de préférence, à la partie supérieure de l'organe ([1]). Cette hypermégalie hépatique s'accompagne parallèlement de tuméfaction de la rate.

« Ce double état, dit Lancereaux (qui l'attribue à l'abus du « vin), dure pendant des années et s'arrête si les habitudes « viennent à cesser; mais lorsqu'elles persistent, le foie con- « tinue à augmenter de volume, jusqu'au jour plus au moins « proche où il va s'indurer, se rétracter, diminuer de volume « et devenir granuleux. Ce ne sont pas là, comme on le croit « généralement, des affections différentes, mais des formes « diverses d'une même maladie : *l'œnilisme*. »

Laissant de côté les interprétations étiologiques discutables et discutées, et revenant à l'étude clinique des alcooliques, nous voyons qu'à l'occasion des excès dépassant la dose habituelle du buveur, il se produit des poussées de *congestion du foie*. On peut observer des hémorragies (et l'épistaxis est surtout fréquente), de la céphalalgie, de la courbature. Cet état dure un temps variable. Il est symptomatique d'une *hépatite subaiguë*, et, lorsqu'il se produit plusieurs poussées, entre lesquelles le foie reste toujours un peu tuméfié, une vraie cirrhose hypertrophique alcoolique est constituée.

***Cirrhose alcoolique hypertrophique. Ses variétés***. — Son histoire clinique est à peu près celle-ci. Préparée insidieusement ou signalée par des incidents plus ou moins brusques, cette cirrhose, dans sa forme banale, réalise un type classique d'*ascite*. Si le liquide n'est pas très abondant, on peut déjà reconnaître, par le palper, l'existence d'un gros foie, qu'on met d'ailleurs en évidence par la percussion de la base du thorax. De même, à gauche, hypertrophie de la rate. A l'ascite, à la matité hépatique et splénique s'adjoint quelquefois un peu de liquide dans la plèvre.

Le foie est de consistance ferme, son bord antérieur est

---

([1]) LANCEREAUX. in Traité de Brouardel-Gilbert. Art. Alcoolisme, p. 210.

arrondi et épaissi. Si le liquide est très abondant, s'il y a un fort météorisme, le foie est difficile à délimiter, et ce n'est, en général, qu'après ponction de l'ascite, qu'on reconnaît son hypertrophie.

Malgré l'ascite abondante, il est rare qu'il y ait circulation collatérale très active.

Déjà ce petit détail restrictif peut faire différencier la forme hypertrophique, de la forme atrophique de la cirrhose alcoolique; mais le diagnostic s'affirme bien davantage par l'examen des urines ou des humeurs, lequel décèle la persistance fonctionnelle de la cellule hépatique (pigments biliaires, urée, etc.) On sait d'ailleurs que l'hypertrophie est due au développement hyperplastique des cellules hépatiques, par véritable réaction de défense (¹).

Voilà pourquoi, sous cette forme, et à condition qu'on l'observe assez près de son début, la cirrhose hypertrophique est la véritable forme curable, ou du moins répond à la période de curabilité possible, comme l'avaient montré Hanot et Gilbert, quand, les premiers, ils l'ont décrite (²).

Qu'à l'intoxication s'adjoignent certaines influences infectieuses, que les voies biliaires, notamment, soient touchées davantage chez ces alcooliques à gros foie, on assiste à des poussées d'hépatite subaiguë, qui orientent le malade vers le type de cirrhose hypertrophique avec ictère, ou vers le type de cirrhose hypertrophique avec surcharge ou avec dégénérescence graisseuse. Ce sont là des complications que signale la tendance précoce aux hémorragies (épistaxis fréquentes et répétées, hématémèse, mélœna) ; elles peuvent être le prélude de l'insuffisance fonctionnelle définitive ou *ictère grave*.

Inversement, dans des observations trop peu nombreuses, on voit que, par la suppression de toute boisson alcoolique, par un régime lacté sévère, et après une ou plusieurs évacuations opératoires de l'ascite, les symptômes rétrocèdent, une guérison relative étant ainsi obtenue.

A titre de complication, encore, nous signalons le passage

---

(¹) Z. KAHN. Régénération du foie. Thèse de Paris, 1897.
(²) HANOT et GILBERT. Soc. méd. des hôp., mai 1890.

parfois très rapide, brusque même, d'une cirrhose hypertrophique au type atrophique. Un certain nombre d'auteurs pensent, du reste, que la cirrhose de Laënnec succède toujours à un stade hypertrophique. Quoi qu'il en soit, elle constitue, par excellence, cette cirrhose atrophique, la maladie de foie des buveurs.

**Cirrhose alcoolique atrophique. Cirrhose de Laënnec.** — Plus fréquente chez l'homme que chez la femme, possible, mais exceptionnelle, chez l'enfant [1], la cirrhose de Laënnec évolue surtout chez des gens à profession sédentaire, chez ceux qui se nourrissent mal, mangent peu et boivent beaucoup.

Le début, ou période de précirrhose, qui dure un temps variable (parfois dix-huit mois), se confond un peu avec cette période de dyspepsie alcoolique, que nous connaissons. Puis, certains signes se précisent : le manque d'appétit et l'amaigrissement font des progrès ; le visage prend un aspect tiré, légèrement terreux ; on voit apparaître des douleurs sourdes du côté du foie, des saignements de nez fréquents, mais peu abondants, de l'œdème des jambes. Il y a de la constipation, et des gaz distendent l'intestin ; il survient des crises de diarrhée.

C'est ainsi que, petit à petit, chez un individu qui maigrit par ailleurs, on voit le ventre prendre du volume. « Les vents ont précédé la pluie », selon le mot de Portal, et du liquide ascitique commence à s'épandre dans le péritoine. Cette *ascite* qui, dans les cas récents, est de 5 à 6 litres, atteint ensuite 10, 15 litres ; elle donne au ventre l'aspect d'un ventre de batracien, le bas-ventre et le flanc étant particulièrement distendus.

La percussion de l'abdomen dénote de la matité, à sa partie inférieure et dans les fosses iliaques. Si on fait coucher le malade sur le flanc, cette matité se déplace du côté du liquide, qui est libre dans la cavité péritonéale, et on a de la sonorité du côté opposé. Si l'on percute la région ombilicale, qui n'est pas encore envahie par le liquide, on obtient au contraire une sonorité exagérée, due au météorisme intestinal. La palpation

----

[1] **Toutefois,** avec l'accroissement contemporain de l'alcoolisation, les faits de **cirrhose chez** l'enfant sont certainement plus fréquemment signalés dans les observations cliniques (**Marfan.** *Journ. de clin. des mal. infant.* 1895).

dénote une consistance égale, et une chiquenaude, **donnée** d'une main tandis que l'autre est appliquée sur la paroi, **déter-** mine une transmission du choc par fluctuation, ou sensation **du** « flot ».

Le liquide augmentant, la pesanteur s'accuse ; **la base de la** poitrine est distendue et la respiration gênée. En pratiquant **alors** la ponction de la paroi abdominale, on donne issue à **un liqui-** de séreux, jaunâtre, transparent, quelquefois légèrement **foncé** et troublé, dans lequel il entre un peu d'albumine, **un peu de** sucre, d'urobiline, d'urée, et des sels. Ce liquide **a peu de** tendance à se coaguler.

Nous avons vu que l'ascite se produit généralement d'une façon lente ; mais il n'est pas rare de la voir apparaître **brusque-** ment et s'accroître rapidement ; des poussées péritonitiques sont la cause de cette évolution rapide.

L'ascite s'accompagne de dilatation des veines de la **paroi** abdominale : on aperçoit cinq ou six gros troncs veineux **qui** descendent à peu près parallèlement vers le flanc droit, **én s'u-** nissant par des anastomoses, ou remontent vers le sternum. **Cette** dilatation veineuse est l'expression, extérieurement visible, **de** la dilatation de toutes les branches de la veine porte, **qui** rétablissent leur circulation gênée, en développant leurs **anas-** tomoses avec le système veineux cave. C'est ainsi **que les** hémorroïdes sont fréquentes ; qu'il y a des varices **œsopha-** giennes, dont la rupture occasionnera des hématémèses **redou-** tables ; que de petites ruptures veineuses péritonéales **peuvent** donner de l'ascite sanglante.

Lorsqu'on a vidé l'abdomen par la ponction, on constate **que** le foie est petit, caché derrière les fausses-côtes ; **que lors-** qu'on peut l'atteindre, il paraît dur, irrégulier, avec une **exagé-** ration de l'encoche normale. On note une hypertrophie, **parfois** considérable, de la rate, et ce n'est que dans des **cas très rares,** que l'on a observé de l'atrophie. L'auscultation décèle **un souf-** fle splénique.

Les urines sont rares (5oo grammes), denses, **rougeâtres ;** elles laissent déposer un épais sédiment rouge brique. La teinte ictérique des téguments apparaît rarement au cours de **la cir-** rhose atrophique.

Le facies émacié et terreux, avec de petites varicosités, et les membres amaigris, contrastent avec le volume énorme de l'abdomen. La gêne mécanique de la circulation dans la veine cave, produit un œdème des membres inférieurs, qui remonte pour gagner la verge, le scrotum et la paroi abdominale même ; la peau se fendille, et on peut observer sur les fissures, des accidents de lymphangite infectieuse.

Le cœur a ses cavités droites dilatées ; ses battements sont de faible intensité, le pouls est sans résistance. On observe de la congestion pulmonaire aux bases ; la pleurésie droite est fréquente : séreuse, quelquefois hémorragique.

De la diarrhée, avec selles fétides, alterne avec la constipation.

La cirrhose atrophique se termine généralement par la mort, en 1 ou 2 ans. L'ascite se reproduit et nécessite un grand nombre de ponctions, qui amènent un état d'épuisement, par la perte de liquide et de sels (anémie séreuse) (¹). La terminaison survient fréquemment dans le marasme ou par syncope.

D'autres fois, les fonctions de la cellule hépatique cessent plus ou moins brusquement ; celle-ci n'arrête plus les poisons organiques, et le malade est emporté par intoxication, avec céphalée, vomissements, délire, hypothermie, diminution des urines et coma ; ou bien il apparaît un ictère grave, avec hémorragies multiples, état adynamique, etc.

Des complications ont pu survenir, comme les hémorragies gastro-intestinales, dont l'abondance est susceptible d'entraîner la mort.

La pleurésie, l'envahissement de l'économie par la tuberculose pulmonaire ou péritonéale, peuvent aussi précipiter le dénouement.

Des travaux tout récents tendent à faire supposer que, dans certains cas, ces manifestations habituellement secondaires et tardives, véritables complications, sont capables d'évoluer pour leur propre compte, et de commander la symptomatologie

---

(¹) GILBERT et GARNIER. Soc. de biol., 29 janv. 1898.

telle qu'on l'attribue aux cirrhoses alcooliques. Il s'agirait alors d'une variété de tuberculose péritonéo-hépatique ([1]).

Dans quelques cas, la maladie a une marche aiguë et dure à peine de deux à six mois ; mais, au point de vue anatomique, cette forme ne correspond pas aux lésions types de la cirrhose atrophique.

Dans un petit nombre d'observations, la guérison a été obtenue à l'aide du régime lacté ; mais, d'ordinaire, la cirrhose alcoolique du foie est une affection qui ne pardonne guère, et le traitement n'a aucune prise sur elle.

3° *Pancréas*. — On est presque réduit aux suppositions sur l'intervention de l'alcool dans la pathologie du pancréas. Il n'est pas douteux qu'on rencontre certains désordres chroniques ressortissant à la sclérose du pancréas, chez quelques alcooliques. Ainsi s'expliqueraient un certain nombre de troubles digestifs, la stéatorrhée et certains amaigrissements rapides, avec glycémie, constituant un vrai diabète maigre. Ce qui, récemment encore, restait de l'hypothèse, semble se préciser avec les travaux que nous avons signalés, au chapitre de l'anatomie pathologique. D'après Klippel et Lefas, il est difficile d'établir exactement la part respective du pancréas, dans la symptomatologie ; mais un certain nombre de signes observés dans les cirrhoses hépatiques, se rencontrent dans les maladies de cette glande : dyspepsie, vomissements, stéatorrhée, constipation et diarrhée, glycosurie provoquée, pigmentation, amaigrissement etc. ; et on est en droit de penser que le pancréas concourt à la production de ces symptômes ([2]).

4° *Péritoine.* — La péritonite chronique est, à un certain degré, l'accompagnement forcé de quelques-unes des lésions viscérales de l'abdomen : elle est *partielle*, comme périgastrite, comme périhépatite ; elle est parfois plus ou moins *diffuse*. Peut-être, comme le pensait Rendu ([3]), est-elle une des plus puissantes causes de certaines ascites. Dans ces cas, la péritonite chronique se révèle par des poussées douloureuses, par l'appa-

---

([1]) A. Jousset. *Arch. méd. expérim.*, mars 1903, p. 303. — H. Triboulet. Tuberculose et cirrhoses à gros foie avec ascite. Soc. méd. hôp., 24 av. 1903.

([2]) Klippel et Lefas. *Rev. de med.*, 10 janv. 1903, n° 1, p. 23.

([3]) Rendu. Dict. des sc. méd. Art. Foie (Cirrhose).

rition possible d'un peu de température locale ou générale, et, à la ponction, par le caractère inflammatoire du liquide (fluidité moindre, richesse en albumine). Il faut, d'ailleurs, se rappeler que l'apparition de la tuberculose sur ces péritoines d'alcoolique, est chose fréquente. Delpeuch avait déjà montré que les péritonites dites *simples*, chez les éthyliques, sont souvent tuberculeuses (¹); et aujourd'hui, grâce à la méthode précise de l'inoscopie (recherche du bacille de Koch dans le caillot des ponctions), Jousset est arrivé à déceler le bacille tuberculeux dans deux liquides de cirrhose, sur six examens pratiqués (²).

En présence de ces faits, de plus en plus nombreux, de plus en plus précis, depuis que les méthodes d'investigation se sont perfectionnées, je me suis demandé si la cirrhose, du moins sous forme de syndrome clinique avec ascite, n'était pas en relation avec une tuberculisation concomitante. Voilà qui nous expliquerait, ai-je pensé, comment la cirrhose est relativement si fréquente dans les villes, si rare en réalité dans les campagnes. Il y aurait donc tuberculisation préparée par l'alcoolisme, et favorisée ensuite par lui, grâce à la déchéance de la cellule hépatique (³).

5° *Nerfs*. — Dès que le buveur atteint une certaine dose habituelle d'alcool, il est exceptionnel que son système nerveux ne se trouve pas modifié d'une façon manifeste et durable, et cela, dirai-je, quel que soit le toxique absorbé : vin, alcool, liqueurs. Lancereaux a tenté de faire accepter des médecins son opinion sur l'origine des accidents toxiques, qui, pour lui, incombent à tel ou tel produit à effets quasi spécifiques, la cirrhose appartenant au vin, l'abrutissement et la phtisie, à l'alcool, les grands désordres sensitivo-moteurs, à l'absinthe et aux essences. Il faut retenir de cette classification quelques indications générales, mais rien de plus. A notre avis, ici, comme dans tous les désordres nerveux de nature toxique, les réactions se font, avant tout, suivant la prédisposition individuelle.

Par l'alcool, toute boisson alcoolique modifie l'appareil d'in-

---

(¹) DELPEUCH. Péritonites chron. dites simples. *Arch. de méd.*, 1884.

(²) JOUSSET. *Bull. Soc. méd. hôp.*, 9 janv. 1903.

(³) H. TRIBOULET. Comptes rendus Soc. méd. hôp., 24 av. 1903. — Voy. BOIX. Referendum, in *Arch. Gén. de Méd.*, 1903.

nervation ; et la première en date de ces manifestations morbides, c'est le trouble du sommeil. Peut-être, n'est-ce pas l'insomnie rebelle, mais c'est le sommeil entrecoupé, avec rêves et cauchemars. On connaît les particularités de ces rêves : le malade voit des animaux immondes, des rats qui courent sur son lit ; ou bien il rêve incendies, précipices ; ou bien encore, il est attaqué, étouffé ; ce sont enfin les rêves professionnels, avec le défilé de toutes les misères du métier. Ce sont là des désordres sensitivo-sensoriels subjectifs, les mêmes qui conduiront aux hallucinations confirmées, au cours de la période d'insomnie absolue qui constitue l'accès du delirium tremens.

Quand l'imprégnation du système nerveux dure depuis un certain temps, on peut constater des troubles sensitifs et moteurs, qui constituent la majorité des déterminations nerveuses de l'imprégnation alcoolique.

Là encore, la genèse des accidents n'est pas simple et uniforme. Il va sans dire que les doses fortes sont plus actives ; que les boissons à essences sont plus malfaisantes ; mais ce sont toujours les prédispositions individuelles qui dominent la pathogénie des accidents.

Pour Lancereaux, la femme est surtout atteinte, parce que son goût est plus prononcé pour les boissons à essences. Ajoutons que, pour ce maître, il y a lieu de distinguer ce qui appartient à l'alcool seul, de ce qui revient à l'absinthe, aux amers, et aux apéritifs en général.

*Par l'alcool*, d'après lui, on a des troubles objectifs et subjectifs de la sensibilité. Ces derniers, de peu d'importance, sont constitués par des crampes dans les jambes, et par des fourmillements dans les orteils. Les troubles objectifs de la sensibilité consistent dans une anesthésie progressive revêtant la forme en bottine, puis en botte plus ou moins montante, avec diminution à l'excitation plantaire, mais avec persistance des sensations de contact et de température.

*Par l'absinthe*, on a des sensations de picotement et de fourmillements ultra-pénibles, et des sensations de brûlure ou de constriction, parfois atroces, dans les cas extrêmes. Mais Lancereaux insiste particulièrement sur l'exagération formidable de la réflectivité, avec tendance aux attaques convulsives, sous l'influence des moindres sollicitations périphériques.

Il semble que ses descriptions appartiennent surtout à une sorte de mal absinthique, aux formes les plus graves de l'intoxication chronique, ou à l'intoxication aiguë brutale.

Au cours de ces accidents périphériques, peuvent d'ailleurs apparaître des désordres d'origine centrale, véritables attaques convulsives. C'est d'abord la phase des raideurs toniques, puis les secousses cloniques, *désordonnées*. Ce dernier caractère distingue ces accès des crises d'épilepsie.

Lancereaux parle même de les distinguer des crises ordinaires d'hystérie. Or, si l'on doit admettre qu'il n'y a qu'une *hystérie*, qu'elle soit essentielle, réflexe ou toxique, l'hystérie toxique alcoolique ou éthylo-absinthique se différencie cependant, assez nettement, par ses bizarreries. On peut voir des mouvements combinés (culbutes, action de se rouler) ; la perte de connaissance n'est pas totale, comatique ; il n'y a pas asphyxie et cyanose, etc. Au réveil, le malade est bien déprimé et anesthésique, mais il n'a pas forcément les grands stigmates sensitifs de l'hystérique pur.

Chez tous les buveurs, avec certains produits (vin blanc, poiré, essences, alcool) plus qu'avec certains autres, le système nerveux moteur se trouve modifié, ainsi qu'en témoignent les crampes et surtout le tremblement. Tout à fait en dehors de l'hystérie, ce tremblement est un des mieux caractérisés parmi les tremblements toxiques, et c'est aussi un des plus fréquemment observés ; quand il s'associe aux troubles digestifs et aux rêves terrifiants ou professionnels, il permet d'affirmer l'alcoolisme invétéré.

Le tremblement symptomatique de l'intoxication nerveuse par l'alcool possède un certain nombre de particularités caractéristiques : il se produit à l'occasion de mouvements voulus, cesse au repos, s'accentue quand il s'agit de maintenir un équilibre avec effort (les mains étendues en avant). Il frappe les extrémités, et non les segments intermédiaires des membres (tremblement limité aux doigts) (¹). Les oscillations

---

(¹) Voy. ACHARD. Tremblement. Traité méd. et thérap., p. 592.

en sont petites et de moyenne fréquence : il y en a 6 ou 7 à la seconde.

Il est encore une autre forme de tremblement non moins caractéristique : les doigts de l'alcoolique, tendus et écartés, étant appliqués avec force perpendiculairement par leurs extrémités contre la paume de la main de l'observateur, celui-ci, au bout de 3 ou 4 secondes, reçoit une succession de chocs provenant de la main du malade (signe de Quinquaud).

Très prononcé à jeun, le tremblement s'atténue avec l'ingestion de la dose habituelle d'alcool.

Le tremblement existe encore au niveau de la langue ; il s'ensuit un certain embarras de la parole et un peu de bégaiement. Aux lèvres et à la face, on observe aussi de petites secousses fibrillaires : « dès que le malade veut parler, le trem-
« blement se manifeste sous la forme de fines trémulations
« qui partent de l'aile du nez, suivent le sillon naso-génien, et
« irradient vers les lèvres. Ces secousses sont d'ordinaire si
« caractéristiques, que le buveur est trahi même à distance et
« qu'il suffit de le voir parler ou rire pour faire le diagnostic
« de ses habitudes » (Lancereaux).

Aux forts degrés d'intoxication appartiennent les secousses musculaires et tendineuses, mêlées à un tremblement généralisé et violent, au cas de delirium tremens.

Mais, avec ou sans tremblement, on voit évoluer, au cours de l'intoxication alcoolique chronique, une déchéance de la puissance musculaire telle, que progressivement ou, dans certains cas, rapidement, une véritable paralysie s'installe. Bien décrite par Lancereaux, cette paralysie musculaire a été rattachée par lui aux névrites périphériques, que nous avons décrites au chapitre de l'anatomie pathologique.

En voici, d'après le maître lui-même, les manifestations dominantes.

Elle se localise de préférence aux nerfs des extrémités des membres, et, dans quelques cas, peut atteindre les nerfs optiques, pneumogastriques, phréniques, voire même se généraliser à tout le corps.

Plus commune chez la femme que chez l'homme (42 sur 50), elle offre un caractère constant et aussi des plus importants :

la *symétrie parfaite*. Elle porte, en effet, tout à la fois et au même degré, sur les muscles homologues des deux côtés, non seulement aux membres inférieurs, mais encore aux membres supérieurs. Des extrémités, où elle débute, elle gagne peu à peu, en diminuant, la racine des membres ; lorsqu'elle s'étend et se généralise, elle reste toujours plus accentuée aux membres inférieurs qu'aux membres supérieurs, dont la fonction est souvent peu compromise.

Les muscles extenseurs sont, dans la majorité des cas, plus fortement atteints que les fléchisseurs ; il en résulte. pour les jambes, une attitude qui rappelle le *pied bot varus*, et pour les avant-bras, celle de la *paralysie saturnine.*

La contractilité électro-musculaire, dans plusieurs cas, se trouve, sinon abolie, du moins manifestement diminuée, et la réaction de dégénérescence est très nettement accusée (Œttinger).

D'après Lancereaux, on ne verrait pas de contracture, avec ces paralysies, et c'est là ce qui les distinguerait des troubles d'origine centrale.

Passons maintenant à la description des types cliniques les plus habituels.

a. *Paralysie des membres inférieurs. Pseudo-tabes alcoolique.* — Les névrites alcooliques les plus fréquentes siègent aux membres inférieurs. Elles ont été remarquablement étudiées par Lancereaux [1] et ses élèves, ainsi que par Charcot [2], Œttinger [3], Gombault [4], etc. Pour Lancereaux, la paralysie des membres inférieurs est due uniquement aux essences, et il l'appelle paralysie absinthique, niant que les excès d'alcool ou de vin puissent la produire. Quoique regardée comme généralement vraie, l'opinion de Lancereaux a été mise en défaut par des observations contradictoires : en Allemagne, où la consommation des alcools à essence est insignifiante, Strümpell (de

---

[1] **Lancereaux**. Dict. encycl. des Sciences méd., art. Alcoolisme, 1864. — Paralysies toxiques. *Gazette hebd.*, 1881. — Besançon. La paralysie due aux essences. *J. de méd. int.*, 1897.

[2] **Charcot**. Paralysies alcooliques. *Gazette des hôp.*, 1884.

[3] **Œttinger**. Thèse de Paris. 1885.

[4] **Gombault**. Sur les lésions de la névrite alcoolique. *C. R. Acad. des sc.*, 1886.

Leipzig) trouve des cas assez nombreux de paralysie alcoolique.

Les paralysies de ce genre sont fréquentes chez la **femme**.

Le début est lent, et c'est progressivement qu'on **voit** les jambes s'affaiblir, la démarche devenir hésitante. La **para**lysie est localisée aux muscles antéro-externes de la jambe ou groupe extenseur. Elle commence par l'extenseur **propre** du gros orteil et atteint les péroniers latéraux. Elle peut en outre se propager au quadriceps fémoral.

Lorsqu'on fait asseoir le malade sur le bord du lit, **la** jambe pendante, on voit que le pied tombe en varus équin, par le fait de l'action prédominante des muscles intacts **du** mollet, jambier postérieur, fléchisseurs des orteils et **tri**ceps sural. Il est impossible au malade de redresser le **pied** dans sa position normale ; après un faible essai, **celui-ci** retombe.

La marche devient caractéristique. Le pied est enlevé **du** sol par le quadriceps fémoral, qui fléchit haut la cuisse ; **puis**, par un brusque mouvement, il est projeté en avant, **touche** le sol par la pointe et retombe, par le poids du membre, **sur** la plante et le talon : c'est le *mouvement de steppage* des chevaux dressés.

Le malade restant couché, le poids des couvertures maintient et exagère la position déjà vicieuse du pied ; **cette** attitude permanente détermine des rétractions musculaires, et on voit la pointe des orteils recroquevillée vers la plante **des** pieds.

Le malade éprouve des douleurs vives dans les muscles ; la palpation détermine aussi de la douleur. Les réflexes **sont** abolis.

On observe des troubles vaso-moteurs et trophiques **des** membres atteints. Les extrémités sont cyanosées et **froides** ; la sueur est sécrétée en abondance ; la peau est lisse, **amincie**, les ongles s'altèrent.

L'atrophie musculaire, d'abord masquée par l'adipose **sous**cutanée, devient manifeste et s'accentue. On observe la **réac**tion électrique de dégénérescence.

Dans certaines formes, l'incoordination est de bonne **heure** accompagnée de douleurs lancinantes, fulgurantes, **dans les** membres inférieurs. On a un tableau clinique qui simule d'autant mieux l'ataxie locomotrice, qu'il y a encore abolition des réflexes (signe de Romberg). Aussi le dénomme-t-on *pseudo-tabes alcoolique*. Toutefois, un examen complet montre que le réflexe pupillaire lumineux est conservé (absence du signe d'Argyll Robertson) ; que l'atrophie musculaire a commencé de bonne heure ; que l'on n'observe pas, comme dans le tabes, une période de douleurs préataxiques, de la conservation de la force musculaire, des troubles vésicaux, etc.

Il est remarquable qu'après une atteinte de paralysie alcoolique des extenseurs ou d'autres nerfs (cubital par exemple), la guérison s'obtient presque toujours par la suppression de la boisson, la récidive étant toutefois fatale si le malade reprend ses habitudes.

Il ne faudrait pas confondre avec telle ou telle variété de névrite périphérique atténuée, certains faits qui sont bien encore provoqués par l'intoxication alcoolique, mais qui s'en distinguent par leur essence toute différente et, en conséquence, par leur évolution : ainsi toutes les formes de parésie qu'on peut rattacher à l'hystérie. Au nombre de celles-ci, je veux noter cette variété très particulière, signalée par M. Gauraud interne de Bordeaux.

Subitement, au milieu du travail, avec ou sans prodromes douloureux, s'établit l'impotence fonctionnelle de la main et de l'avant-bras, relative ou absolue, et siégeant habituellement à droite. Le désordre moteur s'accompagne d'une anesthésie révélatrice. Ces accidents surviennent chez des manouvriers vigoureux, alcooliques, mais indemnes de névropathie antérieure ; ils évoluent rapidement vers la guérison. L'étiologie, les symptômes, la marche, font faire le diagnostic, et il faut, avec le professeur Pitres, dénommer ce désordre : *Paralysie hystéro-alcoolique bénigne du membre supérieur* [1].

Telle est l'histoire clinique des névrites toxiques à marche lente ou subaiguë ; dans d'autres cas, la paralysie alcoolique évolue sur un mode aigu et se généralise.

------

[1] **Pitres** et **Gauraud**. *Arch. de Neurol.* Rés. in *Journal Lucas-Championnière*, 1903, art. 19355, p. 270.

b. *Paralysie alcoolique généralisée.* — Elle apparaît **chez** les sujets qui se sont adonnés brusquement à des excès **intensifs** de boisson.

Les névrites se généralisent : il peut y avoir paralysie **des** quatre membres, avec douleurs vives le long du trajet **des** nerfs ; douleurs musculaires, avec atrophie rapide ; **abolition** des réflexes et disparition de la contractilité électrique. Il **y** a souvent un délire hallucinatoire continu. La mort **arrive** généralement par la propagation du processus névritique aux nerfs de l'appareil respiratoire et du diaphragme.

La paralysie alcoolique généralisée évolue de plusieurs façons. Sa marche est : aiguë, subaiguë ou chronique.

Dans sa forme aiguë, elle prend les caractères d'une véritable polynévrite infectieuse, avec fièvre, état **général** grave. La marche en est très rapide, le pronostic généralement fatal [1].

À propos de durée et de terminaison, il faut citer, avec Vassal, les faits d'évolution précipitée, en 3 semaines (observ. de Broadbent), et de durée ne dépassant guère, le plus souvent, 2 à 3 mois.

La fin peut être hâtée par l'extension de la paralysie à certains nerfs, et ces localisations rares se font sur les muscles du tronc, sur les sphincters, sur les nerfs craniens, notamment sur les nerfs optiques.

De beaucoup les plus graves, au point de vue du **pronostic,** se montrent les localisations sur le diaphragme, par l'intermédiaire du phrénique, et surtout les névrites du pneumogastrique, qui peuvent aboutir à la tachycardie durable, **avec** menace, parfois réalisée, de mort subite par syncope [2]. Peut-être encore ces névrites, et aussi quelque atteinte **du** grand sympathique (Oppenheim), donnent-elles l'explication de désordres pulmonaires graves, à évolution rapide, **chez les** grands intoxiqués : pneumonies massives et **tuberculisation** aiguë.

Dans la suite des conclusions de sa thèse, Vassal **établit**

---

[1] Pol Vassal. Formes génér. de la paral. alcool. Thèse de Paris, 1891, p. 101.
[2] Pol Vassal, id.

que, dans la forme *subaiguë*, la généralisation est lente, progressive ; la paralysie est capable de rétrocéder et de guérir, mais aussi de passer à l'état chronique.

La forme *chronique* ne s'établit guère d'emblée ; elle est, le plus souvent, un résultat de la forme subaiguë. Elle peut durer des années et créer une impotence fonctionnelle permanente, nécessitant parfois une intervention chirurgicale (¹).

Il va sans dire que les altérations des éléments nerveux moteurs ont leurs conséquences habituelles sur le muscle et sur les parties fibreuses : atrophie, dégénérescence, sclérose, rétractions (ces dernières par action continue des masses musculaires antagonistes restées saines), d'où résulteront des déformations et de véritables infirmités incurables, alors même que la paralysie névritique aura guéri.

Il est un peu schématique de décrire ainsi isolément les accidents nerveux des alcooliques. En général, au symptôme dominant se rattachent d'autres désordres, soit à titre d'épiphénomènes de peu d'importance, soit, au contraire, à titre de complications graves, passant tout à coup au premier plan. Ainsi en va-t-il des manifestations cérébrales : rêves, états de subdélire passagers avec phases d'hallucination, peuvent être le prélude de troubles plus durables, sinon définitifs, qui vont du délire alcoolique aigu (delirium tremens) à l'aliénation mentale, soit sous la forme de désordres maniaques, soit sous celle de délires hypochondriaques, avec tendance au suicide, et, enfin, sous les types d'excitation et de dépression familiers à la paralysie générale, dont l'alcoolisme constitue un des générateurs incontestables.

Aux polynévrites se rattache surtout l'histoire clinique de la psychose polynévritique, qui sera traitée ultérieurement. La psychose, et c'est là ce que nous avons à en signaler ici, peut venir à la suite de la polynévrite, mais elle peut aussi se développer en même temps qu'elle.

En présence des troubles de la sensibilité à allures de

---

(¹) **Déjerine.** *Arch. de physiol.*, 1887.

désordres nocturnes agitant ou entrecoupant le sommeil, des rêves et des cauchemars qui ont pour base des désordres sensoriels (hallucinations de la vue), on peut avec Lasègue et avec Klippel — qui insiste sur cette interprétation — mettre l'onirisme à l'origine du *délire* alcoolique, lequel constitue le rêve prolongé à l'état de veille. En sorte que ces trois éléments, troubles de la sensibilité, rêves, délire à forme de rêve prolongé pendant l'état de veille, semblent constituer les termes d'une même série ([1]). (Voyez plus loin ce qui concerne le delirium tremens).

6° *Organes des sens. — Déterminations oculaires et auriculaires de l'alcoolisme* ([2]). — L'alcool frappe encore les nerfs de la sensibilité spéciale, le nerf optique avec prédilection. M. Uhthoff, à qui nous devons de remarquables travaux anatomo-pathologiques et cliniques sur l'amblyopie alcoolique, a relevé 15 fois des altérations des nerfs optiques, chez 100 alcooliques internés.

Les lésions sont de deux ordres différents, ainsi que l'ont montré Samelsohn et Uhthoff. On rencontre, d'une part, une hyperplasie du stroma conjonctif des nerfs (névrite chronique interstitielle) localisée dans leur partie orbitaire, périphérique; d'autre part, une atrophie des fibres nerveuses, dans leur parcours intra-cranien, atrophie d'origine mécanique et reconnaissant comme cause l'étranglement dans le trou optique, où le processus phlegmasique est en général plus accusé (atrophie simple ascendante).

En même temps, on constate que les vaisseaux des nerfs ont augmenté de nombre, que leurs parois sont hypertrophiées et sclérosées. On a pensé, non sans raison, que ces lésions vasculaires sont l'origine des altérations propres des nerfs (Voy. p. 126) ([3]).

Enfin, il est permis de supposer que certaines modifications morbides des centres cérébraux, viennent ajouter leur contri-

---

([1]) KLIPPEL. Manuel de méd., *loc. cit.*

([2]) Par le D<sup>r</sup> F. Mathieu.

([3]) Consulter les récentes publications de Birch-Hirschfeld, sur la pathologie expérimentale et l'anatomie pathologique de l'amblyopie méthylo-alcoolique. *Von Græfe's archiv für ophtalm.* 1900-1901.

bution aux désordres fonctionnels engendrés par les lésions nerveuses périphériques (Parinaud), et tiennent, par exemple, sous leur dépendance les troubles de la perception des couleurs (dyschromatopsie).

Les nerfs moteurs de l'œil ne restent pas toujours indemnes comme l'ont prouvé Thomson et Suckling.

Le filet du releveur de la paupière, le moteur oculaire externe peuvent être atteints. L'insuffisance de la convergence a été signalée, et même l'ophtalmoplégie externe, associée, il est vrai, à des lésions centrales graves (polioencéphalite supérieure).

Il est rare que les réflexes pupillaires soient profondément troublés, dans l'intoxication alcoolique. On a seulement observé parfois une esquisse du signe d'Argyll Robertson (Voy. p. 247) une paresse du réflexe lumineux (Parinaud), et cela, indépendamment de l'état des nerfs optiques (Eperon). On a encore noté l'inégalité pupillaire, la mydriase (Uthoff).

Le tableau clinique ordinaire de l'amblyopie alcoolique est le suivant :

Un malade, généralement un homme entre trente et cinquante ans, vient consulter l'oculiste pour une obnubilation de la vue, qui s'est installée lentement, et qui, depuis peu, a fait de rapides progrès.

Il lui est possible de se conduire sans peine ; mais la vision directe des objets de dimensions restreintes, la lecture des caractères d'imprimerie, des numéros des rues, sont devenues difficiles. Il confond les pièces d'or avec les pièces d'argent de même module. Le teint des personnes de son entourage lui paraît livide ou cireux.

L'examen d'un tel malade, au point de vue de la réfraction, ne fournit aucun résultat; de même, l'exploration des milieux transparents. Le fond d'œil est normal. Seule, la papille se fait remarquer, soit par une notable hyperémie (lorsque l'affection est récente), soit le plus généralement par une pâleur limitée à la partie temporale, pâleur relative, et due au contraste de la partie nasale hyperémiée.

L'acuité visuelle des deux yeux (car cette amblyopie est constamment bilatérale) est descendue à 1/5, 1/10, 1/15. Si l'on place le patient devant le périmètre, en lui ordonnant de fixer d'un œil le centre de l'instrument, et si l'on fait glisser le curseur de dehors en dedans, on constate qu'autour du point de fixation, il existe une zone de 20 à 25° (*scotome*), où les couleurs verte, rouge et jaune sont mal perçues : la première est vue grise ; la seconde, brune ou noire ; la troisième, blanchâtre. Le blanc et le bleu sont vus sans modification. La périphérie du champ visuel n'est pas affectée.

Fait digne de remarque, et qui permet d'exclure la névrite rétro-bulbaire non toxique, les mouvements des yeux sont indolores.

Un interrogatoire prudent, portant sur l'état des fonctions et sur les habitudes du malade, permettra finalement d'assigner à l'amblyopie son origine réelle, et de ne pas la confondre avec certaine autre dont il sera question plus loin.

De tous ces symptômes, le plus constant, et aussi le plus caractéristique, est le scotome, et il nous faut y insister.

Ce scotome, dont nous avons indiqué plus haut l'étendue, est central, légèrement elliptique, à grand axe horizontal. Il reste *relatif*, sauf dans un petit nombre de cas graves, et débute par le rouge et le vert ; il est moins net et moins étendu pour le bleu, qui ne s'éteint que lorsque l'affection est invétérée et compliquée. Les nuances sont d'abord atteintes, puis les tons, enfin, le blanc devient gris. Au stade ultime du mal, les objets colorés ne se voient plus du tout dans l'étendue du scotome, et les objets blancs eux-mêmes disparaissent : le scotome est devenu *absolu*. Le fait, avons-nous dit, est rare ; rare aussi le rétrécissement du champ visuel périphérique. Lorsque ces signes apparaissent, il faut craindre une lésion centrale (hémorragie), et il y a menace d'atrophie optique.

L'ophtalmoscope ne montre rien de remarquable, dans 25 pour 100 des cas (de Wecker) ; mais, le plus souvent, il décèle de l'hyperémie papillaire, et, dans les cas en pleine évolution, une décoloration très nette de la moitié temporale de la papille — signes mentionnés plus haut.

On a noté aussi parfois, un léger trouble papillaire.

Enfin, la vue semble s'améliorer au crépuscule (nycta-

lopie), par disparition de l'éblouissement dû à la fatigue réti-
nienne.

L'étiologie du syndrome morbide que nous venons de
décrire, a été l'objet de divergences profondes entre les
auteurs. Les uns, en effet, incriminent surtout le tabac.
D'autres, avec Samelsohn, accusent exclusivement l'alcool ;
d'autres, enfin, font intervenir simultanément l'alcool et le
tabac (Nettleship).

La vérité semble être que le tabac est capable de provoquer
une amblyopie, dont les signes et symptômes sont presque
superposables à ceux de l'amblyopie alcoolique, exception faite
peut-être, pour la situation du scotome, souvent paracentral, et
non central, avec le tabac. Panas dit bien n'avoir observé
qu'une seule fois le syndrome en question chez les tabagiques
s'abstenant de tout alcool, et fait remarquer qu'on ne le rencontre pas chez les Orientaux, grands fumeurs mais abstinents ;
mais on peut lui opposer la statistique récente de Dowling
(1900), qui, dans une manufacture de tabac occupant 2 000
ouvriers des deux sexes, très sobres pour la plupart, a compté
153 hommes et 50 femmes atteints d'amblyopie ; et il n'est pas
inutile de rappeler, en l'espèce, que le système nerveux des
peuples orientaux présente une vulnérabilité atténuée.

La statistique connue, de Uhthoff, nous donne, sur 138 cas
de névrite toxique :

64 *cas dus aux abus alcooliques seuls.*
45   —   *à l'alcool et au tabac.*
23   —   au tabac.
 3   —   au diabète.
 1   —   au plomb.
 2   —   au sulfure de carbone.

Quinze cas, observés par l'un de nous, à Paris, concernent
tous des buveurs d'apéritifs et de liqueurs diverses.

Il est bon d'ajouter que l'alcool et le tabac diffèrent grandement, sous le rapport du pouvoir d'intoxication chronique. Le
tabac, pour intoxiquer, doit être employé en quantité immodérée et d'une manière prolongée ; tandis que l'alcool, même

à la dose de deux petits verres par jour, peut déterminer une amblyopie notable ([1]).

L'amblyopie alcoolique est surtout fréquente chez les hommes (3 femmes, pour 273 hommes, d'après de **Wecker**), et présente, nous l'avons dit, son maximum de fréquence, **entre** 30 et 50 ans.

Les causes adjuvantes sont : le surmenage, la nourriture insuffisante, le froid surtout (Panas).

Les boissons fermentées seraient impuissantes à déterminer cette amblyopie, qui semble être le propre des boissons distillées.

D'ailleurs, la simple inhalation de produits à haut titre alcoolique, suffit : de Schweinitz a vu devenir amblyope un ouvrier sobre, qui avait manipulé pendant deux mois un vernis à l'alcool.

Heureusement, le pronostic est favorable, lorsque du moins le scotome absolu ne s'est pas encore installé. La suppression de toute boisson alcoolique et, pour plus de sécurité, du tabac, arrive facilement à faire rétrocéder et disparaître les symptômes amblyopiques.

Nous connaissons fort peu de choses des affections du **nerf** acoustique causées par l'abus de l'alcool, tout au plus un cas de F. Alt (1897), qui, d'ailleurs, semble se rapporter à une intoxication mixte par l'alcool et le tabac.

*Désordres cutanés.* — Nous avons, à maintes reprises, parlé du facies des buveurs. L'intoxication éthylique se révèle assez volontiers par des désordres vasculaires et glandulaires, passagers ou permanents. Sous l'influence de l'action directe de l'alcool, des boissons, combinée aux troubles digestifs qu'elles engendrent, on voit souvent survenir un véritable état de souffrance ou des anomalies dans la nutrition des téguments ; et parmi les affections qui se constituent ainsi, il faut citer, au premier plan, toutes les *acnés* et aussi la *couperose*. Cette der-

---

([1]) Il est évident que, dans les cas de ce genre, on doit faire intervenir une **prédisposition** individuelle, une tare du système nerveux (Parisotti, Parent). Bouchard **cite** le fait — sans doute unique — d'une cécité absolue survenue à la suite d'**un lavement** de 80 grammes d'alcool, administré par mégarde. (*Autointoxications*, p. 215.)

nière peut exister seule, soit sous la forme purement érythémateuse, soit avec dilatations capillaires ; elle est communément associée à l'*acné*. Il y a, comme l'a rappelé Brocq [1], beaucoup d'exagération dans les appréciations du public sur ce point : il est bon de savoir que certains visages ravagés par la couperose ou par les lésions géantes et parfois monstrueuses de l'acné hypertrophique, appartiennent à de pauvres êtres très sobres. Il n'en est est pas moins vrai que la boisson contribue à enluminer le visage, et produit des effets très accentués chez les prédisposés (acné potatorum). « Parmi les causes « occasionnelles de l'acné rosacée, dit Brocq, il faut placer les « aliments nuisibles, en première ligne, toute la série si toxique « des alcools. »

Kaposi établit une sorte de gamme colorimétrique, d'après le régime habituel des buveurs : le nez des buveurs de vin serait rouge vif ; celui des buveurs de bière, cyanotique ou violet ; celui des buveurs d'alcool, mou, volumineux et d'un bleu sombre. Sans prétendre arriver à cette précision, j'ai récemment observé un cas bien convaincant d'acné par régime de boisson défectueux : un convalescent qui s'observait minutieusement, m'a de lui-même demandé la suppression de la petite ration de vin du régime hospitalier, ayant remarqué, et j'ai confirmé sa remarque, qu'à chaque nouvelle dose de vin, il y avait quotidiennement une poussée d'acné. Avec le régime de l'eau, celle-ci a disparu. N'est-ce pas d'ailleurs à ce régime que tout acnéique soigneux se soumet quasi-spontanément ?

Dans une thèse récente, composée d'après de nombreux documents recueillis à Ville-Évrard, le D' Pascault a signalé la fréquence extrême de la dermographie, puisqu'il l'aurait trouvée 37 fois sur 50 observations d'alcooliques chroniques [2].

Ce que nous venons de dire pour ces quelques troubles cutanés, on peut le dire à propos des symptômes dermatologiques les plus variés.

---

[1] Brocq. Trait. des mal. de la peau, art. Acné.
[2] Pascault. Thèse de Paris, 1903.

Certains eczémas sont avivés, subissent des poussées, **sous** l'influence des écarts de régime ; certaines dermatoses, d'ordinaire bien supportées, deviennent intolérables chez les **buveurs**, et de ce nombre sont toutes les affections prurigineuses. Aussi un des premiers articles du traitement est-il d'ordinaire : suppression de café, thé, vin pur, liqueurs, etc.

Il n'est donc pas douteux que le régime de l'alcool **puisse** engendrer des désordres cutanés ; il ne l'est pas moins **qu'il** ne contribue à aggraver le caractère et à prolonger l'évolution de ceux qui préexistaient.

### INFLUENCE DE L'ALCOOLISATION SUR LES MALADIES

Nous avons, dans ce qui précède, fait connaître la **plupart** des affections propres aux buveurs, ce qui constitue la pathologie de l'alcoolisme proprement dite ; il nous reste à considérer maintenant l'influence de l'éthylisme sur les maladies générales : intoxications accidentelles, alimentaires, professionnelles et infections.

**Alcoolisme et Intoxications**. — Les quelques considérations que nous avons développées à propos du mithridatisme de l'alcoolique, nous ont montré (p. 157) que si l'imprégnation nerveuse par l'alcool défendait, dans une certaine mesure, la cellule contre l'atteinte d'un nouveau toxique, il n'y avait nullement antagonisme des effets, et nous avons dit que, finalement, avec l'absorption de doses suffisantes, l'alcoolique mourait d'une double intoxication.

1° *Auto-intoxications*. — Cette vulnérabilité de l'alcoolique vis-à-vis des toxiques, nous la retrouvons en pathologie courante. D'abord, à l'égard de son habituel toxique, l'alcoolisé laisse parfois fléchir son mithridatisme et s'intoxique brutalement (vomissements, ictère, diarrhée, céphalée, tremblement, parésie, délire).

Modifié dans son chimisme gastro-hépato-intestinal, livré souvent aux caprices dangereux d'un appétit fantasque, d'un goût exagéré pour les épices, pour les charcuteries, pour les **racines** crues, les piments, etc., le buveur, d'autre part, réalise aisément des troubles digestifs qui aboutissent à une véritable auto-intoxication.

Il est possible que certaines cirrhoses soient, chez les éthyliques, des cirrhoses plutôt *dyspeptiques* (¹) qu'alcooliques; il n'en reste pas moins que l'alcool prépare le terrain. Mais l'auto-intoxication assurément la plus terrible pour le buveur, est celle qui résulte de la résorption biliaire. Un ictère peut être toujours, pour lui, une menace de mort, parfois même brutale.

C'est le cas de rappeler l'aphorisme de Trousseau : « on sait bien comment cela commence, on ne sait pas comment cela finit ». Chez des alcooliques, l'ictère peut être bénin, fugace, et représenter pourtant un danger déjà très grand.

L'urobilinurie et la glycosurie alimentaire peuvent survivre à la maladie, et laisser l'ictérique en état de guérison plus apparente que réelle, et à la merci d'un excès alcoolique (²).

Un cas de Girode (³) montre combien, en pareil cas, la mort peut être rapide (sept heures environ), après le retour des accidents.

Il est habituel, quand un syndrome clinique n'a pas ses allures normales, que je donne à prévoir aux élèves quelque altération hépatique sous-jacente, et l'autopsie nous permet presque toujours de vérifier notre supposition.

2° *Alcool, diabète et goutte.* — Les rapports de l'éthylisme avec ces deux grandes modifications organiques et humorales pourraient, à mon avis, servir de base à la pathologie générale de l'alcoolisme. J'ai dit déjà tout ce que Glénard nous a fait connaître pour le diabète ; l'histoire de la goutte liée à l'usage des vins généreux est, pour ainsi dire, vieille comme le monde civilisé.

« *L'alcool ne donne pas la goutte,* nous dit le professeur « Debove, dans une leçon récente ; peut-être la qualité du vin « joue-t-elle un rôle considérable ? peut-être l'affreux breuvage,

---

(¹) **Hanot** et **Boix**. Congrès de Bordeaux, 1894, **Boix**. Cirrhoses dyspeptiques. Thèse de Paris, 1894.

(²) **Chauffard**. Traité de Méd., t. III, p. 752.

(³) **Girode**. *Arch. gén. de méd.*, février 1891.

« vendu chez les cabaretiers, ne donne-t-il pas la goutte, à l'en-
« contre des vins de qualité supérieure, contenant des essences
« spéciales, qui figurent sur la table des riches ? Ceci est pos-
« sible, mais ce n'est que pure hypothèse à l'appui de laquelle je
« ne saurais donner aucune preuve ([1]).»

« De même, dit Richardière, l'alcool, incriminé par un grand
« nombre d'auteurs, ne paraît pas avoir toute l'importance qu'on
« lui a attribuée. En effet, la goutte est rare chez les ouvriers
« des villes qui abusent tant de l'alcool ; mais les boissons fer-
« mentées, les vins de Bourgogne, le Champagne, le Porto, les
« bières fortes (le porter) ont la réputation justifiée de favoriser
« le développement de la goutte ([2]). »

Mais si l'acool ne fait pas la goutte, il fait le diabète ; il favorise la déchéance hépato-rénale ; et le régime à l'alcool est
capable de précipiter le retour des accidents constitués, et de
hâter, dans une mesure appréciable, la fin des diabétiques et des
goutteux.

*3° Alcool et hétéro-intoxications.* — Tous les ouvriers de tous
les corps de métiers buvant de l'alcool, on sera tenté de
reprocher au médecin d'établir trop souvent, en l'espèce, une
relation de cause à effet, alors qu'il n'y a peut-être que coïncidence. Il n'est pas douteux, pourtant, que l'éthylisme ne rende
particulièrement dangereuses certaines manipulations indus-
trielles de produits chimiques. La plus évidente de toutes ces
intoxications en partie double, est celle à laquelle collaborent
le plomb ou ses composés.

Tous les médecins reconnaissent l'influence fâcheuse d'un
écart de régime (excès de boisson) ([3]) sur la genèse de la
colique de plomb ; l'abus du vin et de l'alcool réalise volontiers la goutte, chez les saturnins ([4]) ; l'hystérie, l'épilepsie sa-
turnines ainsi que les manifestations paralytiques sont aidées

---

([1]) Debove. *Arch. gén. méd.*, 7 av. 1903, p. 862.

([2]) Richardière. Traité de méd. et thérap., t. III, p. 360.

([3]) Richardière. Traité de méd., t. II, p. 570.

([4]) Du même. Traité de méd. et thérap., t. III, p. 360.

par l'alcoolisation des sujets ([1]). Par l'alcool, comme toujours, il y a amoindrissement fonctionnel de la cellule hépatique protectrice. Nous n'avons pas à nous étendre sur ce sujet, mais voici pour clore cet exposé des rapports de l'intoxication saturnine et de l'alcoolisme, un document d'une certaine valeur. Il s'agit d'une statistique présentée par A. Gautier au conseil d'hygiène. Le nombre de saturnins traités dans les hôpitaux va en décroissant d'une façon remarquable :

| | | |
|---|---|---|
| En 1875 ) 1880 ) | sur 30 000 ouvriers . . . . . . . | 550 malades |
| En 1899 . . . . . . . . . . . . . . . . . . | | 287 — |
| En 1900 . . . . . . . . . . . . . . . . . | | 183 — |
| En 1901 . . . . . . . . . . . . . . . . . . . | | 158 — |

En revanche, la mortalité par intoxication plombique a augmenté.

D'après la même statistique de A. Gautier ([2]), on aurait, en sens inverse des chiffres précédents :

| | | |
|---|---|---|
| 1880 . . . . . . . . . . . . . . . . . . . . . . . . . | | 5 morts |
| 1885 . . . . . . . . . . . . . . . . . . . . . . . . . . | | 9 — |
| 1890 ) 1901 ) . . . . . . . . . . . . . . . . . . . . . | 15 à 17 — |

Pour A. Gautier, l'alcoolisme, plaie de la société ouvrière moderne, tend, *autant et plus* que le maniement du plomb et de ses composés, à augmenter chez ces ouvriers spéciaux, le nombre des débiles destinés à rapidement succomber : « Il « est un poison beaucoup plus violent que la céruse, a déclaré « le président de la Chambre syndicale des peintres à la « société d'hygiène ; ce poison qui tue beaucoup plus de peintres « que la céruse, c'est l'absinthe. » L'augmentation de la mortalité que nous venons de signaler est évidemment due à l'association des deux intoxications ([3]).

Faute de documentation précise, il y a lieu de réserver toute interprétation sur les effets connexes de l'alcool et du mer-

---

([1]) BABINSKI. Traité de méd., t. VI, p. 665.

([2]) A. GAUTIER. Rapport au conseil d'hygiène, 1902.

([3]) Rés. in *Journ. de méd. et chir. prat.*, 1903, art. 19450, d'après le *Bull. méd.*

cure, de l'alcool et du sulfure de carbone, de l'alcool et de l'opium.

Dans quelle mesure l'alcool et le tabac peuvent-ils réunir leurs actions malfaisantes? Il est difficile de le dire, mais le fait de cette association toxique est indéniable, puisque fumer fait boire, et que boire fait fumer. C'est surtout pour certaines névrites ou névroses, que cette double action est invoquée. Sans plus insister, je renvoie le lecteur aux détails concernant l'amblyopie, et je note la nature complexe, éthylo-nicotinique, de certaines névrites du pneumogastrique, avec tachycardie, pouvant aboutir à la catastrophe d'une mort subite (').

ALCOOLISME ET MALADIES INFECTIEUSES. 1° *Infections diverses.* — On sait que certaines déterminations locales des maladies infectieuses prennent, chez les buveurs, une allure spéciale, à supposer qu'elles ne soient pas habituellement commandées par l'imprégnation éthylique des sujets. Au nombre de ces localisations insolites, intermittentes ou tenaces, citons seulement, comme les plus banales, les pharyngites et laryngites rebelles à toute thérapeutique, difficilement améliorées et toujours récidivantes, qui survivent aux catarrhes aigus des voies respiratoires supérieures, à la grippe, etc.

Il y a encore toute la série des affections uro-génitales, que chacun sait être, sinon provoquées, du moins entretenues, exaspérées, non seulement par l'excès, mais souvent par l'usage, même minime, des boissons alcooliques ; telles les cystites de toute nature, les néphrites, les pyélonéphrites, et enfin la plus connue, la blennorragie. Mais c'est tout !

En matière de syphilis, les accidents prennent-ils, du fait de l'alcoolisation du sujet, une gravité particulière? il est difficile de se prononcer par l'affirmative. On ne voit pas que le phagédénisme, par exemple, que les localisations viscérales, que la résistance au traitement, appartiennent bien nettement aux buveurs. Comme, dans les hôpitaux spéciaux, où abondent souteneurs et prostituées, on observe souvent autant d'al-

---

(') HUCHARD. *Journ. des Prat.*, 1902.

cooliques que de malades, on pourrait se laisser influencer par les apparences ; mais le pourcentage ainsi établi ne serait peut-être pas bien probant ([1]).

C'est encore à simple titre de coïncidence — parce que les statistiques, à cet égard, disent trop ou trop peu, ou disent tout ce qu'on veut —, qu'il faut envisager les relations de l'alcoolisme et du *cancer* ([2]). Je parle du cancer, en général ; mais il n'est pas contestable que les irritations locales (gastrite chronique, subaiguë, gastrite érosive des buveurs), soient une cause favorable à la germination néoplasique. On accuse ainsi l'usage du cidre et de l'alcool de cidre, en Normandie ([3]).

On a prêté à l'usage des boissons alcooliques une influence étiologique incontestable, sur le développement des grandes infections de la pathologie exotique : dysenterie, fièvre jaune, etc., etc. Mais ce n'est là aussi qu'hypothèse. Il est une maladie parasitaire, répandue encore à l'état endémique dans bien des pays d'Europe et dans quelques régions de la France, l'impaludisme ; or, on ne voit pas que cet affection soit préparée, entretenue, aggravée spécialement par l'alcoolisme.

Ce sont là autant de sujets qui demandent une documentation précise, sage, pondérée, plutôt faite d'exposés cliniques individuels, que de chiffres statistiques.

Il faut en dire autant des grandes pyrexies vulgaires, fièvres éruptives, dothienentérie, érysipèle, qui ont été trop peu étudiées dans leurs relations avec l'éthylisme, bien qu'elles offrent d'abondants éléments cliniques.

Pour ma part, j'ai vu chez deux malades, la mort survenir dans des conditions de rapidité cataclysmiques, imputables, sûrement, à l'alcool, et à lui surtout. Un garçon marchand de vins, âgé de vingt ans, entré dans le service de Rendu, à Necker, y meurt au neuvième jour d'une fièvre typhoïde, juste au moment de l'apparition des taches rosées, dans un état

---

([1]) **Voy.** pourtant les instructions formelles de Al. Renault, à l'hôpital Ricord, et de Halipré, de Rouen.

([2]) **Hayem.** Soc.. méd. des hôp., avril 1899.

([3]) Albert **Mathieu.** Traité de méd., t. III. Cancer., p. 365.

typhoïde ataxo-adynamique, justifié à l'autopsie par une hépatite graisseuse diffuse. Dans le deuxième cas, un marchand de vins de quarante-huit ans meurt, en moins de deux jours, d'un érysipèle à extension galopante, avec 41° de température. Signe caractéristique : un ictère infectieux suraigu, avec anurie, évoluait conjointement.

Il est une notion étiologique bien établie et que nous a fait comprendre amplement la physiologie pathologique, à savoir que l'insuffisance hépato-rénale et l'amoindrissement de la fonction leucocytaire sont les deux raisons dominantes de la gravité des maladies chez les éthyliques. Mes deux observations en fournissent une nouvelle preuve.

Je suis porté à croire que si, comme l'a demandé M. Fernet[1], on se mettait à établir une statistique soigneuse des décès dus entièrement ou partiellement à l'alcoolisme. l'on verrait que les faits comparables aux précédents sont légion.

Nos connaissances encore si vagues sur ces sujets complexes, semblent se préciser en ce qui concerne les rapports de la pneumonie et de l'alcoolisme.

2° *Pneumonie*. — A l'opinion ancienne, « la pneumonie est la maladie des individus forts », il faut substituer cette notion plus exacte : les individus forts qui font une pneumonie, ont une affection très aiguë, très franche — j'ajouterai que dans la majorité des cas ils guérissent. Homme fort ne veut pas dire, comme on le croit trop aisément, en milieu populaire (comme en milieu médical, quelquefois), homme de stature ou de carrure exceptionnelles. Pour le médecin, c'est devant la maladie que se juge la vraie force d'un organisme. Eh bien! l'organisme des alcooliques est parmi les plus faibles devant la pneumonie.

Les statistiques, toujours insuffisantes sous ce rapport, ne nous disent pas si la pneumonie est plus fréquente chez les éthyliques que chez les sujets sains, mais elles nous prouvent clairement qu'elle est, chez les premiers, notoirement plus dangereuse.

---

[1] FERNET. *Bull. Acad. de méd.*, 1900.

La pneumonie qui frappe un débilité, un vieillard, un alcoolique, se localise habituellement au sommet, mais les caractères de cette pneumonie tiennent à la *qualité* du sujet et non au siège de la maladie [1].

Nous devons à Talamon une statistique récente, prise dans des milieux où l'alcoolisation, particulièrement intense, est d'un diagnostic banal.

« L'alcoolisme est, avec l'âge, l'élément le plus important et
« le moins contesté du pronostic de la pneumonie. Son rôle
« est prépondérant parmi les causes de mort; 10 fois sur 26 cas,
« soit dans la proportion de 38 p. 100, l'intoxication alcoolique
« a pu être regardée comme directement responsable de l'issue
« fatale, les malades ayant succombé avec les symptômes du
« delirium tremens, associés ou non à ceux de la suppuration
« du poumon.

« Outre ces deux modes d'action directe, sur le système ner-
« veux et sur la lésion, l'alcool intervient encore en modifiant
« la nutrition normale des tissus ; il sénilise, en quelque
« sorte, l'organisme avant l'âge, et cette sénilité précoce fait
« qu'un alcoolique de quarante ans se comporte en face d'une
« pneumonie comme un vieillard de soixante ans. »

D'après son tableau statistique, Talamon établit :

« 1° Que la mortalité des non alcooliques, avec un âge
« moyen de quarante-quatre ans, est inférieure à la mortalité
« générale des pneumoniques âgés de seize à trente ans : 4,5
« au lieu de 5,7 p. 100 ;

« 2° Que la mortalité des alcooliques avérés, d'un âge moyen
« de quarante-deux ans, est égale à celle des pneumoniques
« de cinquante à soixante ans : 46,6 et 47,6 p. 100.

« Si l'on ajoute que les 16 alcooliques avérés qui ont guéri
« ont tous présenté des formes graves de pneumonie avec
« délire violent et parfois persistant plusieurs jours après la
« défervescence, que deux ont eu une pleurésie méta-pneu-
« monique nécessitant la thoracotomie, on sera convaincu que

---

[1] **Netter**. Traité de méd., t. IV, p. 889. — Voy. **Landouzy**. Traité de méd. et thérap., t. VII, p. 385.

« dans le traitement de la pneumonie, c'est moins la **pneu-**
« monie qu'il faudrait se proposer de combattre, que l'alcoo-
« lisme et ses effets (¹). »

Comme argument positif, étant donnée la valeur pronostique
assez bien reconnue, de la leucocytose, en matière de pneumonie, il y aurait lieu de rechercher le rapport possible des formes graves avec les variations leucocytaires chez les alcooliques,
comme l'ont fait Achard et Lœper, sans s'attacher spécialement
d'ailleurs à ce contrôle.

Ce même rapprochement entre la pneumonie des alcooliques
et celle des vieillards est signalé par les traités classiques (²)
et par tous les cliniciens.

Le D^r Mascart, habitué à voir la pneumonie franche à
Limoges, où elle se montre comme une affection aiguë, violente même, mais avec guérison habituelle, a bien marqué le
contraste dans les milieux parisiens (hôpital Saint-Antoine). Il a
vu chez ses malades de Paris, tous les signes prêtés par
Landouzy à la pneumonie des buveurs : hyperthermie, état
typhoïde, stupeur ou délire, complications par hépatisation
grise, par localisations méningées. Il signale le pronostic
terrible du mal chez ces hommes jeunes, atteints de **pneu-**
monie avec subictère et urobilinurie, forme dont la **guérison**
est douteuse, et que la mort termine souvent en **quarante-huit**
heures.

A Paris, la pneumonie, observe Massart, est moins fréquente
aujourd'hui qu'autrefois, mais elle est plus meurtrière ; et le
parallélisme entre la consommation alcoolique dans le quartier Saint-Antoine et la mortalité pneumonique s'impose
pour lui.

On peut voir que le chiffre des décès pour 1898 est justement
le double de celui de 1870 (³).

---

(¹) **Talamon.** 100 cas de pneumonie. *Méd. mod.*, 1900, n° 17.

(²) Voy. **Landouzy**, *loc. cit.*, p. 433.

(³) **Massart.** Alcoolisme dans le quartier Saint-Antoine. Paris, chez Boyer, **1901**,
p. 48.

| ANNÉES | TOTAL des entrées à l'hôpital | PNEUMONIE | | TOTAL des décès |
| --- | --- | --- | --- | --- |
| | | entrées | décès | |
| 1870 . . . . . . . . | 10 164 | 278 | 64 | p. 100 **23,8** |
| 1875 . . . . . . . . | 8 764 | 280 | 80 | 29,2 |
| 1880 . . . . . . . . | 10 375 | 280 | 95 | 33,9 |
| 1885 . . . . . . . . | 8 471 | 260 | 101 | 38,8 |
| 1890 . . . . . . . . | 23 215 | 241 | 96 | 39,8 |
| 1893 . . . . . . . . | 14 401 | 377 | 153 | 40 |
| 1895 . . . . . . . . | 12 339 | 276 | 125 | 44 |
| 1898 . . . . . . . . | 15 061 | 273 | 130 | **47,6** |

3° *Tuberculose*. — Les relations de l'alcoolisme et de la tuberculose forment un des gros chapitres de la pathologie de l'alcool. Existe-t-il entre l'alcoolisme et la tuberculose une relation de cause à effet ? C'est une question qui n'a pas encore, à l'heure actuelle, reçu de réponse scientifique et formelle, parce que la preuve est difficile à faire expérimentalement. Nous n'avons pour nous éclairer que l'observation clinique.

Pour les médecins, il y a lieu d'envisager le pour et le contre, dans les trois propositions suivantes : 1° L'alcoolisme est contraire au développement de la tuberculose ; 2° L'alcoolisme reste sans influence appréciable, en bien ou en mal, sur la tuberculose ; 3° L'alcoolisme prédispose bien réellement à la tuberculose.

*L'alcoolisme antagoniste de la tuberculose*. — On dit que cette opinion fut énoncée déjà par Magnus Hüss ; elle fut émise aussi par Rabuteau, et, au nom de la clinique, par Leudet (de Rouen), qui vit un fait juste, sur lequel nous aurons à revenir : une certaine fréquence de la phtisie fibreuse, chez les buveurs d'alcool ; fait juste, répétons-nous, mais qui n'a pas été interprété à sa juste valeur.

Récemment, Mircoli a cru pouvoir établir à l'aide d'un argument expérimental que l'alcool favorisait la résistance à la tuberculose ; il aurait reconnu que le sérum des alcooliques exerce, vis-à-vis de la tuberculine de Maragliano, un rôle antitoxique plus marqué que le sérum des gens sobres.

Mais, répond M. Labbé, la tuberculine de Maragliano ne représente qu'une partie des toxines tuberculeuses, et rien ne dit que le sérum en question soit aussi puissant contre le bacille de Koch et l'ensemble de ses poisons [1].

*Absence de relations entre l'alcoolisme et la tuberculose.* — Il n'existe à ce sujet aucun argument expérimental. Il faut s'en tenir à des appréciations générales. Le professeur Hayem, bien que convaincu, d'ailleurs, de l'influence de l'alcoolisation sur la tuberculisation de nos contemporains (« la phtisie, dit-il, se prend sur le zinc »), demande toutefois une grande rigueur dans les statistiques. L'alcoolisme est si répandu, surtout dans la classe fréquentant les hôpitaux, qu'on le retrouve à côté d'une foule de maladies. Aussi allons-nous devoir procéder soigneusement, pour établir qu'il peut y avoir, pour la majorité des cas, autre chose qu'une coïncidence, entre l'intoxication alcoolique et le développement de la tuberculose.

*Il y a relation* (de cause à effet) *entre l'alcoolisme et la tuberculose* [2]. — Dès le XVIIIe siècle, l'influence de l'ivrognerie était signalée dans ce sens, et des observateurs, comme Lieutaud, Baumès, etc., établissaient déjà certains rapports entre la tuberculisation et l'alcoolisation, pour certaines provinces.

Ce fut à partir de 1850 — époque où, avec l'extension de l'industrie des alcools, se développa l'alcoolisme —, notamment à la suite du travail de Bell de New-York, puis avec les communications de Lancereaux (1865), que la question des rapports de l'éthylisme et de la tuberculose fut médicalement posée. Bell réfuta, preuves cliniques en mains, l'opinion de l'antagonisme de la tuberculose et de l'alcool. En Angleterre, les statistiques colossales établies par Tatham, ont démontré, grâce à une minutieuse répartition par professions, l'influence de l'alcoolisation sur les maladies en général. Les chiffres donnés pour la tuberculose ont été confirmés par les statistiques ultérieures [3].

---

[1] M. LABBÉ. *Presse méd.*, 16 août 1902, p. 787.

[2] Voy. sur ce point, le mémoire du Dr E. DE LAVARENNE. Alcoolisme et tuberculose in *Ann. d'hygiène*, mars 1901. Baillière et fils, édit.

[3] TATHAM. *Supplement to the fifty-fifth annual report of births, deaths, etc.* London, 1897.

Lancereaux montra que l'alcool, non seulement appelait la tuberculose, mais aussi en préparait certaines localisations, et nous rappellerons plus loin les données cliniques, très formelles, établies par ce maître.

Aujourd'hui, pour tous les auteurs, l'alcoolisme favorise la tuberculose, en rendant le terrain apte à recevoir et à faire fructifier le bacille.

« D'une enquête que j'ai faite autrefois, nous dit le D$^r$ Jous« set père (¹), il résulte que ce sont les populations qui mangent « le plus de viande, et qui boivent le plus de vin ou d'alcool qui « présentent le plus grand nombre de phtisiques, tandis que « chez d'autres populations, où la viande est un aliment excep« tionnel, la phtisie est rare et ne frappe guère que les individus « qui abusent de l'alcool. Ni la viande, ni les liqueurs alcooliques « ne réussissent à préserver les populations des grands centres « de la tuberculose. »

Pour ne retenir que les constatations, les plus frappantes, et, en quelque sorte, officielles, je mentionne : les faits rapportés aux séances de la Société médicale des hôpitaux (Jacquet, Rendu, Barbier, Hayem), la statistique de Coustan, de Montpellier, le rapport d'ensemble de Jacquet (décembre 1899). Ce sont encore les affirmations de Landouzy, au Congrès contre la tuberculose (Naples 1901), les paroles de Brouardel au récent Congrès de Londres (1902). « L'alcoolisme , dit M. Brouardel, est le plus « puissant facteur de la propaga« tion de la tuberculose. L'homme le plus vigoureux, devenu « alcoolique, est sans résistance devant elle. Dans le monde « entier s'élève en ce moment un cri de désespoir en consta« tant les désastres causés par l'alcoolisme. » Et M. Brouardel cite les statistiques démonstratives de Tatham et de Baudran. Nous reparlerons plus loin de ces documents.

J'y pourrais ajouter les conclusions de Mackenzie et d'Oliver, en Angleterre ; celle d'Osler, aux États-Unis ; celle de Ruata, en Italie ; de Thiron, en Roumanie, etc., etc.

Ainsi donc, de toutes parts, on affirme la relation de cause à effet ; mais il y a à définir scientifiquement, comme le

______

(¹) D$^r$ Jousset. La Tuberculose, p. 176.

demande de Lavarenne, *la part qui revient à l'alcoolisme dans la détermination et dans l'évolution de la tuberculose*.

*A*. **Détermination de la tuberculose**. — 1° *Statistiques comparatives de la consommation d'alcool et du développement des cas de tuberculose*. — « Un fait bien net, nous dit de Lavarenne, « c'est la fréquence plus grande autrefois de la tuberculose chez « la femme que chez l'homme : elle était, en France du moins, « d'un tiers plus élevée. »

Aujourd'hui, la fréquence est égale, sinon même un peu supérieure, chez l'homme. Il est difficile, en présence de ce fait, et pour l'expliquer, de ne pas songer à l'alcoolisme, développé presque exclusivement chez l'homme depuis quarante ans.

Il ne semble pas qu'on se contagionnât moins autrefois qu'aujourd'hui, au contraire. Il y a soixante ans, les autopsies faites au hasard, abstraction faite des tuberculeux morts de tuberculose, donnaient 80 p. 100 de tubercules ; elles donnent aujourd'hui, d'après Brouardel et Letulle, 60 p. 100. C'est-à-dire que la contagion semble moindre. Si, malgré les progrès de l'hygiène et du bien-être, qui ont augmenté la moyenne de la vie humaine, la mortalité par tuberculose active augmente, c'est qu'une influence nouvelle s'est fait sentir : l'alcoolisme, qui s'étend chaque jour davantage [1].

Ces conditions étant générales en Europe, les nations les plus alcoolisées sont-elles celles qui payent le plus fort tribut à la tuberculose ? Les chiffres sont difficiles à interpréter ; toutefois, l'Italie, pays peu alcoolisé, avec 136 décès pour 100 000 habitants, fait bien contraste avec la France qui, avec son alcoolisation, la plus forte en Europe, possède la mortalité maxima de 394 pour 100 000 habitants (la mortalité totale par tuberculose, d'après le professeur Brouardel, atteignant 150 000 décès par an).

Examinons les statistiques de Lavarenne. En France, la consommation courante d'alcool, pour 1900-1901, est de

---

[1] Le Dr Kelynack regrette, et avec juste raison, que les compagnies d'assurances ne nous aient pas encore fait connaître les chiffres de décès par tuberculose *chez les abstinents*, ce qui fournirait, *par contraste*, un précieux élément dans l'appréciation de la valeur causale de l'alcoolisme (Lancet, 1901).

8$^l$,80 par tête d'habitant, comme consommation faible, et, de 31$^l$,47 par tête, comme consommation forte, la moyenne générale devenant 19$^l$,70 (alcool des spiritueux $+$ alcool des boissons fermentées). « Il m'a semblé, dit M. de Lavarenne, « qu'on peut attribuer aux femmes et aux enfants jusqu'à « vingt ans, un tiers de la consommation, les deux autres « tiers étant attribués à la partie mâle adulte. On arrive alors « à une moyenne, par adulte, de **38** à **40** litres d'alcool à 100°, « par an ([1]). »

A côté de ces chiffres de consommation, le même auteur nous signale une *mortalité générale* de 18,35 p. 1 000, comme minimum, et de 29,88 p. 1 000, comme maximum ; et une *mortalité par tuberculose*, de 0,87 pour 1 000 habitants, comme minimum, et de 5,36 pour 1 000 habitants, comme maximum (MOYENNE, 3,04).

En ce qui concerne la mortalité par la tuberculose, comparée à la mortalité générale, on trouve, par 1 000 DÉCÈS, une moyenne minima de 68,60, et un maximum de 256,50 ; soit une mortalité moyenne, par tuberculose, *sur* de 160,46, ou de 16 p. 100.

L'idéal d'une démonstration serait de pouvoir superposer les maxima de consommation d'alcool, et les maxima de mortalité par tuberculose.

Une importante statistique due à M. Baudran, de Beauvais, semble répondre à ce désidératum. Cet auteur a pris, d'une part, ses chiffres personnels, concernant la consommation moyenne d'alcool par département, et, d'autre part, les chiffres relevés par M. Brouardel touchant la mortalité par tuberculose, et il les a ainsi confrontés :

| | | |
|---|---|---|
| 30 à 40 décès pour 10 000 habitants . . . . | 12$^l$,47 | alcool |
| 40 à 50 — — . . . . | 13,21 | — |
| 50 à 60 — — . . . . | 14,72 | — |
| 60 à 70 — — . . . . | 16,86 | — |
| 70 à 80 — — . . . . | 17,16 | — |
| 80 à 90 — — . . . . | 17,80 | — |
| 90 et au-dessus . . . . . . . . . . . . . . . | 30,70 | — |

---

([1]) **Voy.** la rectification de ces chiffres, p. 399.

c'est-à-dire que la mortalité par tuberculose croît parallèlement à la consommation de l'alcool.

Les documents statistiques colligés par de de Lavarenne nous permettent de comparer les départements les plus alcoolisés et les départements les plus tuberculisés. Ils nous montrent que, pour la Seine, les deux influences — alcoolisme et tuberculose — se trouvent incontestablement réunies (mortalité par tuberculose de 256,50 sur 1 000 décès, et consommation de $31^l,47$ d'alcool total, par tête).

Ils nous montrent encore que ces deux influences ont une certaine corrélation, dans le département du Rhône, où une mortalité formidable de 256 par tuberculose, sur 1 000 décès, correspond à une alcoolisation forte de 22 litres d'alcool par tête ; qu'elles sont encore assez applicables au Calvados, 160/1000 et $31^l,47$. Mais, par contre, il y a discordance pour la Creuse, pour l'Ardèche, avec 210/1 000 et $12^l,36$ ; pour le Doubs, 210,40 et 17 litres. Il y aurait discordance plus flagrante encore, avec l'Hérault, mais en sens inverse, puisque la mortalité par tuberculose y est de 137/1 000, alors que la consommation d'alcool serait de $31^l,47$ par tête, moyenne faible d'un côté, maximum de l'autre.

L'insuffisante valeur démonstrative des statistiques et les contradictions apparentes proviennent de ce que l'alcoolisme ne représente qu'un des éléments de la tuberculisation ; et il ne faut pas demander aux chiffres plus qu'ils ne peuvent donner. Si nous voyons, par exemple, Seine-et-Marne et Seine-et-Oise alcoolisés et tuberculisés, songeons bien à la pénétration réciproque des populations de ces deux départements, avec la population urbaine et suburbaine de Paris et de la Seine ; si nous voyons la Creuse si tuberculisée, n'oublions pas que ce département fournit à Paris presque tous ses maçons, lesquels retournent au pays, les uns avec fortune faite, les autres avec la tuberculose recueillie dans la capitale, etc., etc.

D'autre part, comme l'indique bien de Lavarenne, la statistique d'ensemble, pour un département, est faussée par la fusion des chiffres des campagnes avec ceux des villes. Si l'on envisage à part les 48 grandes villes de France, dans toutes la consommation de l'alcool donne un chiffre élevé

(25 à 3o) ; dans toutes aussi, la mortalité par tuberculose est bien au-dessus de la moyenne. Ainsi s'explique le chiffre élevé qui concerne Brest, alors que les deux statistiques générales, pour le Finistère, sont plutôt au-dessous de la moyenne.

D'ailleurs, en matière d'alcoolisation, à côté de la *quantité* seule, dont tiennent compte les statistiques brutes, il y a lieu de placer la *qualité*, et de Lavarenne indique l'influence dominante de l'alcool de spiritueux sur la production de la tuberculose (¹).

Enfin, en ce qui concerne la tuberculisation, il y a lieu de considérer les victimes indirectes de l'endémie alcoolique. Les statistiques militaires nous montrent justement les départements les plus alcoolisés comme donnant lieu au plus grand nombre d'ajournements, c'est-à-dire présentant, du fait de l'intempérance des géniteurs, le plus de conscrits prédisposés à la tuberculose (de Lavarenne).

Telles sont les données principales d'une étude démographique mettant en parallèle les deux grandes endémies, tuberculose et éthylisme. Or, le rapport de cause à effet, entre celui-ci et celle-là, paraît en ressortir assez clairement ; il s'impose avec plus d'évidence encore, selon de Lavarenne, après étude des faits particuliers qu'il est donné au médecin d'observer.

Voici une statistique relevée par lui même, dans un dispensaire pour ouvriers (Paris-Belleville).

5o malades, tous atteints de tuberculose grave : 32 hommes, 26 alcooliques ; 18 femmes, 2 alcooliques.

*Age* : 12 de vingt à trente ans ; 10 de trente à quarante ; 10 de quarante à cinquante.

Sujets *acclimatés* à Paris (11 y étaient nés, 20 y habitaient depuis plus de cinq ans, 1 seul depuis dix-huit mois).

*Hérédité* : 5 fois ; mais il y avait à la fois hérédité tuberculeuse et alcoolisme.

---

(¹) Signalons, à titre documentaire, que la plupart des médecins qui ont répondu au referendum du Dr Boix (*Arch. gen. de méd.*, 1903) attribuent aux alcools *frelatés* une influence étiologique prépondérante sur la tuberculisation.

Le lecteur fera sur ce point les réserves nécessaires.

*Contagion* : 7 fois, dont 5 fois chez des alcooliques.

*Professions* : 1 garçon de café, 1 cuisinier (non alcoolique), 4 employés, 2 bouchers, 6 hommes de peine, 1 dessinateur, 2 courtiers, 2 chanteurs ambulants. 12 ouvriers fondeurs, ciseleurs, mécaniciens.

« Je ferai remarquer, dit de Lavarenne, que presque tous ces
« tuberculeux étaient des hommes solides, robustes, que rien ne
« prédisposait à la tuberculose. Tous avaient des salaires suffi-
« sants pour ne pas endurer de privations; seul l'alcoolisme
« intensif peut être invoqué, chez eux, comme cause de tuber-
« culose. »

« La preuve de l'influence de l'alcoolisme *par le contraire*,
« pour ainsi dire, ajoute-t-il, ressort, d'ailleurs, de ce que j'ai
« observé chez la femme.

« Sur 18 cas, 11 fois l'hérédité, 9 fois privations et surmenage.
« Malgré cela, 7 de ces femmes avaient de quarante à cinquante
« ans; bien que nées débiles, malgré le travail et les privations,
« malgré les grossesses, elles avaient pu lutter jusqu'à cet âge,
« et luttaient encore : c'est qu'elles étaient sobres.

« Par contre, 2 femmes robustes, aux allures viriles, l'une de
« trente ans, cuisinière, l'autre de quarante ans, tripière, toutes
« deux sans antécédents tuberculeux, mais toutes deux alcoo-
« liques, devenaient tuberculeuses et présentaient des formes
« graves. »

A ces statistiques personnelles, de Lavarenne ajoute les observations de Crivelli (de Melbourne) sur les riches agriculteurs d'Australie, qui, toujours à l'air, mais grands buveurs, préparent souvent la phtisie, par l'alcoolisme; les observations de Brunon (de Rouen), qui établissent que les riches campagnards normands, atteints de tuberculose, sont tous alcooliques et arrivés à la tuberculose par l'alcool.

Ce sont encore des considérations analogues qui ont été développées par les médecins, aux quatre coins du pays : D{:r} Aubry, à Nantes; D{:r} Ed. Dubois (1), à Lille; D{:r} Béringier, à Toulouse; D{:r} Coustan, à Montpellier; D{:r} Carrière. à Alais; D{:r} Lassabatie, à Toulon. Le D{:r} Herubel (du

---

(1) Ed. Dubois. Documents relatifs à l'alcool dans le Nord. Thèse de Lille, 1898.

Havre), nous montre qu'il en est de l'armée comme du civil, dans les milieux alcoolisés de Normandie. La thèse du Dr L. Renault (1), qui date de 1900, peut fixer assez bien les idées sur le parallélisme de l'alcoolisation et la tuberculisation, dans une province française. D'après l'étude des tableaux de recrutement, on peut constater que, depuis soixante ans, la tuberculose a sans cesse augmenté en Bretagne. A l'heure actuelle, le Finistère et le Morbihan présenteraient plus de conscrits tuberculeux que les autres départements de France.

Pour l'auteur, l'absence d'hygiène, la misère, ne sauraient être invoquées, car de tous temps excessives en Bretagne, ces causes sont de nos jours plutôt un peu moindres ; mais l'alcoolisme s'est répandu avec une violence inouïe, principalement dans la région des ports sardiniers. Alcoolisé, le Breton ne résiste presque pas à la tuberculose, et les formes aiguës, rapides, sont très fréquentes chez lui.

Le Dr Imbault (2), dans sa thèse, dont nous reproduirons plus loin des passages, a donné d'autres chiffres statistiques non moins intéressants.

La genèse de la tuberculose par l'alcoolisme semble s'expliquer aisément pour ceux qui approfondissent tant soit peu le régime de l'ouvrier, et plus particulièrement de l'ouvrier des villes. Écoutons, à ce propos, ce que nous apprend Letulle (3), chargé du service spécial de l'hôpital Boucicaut.

« 1° *L'ouvrier parisien est alcoolique avant de devenir tuber-*
« *culeux.* — L'ouvrier parisien s'alcoolise tous les jours, sans le
« savoir, et prépare ainsi son organisme à l'invasion de la tuber-
« culose. Une fois tuberculeux, tous ou presque tous nos ma-
« lades précipitent le mal en s'alcoolisant davantage. Sur
« 717 hommes, j'ai pu établir qu'en bloc, 80 p. 100 des ouvriers
« tuberculeux soumis à mes soins étaient alcooliques, et que,

---

(1) **L. Renault**. Tuberculose chez les Bretons. Étude étiologique. Thèse de Paris, 1900.

(2) **Imbault**. Fréquence de la tuberculose chez les alcooliques. Thèse de Paris, 1901.

(3) **M. Letulle**. L'alcoolisme dans ses rapports avec la tub. pulm. Communic. au VIII<sup>e</sup> Congrès international contre l'alcoolisme, à Vienne, 9 avril 1901, in *Lutte anti-tuberculeuse*, 31 mai 1901, p. 25.

« passé trente ans, l'alcoolisme possède à son actif les **neuf**
« dixièmes des ouvriers parisiens atteints de phtisie pulmo-
« naire.

« 2° *L'alcoolisme prépare la voie à la tuberculose pulmonaire.*
« — L'ouvrier boit surtout ; il mange à peine, il mange **mal, et**
« met ainsi son organisme en état de moindre résistance.

« Je puis affirmer, en matière de conclusion, que de toutes
« les maladies chroniques, l'intoxication lente par l'alcool
« est celle qui prépare *le mieux* l'homme à l'invasion de la
« tuberculose pulmonaire, celle qui aggrave le plus sûrement
« ses formes cliniques, et en assombrit le mieux le pronos-
« tic, en frappant d'impuissance le traitement hygiéno-diété-
« tique. »

Si on envisage la marche de la tuberculisation dans l'*armée*,
on constate, avec M. l'inspecteur général Kelsch, que si la contagion joue un rôle important pour les recrues, elle est à peu
près stationnaire chez les anciens soldats ; et, chez ceux-ci, le
grand facteur, le facteur essentiel, c'est la fréquentation néfaste
des cantines et des cabarets, et sa conséquence, l'alcoolisme (¹).

Ne craignant pas de pécher par excès de documentation sur
un sujet d'une pareille importance médicale et sociale, je
rapporte les chiffres cités par Jacquet, en 1899 (²).

Sur 17 phtisiques, 16 ont subi une alcoolisation forte, plusieurs années avant les atteintes de la tuberculose. Tous bu-
vaient de l'eau-de-vie ou du rhum, et des apéritifs ; tous prenaient en outre, de l'absinthe, sauf un, adonné aux amers.

Sans doute, chez plusieurs de ces malades, d'autres éléments
étaient en cause : alcoolisme ou tuberculose des ascendants,
par exemple. Deux d'entre eux, issus d'alcooliques, portaient
dès l'enfance, des tuberculoses externes (lupus, tumeur blanche).
Sans doute aussi, l'alcoolisme est si répandu dans la population
ouvrière, que la tuberculose doit forcément coïncider souvent

---

(¹) KELSCH. La tuberculose dans l'armée. O. Doin, édit. Paris, 1902. — Voy. aussi
HÉRUBEL. Alcoolisme dans l'armée. *Normandie méd.* Rouen, 1899, XV, **p. 535** et
Dʳ SOLMON, Congrès nat., 1900.
(²) L. JACQUET. Alcool et phtisie. Soc. méd. des hôp., 21 av. 1899, p. 421.

avec lui. « Malgré toutes ces réserves, dit Jacquet, les chiffres
« que je cite sont impressionnants, et de nature à faire consi-
« dérer l'alcool, et surtout les apéritifs et l'absinthe, comme
« bacilliphiles plus qu'on ne le pense, et surtout qu'on ne le dit. »

Dans le même service où furent prises les observations de
Jacquet, j'ai pu faire établir cette année même, à la même
époque de l'année (en avril), la petite statistique qu'on trouvera
à la page suivante ([1]).

*B*. **Évolution de la tuberculose dans ses rapports avec l'alcoolisme**. — Actuellement, donc, il ne subsiste plus guère de
doutes sur l'influence adjuvante de l'alcoolisation, dans l'éclosion de la tuberculose, l'alcool préparant le terrain au bacille
de Koch.

Je ne me risquerais pas à citer les auteurs qui professent
cette opinion : il faudrait à peu près les citer tous.

Notons seulement que, dès 1895, Lancereaux a affirmé que
l'intoxication intervient dans la localisation et l'évolution de
la bacillose.

Contrairement à la formule classique, qui fixe la localisation au sommet gauche et en avant — ce qui est exact pour
la phtisie par aération insuffisante — la tuberculose du buveur
débute au sommet droit et en arrière, sous forme de granulations produisant une diminution de l'élasticité à la percussion. Le mal se ralentit généralement, à la suite d'une première poussée, accompagnée d'hémoptysie, et si le buveur
cessait ses mauvaises habitudes et s'alimentait convenablement,
il pourrait guérir. Par malheur, il en est rarement ainsi : une
seconde, puis une troisième poussée surviennent, et la maladie,
d'abord peu inquiétante, prend tout à coup une gravité des
plus grandes, par l'extension et la dissémination des tubercules.
Dans quelques cas, ceux-ci se généralisent d'emblée ; mais
même alors, il n'est pas impossible qu'ils s'arrêtent dans leur
évolution. Chez quelques buveurs, porteurs aux halles, tonne-
liers, camionneurs, la tuberculose envahit concurremment les

---

([1]) Cette statistique a été établie en majeure partie par les soins de M. Watel,
externe des hôpitaux.

39 tuberculeux . . . . . . . . . . . . . . . . . . . . .

Les degrés de l'alcoolisation seront indiqués par les lettres : *a* (moyen), *b*

| HÉRÉDITÉ | CONTAGION | SÉJOUR URBAIN | | PROFESSIONS |
| --- | --- | --- | --- | --- |
| Pas d'hérédité | ? | | 1 | Sommelier |
| Pas d'hérédité | ? | né à Paris | 2 | Journalier |
| Pas d'hérédité | ? | 40 ans | 3 | Couvreur |
| Pas d'hérédité | ? | 12 ans | 4 | Charretier |
| Pas d'hérédité | ? | 3-4 ans | 5 | Menuisier |
| Pas d'hérédité | ? | 10 ans | 6 | Laitier |
| Pas d'hérédité | ? | 11 ans | 7 | Garçon livreur |
| Pas d'hérédité | ? | 12 ans | 8 | Journalier |
| Pas d'hérédité | ? | 3 ans | 9 | Répétiteur |
| Pas d'héréd'té | ? | 4 ans | 10 | Peintre |
| Pas d'hérédité | ? | né à Paris | 11 | Coupeur |
| Hérédité suspecte | ? | né à Paris | 12 | Garçon marchand d |
| Pas d'hérédité | ? | né à Paris | 13 | Doreur |
| Pas d'hérédité | ? | 14 ans | 14 | Garçon de restaur |
| Père suspect un frère pht. | ? | 9 ans | 15 | Homme de pein |
| Pas d'hérédité | ? | né à Paris | 16 | Peintre |
| Pas d'hérédité un frère tub. | contagionné dans une cantine où vivaient des tuberc. | 12 ans | 17 | Journalier |
| Pas d'hérédité | adénite cervicale il y a dix ans recontagionné auprès de personnes tuberc. | 25 ans | 18 | Employé de comm |
| Mère pht. | ? | né à Paris | 19 | Garçon bouche |
| Pas d'hérédité | ? | 20 ans — 2 ans de maladie | 20 | Serrurier |
| Pas d'hérédité | (colonies-syphilis) | 30 ans | 21 | Chaudronnier |
| Pas d'hérédité | ? | 23 ans | 22 | Homme de pein |
| Pas d'hérédité | ? | 9 ans | 23 | Journalier |
| Pas d'hérédité | ? | 15 ans | 24 | Cocher |
| Pas d'hérédité | ? | 15 ans | 25 | Vernisseur |
| Pas d'hérédité | ? | 15 ans | 26 | Cordonnier |
| Pas d'hérédité | ? | 9 ans | 27 | Journalier |
| Mère pht. | ? | né à Paris | 28 | Serrurier |
| Pas d'hérédité | ? | 2 ans | 29 | Carrier |
| Pas d'hérédité | ? | 3 ans | 30 | Journalier |

[1] Nos classifications ne peuvent prétendre à l'absolu ; quelques buveurs sont écleo
produit. Par *Buveurs* nous désignons ceux qui boivent avec excès, aux repas, en dehors de

1903
obres . . . . . . . . . . . . . . . . . . . . . . . . . .   9
de vins . . . . . . . . . . . . . . . . . . . . . . . . .   8
d'alcool . . . . . . . . . . . . . . . . . . . . . . . .   11
d'absinthe . . . . . . . . . . . . . . . . . . . . . . .   11
ort).

|  | BUVEURS DE VIN [1] |
|---|---|
| c | Cirrhose et tuberculose pleurale aiguë. |
| b | Tuberculose 3° degré, évolution rapide. |
|  | Cirrhose. Tuberculose des sommets à marche torpide. Évolution lente. |
|  | Tuberculose en voie de généralisation (os, poumons), 22 mois. |
|  | Début de tuberculose à forme broncho-pneumonique. |
| a | Tuberculose ganglionnaire à évolution favorable. |
| a | Tuberculose pleuro-péritonéale très tenace. |
| b | Tuberculose ulcéreuse chronique. |
|  | **BUVEURS D'ALCOOL** |
| b | Cirrhose. Sommet suspect. Évolution lente. |
| b | Tuberculose latente, poussée aiguë pneumonique double. Évolution aiguë. |
|  | Tuberculose ulcéreuse 3° degré. |
|  | Phtisie ultime. |
| a | Début de tuberculose pulmonaire. |
| a | Infiltration. Sommet droit. Hémoptysies violentes tardives. |
| b | Tuberculose ulcéreuse subaiguë } type subaigu |
|  | Tuberculose ulcéreuse chronique classique |
| b | Tuberculose commune (3e période) |
| c | — — — } type subaigu de phtisie galopante. |
| a | — — — |
|  | **BUVEURS D'ABSINTHE** |
| c | Phtisie ulcéreuse, réaction asthmatiforme, évolution lente. |
| c | Phtisie ulcéreuse, banale. Entérite, évolution lente. |
|  | Phtisie fibreuse, évolution lente. |
|  | Phtisie fibreuse, évolution lente. |
| c | Tuberculose pleuro-péritonéale. Cirrhose ? |
|  | Ancien buveur d'absinthe. Phtisie depuis 3 ans. |
| c | Tuberculose rénale longtemps contenue, actuellement tuberc. aiguë pulmon. |
|  | Ancien absinthique. Tuberculose pulmonaire banale. Évolution lente. |
|  | Tuberculose (2e-3e), évolution subaiguë. |
| c | Tuberculose (3e), évolution assez rapide. |
|  | Tuberculose (2e-3e), banale. |

n'est pas moins possible de cataloguer les buveurs suivant leur prédilection pour tel ou tel
nt des désordres gastriques et des troubles nerveux imputables à leur régime.

poumons, le péritoine, les méninges, et tue avec rapidité ([1]).

H. Mackenzie et Th. Oliver ont établi la fréquence de la tuberculose aiguë miliaire, chez les alcoolisés.

Jacquet, dans sa communication (avril 1899), nous dit que : « chez la plupart de ses malades, la période ulcéreuse et « cavitaire est venue vite ; en un ou deux ans, en moyenne. « Cela, ajoute-t-il, est en désaccord avec l'affirmation de « quelques auteurs sur la tendance fibroïde de la phtisie des « alcooliques. »

Letulle a signalé l'action aggravante de l'alcool sur la tuberculose, qu'il active, en même temps qu'il rend le tuberculeux insensible aux effets thérapeutiques. « L'homme le plus vigou- « reux, devenu alcoolique, dit le professeur Brouardel, est « sans résistance devant la tuberculose. »

Ces vérités sont devenues monnaie courante, et on les retrouve dans les avertisseménts destinés au public (Le Gendre, Triboulet, Debove et Faisans). Elles méritent d'être un peu longuement examinées, de subir un contrôle qui ne fera que les mettre plus en relief encore, et qui nous délivrera de raisonnements et de sophismes dont, à mon avis, il serait bon de faire justice une fois pour toutes : je veux parler des relations possibles de l'alcoolisation avec les formes cliniques de tuberculose fibreuse, considérées comme *formes de résistance*.

Je ne puis mieux faire, à ce propos, que de reporter le lecteur à la statistique précédente, car elle plaide à souhait le pour et le contre, à charge, pour nous, médecins, de porter le jugement définitif.

Sur les 30 sujets tuberculeux alcooliques de cette statistique, on constate, non sans une certaine stupéfaction, si l'on n'est mis en garde, que ce sont les buveurs d'absinthe qui, tout en donnant un pourcentage étiologique, *quantitativement* considérable, de $\frac{11}{30}$ fournissaient la moins mauvaise proportion *qualitativement*, si je puis m'exprimer ainsi, c'est-à-dire le moindre nombre de formes aiguës et graves. On trouve,

---

([1]) LANCEREAUX. Effets comparés des boissons alcooliques chez l'homme, et leur influence prédisposante sur la tuberculose, in *France médicale*, 8 mars 1895, p. 146.

en effet, six cas *à évolution lente*, et trois cas de *longue résistance* préalable. Allons-nous en conclure, à titre de réclame pour l'intoxication par l'absinthe, que ce produit est défavorable à l'évolution tuberculeuse ? Je mets en garde contre cette façon un peu légère de présenter les choses, manière d'être trop familière à ceux de nos confrères qui cultivent le paradoxe. Non, l'absinthe n'est pas sclérogène. Avec ou par l'alcool qu'elle renferme, elle est capable de modifier profondément l'organisme, et cela dans le sens bien indiqué par Glénard (Voy. Alcoolisme insidieux, p. 223), d'une déviation fonctionnelle vers ce qu'on appelle *hépatisme* (Glénard) ou, plus communément, arthritisme, vocables qui veulent tous deux exprimer ce fait que, devant une attaque toxique ou infectieuse, certains sujets (hépato-arthritiques) résistent volontiers par réaction fibreuse et, en particulier résistent de cette façon à la tuberculose. Or, résister par fibrose, ce n'est pas mal, à condition de sortir vainqueur de la lutte ; mais il y avait mieux encore, c'était de résister avant et de ne pas même laisser commencer l'attaque. Cette prophylaxie spontanée *préalable*, je prétends que mes 6 ou 8 absinthiques ci-dessus relevés étaient tous capables de la faire. C'est quelque chose pour moi, médecin, que ces sujets luttent contre leur tuberculose par sclérose ; je puis espérer qu'avec de l'hygiène et quelques secours thérapeutiques appropriés, quelques-uns peut-être de ces malades ne succomberont pas ; mais c'eût été bien davantage, et pour moi et pour la société, si aucun d'eux ne fût devenu tuberculeux. Je dis que c'était possible ; il suffit d'un coup d'œil pour des médecins, et d'un instant de réflexion pour tout le monde, pour s'en convaincre. Neuf de mes malades absinthiques ont près de la *cinquantaine ;* or, ce n'est pas l'âge de la mort par tuberculose dans nos milieux urbains : les autres chiffres de la statistique le prouvent. La tuberculose, chez la plupart, a débuté tardivement ; elle est lente, parce que ces gens-là étaient des forts, des hommes de grande vigueur originelle, nés pour braver l'infection avec succès, la tuberculeuse comme les autres. Ce n'est qu'après des défis sans nombre à l'hygiène, qu'ils ont fini par se laisser envahir et par succomber, devenant — malgré leur vigueur native — com-

plices de la maladie, et justifiant ainsi, une fois de plus, **les
deux proverbes** : « l'homme est son premier ennemi »;
« l'homme ne meurt pas, il se tue ».

Ce que je dis pour l'absinthe, poison national et **parisien**
par excellence, je le répète intégralement pour les eaux-de-vie,
le vin, la bière, le cidre.

Ces boissons, dès que l'usage en est hors de proportion **avec**
l'équilibre fonctionnel d'un organisme humain, font **dévier**
celui-ci : de très fort, il devient moins fort ; de moins fort, il devient faible, etc. La vraie force, la force supérieure, c'est de **ne**
pas se laisser toucher en profondeur, par l'infection ; le **degré de**
force moindre, bien qu'appréciable encore, c'est de résister **aux**
atteintes infectieuses, et plus particulièrement à la tuberculose,
par voie de réaction fibreuse. Mais si l'on est faible, **mieux**
vaut s'en remettre à ses propres forces, que de recourir **aux**
fallacieux toniques. Quand le régime au vin, à l'alcool, à l'absinthe, est institué chez un faible, la déchéance organique **ne**
fait que gagner en vitesse : j'en appelle à l'observation **quoti-**
dienne de tous les médecins, et je signale, pour les **incré-**
dules, mes faits cliniques 1, 10, 12, 14 à 19, et 29 et 3o, **dans**
lesquels la plus âgée des victimes n'a pas trente-cinq ans, **et**
où les sept malades en cause succombent à des **formes**
aiguës ou subaiguës, c'est-à-dire à des formes de **non-résis-**
tance (¹).

Une question se présente maintenant : en quoi et **comment**
l'alcoolisation modifie-t-elle l'organisme humain, pour **accroître**
ainsi sa vulnérabilité vis-à-vis de l'infection **bacillaire ?**

Incontestablement grâce aux atteintes qu'elle porte à l'appareil digestif et au système nerveux, comme va nous le **prou-**
ver l'analyse des faits.

Il faut d'ailleurs remarquer que si l'une de ces deux **modi-**
fications organiques et fonctionnelles peut prédominer, **dans**
tel ou tel cas, elles n'interviennent pas isolément, **mais d'une**
manière connexe, solidairement.

---

(¹) Certains auteurs comparent l'évolution de la tuberculose **chez les alcooliques, à**
celle de la tuberculose chez les diabétiques. Cette interprétation ne saurait **convenir**
qu'à un petit nombre de faits, et plus spécialement aux formes avec insuffisance **hépato-**
rénale, plus ou moins rapides.

**I. De l'influence des troubles digestifs — notamment par alcoolisme — sur la genèse de la tuberculose.** — Nous avons dit comment, par les troubles digestifs, par les désordres de la nutrition intime (assimilation), l'alcool mettait l'organisme en état de moindre résistance (Voy. p. 160). Les faits cliniques rapportés par Glénard, par Gilbert, par nous-même, prouvent combien, d'une façon précoce, le foie, devenu inférieur à sa tâche, cesse de protéger efficacement le buveur contre l'infection — disons, ici, contre la tuberculose. Il est relativement fréquent de voir l'influence de cette infection se faire sentir sur le foie même, quand l'alcool favorise l'action du bacille : il existe des foies gras tuberculeux, des foies sclérosés et gras tuberculeux, des cirrhoses tuberculo-alcooliques (type Hutinel-Sabourin).

En raison de ce que suggère le relevé des faits cliniques, leur contrôle au moyen de méthodes d'examen perfectionnées, il me paraît important de revenir sur les relations particulièrement intimes — plus qu'on ne l'a dit, peut-être encore — de la cirrhose de Laënnec, dite des buveurs, avec la tuberculose.

La tuberculose se rencontre assez souvent chez les sujets atteints de cirrhose hypertrophique ou atrophique du foie, et c'est, en particulier, une des complications fréquentes de la cirrhose, nous disent les auteurs classiques.

Récemment, le D<sup>r</sup> Kelynack, de Londres, ayant fait le dépouillement de 121 cas, non discutables, de cirrhose vulgaire, a reconnu 21 fois la coexistence de la tuberculose, soit dans 23 p. 100 des cas. Quatorze fois il y avait tuberculose pulmonaire aiguë ; 12 fois, tuberculose péritonéale. Il n'y eut pas moins de 12 sujets, sur les 121 cirrhotiques, à mourir nettement de tuberculose ; soit 10 p. 100.

« Je reste très frappé, dit l'auteur, de la fréquence avec laquelle
« ce que nous appelons la péritonite tuberculeuse se rencontre
« cliniquement chez nos sujets atteints de cirrhose hépa-
« tique (¹). »

Ces réflexions, inspirées par l'observation clinique, se trouvent prendre une importance bien réelle aujourd'hui,

--------

(¹) D<sup>r</sup> KELYNACK. *Quarterly journ. of inebriety.* April 1902, p. 177.

où Jousset nous signale que, grâce à l'inoscopie (recherche du bacille dans la fibrine des épanchements), il a rencontré le bacille de Koch, deux fois sur sept cas de cirrhose avec ascite.

Une de mes observations personnelles, rapportée à la Société médicale des hôpitaux, vient à l'appui de la doctrine qui fait de la tuberculisation un agent de complications au niveau des séreuses, y compris le péritoine, et elle semble même donner l'explication d'un certain nombre d'ascites dites cirrhotiques.

Ce n'est pas là une simple curiosité scientifique ; cela soulève une des plus grosses questions doctrinales de la pathologie : l'étiologie de la maladie cliniquement cataloguée sous le nom de cirrhose de Laënnec, ou cirrhose atrophique, alcoolique (y compris, d'ailleurs, la forme hypertrophique).

Pourquoi la cirrhose, relativement si fréquente à Paris, est-elle si rare dans beaucoup de centres de grosse consommation vinique et alcoolique ?

C'est, peut-être, faudra-t-il répondre, en raison de la tuberculose, absente ici, et toujours présente là. Cette façon de comprendre les choses me paraît singulièrement conforme à ce que révèle l'observation clinique, en cours de documentation, grâce au referendum institué par le D' Boix (¹).

C'est donc ainsi, par viciation de la nutrition, plus spécialement par « hépatisme » — dans le sens le plus large du terme, depuis la nuance minime d'hypofonction, jusqu'à la lésion la plus confirmée du foie — que le terrain est préparé à la tuberculisation, chez certains buveurs. J'ajouterai à cela l'intervention, soit initiale, soit plus ou moins concomitante ou tardive, des troubles gastro-intestinaux, modificateurs de l'hépatisme ou provoqués par lui, et aussi des désordres ou des lésions pancréatiques et spléniques, qui sont encore à définir dans leurs rapports avec la tuberculisation.

II. **De l'influence des troubles d'innervation par alcoolisme sur la tuberculisation.** — Les questions biologiques sont d'ordinaire complexes, et si l'hépatisme peut expliquer bien des désordres de nutrition, il ne faut pas oublier que nos échanges

---

(¹) E. BOIX. *Arch. gén. de méd.*, 1903, n°ˢ 1 et suiv.

sont régis par notre système nerveux. A voir la sensibilité de celui-ci pour les toxiques, il y a vraiment lieu de se demander si ce n'est pas par déchéance nerveuse primordiale qu'intervient l'intoxication alcoolique, dans la genèse de la tuberculose.

Déjà, avec Lancereaux et ses élèves, nous avons appris à connaître les polynévrites d'origine alcoolique et aromatique (absinthe, apéritifs divers).

Dans les observations mentionnées, la tuberculose intervient parfois, à titre d'épiphénomène, pour hâter le dénouement final. Mais, d'après le D<sup>r</sup> Kelynack, il y aurait un rapport évident entre la polynévrite alcoolique et la tuberculose. Sur dix cas par lui recueillis en deux années, et concernant neuf femmes et un homme, il a rencontré huit tuberculoses pulmonaires, soit 80 p. 100. Le même auteur signale encore que, dans la terrible épidémie de névrite arsenicale de la région de Manchester, les faits les plus graves furent observés chez des alcooliques, dont la fin fut assurément hâtée par l'apparition d'une tuberculose pulmonaire [1].

Cette influence des grands désordres d'innervation sur l'évolution de la tuberculose pulmonaire est, d'ailleurs, signalée par Lancereaux et ses élèves : dans sa thèse, Pol Vassal dit « qu'il n'est pas rare de voir une tuberculose pulmonaire aiguë « terminer l'existence du malade polynévritique [2] »; mais, somme toute, elle n'a pas été suffisamment définie.

A l'appui de cette influence du « trophisme nerveux » sur les conditions de résistance de l'organisme vis-à-vis de la tuberculisation, je mentionnerai l'opinion de Ch. Richet et Héricourt : pour eux les traitements médicamenteux ont une action favorable sur la tuberculose, en raison du réconfort apporté à la cellule nerveuse. Or, l'alcool, après une courte phase d'excitation, se révèle avec tout son pouvoir anesthésique, déprimant, autrement dit, comme un poison de la cellule nerveuse, et finalement comme un produit nuisible pour la vitalité générale du tuberculeux [3].

---

[1] **Kelynack**. 1902, *loc. cit.*

[2] **Pol Vassal**. Paralysie alcoolique, formes généralisées. Thèse de Paris, 1891, p. 31.

[3] **Ch. Richet** et **Héricourt**. La zômothérapie. Paris, 1900.

Quoi qu'il en soit des interprétations, nous avons tous **observé** l'effondrement rapide de certains tuberculeux, après des **excès** d'alcool, comme après des émotions vives : l'influence du **sys**-tème nerveux central apparaît, ici encore, incontestable. **Elle** n'est pas moins évidente dans la tuberculisation des **hérédo**-alcooliques. Ne domine-t-elle pas, d'ailleurs, toute l'**hérédité** ?

Par le fait même que les éthyliques, dans une notable **pro**-portion, ont un système nerveux héréditairement déchu, **ils** sont en état d'infériorité en face de la tuberculose, car il **est** reconnu qu'une telle déchéance est très propre à **préparer** l'invasion bacillaire.

D'Espine et Picot incriminent l'hérédité alcoolique, **chez les** scrofuleux, c'est-à-dire chez bon nombre de prédisposés à **la** tuberculose (¹).

Pour Legrain, la tuberculose infantile, avec ses **multiples** manifestations extrapulmonaires, frappe souvent les **descen**-dants du buveur, dès le jeune âge (²).

Derecq, Marfan, Dupré, notent la prédisposition à la **tuber**-culose, des enfants d'alcooliques (³).

Le D^r Arrivé a soumis à une enquête 1506 enfants. Il a **trouvé** que sur 100 enfants tuberculeux (y compris ceux qui **meurent** de méningite), *36,49 sont des hérédo-alcooliques*, 41,24 **des** hérédo-tuberculeux, et 22,27 seraient issus d'individus **ne** présentant aucune des tares précitées (⁴). Ce sont, n'est-il **pas** vrai, des chiffres éloquents (nous renvoyons, du **reste, le** lecteur au chapitre qui sera consacré à la pathologie **infantile**).

Aux deux modes d'action que nous venons de **reconnaître à** l'alcool, envisagé comme adjuvant de la tuberculose, **on doit** en ajouter un troisième.

**III. Influence directe sur les voies respiratoires**. — **Les sur**-faces pulmonaires se chargent, on le sait, pour une forte **part**, de l'élimination des boissons alcooliques.

---

(¹) D'Espine et Picot. Traité pratique des malad. de l'enfance, art. Scrofule.

(²) Legrain. Hérédité et alcoolisme.

(³) Imbault. Loc. cit.

(⁴) Arrivé. Influence de l'alcoolisme sur la dépopulation. Thèse de Paris, 1900.

« Dans tous les cas, dit Lancereaux (*loc. cit.*), les alcools et
« les essences, d'une part en diminuant les combustions orga-
« niques, d'autre part en s'éliminant par les poumons, créent
« tout à la fois une prédisposition générale et une prédisposition
« *locale*, qui fournissent au bacille de la tuberculose un terrain
« propre à son développement. »

Il y aurait, semble-t-il, des recherches de contrôle à faire
sur ce point; car il n'est pas impossible que certains produits
paralysent plus que d'autres les surfaces de défense des bronches et du poumon, soit directement, au moment de l'élimination, soit indirectement, par la voie de l'innervation pneumogastrique ou bulbaire.

Sur cette importante question des rapports de l'éthylisme et de
la tuberculose, nous croyons utile de donner en note, abstraction faite des ouvrages déjà cités, les sources auxquelles le
lecteur pourra se reporter avec le plus de profit ([1]).

### L'ALCOOLISME EN CHIRURGIE. ALCOOL ET TRAUMATISME

Les relations entre l'intoxication éthylique et le traumatisme
se manifestent de diverses façons :

1° L'alcoolisme est fréquemment cause de blessures ou de
mort pour autrui.

2° L'alcoolisme est cause de blessures ou de mort pour l'alcoolique lui-même. M. Th. Monley, de New-York ([2]), dans son

---

([1]) **Aubry.** Alcoolisme en Basse-Bretagne. *Gaz. med. de Nantes*, 1897.

**Brunon.** Alcool et tuberculose. *Normandie méd.*, janv. 1900.

**Lecaplain.** La tuberculose chez les Bretons. Thèse de Paris, 1900.

H. **Martel**, Tuberculose et alcoolisme. *Bull. mens. des œuv. de l'enf. tuberc.* sept. 1900.

J. V. **Laborde.** Croisade contre la tuberculose et l'alcoolisme. *Trib. méd.*, avril 1900, p. 241.

J. V. **Laborde.** Croisade contre la tuberculose et l'alcoolisme. *Trib. méd.*, juillet 1900, p. 481.

**Plicque.** Alcool et tuberculose. *Trib. méd.*, mars 1901.

J. **Weill-Mantou** Tuberculose et alcool. *Méd. mod.*, mars 1901, p. 20.

**Jolly.** L'alcool comme cause de la dégénér. de la race française et de prédispos. à la tuberculose. *Journ. méd.* Paris, déc. 1901, p. 250.

**Romme.** Etiol. soc. de la tuberculose. *Lutte antitub.*, 1901, II, p. 9.

**Romme.** Etiol. soc. de la tuberculose. *Lutte antitub.*, janv. 1902.

([2]) Th. **Monley.** Rôle de l'alcoolisme dans les états traumatiques. Comptes rendus VII⁰ Cong. internat., 1899, t. II. p. 60.

rapport au VII° Congrès, envisageant ces deux propositions en médecin d'un pays industriel, montre que les dangers de l'alcoolisme vont croissant, avec l'extension actuelle du machinisme, car des centaines ou des milliers d'existences peuvent être confiées à quelque éthylique aux mains tremblantes, halluciné on délirant ; il montre aussi que l'alcoolique pourra pâtir cruellement des nouvelles lois sur les accidents du travail, les patrons ayant tout intérêt à choisir des auxiliaires sobres.

3° L'alcoolisme est une cause d'aggravation en cas de blessures ou d'opérations ([1]).

L'aggravation peut être d'ordre général, et c'est le délire nerveux (dont la fréquence s'accroît d'une manière inquiétante) qui est le plus souvent observé.

Dans la statistique de Maussire, il a été consigné trente-deux fois. Comme traumatisme provocateur, il y a eu 13 plaies ou contusions de la tête ; 11 fractures (membres et os longs), etc. L'âge a varié de la façon suivante : 1 délire de 20 à 30 ; 11 de 30 à 40 ; 11 de 40 à 50 ; 7 de 50 à 60, et 2 de 60 à 70 ans. Le délire a paru 13 fois le soir même, 8 fois le lendemain.

Sur 32 malades, 30 ont guéri, mais 25, après séjour d'un mois environ à Ville-Évrard. Il y a eu 2 morts ([2]). (Voy. plus loin, delirium tremens).

Au point de vue du traumatisme même, il faut reconnaître, avec Verneuil, que le pronostic des lésions traumatiques présente, toutes choses égales d'ailleurs, une gravité exceptionnelle, chez les sujets entachés d'alcoolisme ([3]).

Je signale les difficultés qu'offre la chloroformisation des intoxiqués, sans qu'il me soit possible de dire si les accidents du chloroforme sont plus nombreux proportionnellement chez les alcooliques, n'ayant pu recueillir de documents à ce sujet ;

---

([1]) Au nombre des accidents causés par l'alcoolisme, un des plus exceptionnels, comme aussi des plus curieux, est représenté par ces faits quasi-légendaires de *combustion spontanee*. Que faut-il penser de la pathogénie d'un tel phénomène ? On l'aurait vu survenir chez des éthyliques obèses et saturés d'alcool.

([2]) MAUSSIRE. Alcool et traumatisme. Thèse de Paris, 1901, p. 58.

([3]) VERNEUIL. *Mém. de chir.*, t. III. Paris, 1883.

et j'arrive à l'évolution clinique des plaies et des fractures, sur les sujets éthylisés.

D'abord, l'alcoolisation ralentit le processus de cicatrisation. Kiparsky a vu, chez les animaux intoxiqués de façon aiguë ou chronique, une infiltration leucocytaire beaucoup moindre que chez les animaux normaux ; il y a aussi moindre prolifération des éléments épithéliaux ([1]).

S'agit-il de plaies ou de fractures compliquées, l'action de l'alcool devient celle que nous avons déjà exposée antérieurement : il abaisse le degré de résistance de l'organisme animal contre les agents d'infection septicémique (staphylocoques, streptocoques, etc.), grâce, sans doute, aux déchéances viscérales, et surtout à la diminution du nombre des globules blancs (peut-être aussi, y a-t-il amoindrissement de la qualité bactéricide du sang).

En conséquence de la durée et des complications des traumatismes chez les blessés alcooliques, en raison de l'augmentation des chances de mort, chez les buveurs, on voit s'élever une foule de considérations de la plus haute importance pratique, dont quelques mots feront comprendre, en particulier, la portée économique et sociale.

M. Maussire propose une modification à la loi de 1898, sur les accidents du travail.

On ne devrait pas, d'après lui, assimiler le blessé non alcoolique au blessé alcoolique. Chez ce dernier, l'ivresse est la cause de l'accident ; l'alcoolisme ralentit la guérison, entraîne souvent l'incapacité du travail, parfois la mort.

L'ouvrier reconnu alcoolique *par une visite spéciale*, ou bien serait assuré moyennant une prime plus forte, ou bien n'aurait pas le droit d'être assuré, ou bien enfin s'assurerait à ses frais.

Le document suivant, fréquemment invoqué, est un tableau dressé d'après le Bureau du Département fédéral suisse de l'Intérieur.

On y voit la répartition des *accidents* selon les jours de la semaine.

---

([1]) Kiparsky. Labor. de Pétroff. Rés. in *Presse méd.*, 20 juillet 1898.

| JOURS | TOTAL des accidents dus à l'alcoolisme | ACCIDENTS professionnels | ACCIDENTS non professionnels |
|---|---|---|---|
| Dimanche . . . . . . . . | 185 | 10 | 175 |
| Lundi. . . . . . . . . . | 175 | 25 | 150 |
| Mardi. . . . . . . . . . | 113 | 23 | 90 |
| Mercredi. . . . . . . . | 113 | 21 | 92 |
| Samedi.. . . . . . . . | 93 | 12 | 81 |

Un deuxième tableau nous montre quelle part revient à l'ivresse dans la perpétration du délit de coups et blessures à autrui ; il a été établi par M. Théry (de Liége), et inséré dans les comptes rendus du Congrès de Bruxelles, 1897.

Pour l'année 1896, la répartition des faits relevés est la suivante :

| NATURE des délits | PROPORTION des cas d'ivresse |
|---|---|
| Homicide. . . . . . . . . . . . . . . . . . | 73 p. 100 |
| *Coups et blessures*. . . . . . . . . . . . . . . | 61 — |
| Attentats contre les mœurs. . . . . . . . . . | 34 — |

De même, d'après un rapport du ministre des chemins de fer belges, sur une série de 800 accidents, la moitié serait due à l'alcool.

En France, les documents montrent que, de 1888 à 1895, la mortalité visible par accidents imputables à l'alcoolisme, est à peu près restée stationnaire, oscillant autour de 450 cas annuels ([1]).

### Influence de l'alcool sur la longévité, la morbidité, la dépopulation

Portant atteinte aux individualités de tout âge, de tout milieu social, cause efficiente et aggravante de morbidité, cause de paucinatalité et de mortalité infantile, l'alcoolisme doit avoir

---

([1]) Voy. pour les documents statist. étrangers, thèse de Verhœghe. Paris, 1900.

pour aboutissant la dépopulation, dans les pays où il sévit.

La question de la dépopulation est si complexe, que je ne crois pas possible de la résoudre par cette formule trop simple : l'intensité de la dépopulation est en raison directe de l'alcoolisation. Nous manquons d'ailleurs, en France, des documents statistiques nécessaires, ainsi que le fait remarquer Maussire. Cet auteur cite ces lignes du D<sup>r</sup> Barthez : « le « résultat de l'alcoolisme et des maladies qu'il entraîne, se « traduit dans deux cents villes, bourgs et villages du Cal- « vados, par une diminution de 5,000 habitants, en quinze « années » (¹).

Au sujet des rapports de l'alcoolisme et de la longévité, des chiffres fort intéressants nous viennent d'Angleterre.

D'après Jean White (²), secrétaire de l'Alliance du Royaume-Uni contre l'alcool, les contrôles des diverses grandes compagnies d'assurances ont permis de constater un fort appréciable abaissement de la mortalité chez les abstinents.

### *Table statistique portant sur 29 années*

| GENS FAISANT USAGE D'ALCOOL. | | ABSTINENTS | |
|---|---|---|---|
| décès prévus | décès | décès prévus | décès |
| 8 836 | 8 617 | 6 187 | 4 368 |

Le même auteur nous fournit cette autre constatation : la longévité est notoirement plus marquée chez les abstinents.

| Sur 1 000 assurés abstinents | Sur 1 000 buveurs |
|---|---|
| **590** | **453** |

atteignent l'âge de 65 ans.

Soit 137 vies gagnées, sur 1 000.

Les documents concernant la France ne peuvent prétendre à une telle précision ; d'ailleurs, il faut signaler que les conditions générales de l'existence ont chez nous changé à ce point, que ce qui se passe actuellement ne peut être comparé à ce qu'on observait il y a quelque quarante ou cinquante ans.

---

(¹) **BARTHEZ**. *Rev. génér. méd. et thérap.*, 1895, cité in thèse de Maussire, p. 77.

(²) **J. WHITE**. Comptes rendus in *Rev. scient.*, 15 fév. 1896, p. 218.

TRIBOULET, MATHIEU et MIGNOT. Traité de l'alcoolisme. 19

La morbidité a beaucoup diminué du fait de la prophylaxie des maladies infectieuses ; par suite, la mortalité des sujets jeunes est moins fréquente et la moyenne de la vie humaine s'est élevée. Il y a bien les statistiques assez fournies concernant l'influence étiologique de l'alcool sur la tuberculose ; mais si l'éthylisation est une des causes cette affection, elle n'est pas la seule, et l'encombrement, le surmenage, l'alimentation insuffisante, les logis insalubres réclament une part d'influence considérable (¹).

VARIÉTÉS DE L'ALCOOLISME SUIVANT LE SEXE, ET SUIVANT L'AGE :
ALCOOLISME CHEZ LA FEMME, ALCOOLISME CHEZ L'ENFANT.

*I*. **Alcoolisme chez la femme**. — La symptomatologie de l'alcoolisme est, pour une bonne part, l'exposé des réactions du système nerveux contre les agressions de l'alcool. Plus le système nerveux est proportionnellement volumineux, et plus il présente de délicatesse physiologique, plus les effets toxiques sont accusés : d'où la prédominance des réactions nerveuses, telles que nous allons les observer, chez la femme et chez l'enfant. Il est bon d'ajouter que sédentaire, obligée de dissimuler le plus souvent, la femme s'adonne à la consommation de produits assez spéciaux, ceux qui, précisément, passent pour agir au maximum sur le système nerveux : vulnéraire, eau de mélisse, liqueurs monachales et autres. Notons que l'égalité tend à se faire entre les sexes, sous le rapport de la consommation de l'absinthe.

L'alcoolisme de la femme diffère de l'alcoolisme de l'homme, d'abord au point de vue étiologique, et aussi par certaines manifestations, dont quelques-unes lui sont exclusives (A. Cat) (²).

La femme française s'alcoolise moins volontiers que la belge ou que l'anglaise ; mais, dans le Nord, en Bretagne, en Normandie, il y a presque prédominance de l'ivrognerie féminine sur celle de l'homme.

---

(¹) Se reporter, pour ces questions de statistique, au livre de J. BERTILLON. L'Alcoolisme 1904.

(²) Alcoolisme chez la femme. Thèse de Paris, 1900, à laquelle nous emprunterons une partie des détails qui vont suivre.

Il y a lieu, pour le moraliste et pour le sociologue, d'envisager la double influence du paupérisme et de la prostitution, et aussi celle de certains états professionnels.

D'après Brunon (de Rouen), dont je transcris quelques conclusions, il appert :

1° Que les ouvrières des filatures et tissages sont — dans la région normande — celles qui boivent le moins ; les femmes d'ouvriers restant dans leurs ménages, les femmes des matelots, les ménagères de la campagne, sont celle qui boivent le plus (¹).

Le Dʳ Thomeuf, de Lorient, parle de même des femmes des marins bretons (²).

Dans les villes, chez les concierges, femmes de ménage, cuisinières, blanchisseuses, marchandes des quatre saisons, etc., l'alcoolisation est matutinale et se répète dans la journée, Elle se rencontre aussi chez les femmes du monde (soupers, lunchs avec madère ou malaga, liqueurs monastiques, etc.)

Cat, d'après son maître Villard, signale l'influence de la perversion du goût chez la jeune fille, surtout s'il y a chlorose, au moment de la puberté (prédilection pour l'eau des carmes, l'alcool de menthe, l'eau de cologne même).

Ces faits servent d'autre part à expliquer pourquoi la jeune fille et la femme présentent, avec une fréquence particulière, l'alcoolisme médicamenteux, spontané ou formulé. On connaît les chiffres de la statistique hospitalière de Jacquet ; un pharmacien de Marseille assurait au professeur Villard qu'il vendait, surtout ad usum mulieris, au moins 1200 litres de quinquina au malaga par an (³).

Quant aux particularités symptomatologiques de l'alcoolisme féminin, elles se rencontrent dans les accidents aigus et dans les détails de l'alcoolisme chronique.

L'ivresse de la femme est plus rapide et plus bruyante, et elle revèt parfois la forme d'une crise d'hystérie. Du reste,

---

(¹) R. BRUNON, de Rouen. *Bull. méd.*, 8 mars 1899, p. 227.
(²) THOMEUF, de Lorient. Alcoolisme chez la femme. Paris, 1890.
(³) VILLARD, (de Marseille), in Thèse de Cat, p. 25.

l'hystérie peut éclore sous l'influence de l'intoxication alcoolique, chez une femme tant soit peu prédisposée, et continuer à évoluer, même sans appoint alcoolique nouveau (Voy. plus loin le paragraphe de l'hystérie).

Une lésion grave, qui se montre plus accentuée et incontestablement beaucoup plus fréquente chez la femme, c'est la polynévrite. On peut dire que presque tous les faits de paralysies toxiques alcooliques généralisées, que la mort vient terminer, s'observent chez les femmes (Voy. polynévrites et psychoses).

Le D<sup>r</sup> Cat, à propos de l'action de la prostitution sur le développement de l'alcoolisme, se demande s'il n'y a pas lieu souvent de renverser les termes : à son avis, il est assez fréquent de rencontrer la nymphomanie chez la femme alcoolique, et l'alcoolisme devient ainsi, pour un certain nombre de femmes, une cause de prostitution.

Si la nymphomanie est le premier terme de la série des désordres génitaux de la femme provoqués par l'alcool, elle n'est pas le plus important. Tous les auteurs sont unanimes à reconnaître l'influence de l'éthylo-absinthisme sur la fonction menstruelle (irrégularités, retard suppression prématurée) [1].

Cette influence se retrouve dans les avortements et les accouchements prématurés [2].

Plusieurs auteurs expliquent par les mêmes déviations fonctionnelles, la fréquence des complications de la grossesse et de la parturation.

Parmi les accidents puerpéraux, le plus redoutable, comme aussi le plus certainement relié à l'alcoolisation de la femme, est l'éclampsie. Avec Cat, on peut énoncer ce syllogisme : l'éclampsie est due à l'autointoxication ; celle-ci agit par insuffisance hépatique, et à cause d'elle ; or, le foie est constamment lésé chez les éclamptiques (Pilliet, Ribemont-Dessaignes, Bouffe de Saint-Blaise) ; comme, enfin, c'est le foie, avec notre système nerveux, que l'alcool modifie le plus, l'alcoo-

---

[1] A. Fournier. Dict. des sc. méd., art. Alcoolisme.

[2] Lancereaux. *Passim*, et notamment art. Alcoolisme. Dict. encyclop.

lisme (touchant d'ailleurs aussi le rein), devient bien une cause puissante de l'éclampsie puerpérale (¹).

Le chapitre suivant va nous faire voir ces déterminations de l'alcool sur la sphère génitale maternelle, se poursuivant dans la descendance, avec ou sans adjonction de l'imprégnation toxique paternelle.

**Alcoolisme héréditaire**. — Une des plus tristes conséquences de l'alcoolisme, c'est qu'il ne détériore pas seulement l'organisme du buveur, mais qu'il le frappe aussi dans sa descendance, selon la loi inflexible de l'hérédité. L'alcoolisme menace la race.

Personne n'oserait nier l'influence fâcheuse de l'alcoolisme des parents, sur la progéniture. On trouve citée dans tous les auteurs, cette apostrophe de Diogène à un enfant stupide et idiot : « Jeune homme ton père était bien ivre, quand ta mère t'a conçu (²) ». Admise par tous, l'influence héréditaire de l'éthylisme est restée longtemps comme une conséquence morale nécessaire, pour ainsi dire, de la faute des ascendants ; nous verrons prochainement, comment se trouve justifié le proverbe : « Le fils de qui a bu, boira. »

Vers le milieu du siècle dernier, notre savant aliéniste Morel fit connaître un très grand nombre des particularités cliniques de l'alcoolisme héréditaire (³) ; depuis lui, les auteurs, à l'étranger (Demone) comme en France (Legrain), tout en développant les idées fondamentales de Morel, nous ont fait envisager toute l'étendue de la dégénérescence individuelle et sociale, imputable à l'alcoolisme. Enfin, aux détails d'étiologie clinique accumulés par ces auteurs, les travaux contemporains ont donné une sanction scientifique, en nous faisant comprendre la pathogénie des désordres fonctionnels, des tares et des malformations qui frappent la descendance des alcooliques.

---

(¹) **Cat**, *loc. cit.*, p. 62. — Voyez sur ce sujet Casanova. *Bull. Acad. de méd.*, 1888, t. **XX**, p. 530, et t. **XXXIV**, 1895, p. 122. — R. **de Ryckère**. Alcoolisme féminin. *Independ. méd*. Paris, 1899, n° 17, p. 130.

(²) **Dʳ Vlavianos**, d'Athènes. Comptes rendus VII° Congrès. Paris, 1899, t. II, p. 305.

(³) **Morel**. Traité des dégénérescences humaines. Paris, 1850.

Envisageant d'abord l'étiologie générale, telle que la révèle l'observation directe, nous dirons :

L'alcoolisme des parents retentit sur les enfants, mais cette action est modifiée par certaines conditions.

C'est ainsi qu'on admet que le maximum d'intensité des accidents hérédo-alcooliques coïncide souvent avec l'état d'alcoolisation des procréateurs, au moment de la conception. De même, la précocité et l'intensité des excès des parents, avant qu'ils aient donné naissance à l'enfant, constituent une aggravation. De même encore, un enfant né d'un père alcoolique et d'une mère sobre, aura plus de chance d'être normal, qu'un enfant issu de deux alcooliques. Cette bilatéralité de l'alcoolisme des procréateurs n'est pas un fait exceptionnel. Legrain fait remarquer, en effet, que les mariages entre buveurs ne sont pas rares, les personnes qui ont des goûts ou des tares similaires se recherchant volontiers. Dans d'autres cas, la contagion de l'alcoolisme se fait d'un des conjoints à l'autre, le buveur d'habitude étant porté au prosélytisme.

*Influence de l'alcoolisme chronique des parents.* — Étant donnés des êtres reproducteurs alcoolisés, nous avons à démontrer scientifiquement, qu'il existe un alcoolisme congénital effectif, c'est-à-dire une imprégnation éthylique du fœtus. Pour en faire supposer, sinon admettre, la réalité, il y a lieu de rappeler, avec Ladrague (¹), à qui nous ferons de nombreux emprunts, que le testicule a été trouvé atteint d'atrophie relative ou absolue, chez des alcooliques chroniques (Roesch) ; que la diminution de volume des ovaires, que la ménopause anticipée, que l'avortement, sont lésions et désordres assez fréquemment observés chez les femmes alcooliques (Lancereaux). On peut admettre ainsi que l'alcoolisme chronique a déterminé des modifications génitales — *et nerveuses* — intéressant grandement l'avenir de la reproduction.

L'être engendré par ces organes en déchéance, sera-t-il déchu, « enfant de vieux » ? Sera-t-il, à proprement parler, un hérédo-

---

(¹) Ladrague. Alcoolisme et enfants. Thèse de Paris, Steinheil, 1901.

alcoolique ? Si, dans l'avenir, cet enfant présente des altérations somatiques ou des troubles intellectuels, aurons-nous le droit d'incriminer les ascendants?

Avec Ladrague, il nous paraît légitime de répondre :

Pour que l'hérédité alcoolique puisse se manifester, il faut que, chez les alcooliques chroniques, l'alcool préside directement à la conception. C'est ce qui arrive d'ordinaire. Souvent, par surcroît, l'alcoolisme maternel agit sur le fœtus, pendant la vie intra-utérine. A noter encore, que ces organismes procréateurs peuvent être modifiés, du fait de l'alcool (albuminurie, tuberculose, etc.)

Mais il y a d'autres cas où l'alcoolique chronique n'est pas ou n'est plus en puissance d'alcool, au moment de la conception. Ni le spermatozoïde ni l'ovule ne sont touchés par le poison. Si la mère est abstinente durant toute sa grossesse, faut-il craindre, pour l'enfant procréé, l'intervention de l'hérédité alcoolique confirmée ? Les observateurs, nous dit Ladrague, gardent le silence.

A mon avis l'*évasion* est, malheureusement, plutôt exceptionnelle, en raison du nombre croissant des dégénérés physiques, intellectuels, moraux, de l'époque présente.

Les géniteurs sont-ils atteints d'alcoolisme aigu, dans ces conditions, sachant, par les recherches de Nicloux ([1]), que l'alcool peut pénétrer tous les tissus glandulaires, tous les produits de sécrétion, et que les analyses en ont révélé la présence dans le sperme et dans l'ovule, nous devons nous attendre à le voir agir directement sur le produit de la conception.

De nos jours, où Bacchus gouverne, sous l'aspect peu esthétique du bouilleur de cru et du marchand de vin, Vénus agit rarement sans sa collaboration active et variée. La procréation sé fait communément en cours d'alcoolisme aigu, d'ivresse, quelle qu'en soit l'origine : vinique, alcoolique, absinthique ou similaire (pêcheurs d'Islande, au retour ; enfants du dimanche,

---

([1]) NICLOUX. Détermination d'un alcoolisme congénital. Thèse de Paris, 1900. — Voy. aussi RENAUT. Alcoolisme congénital. Thèse de Paris, 1902.

des pays d'usines, etc.). Et cela explique nombre de décès de nouveau-nés ([1]).

A propos de ces faits d'alcoolisme aigu contemporain de la conception, je ne puis m'empêcher de faire remarquer combien l'alcoolisation — même transitoire — du père, l'emporte en influence pernicieuse, sur l'alcoolisation maternelle — même invétérée ([2]). Le sang d'une femme qui s'alcoolise est chargé d'alcool, le sang du fœtus en renferme en proportion notable (jusqu'à un centimètre cube p. 100, d'après Nicloux), et cette intoxication peut durer un certain temps, parfois même pendant les neuf mois de la grossesse ; pourtant, les effets pernicieux de l'alcool seront, dans ce cas, moins marqués qu'ils ne peuvent l'être du fait du géniteur mâle, lors du coït fécondant.

Nous pouvons tous avoir observé quelque fait à rapprocher de celui-ci :

Une femme robuste et tempérante épouse un homme, buveur invétéré, dont elle a cinq enfants ; quatre meurent dans la première quinzaine, le cinquième meurt à cinq ans. Le mari meurt ; la femme se remarie à un homme robuste et tempérérant, dont elle a deux enfants bien portants ([3]).

Trop souvent, d'ailleurs, le fœtus est soumis aux deux influences réunies ; porté par sa mère qui s'alcoolise, il devient comparable aux embryons d'animaux que Féré a soumis dans l'œuf aux émanations de l'alcool. On sait, et c'est à rappeler ici, que ce savant expérimentateur a réalisé ainsi, chez le poulet, des monstruosités par arrêt de développement.

Détail à noter, ces déviations tératologiques étaient plus accusées avec les alcools supérieurs (alc. amylique, notamment), qu'avec l'alcool éthylique ordinaire ([4]).

---

([1]) D'après la statistique de Demone, dans dix familles d'alcooliques prises au hasard, 25 enfants sur 57 meurent dans la première semaine (J. Roubinovitch. Alcoolisme infantile. *Gaz. hôp.*, 14 juin 1902, p. 661 et suiv.).

([2]) SABRAZÈS et BRENGNES. Descendance des alcooliques. Influence de l'hérédité paternelle. *Rev. neurol.* Paris, 1898, VI, p. 794.

([3]) N. S. DAVIS, de Chicago. Comptes rendus VII<sup>e</sup> Congrès internat. alcool. Paris, 1899, t. II. p. 53.

([4]) Ch. FÉRÉ. Soc. de biol., 1897.

Des expériences de même ordre ont été faites sur des couples de chiens qui, avec différentes proportions d'alcool ajoutées à leur nourriture, reproduisaient des petits non viables ou difficiles à élever, et le plus souvent malingres et souffreteux.

Dans l'espèce humaine, Duneaux, Breschet ont aussi rencontré des malformations atrophiques, chez des fœtus humains nés de parents alcooliques. Lancereaux attribue l'hydrocéphalie et la porencéphalie à la même cause.

La plupart des auteurs ont rattaché à l'alcoolisme l'idiotie myxœdémateuse, avec ses arrêts de développement [1].

Ainsi donc, l'hérédité alcoolique se réalise non seulement en raison de la débilitation de l'organisme des procréateurs et des modifications nerveuses et mentales dont ils sont redevables à l'alcoolisme, mais aussi parce que l'alcool exerce directement son action nocive, dès la prime apparition du nouvel être, puisque le sang du père charrie de l'alcool et que ses organes en sont imprégnés ; puisque, au fur et à mesure que l'embryon se développe, l'alcool absorbé par la mère peut passer dans le placenta (Nicloux) ; puisque l'allaitement intervient à son tour, l'alcool passant dans le lait de la mère.

*Alcoolisme pendant la grossesse.* — La femme enceinte qui s'alcoolise, alcoolise l'enfant qu'elle porte (Guénard)[2].

Il peut y avoir, du fait même des excès, une cause de mort pour le fœtus. Lancereaux a été frappé de la fréquence de l'avortement, chez les femmes adonnées à l'ivrognerie. Nous avons signalé le cas d'une placentite, avec avortement, rapportée par Audebert à l'alcoolisme maternel [3].

On conçoit que si l'enfant arrive à terme, il puisse être profondément modifié dans son état général. Cette influence de l'alcoolisme maternel se révèle avec toute son importance, dans les observations de Ladrague et de Guénard, où l'on

---

[1] **Travaux de Bourneville et de ses élèves.** — Bourneville, cité par Souques. Traité de méd., t. VI, p. 985.

[2] **Guénard.** Alcoolisme chez les enfants. Thèse de Paris. 1901.

[3] **Audebert,** de Toulouse. In *Journ. Lucas-Championnière*, 1902, art. 19489.

voit que certaines femmes qui s'alcoolisaient librement, avaient eu plusieurs avortements antérieurs, mais, une fois soumises au régime hygiénique, pouvaient conduire à terme leurs nouvelles grossesses. Il y a là, disent les auteurs, autre chose qu'une coïncidence.

Et ces conséquences de l'alcoolisme des géniteurs : nullité de la conception et avortement, se traduisent, pour le pays, par une diminution de la natalité. Mais elles ne seraient encore que relativement désastreuses, s'il ne fallait y ajouter la procréation d'êtres tarés ([1]).

Souvent, c'est la débilité congénitale qu'on observe ; plus souvent encore, la mort précoce de l'enfant : 25 décès sur 57, dans la première semaine, nous dit une statistique déjà citée (p. 296).

L'enfant continue-t-il à vivre, alors se révèlent les tares.

Voici une importante statistique (Etcheverria) ([2]) sur la descendance de 68 alcooliques hommes et 47 femmes alcooliques.

Nombre d'enfants : 476.

| | |
|---|---|
| 3 sourds. | 23 mort-nés. |
| 3 suicidés. | 23 paralytiques. |
| 5 ataxiques. | 16 hystériques. |
| 7 paralytiques généraux. | 87 affections diverses. |
| 9 choréiques, | 96 épileptiques. |
| 13 idiots de naissance. | 107 morts par convulsions infantiles. |
| 19 fous. | 79 *sains.* |

Dans la thèse de Legrain, on voit, sur 761 descendants de buveurs : 322 dégénérés, 155 aliénés, 131 épileptiques ([3]).

Je ne puis ici entrer dans le détail des affections nerveuses qu'on a pu rapporter à l'alcoolisme des parents ; en voici l'énumération rapide :

*Débilité mentale* (inattention, absence de mémoire, paresse

---

([1]) Voy. chap. de physiol. gén. (Expér. de Féré, de Nicloux, sur l'alcoolisme congénital).

([2]) Statistique citée in thèse de Ladrague. p. 32.

([3]) M. Legrain. Hérédité et alcoolisme, thèse de Paris. 1886. — Voy. aussi Le Gendre, Hérédité et intoxication ; la descendance des alcooliques. *Rev. prat. de Pédiatrie*, 1895, VIII, p. 277. — Mairet et Combemale. Même sujet. Rech. expérim. *C. R. Acad. des sc.* Paris, 1888, CVI, p. 667.

intellectuelle) ; à un degré de plus, *imbécillité* et enfin *idiotie*. Il faut y ajouter toutes les tares nerveuses se révélant plus ou moins tard (méchanceté, perversité, délires, états mélancoliques et maniaques, démence précoce, obsessions, impulsions, parmi lesquelles la *dipsomanie*).

Ce sont encore des manifestations névrosiques : *hystérie*, *neurasthénie*, *épilepsie*, chorée, tremblements. A elle seule, l'épilepsie constitue une des conséquences les plus désastreuses, comme les plus irrécusables, de l'alcoolisme des ascendants.

Pour plus ample information sur ce sujet spécial, il faut consulter les ouvrages de Legrain (¹), puis le travail de P. Sollier (²), avec ses innombrables observations prises dans le service du D^r Bourneville. Sollier compte 106 cas d'hérédité *similaire* (hérédité de l'alcoolisme) et 35 cas d'hérédité dissemblable (vésanies), sur 141 malades observés ; c'est-à-dire que, 3 fois sur 4, les buveurs sont engendrés par des buveurs. On voit encore, dans sa statistique, la possibilité d'une hérédité interrompue, sautant une génération, les grands-parents étant en cause.

Il faut, avec Féré, considérer ces héréditaires comme des « *alcoolisables* », étant donnée leur tendance à boire et leur sensibilité spéciale à l'alcool (³).

Aux statistiques qui précèdent, il convient encore d'ajouter toutes les manifestations ultérieures de la criminalité infantile ou junévile. Nous allons y revenir.

Les tares physiques des enfants consistent en ce qu'on appelle des stigmates de dégénérescence ; tantôt ce sont des malformations du crâne, de l'asymétrie de la face ; tantôt du strabisme, de la cécité, de la surdité ou surdimudité, des malformations de la colonne vertébrale. On observe aussi de l'*infantilisme* par arrêt de développement. C'est ainsi — à un degré

---

(¹) M. LEGRAIN. Hérédité et alcoolisme, 1889. — Dégénérescence sociale et alcoolisme, 1895. — Alcoolisme, ses effets pernicieux, physiq. et moraux, 1895. — Alcoolisme au point de vue sociologique. *Rev. scientif.*, n^os 15 et 16, 1897.

(²) P. SOLLIER. Du rôle de l'hérédité dans l'alcoolisme. Thèse de Paris, 1889.

(³) FÉRÉ. Les alcoolisables. *Bull. Soc. méd. hôp.*, 1885, 3 s. II, p. 293.

moindre — que, depuis Magnus Huss, Rabuteau, **Lancereaux**, l'alcoolisme héréditaire est incriminé dans l'abaissement de la moyenne de la taille et de la vigueur physique ; et les résultats du recrutement militaire en France ([1]) et en Suisse ([2]), semblent confirmer cette opinion.

*La santé générale des enfants hérédo-alcooliques* ([3]). — **Les** enfants d'alcooliques offrent une moindre résistance aux influences morbifiques.

Au point de vue de la santé générale, rappelons, avec Roubinovitch et avec Ladrague, que 5o p. 100 des enfants de Paris et de Londres, et aussi de beaucoup de grands centres industriels, meurent avant d'avoir atteint l'âge de trois ans ; et, pour une bonne partie, cette mortalité se partage entre l'hérédité alcoolique et l'hérédité tuberculeuse (ces deux causes parfois réunies), ses agents les plus ordinaires étant les gastro-entérites aiguës ou à forme athrepsique, les bronchites capillaires, la *méningite.*

Il suffit d'avoir exercé la médecine parmi les populations ouvrières des villes, ou d'avoir fréquenté les hôpitaux d'enfants, pour toucher du doigt l'action quasi dominante de l'alcoolisme des parents, sur la genèse de la méningite tuberculeuse. Si j'avais à préciser davantage cette relation de cause à effet, je dirais que l'alcoolisme prédispose à la tuberculose, et j'ajouterais qu'il favorise la localisation méningée.

Pour clore cette question des rapports de la pathologie infantile des premières années, avec l'hérédo-alcoolisme, je dois dire que j'ai vu souvent les auteurs signaler l'alcoolisme des parents, parmi les causes prédisposantes du *rachitisme*, sans que, cependant, je puisse présenter, à l'appui de cette opinion, des faits d'expérimentation incontestables ou des observations bien formelles.

*Alcoolisme infantile acquis.* — L'étiologie en est tout aussi variée que celle de l'alcoolisme des adultes. Chez les nourris-

---

([1]) Rabuteau, cité par Lancereaux. L'alcoolisme et ses conséquences. Paris, 1878.

([2]) Claude. Rapport au Sénat.

([3]) Voy. Delobel. De l'alcoolisme congénital et alcoolisme chez l'enfant, in *Ann. méd. et chir. inf.*, 1904.

sons, il peut n'être qu'une conséquence de l'alcoolisme de la mère ou de la nourrice mercenaire. Grâce aux travaux de Nicloux, nous avons appris que l'alcool passe à fortes doses dans le lait ; or, on connaît le nombre des préjugés sur les boissons fortifiantes nécessaires aux nourrices, préjugés qui se traduisent trop fréquemment par l'alcoolisation manifeste des nourrissons. La clinique infantile nous révèle de très nombreux modes d'alcoolisation chez l'enfant : trempettes fortifiantes, « canards » répétés, doses de vin disproportionnées, petites rations d'eau-de-vie (enfants normands), tournées des apprentis, pourboires des petits commis, etc.

Il y a lieu de rappeler qu'en raison de la sensibilité des jeunes sujets, la thérapeutique doit être des plus circonspectes dans le maniement des potions alcoolisées à prescrire aux enfants. Récemment encore, le professeur Max Kassowits, de Vienne, a signalé des troubles cérébraux dus à la thérapeutique par l'alcool, et deux cas de convulsions ayant la même origine ([1]).

L'enfant boit comme un petit homme, et réagit autant, sinon plus, que les grands. « On sait, dit Roubinowitch, que l'enfant « normal a un encéphale beaucoup plus volumineux que l'adulte, « en proportion, et les centres nerveux recevant chez l'enfant « beaucoup plus de sang, ont aussi plus de contact avec le « poison. En conséquence les réactions sont plus vives, et les « troubles plus graves ([2]). »

Veut-on entrer dans le détail de la pathologie des organes, on voit que les viscères de l'enfant se comportent, sous l'atteinte des boissons alcooliques, tout comme ceux des hommes. On peut citer des observations, en nombre déjà considérable, de cirrhoses du foie, à types variés, chez des petits enfants de dix-huit mois à deux ans.

A mesure que les sujets avancent en âge, ces faits deviennent plus fréquents ([3]). Lancereaux a présenté une observation de polynévrite, survenue chez une enfant de treize ans

---

([1]) **Vallin**. Allaitement et alcoolisme. *Rev. hyg.*, nov. 1896.
([2]) **Roubinovitch**, *loc. cit.*
([3]) **Marfan**. Sec. clin. hôp. des enf., 1897.

qui prenait régulièrement des liqueurs (¹) ; il a signalé également l'action néfaste de l'alcool sur les phénomènes de croissance. Une observation concernant un sujet plus jeune encore (huit ans), a été rapportée par le D^r Guilloz. Il s'agissait d'une polynévrite, avec paralysie classique des membres inférieurs, liée à un régime aveugle d'alcoolisation continue (²). **Combe,** de Lausanne, a constaté à l'autopsie, chez un enfant de sept ans, l'existence d'une pachyméningite hémorragique, lésion qui appartient aux vieux buveurs (³).

En résumé, l'alcoolisme peut provoqer, dans l'enfant, toutes les affections organiques qui semblaient être l'apanage des adultes buveurs. Mais c'est surtout par son système nerveux que le jeune être réagit à l'alcool, répondant aux excitations toxiques par des réactions ultra-violentes. S'il est entaché d'hérédité alcoolique, sa sensibilité est d'autant plus grande, sans compter qu'il est alors porté impulsivement vers le toxique. C'est d'ailleurs par l'accumulation des hérédités similaires que se créent ces familles de dégénérés, d'épileptiques, d'impulsifs, criminels qui augmentent de nombre, avec le laisser faire de l'Etat en matière d'alcoolisation.

*Les symptômes* de l'alcoolisme acquis présentent, dans l'enfance, certaines particularités qu'il est bon de connaître.

Dans certains milieux, où règne l'ignorance des notions d'hygiène les plus simples, grande est la difficulté, pour le médecin, de dépister l'alcoolisme et d'obtenir les aveux des parents. Or, en présence de nourrissons atteints d'insomnie, d'agitations insolites, il lui serait vraiment utile de pouvoir rapporter ces phénomènes d'excitation à leur véritable cause, sans attendre les accidents convulsifs. Que de *convulsions*, que de soi-disant méningites peuvent n'être que le fait d'une alcoolisation provoquée, parfois d'ailleurs inconsciemment, par les parents (⁴).

---

(¹) LANCEREAUX. L'alcoolisme chez l'enfant. *Acad. de méd.*, 13 oct. 1896.

(²) GUILLOZ. Alcoolisme acquis chez un enfant de 8 ans. Dégénérescence. Polynévrite. Comptes rendus in *Gaz. des mal. inf.*, n° 44, 30 oct. 1902, p. 350.

(³) Voy. encore sur ces sujets : COMBE, de Lausanne. *Ann. méd. et chir. inf.* Paris, 1898. — BARATIER. Alcool. et enf. *Trib. méd.*, 7 oct. 1896.

(⁴) TOULOUSE. Convuls. inf. par alcoolisme de la nourrice. *Gaz. hôp.*, 25 août 1891, p. 914.

**Les** troubles digestifs sont aussi, chez les enfants en bas âge, des premiers en date, depuis l'anorexie, les simples vomissements passagers, intermittents, jusqu'à ces formes de gastro-entérite vraie, qui tuent le nourrisson rapidement, ou avec une lenteur relative, sous le mode athrepsique.

La mort survient facilement, chez ces petits sujets, par complications broncho-pulmonaires à évolution brutale (bronchite capillaire), ou par tuberculose.

En dehors des faits cliniques un peu spéciaux qui concernent le premier âge, la pathologie alcoolique, chez les enfants et chez les adolescents, nous fournit des faits comparables à ce qu'on voit chez l'adulte. Toutefois l'ivresse, dans l'enfance, a ses variétés, et l'alcoolisme chronique, ses particularités.

Le D^r P. Moreau de Tours (¹) signale la brièveté de la période d'excitation, l'enfant arrivant presque d'emblée — en cas d'excès — au coma alcoolique. A la période d'excitation, appartiennent la *forme gaie,* dont nous avons parlé, et la *forme furieuse,* avec actes délictueux, dont il va être plus loin reparlé.

On peut observer également le *delirium tremens.*

L'alcoolisme chronique de l'enfant a aussi ses troubles digestifs et ses troubles nerveux. Nous n'insisterons pas sur les premiers, et nous attirons seulement l'attention sur ce petit détail : *la pituite* est rare chez l'enfant. Les troubles nerveux aboutissent plus rarement peut-être que chez l'adulte, aux paralysies par névrites périphériques; mais, par contre, les incidents cérébraux d'ordre sensitif se montrent plus accentués : cauchemars, hallucinations nocturnes ne cessant qu'au réveil (délire subaigu, ou rêve prolongé de Lasègue), et intéressant surtout le sens de la vue. Il faut y ajouter des sensations viscérales particulières (estomac, poumons, cœur), etc. (²).

« L'ivresse et l'alcoolisme chronique, dit Rodiet, s'obser-
« vent sous les mêmes formes et avec les mêmes symptômes
« que chez l'adulte; les hallucinations, les troubles de la sen-
« sibilité et de la motilité sont les phénomènes qu'on observe

---

(¹) P. Moreau, de Tours. Alcoolisme chez les enfants. *Ann. méd. psych.*, mai-juin 1895.

(²) Rodiet. Alcoolisme des enfants. Pathol. mentale. Thèse de Paris, 1897, p. 75 et suiv,

« le plus fréquemment. La plupart du temps, la cause détermi-
« nante, c'est l'hérédité similaire (hérédité de l'alcoolisme), ou
« dissemblable (vésanies) ; mais des causes accessoires s'unis-
« sent aux précédentes : éducation par les parents, les patrons,
« les camarades ; influence de la puberté, excitation à la
« débauche (¹). »

Dans le milieu parisien, où nous avons vu la folie alcoolique
progresser avec une rapidité inquiétante, il est un fait qui,
depuis un certain nombre d'années, frappe de stupéfaction
moralistes, philosophes, magistrats et jurés, c'est l'*excessive
précocité dans le crime*. Aujourd'hui, le grand criminel, *le héros
de cour d'assises*, est le plus souvent un adolescent (²). De
1888 à 1900, la criminalité junévile est devenue six fois plus
fréquente que la criminalité adulte (³).

Pour le savant aliéniste P. Garnier, il y a, vers l'âge de seize
ans, un *moment* physiologique qui fait du sujet, du sujet mâle
surtout, un merveilleux terrain de culture pour l'intoxication
nerveuse, qui réalise alors au maximum les désordres épileptiques, comme les impulsions criminelles. L'influence de
l'alcoolisme n'est pas douteuse. Les relevés statistiques de
P. Garnier lui font reconnaître que 80 p. 100 des criminels
adolescents sont issus de parents alcooliques.

P. Garnier n'admet pas l'existence d'un type nouveau, pour-
vu de caractères anthropologiques spéciaux, qui feraient du
fils des alcooliques un *criminel-né* (⁴) ; mais pourtant, il a
lui-même décrit ce type à part : *le criminel instinctif* (⁵). On
peut reconnaître chez un tel sujet, à titre d'attributs régres-
sifs : 1° *l'impulsivité*, 2° *la malfaisance instinctive*, 3° *l'insensibilité psychique*, 4° *l'amoralité*, d'où 5° *l'absence de tout
remords* (⁶).

J'ajouterai que tous ces dégénérés, fils d'alcooliques, vont de

---

(¹) Rodiet. *Loc. c.t.*
(²) P. Garnier. La folie à Paris, 1890,
(³) P. Garnier. La criminalité juvénile. *Rev. scientif.*, 12 av. 1902, p. 450.
(⁴) Réfutation de la doctrine de Lombroso sur le criminel-né.
(⁵) P. Garnier. Le criminel instinctif. Paris, 1889.
(⁶) P. Garnier. *Rev. scientif.*, 12 av. 1902, p. 453.

bonne heure à l'alcool, et, dans les milieux urbains, à l'absinthe surtout, comme si l'impulsion à boire se transférait qualitativement (¹),

Avec les prédispositions que nous venons de constater dans les nouvelles générations, avec la consommation progressive de l'alcool, des apéritifs et de l'absinthe, on peut s'expliquer aisément les faits divers et les cas de cour d'assises, dont le nombre et la « beauté » croissent de jour en jour.

---

(¹) LANCEREAUX. Alcoolisme et absinthisme héréditaires. *Bull. méd.*, p. 5o5.

# CHAPITRE VI

## PSYCHOPATHOLOGIE DE L'ALCOOLISME

Étant donnée l'importance des manifestations psychopathologiques de l'alcoolisme, nous devons leur consacrer un chapitre spécial de cet ouvrage, et, pour la clarté de l'exposition, les décrire isolément, en les séparant d'une manière artificielle des autres manifestations de l'intoxication.

L'intoxication chronique par l'alcool agit sur les centres psychiques, d'une façon extrêmement variable selon les sujets. L'intelligence de quelques buveurs résiste à des excès journaliers, mais il est des individus pour qui l'usage est déjà un abus (Féré) [1] : l'*alcoolisme mental* est donc affaire de *prédisposition*.

La question des rapports de l'alcoolisme et de la folie est compliquée par ce fait que la fréquence des troubles mentaux, chez les intempérants, ne tient pas seulement à l'action spéciale du toxique sur les centres nerveux, mais encore à la constitution névropathique des sujets. L'abus habituel finit assurément par créer l'aptitude à délirer, mais il semble que, dans bien des cas, cette aptitude préexistât aux excès : on retrouve très souvent chez les buveurs, des antécédents héréditaires névropathiques [Lasègue [2], Sollier [3], Legrain [4], Toulouse [5]]; Forel estime à plus de 5o p. 100 la proportion des

---


[1] FÉRÉ, les alcoolisables. *Soc. méd. des hôp.* 14 août 1885.

[2] LASÈGUE. Études médicales (cité par Klippel).

[3] SOLLIER. Du rôle de l'hérédité dans l'alcoolisme, 1889.

[4] LEGRAIN. Hérédité et alcoolisme. Paris, 1888 (Doin).

[5] TOULOUSE. *Gaz. des hôpit.*, 1895 (cité par Klippel).

psychopathes, parmi les éthyliques. Les débiles de l'intelligence, les criminels, les prostituées (Duchâtelet) ([1]) se livrent pour la plupart à la boisson.

La folie, la criminalité, l'alcoolisme, sont trois manifestations différentes d'un même état de défectuosité psychique congénitale ; aussi n'est-il pas étonnant de les voir se combiner ou se succéder, et jouer le rôle de cause à effet, l'une quelconque à l'égard des autres.

Si la prédisposition à délirer sous l'influence de l'alcool, provient souvent d'une constitution névropathique, elle peut résulter également d'une multitude de facteurs, parmi lesquels il faut citer les maladies [Dagonet ([2]), Marandon ([3])], les traumatismes, les émotions et surtout les conditions hygiéniques défectueuses, les privations, le surmenage intellectuel et physique.

Ces divers éléments interviennent non seulement dans la production des troubles psychiques, mais encore dans leur évolution et dans leur manifestation sous telle ou telle forme nosologique.

Les derniers facteurs étiologiques que nous venons de citer nous paraissent avoir une importance toute particulière et expliquer ces variations du nombre des alcooliques aliénés, par rapport à celui des individus alcoolisés, dans les différentes régions et dans les divers milieux sociaux.

Il semble incontestable que, dans les pays ruraux, le nombre des aliénés par alcoolisme est peu élevé, malgré la fréquence de l'usage immodéré des boissons spiritueuses. Taguet ([4]) a montré combien, en Bretagne, l'alcoolisme mental est rare, bien que l'ivrognerie y soit pour ainsi dire générale. Dans le département de l'Yonne, où l'alcoolisme est très répandu, en 11 mois (1902-1903), sur un total de 119 admissions à l'asile d'Auxerre

---

([1]) DUCHATELET. De la prostitution dans la ville de Paris, t. I.

([2]) DAGONET. De l'alcool au point de vue de l'aliénation mentale. *Ann. méd. psy.*, 1873.

([3]) MARANDON DE MONTYEL. De l'alcool au point de vue de l'aliénation mentale. *Ann. méd. psy.*, 1893.

([4]) TAGUET. De l'ivrognerie dans le Morbihan. Congrès internat. de med. ment. 1889.

| DATES | PAYS | ALIÉNÉS ALCOOLISÉS pour 100 admissions. | | | FOLIES alcooliques pour 100 admissions | | STATISTIQUE portant sur admissions. |
|---|---|---|---|---|---|---|---|
| | | Hommes. | Femmes. | S. D. | Hommes. | Femmes. | |
| 1838 (1) | France | | | 7,64 | | | |
| 1841 (1) | » | | | 7,83 | | | |
| 1856 à 1856 (1) | » | 14,3o | 3,09 | | | | |
| 1867 à 1869 (1) | » | 22,82 | 4,71 | | | | |
| 1861 à 1885 (2) | » | 21 | 5 | | | | 147 365 |
| 1886 (3) | Paris | 35,21 | 10,20 | | | | 2 597 |
| 1888 (3) | » | 40,23 | 12,66 | | | | 2 859 |
| 1887 à 1902 (4) | » | 41,14 | 15,2 4 | | 28,76 | 8,52 | 56 349 |
| 1881 (5) | Autriche | | | 16,78 | | | |
| 1892 (5) | » | | | 35,00 | | | |
| 1874 (6) | Italie | | | 1,76 | | | 11 746 |
| 1891 (7) | » | | | 3,6o | | | 23 554 |
| 1888 à 1890 (7) | Berlin | | | 47,40 | | | 4 784 |
| 1877 à 1881 (8) | Suisse | 21,3 | 2,8 | | | | |
| 1855 (9) | Massachusetts | | | 52,00 | | | |
| ? (10) | Russie | | | 12,5 | | | |

(1) LUNIER. Du rôle que jouent les boissons alcooliques dans l'augmentation du nombre des cas de folie. *Ann. méd. psy.*, 1872, t. I.

(2) Rapport du sénateur Claude (des Vosges), analysé par Motet. *Ann. méd. psy.*, 1888, t. II.

(3) P. GARNIER. La folie à Paris, 1890.

(4) MAGNAN. *In* Rapport sur le service des aliénés du département de la Seine pendant l'année 1902.

(5) SÉRIEUX. *Bulletin de la Soc. de méd. mentale de Belgique*, 1895

(6) ROCHAT. L'alcoolisme en Italie, VII⁰ Congrès internat. contre l'abus des boissons alcooliques, 1899.

(7) SIEMERLING, cité par A. JAQUET, *In* L'Alcoolisme.

(8) FETSCHERIN, cité par A. JAQUET. *In* L'Alcoolisme.

(9) DAVIS. Y a-t-il un rapport direct entre la consommation progressive de l'alcool et l'augmentation continue de l'épilepsie, de l'idiotie et de la folie, VII⁰ Congrès internat. contre l'abus des boissons alcooliques.

(10) SIKORSKY, De l'influence des boissons alcooliques sur la santé et la moralité de la Russie. Analysé in *Revue neurol..*, 1899.

(63 hommes, 56 femmes), nous n'avons compté que 6 cas relevant directement de l'alcoolisme (4 hommes, 2 femmes) ; chez 4 malades seulement, atteints de psychoses diverses, l'intoxication se révélait par des signes cliniques.

Avant de passer à l'étude des formes cliniques de l'alcoolisme mental, il serait intéressant de savoir quelle est la proportion des troubles psychiques d'origine alcoolique, dans l'ensemble des affections mentales.

Dans le tableau ci-contre, nous avons résumé les résultats fournis par quelques.statistiques.

Les indications contenues dans ces statistiques doivent être considérées comme très relatives. Les chiffres représentent plutôt le nombre des aliénés alcoolisés que celui des aliénés par alcoolisme ; tous les auteurs n'ont pas tenu compte de cette distinction, comme l'a fait Magnan. En outre, s'il est possible de reconnaître l'intoxication chez un aliéné, il est difficile d'apprécier le rôle qu'elle a joué dans l'éclosion de la maladie mentale ; en effet, abstraction faite des cas simples, sur lesquels l'accord est unanime, il y a de nombreuses circonstances où l'appréciation varie d'un clinicien à l'autre, suivant la doctrine professée. De là résultent des différences considérables dans les pourcentages. « A l'asile d'Aix en Provence, on trouvait « chaque année, depuis dix-sept ans, une proportion de un ou « deux alcooliques sur cent entrées ; cela a duré jusqu'en 1877 ; « brusquement, à partir de 1878, on en trouve 12 ou 14 ou 15 ; « cependant les conditions d'alcoolisme de la région n'ont pas « pu changer ainsi du jour au lendemain. C'est le médecin qui « avait changé et avec lui l'appréciation du mot alcoolique » (¹).

Dans l'étude de la psychopathologie de l'alcoolisme, nous devons distinguer et décrire séparément les maladies dans lesquelles l'alcoolisme n'intervient qu'à titre de simple appoint morbide, et les manifestations morbides qui relèvent directement de l'intoxication chronique.

**1ᵘ De l'alcoolisme associé aux maladies mentales**. — L'attraction instinctive qu'éprouvent les psychopathes pour les boissons enivrantes, comme d'ailleurs pour tous les poisons de l'intelligence, peut demeurer latente durant une grande partie de l'existence, et ne se révéler qu'au début ou au cours

---

(¹) Dʳ J. BERTILLON, 1 Alcoolisme, 1904.

d'une maladie mentale. Esquirol disait : « Toutes les fois que
« le délire ou la folie sont précédés d'abus de boissons fer-
« mentées et surtout d'ivresse, on est disposé à accuser cet
« abus d'être la cause primitive des désordres cérébraux, et
« cependant, dans quelques cas, cet abus n'est que le premier
« symptôme, et quelquefois le symptôme caractéristique, d'une
« monomanie commençante ». C'est ainsi que les excès alcooliques comptent parmi les symptômes prémonitoires de la
paralysie générale, de la démence précoce, de la démence
sénile, de la folie périodique et de ces nombreux délires considérés comme des manifestations épisodiques de la dégénérescence mentale. Dans toutes ces psychoses, l'alcoolisme contribue
à accélérer l'éclosion des troubles mentaux, en augmente
l'intensité, et souvent modifie l'aspect clinique du mal. L'intoxication se manifeste, tantôt seulement par quelques symptômes accessoires, tels que le tremblement, les cauchemars, des hallucinations de la vue, tantôt par une forme
nosologique bien définie, comme le delirium tremens ou un
délire hallucinatoire, qui ouvre la scène et cache aux yeux du
médecin, pendant un certain temps, l'existence ou la nature de
la maladie principale.

Parmi les faits dans lesquels les excès alcooliques apparaissent comme la simple traduction d'un état morbide primordial,
on doit ranger la maladie décrite sous le nom de dipsomanie.

*Dipsomanie.* — Ce terme a été employé avec des acceptions
différentes : il a désigné, tantôt une maladie distincte et auto-
nome, « la monomanie de l'ivresse » [(Esquirol (¹), Marcé (²))],
tantôt le besoin irrésistible de boire qu'éprouvent tous les
buveurs d'habitude (Ball). Actuellement, avec Morel (³),
Trélat (⁴), Magnan (⁵), on pense « que si le besoin de boire est
« chez le dipsomane l'acte le plus saillant, il ne constitue pas à
« lui seul la maladie. Il n'est qu'un syndrome épisodique d'un
« état mental plus profond, que l'hérédité tient sous sa dépen-

---

(¹) Esquirol. Des maladies mentales, t. I, 1838.
(²) Marcé. Traité des maladies mentales, p. 388, 1862.
(³) Morel. Traité des maladies mentales, p. 458, 1860.
(⁴) Trélat. La folie lucide. Paris, 1861.
(⁵) Magnan. De la dipsomanie. *Prog. méd.*, 1884, et Leçons cliniques.

« dance. » (Magnan). La dipsomanie n'est donc qu'une variété
des obsessions et des impulsions multiples auxquelles sont
en butte, toute leur vie, une catégorie spéciale de dégénérés.
Dans les observations de Magnan, on voit l'impulsion à
l'ivresse alterner avec l'impulsion au vol, au suicide, au
meurtre, aux actes érotiques, etc. Le dipsomane, avant ses
excès, était déjà un déséquilibré, et son instabilité mentale se
retrouve encore dans l'intervalle des phases aiguës.

Nous copions dans Marcé la description de l'accès dipsoma-
niaque. La dipsomanie « procède habituellement par accès
« survenant tous les quinze jours, tous les mois, et quelquefois
« à de plus longs intervalles : l'accès débute par de la tristesse,
« de la morosité, de la céphalalgie, de l'anxiété précordiale ; puis
« le besoin de boire se fait sentir, puissant, irrésistible..... Les
« dipsomanes sentent l'accès venir ; tout en déplorant leur im-
« puissance à surmonter ce besoin maladif, ils ne cessent de
« boire que lorsque l'accès est passé ou lorsque l'intervention de
« leur entourage met fin à leurs excès par un isolement forcé.
« Rien d'ailleurs ne les arrête ; quand l'argent est épuisé, ils
« vendent, pour boire, leurs meubles, leurs vêtements, ceux
« de leur femme, de leurs enfants, et sont apportés presque nus
« dans les asiles. Ceux qui sont trop en vue et n'osent se livrer en
« toute liberté à leur impulsion, savent dissimuler et recourir à
« mille ruses pour la satisfaire en secret : ils se renferment,
« s'isolent, et s'ils ne peuvent se procurer d'eau-de-vie, boivent
« de l'eau de Cologne ou tout autre mélange alcoolique qu'ils
« viennent à rencontrer ; ils le font pendant des journées, pen-
« dant des semaines, sans dormir, presque sans manger. L'accès
« se termine, en général, par un sommeil lourd et prolongé.
« Une fois qu'il est passé, les malades reviennent, honteux et
« épuisés, à leurs habitudes de santé. »

Magnan a étudié minutieusement les caractères particuliers
qui distinguent la dipsomanie de l'ivrognerie : « Les ivrognes,
« disait déjà Trélat, sont des gens qui s'enivrent quand ils trou-
« vent l'occasion de boire. Les dipsomanes sont des malades
« qui s'enivrent toutes les fois que leur accès les prend ». Le
buveur cherche les occasions de consommer, le dipsomane les
fuit. Celui-ci résiste plus ou moins longtemps avant de céder

à son impulsion ; il la combat avec sincérité jusqu'au **premier** verre, puis, quand il a cédé, met tout en œuvre pour **la satis-** faire ; chez celui-là, on ne retrouve ni cette lutte **contre le** besoin de boire, ni cette rage à l'assouvir. L'ivrogne de **pro-** fession aime consommer au cabaret, se vante de ses excès ; **le** dipsomane a honte, il se cache. Un malade avait en ville, **dans** un quartier éloigné, une chambre où il ne venait qu'au **moment** de ses accès ; il se mettait au lit avec des liqueurs et **des pro-** visions à sa portée, pour n'avoir pas à se montrer en **état** d'ébriété à des étrangers. Après ses excès, l'ivrogne n'aspire qu'à recommencer ; le dipsomane, lui, promet sincèrement qu'il ne boira plus ; quand il a conscience de son impuissance, il demande qu'on l'interne lorsque l'accès reviendra, ou même, découragé, mûrit des idées de suicide. Dans l'intervalle des accès, il est sobre, et quelquefois même a en horreur les bois- sons alcooliques.

Sous l'influence d'excès paroxystiques, d'accès prolongés ou très rapprochés, le dipsomane peut devenir alcoolique chronique et présenter alors les signes habituels de l'intoxica- tion ; il peut être interné pour délire toxi-alcoolique et finir dans la démence.

Le pronostic de la dipsomanie est très grave, du fait de la maladie elle-même, à cause du passage à l'alcoolisme chro- nique, et aussi en raison de la nature particulière du terrain sur lequel elle se développe, le besoin irrésistible de boire, dans certains cas, se transformant en une obsession encore plus dangereuse.

A côté des faits que nous venons d'étudier, où l'alcoolisme se montre, d'une manière évidente, comme une simple com- plication de l'affection mentale, on doit ranger des maladies à pathogénie obscure, et qui sont considérées par certains auteurs comme de nature alcoolique, tandis que d'autres cliniciens, dont nous adoptons l'opinion, les font relever direc- tement d'une défectuosité psychique héréditaire, l'intoxication chronique n'étant plus qu'un facteur étiologique accessoire (Joffroy).

Dans ce cadre rentrent *les délires systématisés alcooliques*

[Magnan ([1]), Falret ([2]) , Anglade ([3])]. La symptomatologie de ces délires ne diffère de celle des autres délires systématisés, que par la coexistence des signes généraux de l'intoxication, par le début généralement *secondaire* à un accès d'alcoolisme aigu ou subaigu, et par l'apparition, au cours de leur évolution, de phénomènes psychiques d'origine toxique, qui modifient momentanément l'aspect clinique habituel. L'affaiblissement intellectuel particulier, résultant des excès quotidiens de boisson, vient encore contribuer, dans certains cas, à donner une physionomie spéciale aux idées morbides.

Le système délirant contient en général des idées de persécution, parfois des idées mystiques [délire d'être Christ (Krafft-Ebing)], rarement des idées de grandeur.

Le pronostic des délires systématisés survenant au cours de l'alcoolisme, est aggravé par la coexistence de l'intoxication chronique. Lorsqu'il se produit des rémissions dans le délire, le malade mis en liberté fait généralement de nouveaux excès, et les conceptions morbides reprennent aussitôt leur activité. A l'asile, malgré la disparition des troubles psychiques provenant directement de l'intoxication, on voit les troubles sensoriels et les interprétations propres au délire, continuer à évoluer. Après quelques années, le malade, sans oublier ses idées délirantes, cesse de les développer et semble ne plus s'y intéresser ; il devient indifférent, apathique, et finit dément.

Le délire de jalousie, considéré habituellement, en France, comme une simple variété de délire de persécution, mérite qu'on lui consacre quelques lignes, à cause de sa fréquence et du mécanisme psychologique spécial qui préside à son

---

([1]) Magnan. Leçons cliniques sur les maladies mentales (2ᵉ série, 1897).

([2]) Falret. Variétés cliniques du délire de persécution. Société médico-psychologique, 1ᵉʳ juin 1896.

([3]) Anglade. Délire systématisé secondaire. Xᵉ Congrès des médecins aliénistes. Marseille, 1899.

Witkowski. Congrès des neurologistes et aliénistes de l'Allemagne du sud-ouest. Bade, 1885 (Analysé in *Arch. neurol.*, 1896, I).

Cololian. Les alcooliques persécutés. Thèse de Paris, 1898 (Ollier).

développement (¹). En effet, tandis que dans la plupart des
délires de persécution alcooliques, les phénomènes hallucinatoires contribuent pour la plus grande part à la production
des idées morbides, dans le délire de jalousie, ils sont accessoires, et les conceptions délirantes ont pour origine des
fausses interprétations. C'est un type parfait des psychoses à
base d'interprétation délirante, décrites par Sérieux et Capgras (²).

Krafft-Ebing admet que la jalousie morbide « apparaît chez 80
« p. 100 des alcooliques mâles ayant encore des rapports sexuels ».
Parant fils (³), Iscovescu (⁴), pour la France, donnent la proportion de 10 p. 100 des alcooliques du sexe féminin. Le professeur de Vienne, et avec lui la majorité des cliniciens allemands et belges, considère les idées « d'infidélité sexuelle »,
comme « un stigmate primitif de l'alcoolisme » chez l'homme.
« Ces idées constituent, pour celui qui en est atteint, une forte
présomption d'alcoolisme, car, en dehors de cette maladie, on
n'a pu trouver ce délire que quatre fois sur plusieurs milliers
d'aliénés..... »

Un travail récent (⁵), fait à la clinique de Vienne, tend à
démontrer que chez la femme les idées de jalousie relèvent
moins habituellement de l'intempérance, que chez l'homme :
sur 27 cas de délire de jalousie, 5 seulement auraient pour
cause l'abus de l'alcool. Les auteurs français, tout en admettant
la fréquence du délire de jalousie, dans l'alcoolisme, lui reconnaissent d'autres facteurs étiologiques (Parant fils).

Les idées d'infidélité sexuelle s'observent d'une manière
épisodique, au cours des accidents aigus de l'alcoolisme ; elles
sont alors accompagnées et confirmées par des hallucinations
de la vue et de l'ouïe ; elles évoluent et disparaissent avec les

---

(¹) MARCEL. De la folie causée par l'abus des boissons alcooliques. Thèse de Paris,
1847.

ESCOUBE. La jalousie morbide des alcooliques. Thèse de Paris, 1899.

(²) SÉRIEUX et CAPGRAS. Les psychoses à base d'interprétation délirante. *Soc. méd.
psy.*, 24 fév. 1902.

(³) PARANT FILS. Les délires de jalousie. Thèse de Paris, 1901.

(⁴) ISCOVESCU. Des idées de jalousie dans le délire alcoolique. Thèse de Paris, 1898.

(⁵) SCHÜLLER. Délire de jalousie chez les femmes. *Jahrbücher f. Psych. und Neur.*,
1901. Analysé in *Revue neurol.*, 1902.

autres troubles mentaux, dont elles offrent le caractère mobile.

Au cours de l'alcoolisme chronique, les idées de jalousie peuvent acquérir un grand développement, et s'organiser alors en un délire systématisé, à base d'interprétation. Les ménages d'alcooliques sont souvent désunis par suite de la paresse et de la brutalité du mari ; il arrive que la femme repousse le coït ou le subisse avec déplaisir ; le buveur ne tarde pas à remarquer cette froideur, et il l'attribue à des idées coupables. Dès lors, son attention se fixe sur ce point ; les événements journaliers les plus insignifiants et les plus contradictoires servent à confirmer l'idée morbide : si la femme sort, elle va chez son amant ; reste-t-elle à la maison, elle a donné un rendez-vous ; soigne-t-elle sa toilette, elle cherche à plaire aux étrangers ; se néglige-t-elle, elle veut dégoûter son mari. Des illusions nombreuses facilitent les interprétations : un malade reconnaissait sur le plancher les traces des orgies qui se faisaient chez lui ; un autre s'assurait de visu de l'état des organes génitaux de sa femme, trouvait le vagin élargi, et prenait pour du sperme des taches de leucorrhée, etc.

On retrouve souvent dans le délire lui-même, les signes de l'affaiblissement de l'intelligence et de la moralité du sujet. Les conceptions sont alors absurdes ; c'est ainsi que l'amant présumé sera un proche parent de la femme, son père, son frère, son fils ; que le conjoint soupçonné aura dépassé l'époque de l'activité sexuelle, et sera par son âge et par son physique même à l'abri du soupçon (Joffroy). Mais quand le délire survient avant que l'intelligence ne soit très affaiblie, le système délirant peut revêtir au .contraire une apparence de vraisemblance si remarquable, que des aliénés jaloux n'ont pas été reconnus comme irresponsables par les tribunaux ([1]).

Au milieu de ces interprétations multiples, accessoirement, surviennent des hallucinations épisodiques qui confirment la donnée du délire : le malade voit sa femme dans les bras d'un autre, il entend les craquements du lit, les soupirs, etc.

---

([1]) GIRAUD. *Rev. de méd. légale.* — Affaire A., par Taguet, p. 412. *Ann. méd. psyc.*, 1884, t. I.

GARNIER et MARANDON. Séquestration et sortie d'un aliéné criminel ordonnées par la justice. *Soc. méd. psy.*, séance du 31 déc. 1894.

Pour venger son honneur, le jaloux se livre habituellement à des actes de violence et quelquefois à des meurtres : un certain nombre de crimes dits passionnels relèvent ainsi de l'alcoolisme.

**2° De l'alcoolisme mental proprement dit**. — Lorsque l'éthylisation chronique se manifeste par des troubles psychiques, elle crée tout d'abord un état mental particulier, et c'est sur ce fond intellectuel primitif et essentiel, que peuvent apparaître diverses espèces morbides.

*État mental dans l'alcoolisme chronique.* — L'état mental particulier que présente le buveur, résulte de troubles de l'intelligence, de la volonté et des sentiments. Chez les alcooliques chroniques, en dehors des épisodes délirants et de la démence, les modifications de l'intelligence sont moins évidentes que celles de la volonté et du sens moral. Ces malades paraissent simplement engourdis, obnubilés. Tardieu (¹) exprime ainsi ce fait : « Avant d'arriver à une forme de folie déter-« minée....., l'alcoolisant traversera presque nécessairement « une période, que quelques-uns ne dépassent jamais, durant « laquelle il sera ce que, dans le langage trivial auquel j'em-« prunte cette expression saisissante de vérité, on appelle un « abruti. » La mémoire de l'éthylique est infidèle et paresseuse ; son attention est difficilement éveillée et ne peut se soutenir ; les associations d'idées se font lentement et varient peu ; des idées nouvelles ne peuvent être ni élaborées ni même acceptées. Cet état entraîne, au point de vue social, de graves conséquences : le malade ne sait plus gérer convenablement ses affaires, il commet des fautes lourdes dans l'exercice de sa profession, d'où la déchéance, la ruine et tout ce qui s'ensuit.

Si le sujet, à la suite d'un accès de délire, d'une crise d'épilepsie ou d'un autre incident bruyant, se rend compte des dangers qu'il court, sa volonté trop faible ne peut vaincre l'habitude acquise. Cette débilité de la volonté, surtout marquée chez les buveurs ayant présenté des troubles délirants,

---

(¹) Tardieu. Étude médico-légale sur la folie, 1872.

se montre le symptôme psychique le plus tenace de l'alcoolisme chronique. Elle est la cause psychologique des récidives, que facilitent d'ailleurs l'intolérance croissante du cerveau vis-à-vis de l'alcool, à mesure que les excès se répètent. Les récidivistes, d'après Legrain et Guiard ([1]), représentent 25 p. 100 du nombre des alcooliques internés à Ville-Évrard; ils se recrutent parmi les psychopathes doublés d'éthyliques, et parmi les buveurs ordinaires, qu'une législation insuffisante ne permet pas de garder assez longtemps à l'asile, pour leur faire perdre définitivement leurs habitudes d'intempérance.

Bien des alcooliques ayant été internés n'envisagent plus avec terreur la possibilité d'une réintégration; ils l'escomptent même : on connaît dans les asiles des grands centres, aux approches de l'hiver, lorsque la vie au dehors devient pénible pour le vagabond et pour l'ouvrier sans travail assuré, ces parasites de l'assistance, qui se font interner à la faveur d'un accès de délire toxique, simulé ou provoqué (Legrain) ([2]). A l'asile, ces sujets deviennent une cause de désordre et sont des exemples d'indiscipline : ils ne font rien, ou ne travaillent que pour arriver à se procurer de l'alcool. Quand la belle saison est revenue, ils exigent leur sortie, vivent dans les grandes villes, en misérables, ou vont par les routes, mendiants et voleurs, redoutés des paysans, qui les appellent des « malfera ». D'après Bonhoffer, 60 p. 100 des vagabonds sont alcooliques chroniques ([3]).

La faiblesse de la volonté des alcooliques a pour résultat, non seulement d'entraver leur guérison, mais encore de les livrer tout entiers à l'influence du milieu. Cette passivité du buveur, qui alterne avec un entêtement subit et sans motif, semble ne pouvoir produire que des résultats fàcheux; elle ne favorise pas le traitement moral, et elle facilite au contraire la dépravation.

Les modifications du caractère sont parmi les symptômes les

---

([1]) LEGRAIN et GUIARD. Les alcooliques récidivistes, XII<sup>e</sup> Congrès des médecins aliénistes et neurologistes de France. Grenoble, 1902.

GUIARD : Les alcooliques récidivistes. Thèse de Paris, 1902.

([2]) LEGRAIN. Rapport sur le service des aliénés du département de la Seine, 1897.

([3]) BONHOFFER. *Allg. Zeitschr.*, 1900.

plus précoces et les plus saillants : le malade est **triste, sombre,** sans être véritablement mélancolique ; mais il **prépare le** terrain où, à l'occasion des accidents aigus, surgiront **les idées** de suicide. L'humeur devient instable, des accès de **colère** éclatent pour les motifs les plus futiles, et la volonté est **incapable** d'inhiber les réflexes violents. La perte des **sentiments** affectifs rend ces colères particulièrement dangereuses. **Le malade** se désintéresse de tout ce qui ne concerne pas **immédiatement** son habitude morbide : une véritable anesthésie **des** sentiments le fait assister indifférent à la ruine des siens, **à la** désorganisation de son foyer, aux deuils mêmes. Ayant **perdu** toute dignité, il néglige les soins de propreté les plus **élémentaires.** L'excitation génitale psychique, jointe **fréquemment** à l'impuissance partielle ou totale, le pousse à **commettre** des actes érotiques, qu'il accomplit sans aucune retenue, **incapable** qu'il est d'en comprendre les dangers et l'immoralité.

Les reproches, les conseils adressés aux buveurs d'habitude, sont tout à fait inutiles ; les châtiments n'ont pas **d'avantage** d'action. L'expérience a montré que les lois les plus **sévères** n'ont jamais entravé l'ivrognerie d'une manière appréciable. « En 1879, le Massachussets a puni d'amende et de **prison** « 17 000 alcoolisés, sur lesquels on comptàit 16 000 récidivistes. « Dans l'État de New-York, 56 000 alcooliques poursuivis **four-** « nirent 55 000 cas de récidive ; certains sujets avaient subi de « 20 à 200 condamnations pour ivresse » (P. Sérieux).

En prison, où le conduisent souvent aussi les actes délictueux auxquels l'exposent sa faiblesse d'esprit et la perversion de ses facultés morales, l'alcoolique subit **fatale**ment la contagion des mauvais exemples qui l'entourent : **des** tendances criminelles natives, restées latentes grâce à l'**éduca**tion et aux autres correctifs moraux, sont mises **en branle et** pourront se réaliser à la première occasion.

L'intensité et l'évolution des troubles intellectuels et moraux que nous venons de décrire, varient beaucoup avec **les** sujets : les uns, les plus nombreux, présentent **seulement** quelque lourdeur d'esprit et de l'irritabilité de l'humeur, **les** autres côtoient la démence et la folie morale. Entre ces **cas** extrèmes se placent tous les intermédiaires : tantôt **le malade** demeure dans un état de simple affaiblissement intellectuel et moral, jusqu'à sa mort ; tantòt il évolue, présente des accès de manie ébrieuse, de délire hallucinatoire, et aboutit à la démence et aux lésions organiques du cerveau.

Il reste donc à étudier ces manifestations, les unes accessoires, les autres terminales, de l'alcoolisme mental.

*Délire toxi-alcoolique.* — Les manifestations délirantes qui surviennent au cours de l'alcoolisme chronique et qui en sont une dépendance directe, ont été connues des anciens : Sénèque (epist. 95), d'après Magnus Huss, en aurait distingué les symptômes essentiels. C'est seulement en 1813, qu'un médecin anglais, Sutton (¹), attira l'attention des observateurs sur un délire avec tremblement, qui guérissait par l'opium, et qu'il appela *delirium tremens*. Depuis lors, cette variété morbide a été étudiée sous des noms différents : *delirium tremens* (Marcel), *œnomanie* (Rayer) (²), *encéphalopathie crapuleuse* (Leveillé), *délire nerveux* (Dupuytren) (³), *folie des buveurs* (Brierre de Boismont) (⁴), *stupeur ébrieuse* (Delasiauve) (⁵), *délire alcoolique* (Magnan), etc. De toutes ces désignations, la plus usuelle est celle de delirium tremens, mais elle offre le très grave inconvénient de n'être pas employée par tous les médecins avec la même acception. Le delirium tremens a d'abord compris tous les cas de délire d'origine alcoolique, et c'est encore cette signification qui lui est attribuée par beaucoup ; mais certains auteurs désignent exclusivement sous ce terme la forme maniaque du délire alcoolique ; d'autres, la forme grave avec température très élevée. Lasègue en a distrait le délire alcoolique subaigu ; Barkhausen a distingué le délire sthénique et asthénique ; on a cherché, enfin, à limiter le delirium tremens aux seuls cas qui surviennent dans le cours des affections pyrétiques.

---

(¹) Sutton. Tract on delirium tremens. London, 1813 (cité par Brierre de Boismont).

(²) Rayer. Mémoire sur le delirium tremens. Paris, 1819.

(³) Dupuytren. Leçons orales de clinique chirurgicale, t. II. Paris. 1839.

(⁴) Brierre de Boismont. La folie des ivrognes. *Ann. méd. psy.*, 1852, p. 375.

(⁵) Delasiauve. Diagn. différentiel du delirium tremens ou stupeur ébrieuse. *Rev. méd.*, 31 déc. 1850 (Analysé in *Ann. méd. psy.*, 1851).

Pour éviter toute confusion, il y aurait donc avantage à s'abstenir d'employer le terme delirium tremens, et il faudrait désigner sous le titre de *délire toxi-alcoolique*, tous les troubles psychiques à type de confusion mentale hallucinatoire et à marche rapide ,qui surviennent au cours de l'alcoolisme chronique. Ici, comme dans toutes les maladies, tel ou tel symptôme peut acquérir une importance prédominante ; il s'ajoute ou non des associations morbides; l'affection peut évoluer sur le mode aigu ou subaigu. De là, des modifications dans les réactions extérieures et dans le pronostic ; de là aussi, l'obligation de distinguer des variétés cliniques. Le délire toxi-alcoolique n'en reste pas moins un, dans son étiologie, dans sa pathogénie et dans ses grands traits symptomatiques.

Le délire toxi-alcoolique survient tantôt à la suite d'excès plus grands que de coutume (Magnan), tantôt après la suppression brusque des boissons spiritueuses (Wernicke); mais parfois aussi, il éclôt sans qu'il y ait eu de changement dans le régime habituel (Gubler). Les émotions, les traumatismes physiques, accidentels ou chirurgicaux, les troubles viscéraux, les maladies infectieuses ([1]), sont autant de causes occasionnelles.

Par suite de quel mécanisme pathogénique ces divers facteurs étiologiques provoquent-ils chez les buveurs des troubles délirants ? La condition première, actuellement reconnue par tous les cliniciens, est l'existence d'une « modification moléculaire lentement acquise du système nerveux » (Gubler) ([2]), qui s'est produite sous l'influence des habitudes alcooliques. Mais, alors que cette modification serait créée par l'alcool, seulement à la longue, les liqueurs à essences, en particulier l'absinthe, la produiraient en quelques jours (Motet ([3]), Magnan) ([4]).

On a pensé que dans ce système nerveux à résistance amoindrie, le délire n'était qu'une réaction pathologique à un

---

([1]) Dagonet. De l'alcoolisme au point de vue de l'aliénation mentale. *Ann. méd. psy.*, 1873.

([2]) Gubler. Discussions sur l'alcoolisme. *Bull. de l'Acad. de méd.*, 1871.

([3]) Motet. Considérations générales sur l'alcoolisme. Thèse de Paris, 1859.

([4]) Magnan. De l'alcoolisme, des diverses formes du délire alcoolique et de leur traitement. Paris, 1874.

excès dépassant les doses accoutumées : le délire toxi-alcoolique deviendrait ainsi *l'ivresse du buveur d'habitude*. Cette conception ne peut guère être admise, lorsque l'on considère les différences cliniques qui séparent l'ivresse du délire. L'intoxication aiguë par l'alcool ne saurait, en outre, expliquer les cas si nombreux de délire toxique survenant plusieurs jours après l'excès ou même indépendamment de tout changement au régime habituel. Pour que le délire en question se produise, il faut donc l'intervention, sur le terrain préparé, d'un facteur pathogénique autre que l'alcool lui-même. Cet élément nouveau était pour Gubler « l'ébranlement de l'organisme, soit par une blessure, soit par une phlegmasie fébrile » ; pour Verneuil, c'était, dans les cas observés en chirurgie, l'action indirecte d'une blessure « 1°, par l'intermédiaire du sang altéré quanti-« tativement et qualitativement (délire par anémie ou par « infection) ; 2°, par l'entremise du système nerveux, dont l'irri-« tation partie du point blessé arrive au centre et provoque un « délire réflexe ».

A l'heure actuelle, on considère, en général, l'accès de délire toxi-alcoolique, comme la réaction d'un cerveau atteint de lésions dégénératives, aux substances toxiques qui circulent dans l'organisme, à certains moments et dans certaines conditions. Klippel (¹) a démontré la constance des altérations de la cellule hépatique, chez le buveur délirant ; Krükenberg (²), Hertz (³), ont fait la même démonstration pour le rein. Par suite de l'insuffisance fonctionnelle des principaux organes destructeurs et éliminateurs de poison, le cerveau, locus minoris resistentiæ, réagit pathologiquement.

L'insuffisance hépatique et rénale est rendue manifeste, tantôt par un excès surajouté (delirium a potu nimio), tantôt par l'éclosion d'une maladie viscérale ou infectieuse, toutes

------

(¹) KLIPPEL. Insuffisance hépatique dans les maladies mentales. *Arch. gen. de méd.*, août 1892. — Du délire des alcooliques. *Mercredi médical*, oct. 1893. — De l'origine hépatique de certains délires alcooliques. *Ann. med. psy,*, 1894, t. I, p. 262. — Délire et auto-intoxication hépatique. *Revue de psychiatrie*, sept. 1897.

(²) KRUKENBERG. *Zeitschr. f. Klin. Med.*, 1891 (cité par Klippel).

(³) HERTZ. Contribution à la pathogénie du delirium tremens (Analysé *Rev. Neur.*, 1898).

circonstances augmentant les phénomènes d'auto-intoxication. M. Joffroy, dans son enseignement, insiste sur l'apparition inattendue du délire toxi-alcoolique, au cours ou à la suite de la pneumonie, du rhumatisme, de la grippe, des infections chirurgicales, du paludisme [1], etc., chez des buveurs restés jusqu'alors indemnes de troubles mentaux. Abstraction faite des cas où la maladie infectieuse est manifeste, on retrouve toujours, dans l'histoire du malade, l'infection légère, le trouble digestif fortuit qui a suffi pour rendre évidente l'altération rénale et hépatique. Ainsi se trouvent expliqués tous les cas de *delirium a potu suspenso*.

Cette conception de la pathogénie du délire toxi-alcoolique est confirmée par sa symptomatologie, qui n'est, dans ses grandes lignes, les stigmates de l'alcoolisme chronique mis à part, que celle de tous les délires toxi-infectieux [Régis [2], Vigouroux [3], Toulouse [4]].

Le délire toxi-alcoolique est habituellement précédé de quelques prodromes : inquiétude vague, malaises, céphalée. Lorsque le délire doit survenir chez un malade atteint d'une affection pyrétique, on voit succéder à l'abattement, surtout le soir, de l'excitation cérébrale, laquelle se traduit par du bavardage ; si le sommeil avait été possible les nuits précédentes, il devient agité et des cauchemars le traversent. Comme l'a enseigné Lasègue [5], un de ces rêves servira de point de départ au délire et lui fournira son thème principal.

Les troubles psychiques du délire toxi-alcoolique, comme d'ailleurs des autres délires toxi-infectieux, consistent essentiellement en de la *confusion mentale hallucinatoire*. Delasiauve,

---

[1] MARANDON DE MONTYEL. Rapports de l'impaludisme et de l'alcoolisme. *Ann. méd., psy.*, 1893.

[2] RÉGIS. Les auto-intoxications dans leurs rapports avec les délires (Prix Aubanel de la *Soc. méd. psy.*, 1878). — Notes sur les délires d'auto-intoxication et d'infection. *Presse méd.*, 1898, n° 64.

[3] VIGOUROUX. Trois cas de délire par insuffisance de la fonction rénale ayant simulé le délire alcoolique. *Soc. méd. psy.*, 24 nov. 1902.

[4] TOULOUSE. Discussion à la même séance.

[5] LASÈGUE. Le délire alcoolique n'est pas un délire, mais un rêve. *Arch. gén. de méd.*, nov. 1881.

pour indiquer l'importance de ce fait, dénommait l'affection qui nous occupe, *stupeur ébrieuse*. Le symptôme le plus apparent est la désorientation dans l'espace et dans le temps : le malade a conservé la conscience de sa personnalité, mais il ne sait, même approximativement, la date du jour, et il ne se rend pas compte du milieu dans lequel il se trouve. Son attention peut être *éveillée* par des excitations extérieures énergiques, mais on n'arrive pas à la *fixer* pendant longtemps : elle est tout de suite distraite par le délire et par les hallucinations. Ces troubles de l'attention sont facilement mis en évidence : si l'on pose une question au malade, il ne répond pas, semble n'avoir pas entendu ; mais après l'avoir pincé ou secoué, on obtient une réponse parfois incomplète, généralement courte, en rapport d'ailleurs avec la question posée ; la mimique et les propos montrent qu'une fausse perception est venue détourner l'attention vers un autre objet. Au début et à la terminaison de l'accès délirant, et aussi dans les cas légers, les troubles de l'attention se bornent à de la distraction ; dans les cas graves, un geste, un regard, un monosyllabe, laissent seuls supposer que le sujet est encore capable d'entrer en rapport avec le monde extérieur. Au cours de cet état de confusion, l'exercice de la mémoire ne peut s'accomplir normalement : mais il faut rapporter aux troubles de l'attention et de l'association des idées, la difficulté que l'on éprouve à réveiller les souvenirs anciens. Lorsque l'accès de délire toxi-alcoolique est terminé, il n'est pas rare de constater que le malade a perdu le souvenir d'une partie ou de la totalité des événements auxquels il a été mêlé. Cette amnésie de fixation n'est pas en rapport avec l'intensité des troubles nerveux ; il est probable qu'elle relève souvent de l'épilepsie toxique, dont les manifestations, tant intellectuelles que motrices, sont mêlées intimement à celles du délire toxi-alcoolique, avec une « extrême fréquence » (Witkowski).

L'amnésie alcoolique, qu'elle provienne du somnambulisme ou de l'épilepsie, a une grande importance médico-légale.

Au cours du délire toxi-alcoolique, les idées ne s'associent plus selon les règles habituelles ; elles se succèdent au hasard, sans ordre, à la façon des numéros d'une loterie. Tant par suite de ce fait, qu'en raison de la multiplicité et de la variété des hallucinations, les conceptions délirantes sont *non systématisées*, et l'ensemble du délire est formé d'une série de tableaux qui se suivent sans lien entre eux, comme les images du rêve.

Lasègue a beaucoup insisté sur les analogies qui relient le délire toxi-alcoolique et le rêve : « le délire alcoolique n'est pas un délire, mais un rêve [1] ». Régis l'a plus justement comparé au *somnambulisme :* « Les intoxiqués délirants « ne sont pas des dormeurs ordinaires, assistant passivement « et en simples spectateurs aux objectivations cinématogra-« phiques de leur automatisme mental ; ce sont des dormeurs « actifs, en mouvement. » Pour cet auteur, tous les délires toxi-infectieux méritent le qualificatif d'*oniriques*. « Ils naissent, « en effet, la nuit, dans l'état hypnagogique, sont constitués « par des associations automatiques et hallucinatoires d'images « et de souvenirs antérieurs, et lorsque, à un degré plus mar-« qué, ils persistent le jour, c'est par une sorte de continuation « diurne du rêve délirant, qui s'est prolongé après un réveil « resté incomplet. »

Comme dans le rêve, les images visuelles prédominent sur les images auditives ; le sujet peut être arraché, au moins pour un instant, au monde imaginaire dans lequel il vit ; lorsque le retour à l'état de veille est complet, le souvenir des événements ayant rempli la période qui vient de s'écouler, est vague, ou même manque tout à fait. Par l'hypnose, Régis a pu, dans certains cas, constater que les malades « récupéraient, « dans leur sommeil, la mémoire complète de la phase déli-« rante, qu'ils perdaient à nouveau une fois réveillés. » Se basant sur ces données, l'auteur conclut que « les intoxications « de l'organisme, qu'elles soient d'origine externe, comme l'al-« coolisme, ou d'origine interne, comme les auto-intoxications « (et, au fond, il s'agit peut-être, dans les unes et les autres, « d'un même mécanisme auto-toxique, ainsi que certains « auteurs tendent à l'admettre aujourd'hui) se traduisent céré-« bralement par un état psychopathique qui n'est autre, dans « son ensemble, qu'un accès de somnambulisme, et qui se

---

[1] **Lasègue**. *Loc. cit.*

« comporte, au point de vue clinique et thérapeutique, comme
« tel. »

Au cours du délire toxi-alcoolique, les hallucinations sont
le symptôme le plus saillant ; c'est d'ailleurs celui qui a le premier frappé les observateurs et qui a été le mieux étudié. Ces
hallucinations, que Rœsch appelle *ébrieuses*, présentent certains
caractères communs, quel que soit le sens affecté. Elles sont
habituellement *pénibles;* elles éveillent l'étonnement, la peur,
l'angoisse, la douleur (Marcel) : le malade se voit dans des
situations bizarres, il est entouré d'ennemis, il aperçoit une
arme levée sur lui, il se sent dévoré par des animaux. Elles
sont aussi *mobiles* (Lasègue) : les circonstances pénibles auxquelles se trouve mêlé le sujet n'aboutissent pas à un dénouement qui les termine ; à peine un épisode est-il fini qu'un autre
lui succède, sans transition, sans lien ; le buveur qui vient
d'être dévoré par les bêtes, passe au conseil de guerre, se
voit tout à coup entouré des eaux d'un fleuve débordé, tombe
dans un précipice, etc. Au début et à la terminaison de l'accès
de délire, les troubles sensoriels sont plus marqués dans la
période intermédiaire entre la veille et le sommeil (hallucinations *hypnagogiques* de Baillarger), et le malade peut avoir
*conscience* de la fausseté des sensations qu'il éprouve. Même à
la période d'état, elles atteignent, la nuit, leur maximum d'intensité. Par la *suggestion* aidée de la compression des yeux
(signe de Liepmann), des conduits auditifs, etc., il est possible
de réveiller les hallucinations ([1]) ; le sujet peut parfois lui-
même, à la convalescence ([2]), les susciter à son gré. Ces phénomènes hallucinatoires n'ont alors qu'une courte durée et
n'entraînent pas de réaction affective ([3]).

Dans le délire toxi-alcoolique, on observe des hallucinations
de tous les sens. Les hallucinations de la vue sont les plus
fréquentes. Elles peuvent être réduites à des sensations élé-

---

([1]) Coliolan et Rodiet. Hyperesthésie corticale dans l'alcoolisme. *Arch. Neurol.*,
1900, nᵒˢ 53 et 54.

([2]) Dagonet. De l'alcoolisme au point de vue de l'aliénation mentale. *Ann. méd. psy.*
1873. t. I.

([3]) Cumpelik. Contribution à la symptomatologie du delirium tremens. IIIᵉ Congrès
de Prague, 1901 (Anal. *Rev. Neurol.,* 1902).

mentaires — vision de couleur, vision de taches noires, de flammes, d'éclairs, etc. — ou représenter des scènes complexes et animées, qui reflètent le caractère et les habitudes journalières du malade (délire professionnel). Parfois le buveur se voit lui-même, en personne, comme s'il s'était dédoublé (hallucination autoscopique ou spéculaire) [1]. Mais le plus souvent, il assiste à des scènes de violence, s'y trouve mêlé, ou bien il aperçoit des animaux d'espèces très variées, qui s'attaquent à lui (zoopsie). On a voulu à tort faire de la zoopsie un signe caractéristique de l'alcoolisme ; elle peut s'observer dans tous les délires toxiques. Les objets vus sont souvent rapetissés (Christian). Il faut signaler, comme curieuses, les hallucinations hydriques [2] : le sujet voit de l'eau partout ; un malade, monté sur une armoire, pêchait à la ligne dans sa chambre et prenait des poissons.

Comme l'a enseigné Lasègue, les hallucinations de l'ouïe acquièrent rarement une grande intensité, dans le délire alcoolique ; « les personnages qui y jouent un rôle sont habituellement muets ». Parfois cependant, le malade perçoit des bruits menaçants, des exclamations, des injures.

De même, les hallucinations du goût et de l'odorat ne sont pas fréquentes ; « néanmoins l'alcoolisé n'échappe ni aux odeurs ni aux saveurs désagréables » (Magnan).

Les hallucinations de la sensibilité générale s'ajoutent ordinairement aux autres troubles sensoriels : les malades ont la sensation d'être électrisés, échaudés, mouillés ; ils sentent courir sur leur peau les insectes et les rats, et entrer dans leur chair les griffes des bêtes féroces, les couteaux des assassins.

On a signalé, à titre de rareté, les hallucinations psycho-motrices verbales [3].

---

[1] Lasègue. Études médicales, 1884, t. II.

[2] A. Moreau. Contribution à l'étude du délire alcoolique (Hallucinations de l'eau). Thèse de Paris, 1902.

[3] Brierre de Boismont.

[4] Vallon. Les hallucinations psycho-motrices dans l'alcoolisme. *Ann. méd. psy.* Janvier-février 1895.

Cololian. Hallucinations psycho-motrices verbales dans l'alcoolisme. *Arch. de neur.* 1899 (quatre observations).

Aux hallucinations se joignent des illusions nombreuses de tous les sens. L'état de confusion mentale empêche le malade d'identifier exactement ses perceptions : il croira reconnaître les personnes étrangères qui l'entourent ; les infirmiers deviendront des meurtriers ; les malades couchés dans la salle seront des cadavres ; les tisanes auront le goût du vin, de l'absinthe, etc. De même que les hallucinations, les illusions sont pénibles, mobiles, se reproduisent par la suggestion.

Dans le délire toxi-alcoolique, les hallucinations et les illusions commandent les conceptions délirantes et leurs réactions. Comme, généralement, les troubles sensoriels sont de nature pénible, on observe le plus souvent des idées mélancoliques et des idées de persécution. Les idées de grandeur n'apparaissent guère que lorsque l'accès délirant survient à une période avancée de l'alcoolisme chronique, et elles seraient alors prémonitoires de la paralysie générale (Magnan).

De même que les hallucinations qui les ont suscitées, les conceptions délirantes sont mobiles; aussi n'arrivent-elles pas à se systématiser. Mais les unes comme les autres, elles s'imposent à la conscience avec une telle force, qu'elles provoquent souvent des réactions extérieures intenses. Ces réactions varieront naturellement avec le caractère des hallucinations : le malade s'il se croit poursuivi, s'agite, court, crie des injures, des menaces, appelle au secours, saisit une arme dont il frappe ceux qui l'entourent et qu'il prend pour des ennemis ; ou bien, afin d'échapper à un danger imminent, il s'élance par la fenêtre et se blesse ou se tue. En somme, le buveur présente alors *l'aspect maniaque.* D'autres fois, le sujet croit avoir commis un crime, il est pris de remords, se considère comme un misérable ; dans certains cas même, il vient se livrer à la justice et demande à être jugé (*délire d'auto-accusation*) ; la conviction de la réalité du fait affirmé est parfois très tenace et dure autant que l'accès délirant. Quelques malades se voient trompés par leur femme, abandonnés de chacun, plongés dans la misère, ou bien ils assistent à l'enterrement de tous leurs parents. Lorsque les idées et les hallucinations de nature triste sont ainsi prédominantes, le sujet prend l'aspect du *mélancolique* ; il en a les soupirs, les gémissements, l'attitude en flexion, enfin et surtout, les idées de suicide.

Au sujet des idées de suicide, dans l'alcoolisme, il convient d'ouvrir ici une parenthèse. Des tentatives de suicide peuvent être commises au cours de l'ivresse, mais il s'agit alors en général d'un buveur d'habitude : l'intoxication aiguë a poussé à l'extrême des tendances qui existaient antérieurement. Quelques éthyliques, prédisposés par l'action dépressive de l'alcool, cherchent à se tuer, soit qu'ils aient conscience de leur incapacité à résister à leur penchant et qu'ils se considèrent comme indignes de vivre, soit, et c'est le cas le plus fréquent, qu'ils veuillent échapper à la misère et aux déboires de toute sorte, qui sont la conséquence de leur intempérance. Mais c'est au cours du délire toxi-alcoolique, que l'on compte le plus grand nombre de suicides, chez les buveurs, alors même que l'on a éliminé les cas où le malade se tue par accident, en cherchant par exemple à échapper à ses hallucinations. Le malade se détruit à cause de la nature pénible des hallucinations qu'il éprouve, du caractère triste ou effrayant de son délire, et de l'anxiété dans laquelle il est plongé ([1]).

Des statistiques nombreuses montrent la progression parallèle des suicides et de l'alcoolisme ([2]), ainsi que la fréquence de l'intempérance dans les antécédents des suicidés.

A côté des faits ci-dessus, où l'alcoolique délirant ressemble tantôt au maniaque, par son agitation et ses violences, tantôt au mélancolique, par sa dépression et ses tentatives de suicide, il est des cas où les hallucinations acquièrent une intensité si grande et revêtent un caractère tellement effrayant, que le malade, comme sidéré, n'ose plus faire un mouvement, reste les yeux fixes, la bouche ouverte laissant écouler la salive, demeure à peu près insensible à toutes les excitations venues de l'extérieur, en un mot, est dans la stupeur.

Suivant que prédomine l'agitation, la dépression ou la stupeur, on a pu décrire au délire toxi-alcoolique des formes distinctes : *manie alcoolique, mélancolie alcoolique, stupeur alcoo-*

---

([1]) G. LALANNE. Des états anxieux dans les maladies mentales. XII<sup>e</sup> Congrès des médecins aliénistes et neurologistes de France. Grenoble, 1902.

([2]) GARNIER. *Loc. cit.*

*lique*. Le *delirium tremens* de certains auteurs, forme la plus fréquente, est celle qui coexiste avec de l'agitation maniaque ; la majorité des *accidents subaigus* de Lasègue pourraient se classer dans la forme mélancolique.

| DATES | PAYS | NOMBRE de suicides | PRODUITS par l'alcool sur 100 | AUTEURS |
|---|---|---|---|---|
| 1812 à 1821 | Berlin | . . . . . . . . . | 25 | Casper. |
| 1849 | France | 3 583 | 6,69 | Lunier [1]. |
| 1869 | » | 5 114 | 12,98 | Lunier [2]. |
| 1861 à 1885 | » | | 11,44 | Claude [3]. |
| 1834 à 1843 | » | 4 595 | 8,66 | Brierre de Boismont [4]. |
| 1858 à 1867 | Russie | 544 | 20 | Gubner [5]. |
| 1898 | Suisse | | 30 | Marthaler [6]. |

[1] LUNIER. Du rôle que jouent les boissons alcooliques dans l'augmentation du nombre des cas de folie et de suicide. *Ann. méd. psy.*, 1872, t. I.

[2] LUNIER. *Loc. cit.*

[3] Rapport du sénateur Claude (des Vosges), analysé par Motet. *Ann. méd. psy.*, 1888, t. II.

[4] BRIERRE DE BOISMONT. Du suicide et de la folie suicide.

[5] GUBNER. Le suicide à Saint-Pétersbourg. *Archives de méd. lég. et d'hyg. publique*, 1868.

[6] MARTHALER. Victimes de l'alcoolisme. VIIe Congrès intern. contre l'abus des boissons alcooliques, 1899.

Avec M. Magnan, il faut penser que « entre ces différents « états, maniaque, mélancolique, stupide, on pourrait interca-« ler de nombreux intermédiaires pour reproduire fidèlement « les aspects multiples sous lesquels se présentent les alcoo-« liques ; mais ces divisions reposant sur des caractères fugaces, « passagers, sans action sur la marche de la maladie et ne « donnant prise à aucune indication thérapeutique, ont une « importance trop secondaire pour nous y arrêter. » On doit ajouter qu'au cours d'un même accès délirant, le sujet peut passer successivement par ces diverses formes, puisqu'il adapte son délire et ses réactions à la nature de ses hallucinations, et que celles-ci sont essentiellement mobiles.

Les troubles psychiques qui viennent d'être étudiés s'accompagnent de modifications dans l'état physique du malade.

Le premier symptôme, celui qui, dans certains cas, acquiert une telle intensité qu'il a été considéré comme caractéristique de la maladie, est le tremblement (delirium *tremens*). Parfois, ce trouble de l'innervation musculaire ne diffère en rien de celui qui existait avant les accidents délirants, tremblement fin, augmentant dans l'effort, présentant de sept à huit oscillations par seconde, et siégeant à la face, à la langue, aux extrémités des membres. Généralement, dans le délire toxi-alcoolique, le tremblement est plus marqué ; tantôt il prédomine dans une partie du corps, tantôt il se généralise. En appliquant la main sur le malade, on se rend compte des secousses musculaires ; en le découvrant, on voit même les ondulations et les frémissements qui parcourent ses muscles. L'intensité du tremblement n'est en rapport ni avec le degré de l'agitation, ni avec la nature du délire ; mais sa généralisation et sa persistance sont d'un fâcheux pronostic (Magnan). Il arrive que le tremblement de la langue et de la face soit assez intense pour produire des troubles de la parole.

Comme autre trouble moteur, voisin du tremblement, on a signalé le nystagmus (Dagonet). Le signe de Quinquaud [1] existe, comme dans l'intoxication chronique. Pour constater ce signe, on ordonne aux malades d'étendre les doigts, et on l'applique contre l'extrémité de ceux ci, perpendiculairement et en exerçant une légère pression, la face palmaire de sa propre main. L'opérateur éprouve, au bout de quelques instants, la sensation de frottements osseux : ce sont les phalanges du malade qui s'entrechoquent. Ce serait là un signe très sensible de l'intoxication éthylique.

La fréquence (57,1 p. 100 des cas) [2] de la contraction idio-musculaire, en dehors de la tuberculose, révèle les troubles de la nutrition.

En outre des troubles de la sensibilité qui relèvent direc-

---

[1] Aubry. Un nouveau signe physique spécial à l'intoxication alcoolique « le signe de Quinquaud ». *Arch. de neur.*, 1901.

[2] Soukanoff et Samouchkine. Contraction idio-musculaire dans les psychoses. *Rev. neurol.*, 1901, p. 735.

tement de l'intoxication chronique, il faut signaler, comme particulièrement remarquable, dans le délire toxi-alcoolique, la céphalée, qui existerait dans les 3/4 des cas (Dagonet), et l'insensibilité à la douleur et aux malaises physiques. On a vu des malades « marcher en s'appuyant sur leurs membres brisés… ; « quelques-uns, opérés de hernies, introduisaient leurs doigts « dans la plaie et s'amusaient froidement à dérouler leurs intes- « tins, comme s'ils faisaient cette manœuvre sur un cadavre. » (Dupuytren).

Au cours de l'accès délirant, on a signalé la fréquence de l'inégalité pupillaire (Ball, Régis), symptôme de peu de valeur, attendu qu'on le rencontre communément dans toutes les psychoses. Minck ([1]) a observé le myosis, à la période d'état, et la mydriase, à la phase terminale.

Pendant les accès délirants, on doit surveiller l'état de la température, car elle fournit de précieuses indications pronostiques. Dans les cas bénins, elle reste normale, ou ne s'élève guère qu'à 38°,2, 38°,3. Lorsque l'agitation ou le tremblement sont excessifs, elle atteint 39°, 39°,5. Habituellement, après deux ou trois jours, la colonne thermométrique tombe aux environs de 37°. Dans quelques cas, en dehors de toute complication viscérale, le thermomètre monte à 40°, 41° ; le pronostic est alors extrêmement grave, s'il n'y a pas de rémission après trois jours D'autre part, Lœvenhardt (cité par Féré) ([2]) a constaté une hypothermie atteignant 30°,8 et 25°,7.

Le pouls suit généralement la température. Dans les cas avec hyperthermie, il est petit, faible, et oscille entre 100 et 120.

Les urines sont rares et colorées. L'albuminurie existerait dans 33 à 40 p. 100 des cas ([3]). West ([4]) a trouvé de l'acétone.

Dans les formes graves on observe des sueurs profuses.

---

([1]) Minck. Diagnose pupillaire, *The Alienist and Neurologist*, 1895.

([2]) Féré. Les troubles de l'intelligence. *Traité de path. génér.* de Bouchard, t. VI. Masson, 1903.

([3]) Fuertsner. De l'albuminurie chez les alcooliques. *Arch. f. Psych.*, 1875-76. Weinberg, *Berliner Klinische Wochenschrift*, 1876.

([4]) Cité in *Traité de Path. génér.* de Bouchard, t. V, p. 137.

Nous avons vu qu'en se basant sur les caractères des troubles psychiques, on pouvait distinguer, dans le délire toxi-alcoolique, les formes : maniaque, mélancolique, stupide, formes d'ailleurs imprécises, les cas intermédiaires étant plus nombreux que les cas types. En se plaçant au point de vue de l'intensité des symptômes, il convient d'admettre les formes *subaiguë*, *aiguë* et *suraiguë*. Ce sont là, non des espèces distinctes, mais de simples variétés cliniques ne différant les unes des autres ni par la nature de la cause qui les a produites, ni par les caractères des troubles psychiques, et pouvant se succéder l'une à l'autre, au cours du même accès (Delasiauve).

La variété *subaiguë* du délire toxi-alcoolique se manifeste presque toujours sous la forme mélancolique ; elle est apyrétique, s'accompagne d'insomnie, de tremblement, de troubles digestifs, évolue en 5 ou 6 jours, et se termine habituellement par la guérison. Elle comprend les 3/4 des cas d'accès délirants que l'on observe chez les alcooliques.

Le délire toxi-alcoolique *aigu* s'accompagne généralement d'agitation motrice : le tremblement est intense, la face se congestionne, les yeux sont brillants, la peau devient chaude et parfois se couvre d'une sueur profuse, la température s'élève au-dessus de la normale, pour retomber à 37°, après deux ou trois jours. C'est dans cette variété, que le délire hallucinatoire acquiert son intensité la plus grande, et que l'on observe le plus souvent des réactions violentes. A titre de complication fréquente, il faut signaler les crises d'épilepsie toxique. Sauf des complications ou un accident (suicide), la guérison est habituelle et survient en huit ou dix jours.

La forme *suraiguë* a été distinguée par Delasiauve (¹), qui en a bien décrit les symptômes physiques : « Ce qui distingue sur- « tout la forme suraiguë, c'est la prodigieuse activité nerveuse. « Le malade n'a ni paix, ni trêve ; aucune partie du corps n'est « exempte d'agitation ; les membres tremblent ; vultueuse, « rouge, violacée même, la face grimace par le frémissement « prononcé de ses muscles, les yeux roulent dans leur orbite ;

---

(¹) DELASIAUVE. D'une forme grave de delirium tremens. *Rev. méd.*, 30 avr. 1852.

« la peau, chaude et brûlante, s'humecte d'une sueur profuse,
« visqueuse, exhalant parfois une odeur alcoolique. La langue
« peut conserver la fraîcheur naturelle ; elle est plus souvent
« desséchée sur ses bords, à sa surface, et couverte, de même
« que les lèvres, de croûtes fuligineuses. Communément la
« soif est vive, inextinguible, la respiration plus ou moins
« gênée ; l'altération des traits indique une prostration pro-
« fonde ; quant au pouls, tantôt accéléré et déprimé, d'autres
« fois il contraste, par son rythme presque normal, avec l'en-
« semble des symptômes ». La fièvre s'élève rapidement à
40°, 41°, et se maintient à ce niveau jusqu'à la fin.

Dans cette forme clinique, le délire hallucinatoire est capable
d'acquérir un degré d'acuité extrême ; mais parfois les troubles
délirants et sensoriels sont d'une assez faible intensité, et les
troubles de la conscience, assez peu marqués, pour permettre
un examen régulier du malade (Magnan).

On portera le diagnostic du délire toxi-alcoolique suraigu,
avec le pronostic grave qu'il comporte, en se basant, non sur le
caractère ou le degré des troubles délirants, mais *sur la persistance de l'hyperthermie, sur l'intensité, la généralisation et
la continuité du tremblement* (Magnan).

A la période d'excitation, qui dure habituellement sept ou
huit jours, succède la période de collapsus, si les phénomènes
morbides ne s'atténuent pas. La figure du malade se tire, son
agitation cesse : à peine quelques soubresauts des tendons le
secouent par intervalles. Le délire et les hallucinations disparaissent ; on entend un marmottement inintelligible ; les aliments et les boissons sont refusés ; enfin la mort survient,
après 24 ou 48 heures, parfois avec une température très élevée
(43°). Une amélioration passagère de tous les symptômes physiques et intellectuels précède dans quelques cas la terminaison fatale, qui survient subitement, alors que l'on commen-
çait à espérer une heureuse issue (Chauffard).

Cette variété du délire toxi-alcoolique s'observe chez d'anciens alcooliques porteurs de lésions méningées, chez les
individus affaiblis par la misère physiologique ou sociale, ou
bien encore profondément infectés (pneumonie, érysipèle,
etc.). Elle pourrait rentrer dans le syndrome décrit en psy-

chiatrie sous le nom de « délire aigu » (¹) ; elle relève de la même pathogénie, l'infection ou l'auto-intoxication agissant sur un cerveau déjà lésé ; elle procède des mêmes lésions, hyperhémie exsudative et diapédèse inflammatoire ; elle présente la même symptomatologie générale, qui se ramène à la confusion mentale hallucinatoire , avec agitation motrice automatique et dénutrition générale rapide ; elle comporte le même pronostic, qui est ordinairement fatal.

Les analogies qui rapprochent le délire toxi-alcoolique sur-aigu et le syndrome « délire aigu », tiennent à ce que l'un et l'autre ne sont que la traduction, dans leur degré extrême, de phénomènes toxi-infectieux agissant sur l'axe cérébro-spinal ; les différences qui les séparent résultent de la nature particulière de la cause et du terrain qui sont en jeu chez l'alcoolique chronique.

Le délire toxi-alcoolique évolue en peu de temps. Habituellement il dure de quatre à six jours. On a observé des cas où il se termine en quelques heures. Certains auteurs parlent d'accès ayant duré trois ou quatre semaines (Ware) ; mais, dans les faits de ce genre, le délire toxi-alcoolique n'est pas seul en cause, et une psychose secondaire est venue le compliquer.

Les accidents apparaissent, comme il a été dit, la nuit d'abord. Plus ou moins vite, parfois avec une extrême rapidité, ils atteignent leur maximum d'intensité. Ils sont toujours plus marqués pendant la nuit, et le malade est encore en proie à des hallucinations, à des terreurs nocturnes, alors que, pendant le jour, il semble guéri.

Quelquefois les troubles sensoriels persistent encore, alors que le sujet a déjà pris conscience de leur nature morbide. Une idée délirante (idée de persécution, de jalousie), après la disparition des accidents aigus, peut demeurer active pendant quelques jours et servir de point de départ à un délire secondaire.

Le pronostic que comporte le délire toxi-alcoolique a été diversement apprécié. Marcé donne une mortalité de 3 p. 100 ;

---

(¹) Carrier. Du délire aigu. Congrès des aliénistes et neurologistes de France. Limoges, 1901.

Earle (¹), de 6 p. 100; Hermann, de 8,82 à 16 p. 100; Ball, de 15 p. 100; Krafft-Ebing, de 35 p. 100; Rose, de 50 p. 100. Cette différence dans les évaluations tient à la diversité des milieux d'observation ; les cas observés à l'hôpital sont plus graves que ceux observés à l'asile.

Il est de règle que les faits classés dans les variétés subaiguë et aiguë guérissent, tandis que le délire suraigu se termine généralement par la mort.

Le pronostic du délire toxi-alcoolique est aggravé par la maladie infectieuse au cours de laquelle il a pu apparaître. Parfois on voit, après deux ou trois jours, évoluer une pneumonie du sommet, qui se termine en général défavorablement. La gêne de la circulation et de la respiration, que provoque l'application de la camisole de force ou le maintien au lit, est capable d'entraîner de graves complications organiques et une issue fâcheuse.

Les crises convulsives assombrissent le pronostic, lorsqu'elles se répètent, et les états délirants qui leur font suite prolongent la durée des troubles psychiques. L'hémorrhagie méningée est encore une redoutable complication de l'accès de délire ; elle coexiste généralement avec la forme suraiguë, et provoque des accidents convulsifs et paralytiques.

A la suite du délire toxi-alcoolique, on voit survenir, chez certains prédisposés, des états maniaques ou mélancoliques, ou bien encore un délire, plus ou moins bien systématisé, de persécution, de jalousie. Ces troubles délirants ne doivent pas être considérés comme d'origine toxique : les accidents éthyliques ont simplement mis en branle une prédisposition restée latente jusque-là (Joffroy). Il faudra craindre l'éclosion d'une complication vésanique, lorsque l'on verra les troubles psychiques durer plus d'un septenaire, malgré l'abstinence, ou lorsque les hallucinations de l'ouïe revêtiront une intensité inaccoutumée, ou bien encore quand le malade formulera de fausses interprétations.

Après tout accès de délire toxi-alcoolique, on constate que l'ensemble des symptômes, tant psychiques que physiques, qui

---

(¹) *Ann. méd. psy.*, 1850. p. 466.

caractérisent l'intoxication chronique par l'alcool, ont subi une aggravation plus ou moins grande. L'affaiblissement des facultés intellectuelles et morales reste rarement assez peu marqué pour échapper à des yeux prévenus ; quand la déchéance mentale était manifeste avant l'épisode aigu, on s'aperçoit qu'elle a augmenté à la suite de la crise.

Lorsqu'un internement prolongé n'a pas été imposé au malade, la reprise rapide des habitudes d'intempérance, après un tel avertissement, est la signature de l'affaiblissement du pouvoir critique. La diminution de la résistance organique et psychique favorise la rechute, à laquelle on peut considérer comme fatalement voué tout alcoolique ayant déliré, qui ne cesse pas de boire (Legrain, Guiard). La rechute est caractérisée par le peu d'importance de sa cause occasionnelle, par la lenteur de la convalescence et par la fréquence des complications.

A mesure que les rechutes se répètent, l'intervalle de temps qui les sépare devient de moins en moins long ; elles sont suivies d'une déchéance intellectuelle de plus en plus profonde. Mais certains sujets, des dégénérés héréditaires (Magnan), par suite d'une tendance à délirer sous l'influence du plus léger excès alcoolique, peuvent être internés 25, 30 fois, sans aboutir à la démence.

Il est facile de distinguer le délire toxi-alcoolique des autres formes vésaniques, grâce aux symptômes de la confusion mentale hallucinatoire joints aux signes de l'alcoolisme chronique, mais à la condition que l'on ait soin de ne pas imputer à l'alcool des troubles qui relèvent d'une autre cause, toxique ou infectieuse. L'erreur habituelle de diagnostic consiste à rapporter à l'alcoolisme un délire toxique de tout autre origine.

L'iode, l'iodoforme, la glycérine, la quinine, l'éther, le café, le thé, l'atropine, le datura, la mandragore, d'après Legrain ([1]), produisent des troubles psychiques du « type alcoolique » ; l'urémie (Vigouroux), l'insuffisance hépatique (Klippel), les maladies infectieuses (Régis), ont parfois la même action. Le délire d'origine alcoolique n'a pas de caractère propre qui le

---

([1]) LEGRAIN. Etude sur les poisons de l'intelligence. *Ann. méd. psy.*, 1891, p. 220.

distingue des autres délires toxi-infectieux (Toulouse) ; *si les fautes de diagnostic ne sont pas journalières, c'est que l'alcoolisme est l'intoxication de beaucoup la plus répandue, et celle qui s'accompagne le plus souvent de délire.* Pour être en droit d'affirmer l'origine alcoolique des troubles délirants observés, il faut déceler chez le malade, ou observer dans ses antécédents, les stigmates de l'alcoolisme chronique.

La forme maniaque du délire toxi-alcoolique présente des analogies avec la manie ébrieuse ; mais, dans ce dernier cas, le début est brusque et ne se produit pas nécessairement la nuit ; il *succède toujours à un excès* et survient à l'occasion d'une émotion ou d'une colère. L'excitation maniaque, portée souvent jusqu'à la fureur, les impulsions violentes et irrésistibles, les signes de fluxion cérébrale, la courte durée de l'accès, le sommeil profond et prolongé qui succède à l'agitation, et à la suite duquel on constate l'amnésie, sont autant de signes qui caractérisent suffisamment la manie ébrieuse.

Il faut encore distinguer du délire toxi-alcoolique les états de confusion mentale hallucinatoire qui succèdent aux crises d'épilepsie. Ce sont l'existence d'antécédents comitiaux, les signes de l'épilepsie, l'amnésie constante après l'accès délirant, qui éclairent le diagnostic. Lorsque les phénomènes convulsifs surviennent au cours du délire toxi-alcoolique, il n'est guère possible de distinguer les troubles psychiques procédant de la psychose, de ceux qui incombent à la névrose.

Lorsque le délire toxi-alcoolique survient chez un buveur présentant déjà des lésions cérébrales ou méningées, il peut simuler certains états observés dans la paralysie générale, car, outre l'obnubilation intellectuelle, les troubles sensoriels, le tremblement, on constate des altérations des réflexes pupillaires et des hésitations dans la parole. Les antécédents alcooliques du malade n'éclairent pas le diagnostic, puisque la paralysie générale est parfois l'aboutissant de l'alcoolisme chronique. L'évolution ultérieure lèvera seule les doutes : les accidents d'origine alcoolique disparaissent par l'abstinence, ceux qui sont causés par la maladie de Bayle persistent, malgré tous les traitements, en transformant ou en conservant leur premier aspect clinique. Ces délires toxi-

alcooliques accompagnés de symptômes « pseudo-paralyti-
ques » doivent faire redouter pour l'avenir l'éclosion d'une
paralysie générale véritable.

Parfois, enfin, le délire toxi-alcoolique simule la méningite,
non seulement chez les adultes, mais aussi chez les enfants [1].
Des signes de localisation cérébrale (strabisme, paralysies, épilepsie jacksonienne) permettent généralement, à un moment
donné, de faire le diagnostic.

*Psychose polynévritique.* — La psychose polynévritique ne
relève pas toujours de l'alcoolisme ; d'autres agents toxiques
ou infectieux sont aptes à réaliser ce syndrome. Mais la très
grande majorité des observations publiées se rapporte à des
alcooliques chroniques : sur 19 cas étudiés par Jolly [2], 18
avaient pour cause l'intempérance habituelle.

Charcot [3], le premier, avait signalé l'existence de troubles
mentaux dans les polynévrites ; mais Korsakoff [4] établit l'en-
tité morbide : *psychose polynévritique* ou *cérébropathie psychique toxémique*, et en donna une description restée classique.
Parmi les auteurs qui se sont récemment occupés de cette
question, il faut citer Ballet [5], Chancellay [6] dans sa thèse
inspirée par Trénel, le professeur Joffroy, dans ses leçons cliniques (févr. 1902), et tout récemment J. Crocq [7].

Le syndrome de Korsakoff s'observe en général chez des
alcooliques chroniques avérés, principalement du sexe féminin.
L'infection syphilitique et surtout l'infection tuberculeuse se
surajoutent fréquemment à l'intoxication exogène.

---

[1] AUSSET. Sur un cas d'alcoolisme aigu chez un nourrisson ayant parfaitement
simulé une méningite. *Bull. de la Soc. cent. de méd.* du départ. du Nord, 1899 (*Rev. de
Neurol.*, 1899).

[2] JOLLY. *Charité Annalen*, 1897 (cité par Chancellay).

[3] CHARCOT. Les paralysies alcooliques. *Gaz. des hôp.*, août 1884.

[4] KORSAKOFF. *Archiv. f. Psych.*, 1886, et *Rev. phil.*, 1887.

[5] BALLET et FAURE. Contrib. à l'anat. path. de la psychose polynévritique et de
certaines formes de confusion mentale. *Presse med.*, 1898.
BALLET. La psychose polynévritique. X^e Congrès des aliénistes et neurologistes de
France. Marseille, 1899.

[6] CHANCELLAY. La psychose polynévritique. Thèse de Paris (Boyer), 1901.

[7] J. CROCQ. Deux cas de confusion mentale polynévritique. *Bull. de la Soc. de
med. ment. de Belgique*, février 1903 (bibliographie complète).

La psychose polynévritique peut être la première manifestation évidente de l'alcoolisme ; parfois elle fait suite à des accidents nerveux ou viscéraux.

Les troubles mentaux et les troubles névritiques se développent, tantôt simultanément, tantôt successivement. La polynévrite n'offre rien de particulier ; d'ordinaire, les manifestations en sont intenses, généralisées, mais dans quelques rares cas, au contraire, elles sont réduites au minimum ou manquent même tout à fait. La polynévrite évolue parallèlement aux troubles psychiques et disparaît généralement avant eux.

Au point de vue mental, Ballet distingue trois formes : la forme délirante, la forme de confusion mentale, la forme amnésique. Nous prendrons comme type, pour la description clinique, la forme amnésique ; les deux autres ne sont que des variétés dans lesquelles le délire ou la confusion acquièrent une importance particulière.

La psychose polynévritique se présente comme un mode de réaction psychique à l'intoxication alcoolique, dont les caractères sont si particuliers qu'ils en font une des espèces nosologiques les mieux définies de la psychiatrie.

Ces caractères sont : *l'amnésie, les racontages, la suggestibilité*. L'amnésie, signalée déjà par Charcot, offre des caractères spéciaux : non systématisée, elle englobe des souvenirs de toutes les catégories ; lacunaire, elle épargne certains faits ; mobile, les événements oubliés la veille peuvent être remémorés le lendemain, et inversement. Le trouble de la mémoire porte, à la fois, sur le réveil des images anciennes *(amnésie de reproduction)* et sur la fixation des représentations nouvelles *(amnésie de fixation)*. Le malade vit ainsi dans un monde étrange, où les faits journaliers les plus simples et les plus insignifiants, n'étant plus reconnus ni identifiés, deviennent nouveaux et curieux.

Spontanément, ou à la suite des questions qu'on lui pose, le sujet raconte, d'une façon correcte et en multipliant les détails, des faits inexacts, puérils, mais non absurdes en eux-mêmes. Ce sont les racontages. Par exemple, sans avoir reçu de visites depuis longtemps et bien que confiné au lit depuis des semaines, il dira que la veille un ami est venu le voir, lui a donné des friandises ; qu'ils sont allés ensuite se promener sur les boulevards, etc. La suggestibilité est si grande que l'on peut, en variant les termes des questions, obtenir du malade des réponses contradictoires : il s'engage passivement dans la voie qui lui est indiquée par son interlocuteur et conclut, avec la même indifférence, par la négative ou par l'affirmative.

La suggestibilité, les racontages, l'amnésie, permettent de diagnostiquer facilement le syndrome de Korsakoff, même quand la polynévrite est peu marquée.

Des symptômes accessoires et inconstants peuvent se surajouter. C'est ainsi qu'on observe, en dehors des perversions sensorielles relevant directement de l'intoxication et disparaissant rapidement par l'abstinence, des hallucinations, ou plutôt des illusions, liées aux troubles de la sensibilité : un malade se plaignait d'avoir dans son lit de la vaisselle, des bouteilles d'eau chaude et craignait de les briser ; un autre demandait qu'on enlevât le petit enfant couché à ses côtés, ayant peur de l'étouffer ; une malade de Trénel, quand on lui prenait le pouls, « s'essuyait précipitamment les mains, pour ôter la purée de pommes de terre dont elle les croyait couvertes ».

Tous ces symptômes évoluent sur un fonds d'affaiblissement intellectuel, où prédominent, selon les cas, la confusion mentale, les réactions expansives ou les réactions mélancoliques.

La psychose polynévritique comporte un mauvais pronostic ; dans les cas les plus heureux, la maladie évolue lentement et n'aboutit à la guérison qu'après plusieurs mois ; parfois, les troubles moteurs seuls guérissent, et il persiste de l'affaiblissment intellectuel ou même de la démence complète. Dans les cas graves, la mort survient en quelques semaines, exceptionnellement en quelques jours, par propagation de la névrite aux nerfs bulbaires, par complications cardiaques ou pulmonaires, par décubitus aigu. La statistique de Chancellay donne 10 morts sur 12 cas observés ; celle de Jolly (cité par Chancellay), 12 morts sur 46 hommes. et 7 sur 14 femmes.

*Epilepsie.* — Des rapports multiples unissent entre eux l'alcoolisme et le mal comitial.

Les épileptiques font très souvent des excès de boisson, car, comme tous les dégénérés, ils éprouvent une grande appétence pour les poisons du système nerveux. Wartmann compte 206 ivrognes sur 452 épileptiques ([1]). Le sujet atteint de névrose comitiale, qui s'adonne à l'alcool, voit augmenter le nombre et l'intensité de ses crises. L'intoxication se manifeste très vite par des troubles psychiques, accompagnés parfois de réactions dangereuses. Le pronostic est mauvais : si l'habitude de boire est ancienne, il faut considérer le malade comme incurable et voué à une démence prochaine.

Au chapitre : Alcoolisme héréditaire, nous avons eu à envisager l'intervention de l'alcoolisme des parents, dans la production, des convulsions infantiles et de l'épilepsie dite essentielle. Aussi ne ferons-nous actuellement que la signaler.

A côté des faits que nous venons d'indiquer — coexistence de l'intempérance et du mal comitial, épilepsie par hérédo-alcoolisme — il en est d'autres où la névrose relève directement de l'intoxication.

La fréquence de l'épilepsie d'origine alcoolique a été très diversement appréciée, suivant les auteurs et, semble-t-il, suivant les pays : pour 100 buveurs délirants, Magnan et Bouchereau comptent 5 à 8 cas d'épilepsie alcoolique ; Drouet ([2]), 10 ; Krafft-Ebing, 10 ; Fürstner, 31 ; Westphall, 33 ; Mœli ([3]), 36 à 40. D'après Bucelli ([4]), sur 100 cas d'épilepsie, 2 seulement se rattacheraient à l'alcoolisme ; d'après Stepanoff ([5]), la proportion serait de 46 p. 100. En présence de résultats aussi dissemblables, il est impossible de donner un chiffre moyen.

Il faut distinguer, chez les alcooliques, l'épilepsie toxique de l'épilepsie due à des lésions du cerveau et de ses enveloppes ; généralement l'une survient au début de l'intoxication, l'autre à la période terminale.

*a*). Dans l'épilepsie alcoolique d'origine toxique, les phéno-

---

([1]) **Wartmann**. Alkoholismus und Epilep. *Arch. f. Psych. u. Nervenheilkde*, 1897.

([2]) **Drouet**. Recherches sur l'épilepsie alcoolique. *Ann, méd. psy.*, 1875, t. I.

([3]) **Mœli**. Une remarque relative à l'épilepsie alcoolique. *Neurol. Centralbl.*, 1885.

([4]) **Bucelli**. Il policlinico, 1898. *Rev. Neurol.*, 1898.

([5]) **Stepanoff**. *Vratch*, 1899. *Rev. de neurol.*, 1900.

mènes convulsifs ont été rapportés aux essences contenues dans les boissons, et en particulier à l'absinthe [Trousseau et Pidoux (¹), Magnan (²)], ou bien encore à l'alcool lui-même [Lancereaux (³), Lévy (⁴), Drouet (⁵), Westphal, Mœli (⁶)].

Le professeur Joffroy (⁷) a démontré par la clinique et par l'expérimentation, « que pour faire de l'épilepsie, il faut une apti- « tude pathologique spéciale, *l'aptitude convulsive*, provenant « d'une déviation de l'organisme ». L'individu qui présente cette aptitude convulsive pourra la manifester indifféremment après des excès de vin ou après des excès d'absinthe : la névrose existait à l'état latent, et l'intoxication a joué un simple rôle de cause occasionnelle, comme aurait pu le faire un traumatisme.

Cette conception pathogénique a l'avantage d'expliquer les variations de la fréquence de l'épilepsie alcoolique, suivant les pays et suivant les époques, d'expliquer encore l'immunité ou la susceptibilité de certains sujets vis-à-vis des agents épileptogènes, enfin, de faire comprendre ces cas où la névrose comitiale succède à des attaques d'origine toxique.

Une crise convulsive peut survenir après un seul excès accidentel de boissons alcooliques: Dagonet (⁸), Drouet, Magnan, Bucelli, etc., en ont rapporté des exemples. En général, l'épilepsie est une manifestation de l'intoxication chronique. Au début, les phénomènes comitiaux ne se produisent qu'à l'occasion d'abus plus considérables que de coutume ; « dans les « deux tiers des cas ils coexistent (Drouet) avec le *delirium tre-*

---

(¹) Trousseau et Pidoux. Traité de thérapeutique.

(²) Magnan. *Loc. cit.* et *Soc. de biol.*, 1868. — *France méd.*, 1871.

(³) Lancereaux. *Loc. cit.*

(⁴) Lévy. Traité d'hygiène, t. II, 1862.

(⁵) Drouet. *Loc. cit.*

(⁶) Mœli. *Loc. cit.*

(⁷) Joffroy et Serveaux. Mensuration de la toxicité vraie de l'alcool éthylique. Symptômes de l'intox. aiguë et de l'intox. chron. par l'alcool éthylique. *Arch. de méd. expérim. et d'anat. path.*, n° 4, juillet 1897.
Joffroy. De l'épilepsie et des convulsions dans l'expérimentation animale. *Soc. de Neurol. de Paris*, 1ᵉʳ fév. 1900. — De l'aptitude convulsive. Des rapports de l'alcoolisme et de l'absinthisme avec l'épilepsie. *Gaz. hebd.*, fév. 1900.

(⁸) Dagonet. De l'alcoolisme au point de vue de l'aliénation mentale. *Ann. méd. psy.*, 1873, t. I.

*mens* ». Plus tard, quand la résistance cérébrale du buveur s'est affaiblie, il leur arrivera de se manifester en dehors de toute modification du régime habituel.

Magnus Hüss estimait que l'abstinence serait capable de provoquer le retour des attaques ; il est probable que dans les cas observés par lui, il existait des lésions organiques tardives de l'intoxication.

L'épilepsie alcoolique se manifeste par des vertiges ou par des attaques dont les caractères cliniques sont identiques à ceux de l'épilepsie ordinaire. Les vertiges et les attaques éclatent souvent par séries ; la mort peut survenir à la suite de crises subintrantes (¹).

Fréquemment, après les troubles convulsifs ou vertigineux, le malade reste dans un état de confusion mentale hallucinatoire, avec réactions maniaques extrèmement intenses, durant lequel il lui arrivera de se livrer à des impulsions suicides ou homicides. Revenu à l'état normal, le sujet a perdu le souvenir de sa crise et de son délire.

La nature alcoolique des troubles observés n'est décelable que par les commémoratifs et par les caractères de l'évolution : l'épilepsie toxique des buveurs guérit par l'abstinence.

On rencontre des alcooliques chroniques chez lesquels les phénomènes convulsifs relèvent de l'urémie ; le pronostic est lié alors à celui de l'affection rénale.

Comme dans la névrose comitiale, l'accès d'épilepsie alcoolique peut être remplacé par un *équivalent*. Souques (²) a observé un dipsomane se livrant à des fugues subconscientes, à la suite des excès paroxystiques. Crothers (cité par Krafft-Ebing) a décrit, chez les buveurs, des états de rêve avec automatisme ambulatoire, suivis d'amnésie. La manie ébrieuse et la dipsomanie sont considérées par certains auteurs comme des équivalents épileptiques.

Chez des enfants, assurément prédisposés, on a observé des attaques convulsives dues à l'allaitement par une nourrice

---

(¹) **Lasègue**. Alcoolisme subaigu. *Arch. gén. de méd.*, 1869.

(²) **Souques**. Automatisme ambulatoire chez un dipsomane. *Arch. de Neur.*, 1892. t. II.

alcoolique (¹). Les convulsions surviennent en série ; elles coexistent avec un bon état général. La preuve de l'origine alcoolique des phénomènes éclamptiques est donnée par leur disparition après le changement de la nourrice.

*b*). Au cours de l'alcoolisme chronique, lorsque l'intoxication a produit des lésions organiques des centres nerveux, on voit, dans certains cas, survenir des *attaques épileptiformes*, comparables, au point de vue clinique et pathogénique, à celles observées dans la paralysie générale. Les attaques sont souvent précédées de symptômes prémonitoires : le malade se plaint de céphalée, d'éblouissements ; il est obligé de garder le lit ; ses yeux sont congestionnés, sa face est vultueuse, sa parole embarrassée ; la torpeur intellectuelle est plus marquée que de coutume.

Les convulsions peuvent être généralisées, et l'ensemble clinique habituel d'une crise d'épilepsie est alors réalisé. Dans d'autres cas, les phénomènes spasmodiques sont limités à un côté du corps, à la face, à un membre, à un groupe de muscles ; le malade reste plus ou moins conscient et conserve le souvenir de sa crise.

Les phénomènes convulsifs alternent souvent, chez le même sujet, avec des attaques apoplectiformes et syncopales, suivies ou non de troubles paralytiques et aphasiques. Ce fait, joint à l'aspect clinique, permet de distinguer l'épilepsie alcoolique du début, des attaques épileptiformes tardives. De plus, celles-ci surviennent en dehors de tout excès de boisson, et l'abstinence n'en supprime pas le retour. Leur pronostic est mauvais ; elles sont l'indice de lésions définitives, et peuvent hâter, par elles-mêmes, l'apparition des complications terminales et du marasme.

*Hystérie.* — L'existence de l'hystérie toxique, de *l'hystérie alcoolique*, en particulier, a été signalée pour la première fois en 1886, par Debove (²). L'année suivante, Achard (³), dans sa

---

(¹) Vernay. Convulsions par alcool, chez un nouveau-né. *Lyon méd.*, 1872.

H. Meunier. Convulsions du nouveau-né provoquées par l'alcool. de la nourrice. *Journ. de méd. et de chir. prat.*, 1898.

Combe (Lausanne). Alcoolisme chez l'enfant. *Ann. de méd. et de chir. infant.*, 1898.

(²) Debove. De l'apoplexie hystérique, *Soc. de méd. des hôpitaux*, 1886.

(³) Achard. De l'apoplexie hystérique. Thèse de Paris, 1887.

thèse, en rapporte deux observations ; Charcot [1] démontre la
nature hystérique de l'hémianesthésie décrite, en 1874, par
Magnan. Depuis, les travaux se sont multipliés sur ce point.

La valeur étiologique de l'alcoolisme, dans la production de
la névrose, est diversement appréciée. Charcot, Achard, ne
voient dans l'intempérance qu'une cause occasionnelle. D'autres
auteurs admettent que l'intoxication suffit, à elle seule, pour
produire l'hystérie ; Guillemin [2] reconnaît cette action à toutes
les boissons enivrantes ; Dreyfous [3] la limiterait volontiers à
l'absinthe.

L'hystérie toxi-alcoolique serait rare d'après Freyhan : sur
120 alcooliques hommes, il ne l'a constatée qu'une fois.

La symptomatologie ne présente rien de particulier ; les
attaques convulsives, l'hémianesthésie, le mutisme, l'apoplexie
sont les symptômes le plus souvent observés. Le diagnostic
étiologique ne peut être fait que par une enquête dans l'entourage ou par la constatation des signes habituels de l'intoxication. Le pronostic est lié à celui de l'alcoolisme.

*Neurasthénie.* — L'ensemble des symptômes qui, au début de
l'intoxication alcoolique, dénotent l'atteinte portée au système
nerveux, réalise souvent le syndrome neurasthénique. Dans un
très grand nombre de cas, dans la majorité d'après Freyhan [4],
l'alcoolique a traversé ainsi une phase neurasthéniforme, avant
de présenter des manifestations morbides plus bruyantes. Ce
mode de réaction vis-à-vis de l'alcool, au lieu d'être un état
transitoire, constitue parfois une variété clinique de l'alcoolisme
cérébro-médullaire [5].

La neurasthénie toxique comporte les stigmates habituels
de la névrose : asthénie musculaire, dépression intellectuelle,
céphalée, troubles dyspeptiques ; on ne peut la reconnaître

[1] **Charcot.** Hémianesthésie hystérique et hémianesthésies toxiques. *Bulletin médical*, 1887.

[2] **Guillemin.** Hystérie alcoolique. *Ann. méd. psy.*, 1888, t. 1.

[3] **Dreyfous.** De l'hystérie alcoolique. *Union méd.*, 1887.

[4] **Freyhan.** Ueber nervöse Storungen im Gefolge von Alcoolismus. *Deutsche Arch.
f. klin. Med.*, 1893. *Rev. de Neurol.*, 1894.

[5] **Kovalevsky.** Ivrognerie, ses causes et son traitement, 1888.

que par les signes habituels de l'intoxication et par l'examen
des antécédents.

Le pronostic de cette manifestation névropathique est sérieux;
les malades sont particulièrement rebelles au seul traitement
qui convienne, l'abstinence ; ils trouvent en effet, un soulagement momentané de leurs souffrances, dans l'ingestion de boissons spiritueuses.

L'action stimulante de l'alcool est utilisée par bien des
malades atteints de neurasthénie ordinaire, sur la foi de réclames
pharmaceutiques, parfois même sur les conseils de médecins ;
rapidement l'abus remplace l'usage, et finalement la névrose
se complique d'une intoxication particulièrement dangereuse,
chez de tels sujets à système nerveux en état de moindre
résistance.

*Démence alcoolique* (¹).— La description que nous avons donnée de l'état mental de l'alcoolique chronique, nous permet
d'être bref sur les troubles psychiques qui caractérisent la
démence alcoolique. Toutes les modifications intellectuelles sur
lesquelles nous avons insisté, et qui n'étaient souvent, chez le
buveur d'habitude, qu'à peine ébauchées, acquièrent, chez le
dément, leur maximum d'intensité. L'obtusion intellectuelle
devient de l'affaiblissement véritable : la mémoire diminue à
l'extrème, l'attention ne peut s'exercer, les associations d'idées
sont rudimentaires, l'impuissance de la volonté devient absolue.
L'égoïsme, le cynisme, l'absence de tout principe, la disparition et la perversion de tous les sentiments moraux, s'observent comme dans tous les états démentiels, mais ils acquièrent,
en l'espèce, un degré remarquable.

Laissé en liberté, le malade continue ses excès, et l'intolérance de son système nerveux, vis-à-vis de l'alcool, le ramène
bientôt à l'asile. Sous l'influence de l'internement, l'agitation,
les hallucinations, le délire disparaissent ; le buveur devient
tout à fait apathique et indifférent.

Malgré l'abstinence, il survient, de temps à autre, chez le

----

(¹) J. Bassin. L'alcoolisme chronique tendant à la démence. Thèse de Paris. 1888.

dément, des états simulant le délire toxi-alcoolique, par l'agitation maniaque, les hallucinations et les idées délirantes ; ces troubles durent quelques jours. Des attaques épileptiformes ou apoplectiformes surviennent également par intervalles, laissant chaque fois le malade plus affaibli au point de vue intellectuel, ou même entraînant la mort.

A la longue, le gâtisme apparaît, et le malade finit dans le marasme ; la terminaison fatale est souvent avancée par la cachexie alcoolique qui se développe parallèlement à la démence. Mais il est des alcooliques déments dont l'état général reste bon et qui vivent, pendant de longues années, dans les asiles, ne succombant qu'à une affection intercurrente.

L'hémorragie méningée, la paralysie générale, sont des complications de l'alcoolisme démentiel qui méritent de nous arrêter un instant.

*Méningites chroniques et hémorragies méningées.* — Les méningites chroniques s'observent chez des buveurs n'ayant jamais présenté de manifestations nerveuses de l'alcoolisme. Elles apparaissent également, comme un accident tardif, chez des sujets déjà déments.

Les méningites *encéphaliques* en plaques des alcooliques chroniques, se traduisent par l'affaiblissement progressif des facultés psychiques ; aussi, lorsqu'elles se développent sur des sujets déjà tombés dans la démence, passent-elles inaperçues, leur existence n'étant reconnue qu'à l'autopsie.

Quand les altérations des méninges et de leurs vaisseaux se diffusent et s'accompagnent de lésions corticales sous-jacentes — que les altérations encéphaliques restent purement dégénératives, ou qu'il s'y ajoute un processus inflammatoire — le syndrome clinique de la paralysie générale se trouve constitué ; nous aurons à y revenir tout à l'heure.

La méningite *dure-mérienne* d'origine alcoolique passe plus rarement inaperçue que la méningite des autres membranes du cerveau ; elle se signale, en effet, presque toujours, par une céphalée bien localisée en un point du crâne, tenace, très douloureuse, avec des exacerbations qui arrachent des cris au malade. Autour de ce symptôme capital, le seul souvent qui éveille l'attention et permette de soupçonner la pachyméningite au début, se groupent des signes plus inconstants et moins caractéristiques ; l'insomnie, les vertiges, les bourdonnements d'oreilles, le myosis, le nystagmus, la maladresse des mouvements volontaires. On a signalé encore les crises convulsives et les parésies, mais ces manifestations ne s'observent habituellement que lorsque la lésion s'est étendue aux autres membranes ou à l'écorce cérébrale, ou bien encore lorsque la pachyméningite s'est compliquée d'hémorragie méningée.

Sans reproduire ici l'historique complet de l'hémorragie méningée, rappelons-en brièvement les traits principaux. Les premiers auteurs pensaient que le sang était épanché entre la dure-mère et le feuillet pariétal de l'arachnoïde, feuillet hypothétique comme on sait ; Baillarger ([1]) admettait que l'enkystement était dû à l'organisation en une fausse membrane de la zone périphérique du caillot ; d'après Brunet ([2]), l'arachnoïde intervenait dans la production de la néo-membrane : en résumé, tous ces auteurs admettaient que l'hémorragie était la manifestation première, et que la fausse membrane ne se produisait qu'en second lieu. Avec Cruveilhier ([3]), Virchow ([4]), Charcot et Vulpian ([5]), Lancereaux ([6]), la proposition contraire fut soutenue : l'inflammation chronique de la dure-mère aboutit d'abord à la production de membranes plus ou moins épaisses et très vasculaires ; l'altération des parois des vaisseaux néoformés produit l'hémorragie, qui s'enkyste entre les feuillets constitutifs de la membrane. D'après Lancereaux et Kremiansky ([7]), la production et la localisation de la pachyméningite seraient dues à l'hyperhémie des capillaires et des artérioles qui dépendent de l'artère méningée moyenne ([8]), Huguenin,

---

([1]) BAILLARGER. Du siège de quelques hémorragies méningées. Thèse de Paris, 1837.

([2]) BRUNET. Recherches sur les néo-membranes et les kystes de l'arachnoïde. Thèse de Paris, 1859.

([3]) CRUVEILHIER. Traité d'anat. path.. 1855.

([4]) VIRCHOW. Das hæmatom der Dura-Mater. Verhandl. der phys. med. Gesellsch. z. Würzburg, 1856.

([5]) CHARCOT et VULPIAN. Sur les néo-membranes de la dure-mère. *Gaz. hebdom.*, 1860.

([6]) LANCEREAUX. Des hémorragies méningées. *Arch. gén. de méd..* 1862-1863.

([7]) KREMIANSKY. *Virchow's Arch.*, 1868.

([8]) HUGUENIN. Entzündungen der Dura-Mater des Gehirns. *Zimssen's handb. der spec. Path. u. Ther.* Leipzig, 1878.

J. Wiglesworth (¹) sont revenus en partie à l'opinion de Baillarger : l'hémorragie serait primitive, et la fausse membrane serait secondaire à l'irritation, par le sang, de la face interne de la dure-mère ; les hémorragies produites par les vaisseaux de la néo-membrane ne viendraient qu'en second lieu ; les hémorragies primitives auraient pour origine des veines cérébrales dont les parois sont dégénérées.

Les hémorragies méningées, au point de vue clinique, comportent deux variétés : *a*) l'épanchement s'est produit dans des fausses membranes préexistantes : *hématome de la dure-mère, pachyméningite hémorragique* ; *b*) le sang s'est répandu dans les espaces méningés : *hémorragies non enkystées* (Klippel) (²). Par suite de la différence des conditions anatomiques, les symptômes observés varieront dans ces deux ordres de faits.

*a.* La pachyméningite hémorragique est précédée d'un stade qui correspond à la production des fausses membranes sur la face interne de la dure-mère, stade auquel il a déjà été fait allusion ci-dessus. Lorsque, à une seconde période, l'hémorragie se produit entre les feuillets de la néo-membrane, les symptômes diffèrent suivant la rapidité et l'abondance de l'épanchement. L'hémorragie peut rester latente et n'être reconnue qu'à l'autopsie. Habituellement, le malade tombe plus ou moins rapidement, avec ou sans ictus apoplectiforme, dans un état de torpeur cérébrale et d'impotence musculaire, accompagné d'une légère poussée fébrile, de constipation, de quelques vomissements, du signe de Kernig ; les pupilles, qui étaient en myosis à la période méningitique, se dilatent, le cœur se ralentit, la respiration prend parfois le type de Cheyne-Stokes. Quand l'épanchement est suffisamment abondant, il peut produire des parésies, des paralysies localisées ou étendues à un côté du corps, de l'aphasie. L'hémiplégie siège quelquefois du même côté que la lésion. On observe, dans certains cas, des contractures et des convulsions localisées ou généralisées. Une attaque épileptiforme précède parfois les autres phénomènes.

---

(¹) **Joseph Wiglesworth.** *Journal of mental Science.* Anal. *Arch. de Neurol.,* 1890.

(²) **Klippel** Hémorragies méningées. Traité de médecine, Brouardel et Gilbert, t. IX.

La mort survient dans le coma, avec du gâtisme, des escarres, de la carphologie, de la jactitation. Elle peut être avancée par des attaques épileptiformes, un ictus apoplectique, de la congestion pulmonaire.

La pachyméningite entraîne quelquefois la mort du malade, à la première hémorragie qu'elle provoque ; d'autres fois, on voit les signes de compression et d'irritation corticales diminuer et le sujet redevenir l'alcoolique chronique, dément ou non, qu'il était auparavant, jusqu'à ce qu'il soit emporté par une seconde ou une troisième attaque. On a signalé des faits de guérison de pachyméningite hémorragique.

La maladie évolue d'ordinaire en quelques semaines ou quelques mois.

Le diagnostic de la pachyméningite hémorragique est possible lorsque, chez un alcoolique chronique avéré, on assiste, à la suite de symptômes de méningite chronique, à des attaques successives dénotant la compression et l'irritation de la convexité du cerveau. Quelquefois, il est extrêmement difficile de la distinguer du ramollissement et des tumeurs cérébrales.

*b.* L'hémorragie méningée non enkystée des alcooliques est plus rare que la pachyméningite hémorragique. Elle peut se traduire par une foudroyante attaque d'apoplexie, entraînant la mort immédiate. Habituellement, l'ictus hémorragique est moins rapide ; ce n'est que peu à peu que le sujet entre dans le coma et meurt. Exceptionnellement, on note plusieurs attaques successives, avec réapparition partielle de la conscience, dans les intervalles. Lorsque la mort ne suit pas immédiatement l'hémorragie, on observe des symptômes tels que le myosis, la rigidité, les convulsions, les contractures précoces, les paralysies localisées, la déviation conjuguée de la tête et des yeux.

*Paralysie générale et pseudo-paralysie générale alcoolique.* — Il est fréquent de trouver l'intempérance dans les antécédents personnels des paralytiques généraux ; de plus, un certain nombre d'alcooliques présentent l'ensemble des manifestations cliniques qui caractérisent la paralysie générale. Cette double catégorie de faits d'observation courante, a été interprétée de façons multiples et contradictoires. Le rapport de Rousset (¹) contient l'historique détaillé de cette question. Nous allons lui emprunter de nombreuses indications bibliographiques.

Toute une première série de cas, à distinguer tout d'abord, se rapporte à l'intoxication alcoolique *symptomatique* du début de la paralysie générale. On sait que le paralytique général est porté à commettre des excès de boisson, au même titre que des excès de table ou des excès sexuels, par suite des modifications de son caractère et de son excitation psychique, ou bien encore parce qu'il recherche, dans la stimulation ébrieuse, un soulagement aux symptômes pénibles de la neurasthénie pré-paralytique. Quel que soit le motif qui ait provoqué l'ingestion exagérée d'alcool, l'action de celui-ci sur le système nerveux est rapide. Parfois l'intoxication ne joue qu'un rôle accessoire : aux signes de la paralysie générale s'ajoutent, par exemple, des cauchemars, des hallucinations hypnagogiques, etc. Dans d'autres circonstances, les symptômes toxiques deviennent prédominants : l'internement est alors provoqué par un accès de délire toxi-alcoolique, par un délire de jalousie, etc. Les manifestations de l'alcooolisme peuvent même devenir assez intenses pour masquer aux yeux du médecin la maladie principale, jusqu'à ce que l'abstinence ait produit ses effets. Dans tous ces cas, l'intoxication éthylique contribue à accélérer la marche de la paralysie générale et à en aggraver le pronostic.

Si les cliniciens sont d'accord pour voir dans l'alcoolisme une fréquente complication épisodique de la paralysie générale. ils n'apprécient pas tous de la même façon, sa valeur dans l'étiologie de cette affection. On retrouve ici, comme pour les autres maladies mentales, les mêmes divergences d'opinion dans la détermination de la cause efficiente : ces divergences tiennent d'abord à l'insuffisance ou au manque des connaissances anatomo-pathologiques qui seraient nécessaires pour délimiter exactement les espèces nosologiques ;

---

(¹) **Rousset.** Du rôle de l'alcoolisme dans l'étiologie de la paralysie générale. Congrès des méd. alién. Lyon, 1891.

elles résultent, en outre, de l'importance plus ou moins grande
attribuée à l'un ou l'autre des multiples facteurs étiologiques
que l'on rencontre communément dans les antécédents des
malades.

Les statistiques ne fournissent pas de résultats qui con-
cordent, même approximativement. Charpentier ([1]), sur 100
cas de paralysie générale, a incriminé l'alcoolisme 61 fois ;
M. Dubuisson ([2]), 47 ; Œbeke, ([3]), 43 ; Calmeil (cité par
Rousset) 27,42 ; Kœs, ([4]) 19 ; Motet, ([5]) 18 ; Spilli, ([6]) 13 ;
Raymond et Sérieux ([7]), 12 ; Contesse ([8]), 10 fois.

La géographie médicale ne renseigne pas davantage : si
dans les races méridionales la paralysie générale est aussi
rare que l'alcoolisme, on ne l'observe pas souvent non plus
dans les pays du nord de l'Europe, malgré la fréquence de
l'intempérance (Ball).

Garnier ([9]), constatant à Paris la progression parallèle de
l'alcoolisme et de la paralysie générale, en a déduit l'action
étiologique de la première de ces affections sur l'autre. Par
contre, en Suisse, où depuis quelques années les troubles
mentaux par l'alcoolisme sont en décroissance, on n'a pas
vu diminuer parallèlement le nombre des paralytiques généraux.

Avec Rousset, nous ramènerons à quatre les opinions émises
au sujet du rôle de l'alcoolisme dans l'étiologie de la paralysie
générale : 1° La paralysie générale est habituellement due à

---

([1]) CHARPENTIER. Congrès des méd. alién. Lyon, 1891.

([2]) DUBUISSON. Étiologie de la paralysie générale. Congrès de méd. ment. Rouen
1890.

([3]) ŒBEKE. Contribution à l'étiologie de la paralysie générale. *Allgemeine Zeits-
chrift f. Psych.*, 49*ter* Band. 1*ter* Heft. *Rev. de Neur.*, 1893.

([4]) KŒS. Étiologie de la paralysie générale avec remarques statistiques. Allgemeine
Zeitschr. f. Psych., 49*ter* Band. 5*ter* Heft. *Rev. de Neurol.*, 1893.

([5]) MOTET. Considérations générales sur l'alcoolisme. Thèse de Paris, 1859.

([6]) SEPILLI L'alcoolisme comme cause de paralysie générale. *Annali di Nevrológia*,
1901.

([7]) RAYMOND et SÉRIEUX. Article : Paralysie générale. Traité de Brouardel, 1902.

([8]) CONTESSE. Étude sur l'alcoolisme et sur l'étiologie de la paralysie générale. Thèse
de Paris, 1859.

([9]) GARNIER. Congrès internat. de méd. ment. de Paris, 1889.

l'alcoolisme [Calmeil ([1]), Renaudin ([2]), Drouet ([3]), Peeters ([4])].
— 2° Il n'y a pas de paralysie générale due à l'alcoolisme,
mais il y a une pseudo-paralysie générale alcoolique (Ball,
Régis). — 3° L'alcoolisme est une cause occasionnelle quand
il agit sur un terrain prédisposé (Joffroy). — 4° Il faut distinguer nettement les manifestations de l'alcoolisme chronique
et celles de la paralysie générale, mais l'intoxication chronique
par l'alcool peut aboutir à la paralysie générale (Magnan) ([5]).

Sans nous attarder à développer les arguments sur lesquels
se basent les auteurs pour soutenir leurs opinions respectives, nous allons passer à la description des faits observés et
universellement reconnus en clinique.

Au cours de l'alcoolisme chronique, on voit, chez certains
sujets, soit à la suite d'un ictus apoplectiforme ou épileptiforme,
soit après un accès de délire toxique, se constituer tout à coup
le syndrome paralytique : la déchéance intellectuelle paraît
profonde, le délire devient absurde, s'accompagne d'idées de
grandeur; la parole s'embarrasse; il existe des troubles pupillaires. Des nuances, parfois bien difficiles à saisir, peuvent
aiguiller le diagnostic vers l'alcoolisme paralytique : le malade
est plutôt hébété que dément, plutôt perverti moralement (Marandon) ([6]) que simplement irascible ; on observe en général.
non pas l'abolition du réflexe pupillaire à la lumière, mais une
simple diminution d'amplitude de ce réflexe, coexistant avec
de l'inégalité et des déformations pupillaires ([7]) ; la parole est
empâtée au lieu d'être hésitante ; le tremblement est très

---

([1]) **Calmeil**. Paralysie générale des aliénés, 1826.

([2]) **Renaudin**. *Ann. méd. psy.*, 1849.

([3]) **Drouet**. *Ann. méd. psy.*, 1879.

([4]) **Peeters** : VIe Congrès contre l'abus des boissons alcooliques, 1898.

([5]) **Lolliot**. De l'alcoolisme comme cause de la paralysie générale. *Bull. de la Soc. de méd. de Paris*, 1873.

**Moreaux**. Marche de la paralysie générale chez les alcooliques. Thèse de Paris, 1881.

**Peeters**. Du rôle de l'alcool dans l'étiologie de la paralysie générale, *Gaz. méd. belge*, 1899.

**Chantemille**. Rapports de l'alcoolisme et de la paralysie générale. Thèse de Paris, 1900.

([6]) **Marandon**. Le diagnostic différentiel de la paralysie générale et de l'alcoolisme paralytique au Congrès de Toulouse. *Rev. de méd.*, février 1898.

([7]) **Roger Mignot**. Des troubles pupillaires dans quelques maladies mentales. Thèse de Paris, 1900.

**Triboulet**, **Mathieu** et **Mignot**. Traité de l'alcoolisme.     23 intense, surtout à la face (Marcé). Mais l'évolution de la maladie permet seule d'éliminer, d'une manière catégorique, le diagnostic de paralysie générale (Arnaud) [1] : on retrouve dans les antécédents du malade des accès antérieurs analogues, des crises épileptiformes, des ictus apoplectiformes ; l'état actuel est survenu brusquement et non pas insidieusement ; tous les troubles paralytiques disparaissent rapidement par l'abstinence, et le malade redevient un simple alcoolique chronique. Les rechutes sont habituelles, parfois même très fréquentes. Ball et Régis ont rapporté « l'observation d'un malade guéri 16 fois en treize ans...».

Cette modalité clinique est décrite par Nasse (1870), Ball [2], Régis [3], Lacaille [4], Rouillard [5], etc., sous le nom de *pseudo-paralysie générale alcoolique* ; ils la séparent complètement de la paralysie générale, à cause de son évolution essentiellement rémittente, de son pronostic habituellement favorable et de ses lésions anatomiques, qui seraient celles de l'alcoolisme chronique.

Le terme « pseudo-paralysie générale alcoolique » peut paraître impropre ; il sert néanmoins à désigner des faits particuliers dont l'existence est incontestable (Klippel). Mais l'opinion des auteurs tels que Ball et Régis, qui veulent réduire à ces seules manifestations fugaces l'action de l'alcool dans la production du syndrome paralytique, ne paraît pas échapper à toute critique.

Magnan [6] estime que, sous le titre de pseudo-paralysie générale alcoolique, on englobe trois groupes de maladies différents :

Dans un premier groupe se classent des sujets qui, à la suite des accès successifs simulant la paralysie générale,

------

(1) ARNAUD. Diagnostic de la paralysie générale. VIIIe Congrès. Toulouse, 1897.

(2) BALL. Leçons sur les maladies mentales.

(3) RÉGIS. Symptômes physiques et intellectuels de la paralysie générale chez un alcoolique chronique sans aucune lésion de paralysie générale à l'autopsie (*Ann. méd. psy.*, 1881, t. II). — Un cas remarquable de pseudo-paralysie générale alcoolique. *Encéphale*, 1883.

(4) LACAILLE. De la pseudo-paralysie générale alcoolique. Thèse de Paris, 1881.

(5) ROUILLARD. *Gazette des hôpitaux*, juillet 1888.

(6) MAGNAN. Congrès de Lyon, 1891.

finissent par aboutir à la démence alcoolique définitive. Dans le deuxième groupe rentrent des dégénérés héréditaires, qui, très rapidement et sous l'influence de doses modérées d'alcool, reproduisent les signes de la paralysie générale. Ces malades se trouvent, en quelque sorte, « protégés » contre des lésions définitives, par la facilité avec laquelle ils délirent ; l'intoxication, en se manifestant d'emblée, met un terme, du moins momentané, à leurs excès. Dans ces cas-là, les rechutes sont particulièrement fréquentes. Klippel ([1]) attribue ce « syndrome paralytique fugace » à des auto-infections ou à des auto-intoxications. Enfin, il reste (3ᵉ groupe) toute une série de cas, dans lesquels ce qui a été décrit sous le nom de pseudo-paralysie générale alcoolique constitue un stade dans l'évolution de l'alcoolisme vers la paralysie générale (Vallon) ([2]). Lorsqu'on suit pendant assez longtemps ces alcooliques chroniques, on les voit s'identifier de plus en plus aux paralytiques généraux ordinaires, à mesure que les accès se répètent. Un jour vient où l'observateur qui les examinerait pour la première fois ne pourrait soupçonner l'origine particulière de la maladie que par l'étude des antécédents et l'existence des symptômes généraux de l'intoxication ([3]). Au point de vue histologique, les cas de ce genre se classent dans les « paralysies générales secondaires ou associées », de Klippel ([4]).

---

([1]) **VALLON**. Pseudo-paralysies générales saturnine et alcoolique (Masson, 1894).

([2]) **ARNAUD**. Recherches cliniques sur la paralysie générale chez l'homme. Thèse. de Paris, 1888.

**BASSIN**. Recherches cliniques sur l'alcoolisme tendant à la démence. Thèse de Paris, 1888.

([3]) **KLIPPEL**. Classification histologique des paralysies générales. *Arch. de méd. expérim.*, 1891.

([4]) **KLIPPEL**. Les paralysies générales. L'œuvre médico-chirurgicale, nº 11, 1898.

## CHAPITRE VII

### TRAITEMENT DE L'ALCOOLISME

« L'alcoolisme, dit excellemment Legrain, est un effet dont la cause est l'alcool ; supprimez l'alcool, vous supprimez l'effet. D'autre part, l'alcoolisme est une maladie qu'on se donne, qu'on est — au moins le plus souvent, — libre de ne pas se donner. Il suffit de vouloir s'en affranchir, et le mal n'existe plus. Tous les remèdes, quels qu'ils soient, qui ne s'attaquent pas à la cause, en tendant à la supprimer, ou au mécanisme qui la rend efficiente, en modifiant la mentalité, la moralité et l'ambiance du buveur, tous ces remèdes ne peuvent que faire fausse route, quand bien même ils seraient des palliatifs d'un instant ([1]) ».

Voilà, jusqu'à nouvel ordre, le premier et le dernier mot de la thérapeutique de l'*alcoolisme*, c'est-à-dire de la maladie foncière envisagée comme une tare nerveuse, héréditaire ou acquise, individuelle, familiale ou sociale. On trouvera plus loin l'exposé de ce système thérapeutique.

Auparavant, il convient de considérer les moyens propres à tirer l'individu des accidents actuels. proches ou éloignés, de son intoxication aiguë ou chronique.

**I. Traitement de l'intoxication aiguë**. — S'agit-il de *cas légers*, la guérison est habituellement spontanée ; elle survient par élimination du toxique (vomissements), par un sommeil réparateur de la fatigue nerveuse, par la reprise de l'alimentation.

Dans les formes *graves*, alors qu'il y a intoxication par forte

---

([1]) LEGRAIN. La cure des buveurs. *Presse méd.*, 27 janv. 1900, p. 49.

dose d'alcool, il arrive que la dépression rapide, à tendance comateuse, ne permette pas l'évacuation libératrice de l'estomac. Si on le peut, il faut passer la sonde œsophagienne et laver l'estomac, ou bien il faut donner un vomitif, car la première indication rationnelle est d'empêcher à tout prix l'absorption de l'alcool. A ce propos, un remède populaire, employé par les femmes des marins bretons, est préconisé par Gréhant ([1]) ; il consiste à donner au sujet ivre une tasse de café noir additionné d'une poignée de gros sel, qu'il doit avaler d'un trait.

Si l'ivresse est constituée (étourdissement, vertiges, somnolence), on peut administrer le remède classique : cinq à dix gouttes d'ammoniaque dans un verre d'eau sucrée, ou une potion avec 1 à 2 grammes d'acétate d'ammoniaque, à prendre en une fois. Trop souvent, l'ingestion de ces liquides par la bouche est devenue impossible ; il faut alors administrer un lavement additionné soit d'une cuiller à bouche de vinaigre, soit de dix gouttes d'ammoniaque. Le buveur se trouve-t-il en milieu enfumé, surchauffé, comme il arrive communément, il y a lieu de lui procurer aussitôt les bienfaits d'une aération vive et fraîche — mais encore doit-on savoir ménager les transitions. Insistons particulièrement sur la nécessité, au cas d'ivresse à tendance somnolente et comateuse, de mettre l'ivrogne à l'abri du refroidissement, cause de la plupart des complications broncho-pulmonaires.

La convalescence de l'ivresse est presque immédiate, au cas d'empoisonnement superficiel et passager. S'il a été plus profond, s'il s'accompagne d'état gastrique, il y a lieu de maintenir la diète pendant vingt-quatre ou quarante-huit heures.

S'il y a un peu de fièvre, et surtout du subictère, il ne faut pas craindre d'exagérer les précautions diététiques, et le malade devra être soumis au régime du lait et à la médication alcaline plus ou moins prolongée.

**II. Traitement de l'alcoolisme chronique**. — Constitué insidieusement, ou par une succession d'empoisonnements aigus,

---

([1]) Gréhant. Les dangers de l'alcoolisme, 28 mars 1903, p. 388.

l'alcoolisme chronique se révèle par des syndromes ou par une série de symptômes évoluant pour leur propre compte, dans un organisme atteint en totalité. Il faut donc envisager successivement le traitement général du buveur et la thérapeutique des accidents de l'alcoolisme chronique.

### 1° *Traitement général du buveur.*

Brusquement abattu par une crise de délire toxique, ou sournoisement miné par son alcoolisme chronique, le buveur est, dans bien des cas, victime de la dénutrition ; il se cachectise.

Il faut parer d'urgence, par une médication appropriée, aux complications redoutables qui peuvent être la conséquence du mauvais état général. Une médication qui paraît avoir donné de sérieux résultats, consiste dans l'emploi de la strychnine. En Amérique, Clifton Mayfield, Breed, C. C. Hubbard, ont affirmé que la strychnine procurait le sommeil, rendait l'appétit, et amenait, en outre, assez rapidement, le dégoût pour la boisson. Pour eux encore, l'alcool et la strychnine doivent être la base du traitement de la pneumonie alcoolique avec phénomènes ataxo-adynamiques [1].

En France, Combemale a fait une étude approfondie de l'emploi de la strychnine chez les alcooliques [2]. Voici ses conclusions principales.

L'indication capitale du traitement par la strychnine se trouve dans la période de l'alcoolisme sans épisodes aigus. Mais, s'il y a eu épisode aigu, surtout s'il vient de se produire un accès de *delirium tremens*, il convient de ne pas attendre et d'injecter *illico* la strychnine ; l'opium a suffi à faire tomber l'accès, mais la strychnine seule en préviendra un autre, tout prêt à éclater si l'alcoolisé retourne à son alcool (et il n'y manquera pas), parce qu'elle dégoûte de l'alcool, comme l'ont constaté nombre de cliniciens.

La dose doit être portée à 3 et 5 milligrammes d'em-

---

[1] Cités in Houdé. *Rev. thérap. des alc.*, fév. 1898, n° 81.

[2] COMBEMALE. Cong. des Soc. sav. Sorbonne, avril 1896. Rés. in *Bull. méd.*, 1896, p. 358.

blée, et administrée plutôt par voie hypodermique. Peu à peu, suivant indications et tolérance, on augmente de 1 à 3 milligrammes.

Je rappellerai que, judicieusement, Crivelli, de Melbourne, a employé les injections de sérum strychnisé, ce qui combine deux influences favorables.

Il est possible de prolonger longtemps ce traitement, mais, par prudence, on l'entrecoupera de périodes de repos; on peut, par exemple, pratiquer les injections cinq jours de suite, arrêter cinq jours, et reprendre.

« Toutefois, aussi, les contre-indications à l'emploi de la
« strychnine dans l'alcoolisme chronique sont formelles : y
« a-t-il vieillesse anticipée, évidente, surtout si cette vieillesse
« porte sur les centres nerveux ; y a-t-il imperméabilité de
« l'un des organes d'excrétion de la strychnine, foie, rein, il
« faut s'abstenir d'avoir recours à ce médicament. »

En dehors du traitement par la strychnine nécessité par la dénutrition profonde, habituelle chez les alcooliques chroniques, il faut réaliser longuement, lentement, la cure complète par la réfection physique, organique, musculaire, et par le repos du système nerveux. Le traitement psychique et moral intervient à son tour pour reposer l'esprit, le distraire, et le faire rompre avec les errements du passé ([1]).

Pour la réfection physique, il faut tout d'abord que le médecin ait la conviction, justifiée par la longue série des cas favorables, que l'intoxiqué est curable à la plupart des périodes de son mal. On pourrait presque dire qu'avec l'alcoolisme, il n'est jamais trop tard pour bien faire. La première des précautions, c'est de ne plus intoxiquer. Or, à ce propos, le médecin ne peut hésiter. Avec Legrain il faut déclarer que *jamais le sevrage d'alcool, même brusque, n'entraîne des phénomènes d'inanition*. « Jamais, après avoir traité des milliers de buveurs, je n'ai vu un seul de mes malades se montrer avide d'alcool, au lendemain de son sevrage. Bien rarement, même, dans le delirium tremens le plus aigu, on observe des mani-

---

([1]) CROTHERS, de Hartford. *Quaterly journ. of Inebriety*, april 1902. p. 129.

festations sérieuses du seul fait de la suppression du poison (¹). »

En second lieu, il importe de favoriser l'élimination, c'est-à-dire d'activer, par les moyens les plus efficaces, le fonctionnement de la peau et celui de l'intestin, ainsi que la filtration rénale.

Ici encore, chez l'intoxiqué chronique, à manifestations viscérales prédominantes, on agira à l'aide de la diététique raisonnée.

Les bons résultats obtenus par le relèvement de l'état général et par la désintoxication ne peuvent être durables, que si l'accoutumance, et par suite le besoin, sont détruits. Or ce résultat n'est pas obtenu — il faudrait l'écrire en lettres colossales — par un régime d'à peu près, mais bien par *l'abstinence absolue*. Il faut refaire l'éducation de la volonté des malades. On a cherché par des moyens détournés, à provoquer chez les éthyliques une répulsion, pour ainsi dire reflexe, vis-à-vis des boissons spiritueuses ; de là sont nées les méthodes dites de « guérison pas dégoût », qui consistent à saturer les buveurs d'alcool mauvais goût. Nous devons réprouver l'emploi de telles méthodes, car elles exposent les sujets qui s'y soumettent, au double empoisonnement éthylique et aromatique, sans diminuer chez eux le besoin et l'accoutumance à l'alcool.

Possédons-nous quelques moyens de soutenir la volonté chancelante des alcooliques désintoxiqués ? Oui, dans une certaine mesure. Au chapitre consacré à l'assistance des alcooliques, on verra que l'hypnotisme, dans des mains expérimentées, peut être de grande utilité ; on verra également que, dans un grand nombre de cas, l'isolement dans des établissements spéciaux pour buveurs, devient nécessaire ; mais je désire actuellement appeler l'attention sur la méthode récente de *sérothérapie antiéthylique*.

Déjà en 1897, M. le Dr Toulouse avait fait quelques expériences avec le sérum d'animaux (chiens) intoxiqués par l'alcool.

---

(¹) **LEGRAIN.** *Presse méd.* 27 janvier 1900, p. 5o.

**En** 1899, MM. Ch. Broca, Sapelier et V. Thébault, ont repris l'étude du sujet (¹) et s'expriment ainsi :

« Un certain nombre d'expérimentateurs (Roux, Borel, « Besredka , Jubini , Gioffredi , Arnozan) ont trouvé que, « comme les poisons microbiens, certains poisons non micro- « biens, d'origine animale, végétale ou minérale, surtout ceux « auxquels l'organisme s'accoutume facilement, développent « dans le sang des substances antitoxiques ou *stimulines* de « Metchnikoff.

« Chacune de ces stimulines injectée avec le sérum dans « un autre organisme le met en état de plus grande résistance « à l'égard du poison correspondant.

« L'analogie entre l'action de l'acool et celle de la morphine « sur le système nerveux d'une part, les expériences faites « avec les poisons microbiens d'autre part, nous ont poussé « à faire avec l'alcool les expériences faites par d'autres avec « la morphine.

« Nous avons produit chez le cheval l'accoutumance à l'al- « cool, absorbé de bon gré par la voie buccale.

« Son sang a fourni un sérum qui, injecté à des animaux « ayant pris préalablement l'habitude et même le goût de l'al- « cool, a produit chez ces animaux un dégoût tel de l'alcool, « qu'ils ont préféré s'abstenir de boisson ou de nourriture « plutôt que de continuer d'absorber de l'alcool.

« Nous proposons d'appeler « antiéthyline » la substance « inconnue et non définie, contenue dans le sérum recueilli « dans ces conditions.

« Il nous a été impossible de provoquer chez les animaux « aucun accident local, général ou toxique par l'injection sous- « cutanée, même des doses excessives, de ce sérum.

« Les essais cliniques faits chez des buveurs ou alcooliques « ont confirmé les résultats expérimentaux obtenus sur les « animaux.

« L'alcoolomane, traité par l'antiéthyline perd le goût de « l'alcool des boissons fortement alcoolisées comme l'absinthe,

---

(¹) Ch. BROCA, SAPELIER, V. THÉBAULT. *Acad. méd.,* 13 mai 1899.

« l'eau-de-vie, le rhum ; il peut même en avoir le dégoût et
« en perdre l'accoutumance. Il conserve le goût du vin, il
« retrouve l'appétit, les forces.

« L'action de l'antiéthyline semble bornée à la période
« latente de l'intoxication alcoolique chronique que nous avons
« appelée alcoolomanie : jusqu'à présent, elle s'est montrée
« impuissante à faire rétrocéder les altérations organiques
« dues à l'alcool. »

A la date du 22 mai 1900, M. Sapelier a présenté un tableau
statistique des résultats obtenus à l'aide de cette méthode
sérothérapique, tableau où l'on relève près de 60 p. 100 de guérisons.

Voici le résumé d'une observation due à un médecin espa-
gnol, M. Ballo.

Alcoolisme subaigu, chez un homme de trentre-trois ans.

Injections de 5 centimètres cubes, tous les trois jours ;
après les trois premières injections, vertiges, fourmillements
aux extrémités. Ces phénomènes disparurent après la 5ᵉ injection. Dès la 7ᵉ injection, le malade remarqua du dégoût
pour le vermouth, l'absinthe, le cognac, puis pour le vin.
A la 15ᵉ injection, la répugnance devint absolue. En même
temps, l'état général s'améliora grandement : retour de l'appétit, digestions faciles, etc.

L'auteur fait remarquer qu'on aurait pu employer impunément des doses de 10, 15 et 20 centimètres cubes (¹).

Quel est l'avenir de la sérothérapie anthiéthylique ? nous
renvoyons pour la réponse à cette question, à l'ouvrage récent
de Sapelier et Dromard (²), nous demandant toujours, avec Legrain, si le vice moral de l'alcoolisme n'aura pas, longtemps
encore, pour traitement de choix : *la dilution d'un peu de
volonté dans beaucoup d'eau.*

2° *Traitement des symptômes et des affections surajoutés à
l'alcoolisme chronique.* Nous ne pouvons avoir ici la prétention
de formuler la thérapeutique, même résumée, des nombreu-

---

(¹) Rés. in *Rev. de thérap.*, déc. 1901.

(²) SAPELIER et DROMARD. Traitement de l'alcoolisme chron. par l'antiéthyline.
O. Doin, 1903.

ses maladies qui ont pour cause l'abus des boissons alcooliques. Toutes ces affections d'ailleurs, du fait de leur origine spéciale, n'entraînent pas d'autre indication particulière que l'application du traitement général des accidents alcooliques ci-dessus exposés.

Je n'ajouterai donc que quelques lignes concernant la thérapeutique des symptômes précoces de l'intoxication chronique, ainsi que celle du délire toxi-alcoolique. A la période de l'alcoolisme plus ou moins latent, appartiennent, on l'a vu, l'anorexie, les troubles digestifs, gastro-hépatiques et quelquefois la déchéance de l'état général (amaigrissement, cachexie même) ; puis, en outre, une série de désordres nerveux (céphalée, insomnie, tremblement). En dehors du régime d'abstinence qui, à cette période, se montre toujours d'une efficacité presque certaine et souvent rapide, contre les accidents digestifs, il faut signaler l'usage des boissons alcalines, du bicarbonate de soude, au cas de manifestations d'hyperacidité, et l'emploi surveillé des excitants (gouttes amères, teintures de gentiane, de boldo, voire même de badiane), chez les hypotoniques. J'insiste sur un petit stratagème thérapeutique qui m'a le plus souvent réussi auprès des grands buveurs de la classe ouvrière. Donnant satisfaction à leur besoin de liquide, je leur prescris un traitement par les amers : macérations faibles de petite centaurée, de chicorée ou de pensées sauvages, et surtout de gentiane et de quinquina, à la dose — que je déclare indispensable — d'un litre, au moins. Je recommande de prendre, autant que possible, un grand verre quatre fois par jour, un quart d'heure ou une demi-heure avant les repas. Dans ces conditions, je satisfais au besoin de liquide, en remplaçant les boissons nuisibles (apéritifs) par un breuvage inoffensif qui répond, en outre, à la confiance des gens du peuple dans la médecine par les simples et par les amers. Rien n'est plus facile, d'ailleurs, que de renforcer l'effet psychique du traitement, par l'adjonction de quelques gouttes d'un médicament strychné.

En dehors de cette médication palliative, il y a lieu d'intervenir plus à fond et de débarrasser l'organisme du buveur de son toxique ; ensuite de parer à la dénutrition et à la cachexie.

Le traitement du délire toxi-alcoolique comprend des indications d'urgence et des indications d'ordre général.

D'abord, il faut calmer le malade. Pour cela rien ne vaut le traitement par le repos au lit.

Pour faire cesser le délire alcoolique, fait presque entièrement d'illusions, d'hallucinations mobiles, il faut dit Magnan ([1]), des faits concrets, plus fixes, qui changent et arrêtent le cours des idées délirantes.

L'alitement, en permettant de placer le sujet, dès que son délire se réveille, dans la réalité des faits, devient le plus puissant agent thérapeutique, et permet, en général, de laisser de côté tous les hypnotiques de la matière médicale.

Le malade sera placé dans une pièce bien aérée et bien éclairée, même la nuit (pour empêcher ou diminuer les hallucinations).

Dans aucun cas le malade ne sera contraint à garder le lit par des moyens mécaniques : la camisole de force, les draps, les cordes, dont on ligotte si facilement les malades délirants, dans les services hospitaliers, sont responsables du plus grand nombre des décès observés au cours du delirum tremens. Lorsque l'agitation devient extrême et que le malade ne cédant plus à l'exemple et à la persuasion, se refuse absolument à rester couché, on se livre à des actes de violence dangereux, on l'isole momentanément, soit dans une chambre adaptée à cet effet, soit dans une cellule capitonnée. S'il se déshabille, on lui fait revêtir le maillot de Magnan, qui le protège du froid et peut à l'occasion faciliter son maintien.

Il serait désirable que l'on pût dispenser les délirants alcooliques du séjour à l'asile d'aliénés ; mais dans l'état actuel des choses, alors qu'il n'existe ni hôpitaux spéciaux pour alcooliques, ni locaux appropriés au traitement des délires passagers, dans les hôpitaux ordinaires, on devra, dans un grand nombre de cas, se résoudre à faire interner les malades. Il ne faut pas oublier combien les réactions dangereuses sont fréquentes chez les délirants alcooliques, et que la majorité des suicides,

---

([1]) MAGNAN. Cong. de Marseille, 4-9 avril 1899. Rés. in *Presse méd.*, 12 avril 1899, p. 142.

ainsi qu'un très grand nombre de meurtres, sont la conséquence
du délire terrifiant produit par l'alcool. Seuls les cas légers
pourront être soignés à domicile, quand l'on disposera de
gardiens sûrs et exercés. Le passage par l'asile aura encore
pour heureux résultat de contraindre le malade à l'abstinence
complète, pendant quelques semaines après sa guérison.
Pour en revenir au traitement pharmarceutique du délire toxi-
alcoolique, dans le cas où le sommeil naturel ne pourra être
obtenu, force sera de recourir aux hypnotiques.

*L'opium* a été donné à la dose de 5 et 10 centigrammes, par
heure, jusqu'à obtention du sommeil (Trousseau). On préfère
habituellement le *chloral*. On en administrera 2 à 3 grammes
d'un coup, et, douze heures plus tard, une même quantité.
Lancereaux[1] a pu employer jusqu'à 8 et 10 grammes de ce
médicament ; au besoin, il ajouterait même une piqûre de
morphine.

A titre de calmants, citons encore le trional et le bromure.
Mon père prescrivait volontiers, j'ai moi-même fait donner à
quelques reprises, le bain froid, et je sais que certains l'ont
préconisé[2] ; il demande des précautions, quand le sujet est
excité et violent, mais il permet d'obtenir, presque à coup
sûr, plusieurs heures de sommeil [3].

Ayant protégé le malade contre lui-même, il faut se rappeler qu'il est doublement intoxiqué : par l'alcool, qui met
deux ou trois jours à s'éliminer, et par les déchets organiques provenant de l'activité des cellules musculaires et nerveuses. L'organisme, nous dit Villiers [4], établit lui-même sa
défense, et, tant que dure l'attaque, des transpirations profuses
servent d'émonctoire aux produits de déchet ; la fétidité de
l'haleine prouve que l'alvéole pulmonaire est utilisée dans le
même but.

Afin de hâter ces éliminations, déjà Trousseau recomman-

---

[1] **Cité in Masbrenier.** Traitement du delirium tremens. *Presse méd.*, 24 janv. 1900,
p. 45.

[2] **Tripier.** 1865 ; **Rousseau,** *Ann. medic. psych.*, 1880.

[3] **Voy. Letulle,** *Presse med.*, janvier 1896 et juillet 1899.

[4] **Villiers.** *Bull. Soc. méd. ment. de Belgique*, 1901. Compte rendu in *Vie médicale*, 1901, p. 7.

dait les fortes doses de teinture de digitale. Magnan et Sérieux préfèrent les bains tièdes, les lotions vinaigrées et les lavements froids.

Enfin, de très bons résultats ont été fournis par les injections sous-cutanées de sérum artificiel, préconisées par Quénu [1].

### THÉRAPEUTIQUE MORALE. ASSISTANCE DES ALCOOLIQUES

Les alcoolisés, au point de vue de la thérapeutique morale, doivent être divisés en deux grands groupes.

*a*) Au premier groupe, de beaucoup le plus important, appartiennent les individus à *système nerveux normal*, chez lesquels l'intoxication n'est encore qu'une simple habitude et n'a provoqué aucun trouble appréciable, ou n'a donné lieu qu'à quelques manifestations viscérales.

Cet état, désigné par A. Jaquet sous le nom d'*alcoolisme latent*, nécessite déjà l'intervention d'une thérapeutique spéciale, par suite des conséquences qu'il entraîne dans l'avenir. La lutte contre l'habitude dangereuse est d'autant plus opportune qu'elle sera alors généralement efficace.

Il faut s'attaquer à la cause première de l'usage immodéré des boissons alcooliques, c'est-à-dire combattre les préjugés et rectifier les notions erronées sur la valeur de l'alcool. Cette thérapeutique morale relève surtout du médecin de la famille, qui peut être puissamment aidé par les personnes ayant quelque ascendant sur le malade ; elle se ramène à démontrer l'inutilité des boissons enivrantes, et à en faire connaître les effets déplorables au point de vue de l'individu, de la famille et de la société.

La thérapeutique morale consiste donc à suggérer des idées, des motifs qui, une fois acceptés par le sujet, s'opposent au besoin physique de boire. Les sociétés d'abstinence n'agissent pas d'autre façon, en créant un milieu dont les tendances générales et les habitudes finissent par s'imposer à tous les membres : des brochures, des sentences, des images, des

---

[1] Cité in Masbrenier. *Loc. cit.*

chansons, ajoutent à l'idée abstraite du but à atteindre, l'action constante, l'influence suggestive et facilement admise par les mentalités simples, de signes tangibles et d'arguments concrets.

*La cure d'or* a, pendant cinq ans, obtenu bien des guérisons aux États-Unis ; sous cette forme, « le Dr Keely a admirable-« ment utilisé la suggestion. Il disait à ses malades, déjà in-« fluencés par le titre et le prix de la cure (25 dollars par « semaine) : Buvez tant que vous voudrez, mais je vous « déclare que vous ne le pourrez plus. Par ma cure, vous « devenez forcément abstinents totaux. Il n'y a que 5 p. 100 « de misérables dégénérés incurables, faibles et bons pour « les asiles d'aliénés, qui ne seront pas guéris. Qui donc « voudra faire partie de ces 5 p. 100 ? — M. Keely a fort bien « suggéré ! » (Forel).

Le très grand rôle que joue la suggestion dans la cure de l'alcoolisme, n'a pas lieu d'étonner, quand on songe à son importance dans la genèse de l'habitude morbide. Mais cette suggestion thérapeutique doit être appliquée avec tact ; elle doit varier beaucoup dans ses moyens, suivant l'intelligence, l'instruction et la situation sociale de l'alcoolisé ; il faut surtout éviter d'en compromettre l'action efficace par des exagérations ridicules ou des pratiques puériles.

On a cherché à compléter l'action de la suggestion à l'état de veille, par celle de la suggestion hypnotique [1]. Ce procédé thérapeutique a donné particulièrement de bons résultats dans des milieux spéciaux et entre les mains de personnes exercées; mais il ne faut le considérer que comme un simple moyen adjuvant.

---

[1] **Bérillon.** Congrès des médecins aliénistes et neurologistes. Nancy, 1896.

**Vlavianos.** Le traitement de l'alcoolisme par l'hypnotisme (Discussion), VIIe Congrès international contre l'abus des boissons alcooliques, 1899.

**Sinani.** Du rôle de la suggestion dans la lutte contre l'alcoolisme. *Messager médical russe,* 1899 (*Rev. de Neurol.*, 1900).

**Bechterew.** Emploi simultané de la suggestion et des autres méthodes thérapeutiques dans le traitement de l'alcoolisme chronique. *Centralbl. f. Nervenheilk. u. Psych.*, avril 1899.

**Régis.** Sur le traitement des buveurs par la suggestion hypnotique. XIIe Congrès des méd. alién. et neurol. de France. Grenoble, 1902.

Pour que l'hypnotisme réussisse, il faut, d'après **Forel**, suggérer au sujet l'abstinence complète et aussi la **fréquenta**tion de sociétés antialcooliques, où la suggestion **se conti**nuera à l'état de veille.

Bien que l'emploi de l'hypnose soit indiqué **surtout chez** les individus à système nerveux normal (M. Bramwell), **on** pourra l'utiliser encore chez les alcooliques ayant déliré, **mais** ne présentant pas de lésions cérébrales matérielles.

*b*) A côté des buveurs qui peuvent, dans leur milieu d'existence habituel, tirer profit de la thérapeutique morale, **dont** nous venons d'indiquer les grandes lignes, se classent, **dans** un second groupe, les alcoolisés *à système nerveux taré*, originellement ou secondairement à l'intoxication. Chez ces **indivi**dus, l'habitude de boire fait partie intégrante de la **person**nalité ; ils ne peuvent pas plus abandonner d'eux-mêmes l'usage de l'alcool, que le tiqueur ne peut cesser ses **gestes** anormaux : le besoin de boire et la série des actes **qui abou**tissent à la satisfaction du besoin, forment une **chaîne de** réflexes qu'aucune considération d'ordre intellectuel ne saurait inhiber. L'alcoolisme est devenu à ce moment *une maladie de l'esprit*, relevant de ce moyen général de **thérapeu**tique mentale, qui est l'isolement, la séparation **complète du** milieu habituel.

L'idée de considérer les buveurs invétérés et les **ivrognes**, non comme de simples délinquants, mais comme des **malades** qu'il faut traiter et assister avant tout, remonte **à plus de** quinze cents ans. Elle a été formulée par le **jurisconsulte** romain Ulpien. En 1747, elle fut reprise par Condillac, **qui** demandait des hôpitaux spéciaux pour les « **maniaques de** la boisson ».

Au commencement du XIXᵉ siècle Cabanis, Benjamin **Rush** (de Philadelphie), Platner (de Liepzig), Esquirol, **insistèrent**, mais sans succès, sur la nécessité de créer des asiles **pour** buveurs.

Le premier établissement de ce genre fut fondé **aux États**-Unis en 1846 par le Dʳ J.-E. Turner. Il fut transformé **en asile** d'aliénés ordinaire, après des péripéties de toute sorte, **engen**drées par la malveillance et par la politique. Mais **depuis cette** époque, les asiles d'alcooliques se sont multipliés. En 1892, l'Angleterre en possédait déjà 7, reconnus par l'État, et 22 privés ; en 1894, il y en avait 3 en Suède et 2 en Norvège ; en 1899, on en comptait 5o aux Etats-Unis et au Canada (¹), 10 en Suisse (²), 2 en Russie (³) et 2 en Finlande. Depuis 1900, sans tenir compte des établissements réservés aux pensionnaires des classes aisées, il en existe 8 en Allemagne (⁴).

La France, en 1904, ne possède encore aucun asile spécial pour les alcooliques. Seul, le département de la Seine a installé dans les dépendances de l'asile de Ville-Evrard, un service où sont réunis les alcoolisés internés à la suite de troubles mentaux.

Que deviennent chez nous les alcooliques ? Lorsque le buveur d'habitude en est arrivé au point où la volonté trop affaiblie ne peut plus résister aux sollicitations du besoin de boire, s'il lui reste encore le désir de se guérir, il ne sait à quelle porte frapper pour recevoir les soins nécessités par son état : l'hôpital ne veut pas de lui, l'asile ne peut le recevoir. Il est condamné à s'intoxiquer encore (Berthelot) ; seul, le riche, en passant la frontière, trouvera des établissements spéciaux.

Quand l'alcoolique est devenu l'amoral que nous avons décrit ailleurs, quand les modifications survenues dans son caractère sont une source de tourments journaliers pour son entourage, quand sa faiblesse d'esprit compromet l'avenir et la sécurité de sa famille, il n'existe encore aucun moyen de protéger les siens : l'ivrognerie, par elle-même, n'est pas un motif suffisant d'interdiction ; elle n'est pas toujours une cause de divorce.

L'apparition de troubles délirants permet enfin de placer le malade, *d'office*, dans un asile d'aliénés. Mais, sous l'influence de l'abstinence, en quelques jours le délire cesse ; le buveur aspire à quitter le milieu dans lequel il se trouve ; il ne se sent pas à sa place, et surtout il lui tarde de revenir à son excitant

---

(¹) CROTHERS. Les asiles de buveurs et leur œuvre. VIIᵉ Congrès international contre l'abus des boissons alcooliques, 1899.

(²) HARALD MARTHALER. Les asiles de buveurs en Suisse.

(³) KOROWIN. La tempérance en Russie.

(⁴) SÉRIEUX. L'assistance des aliénés en France, en Allemagne, en Italie et en Suisse, (1903).

TRIBOULET, MATHIEU et MIGNOT. Traité de l'alcoolisme.                    24

habituel. Par des lenteurs voulues, par des subterfuges, les médecins peuvent bien retarder de quelques heures sa sortie ; mais un jour vient où, armé de la Loi, le malade exige sa liberté ([1]). Avant de partir — souvent, de bonne foi — il jure qu'il ne boira plus ; « cela lui a servi de leçon ». Serment d'ivrogne ! lorsque l'alcoolisme a produit des troubles cérébraux et que l'abstinence forcée n'a pas été prolongée pendant plusieurs mois, il est tout à fait exceptionnel que le buveur ne reprenne pas ses habitudes pernicieuses, plus ou moins rapidement ; tous les aliénistes connaissent des malades qui se sont enivrés le jour même de leur sortie. Un second accès de délire entraînera un nouvel internement, dans des conditions aussi défavorables que le premier, et la sortie, toujours prématurée, sera encore suivie de rechute.

Dans certains cas, le buveur accepte son maintien à l'asile pour échapper à la tentation de l'alcool, qu'il sait irrésistible. Cette prolongation de séjour est en opposition formelle avec l'esprit de la loi de 1838, et elle est impossible sans l'acquiescement simultané du malade, du médecin et de l'administration. On conçoit que l'internement, dans ces conditions, ne sera jamais suffisamment prolongé.

Le D$^r$ Toulouse ([2]) s'est livré à une enquête au sujet du *maintien des alcooliques après la disparition des troubles délirants aigus*. Il a fait parvenir aux médecins d'asiles, par l'intermédiaire de la *Revue de Psychiâtrie*, le questionnaire suivant :

« 1° Maintenez-vous à l'asile les alcooliques, après la disparition des troubles délirants aigus ?

2° Combien de temps environ ?

3° Faites-vous à ce point de vue une distinction entre la première entrée et les autres entrées ?

4° Comment justifiez-vous ce maintien ? »

---

([1]) De la séquestration des alcooliques, Foville, Falret, Aug. Voisin, Billod, Lunier, Delasiauve, Magnan. Soc. méd. psy., 1872.

Marandon de Montyel : la thérapeutique de l'alcoolisme par l'internement prolongé des buveurs, *Rev. de Méd.*, janvier 1897.

([2]) TOULOUSE. Enquêtes. Maintien des alcooliques après la disparition des troubles délirants aigus. *Rev. de Psychiâtrie*, p. 545, 1902.

Le D^r Toulouse a obtenu 47 réponses.

« Ces réponses peuvent être résumées de la manière suivante:

1^re question. — La plupart des médecins maintiennent les alcooliques après la disparition des troubles délirants aigus.

2^e question. — La durée de ce maintien est le plus souvent supérieure à un mois.

3^e question. — La plupart des médecins maintiennent plus longtemps les alcooliques qui reviennent à l'asile après un premier internement.

4^e question. — La plupart des médecins justifient ce maintien par des raisons médicales et par intérêt pour les malades. Mais ce ne sont pas là des justifications légales. Quelques-uns prennent la précaution d'obtenir le consentement des malades.... »

Nous rapporterons encore, à titre de document particulièrement intéressant, les réponses du D^r M. Legrain, de Ville-Evrard, chargé du seul service spécial pour alcooliques existant en France :

« 1° — Oui, si possible et s'ils s'y prêtent.

2° — Il faudrait un minimum de six mois à un an, mais ce temps n'est jamais atteint.

3° — Il faudrait pouvoir le faire, mais c'est impossible.

4° — Injustifiable légalement. Justifié seulement par la libre volonté du sujet. »

En résumé, dans l'état actuel de la législation (¹), ne peuvent être soignés à l'asile d'aliénés que le très petit nombre de buveurs assez peu malades pour vouloir guérir. Les plus atteints, les plus dangereux, ont bientôt perdu le bénéfice des quelques semaines d'abstinence, et ils redeviennent ce qu'ils étaient auparavant.

Une autre voie se présente encore, où sont engagés un grand nombre d'alcooliques, sans profit pour eux-mêmes, ni pour la société. Par application de la loi de 1873, ou, beaucoup plus souvent, à la suite d'un acte délictueux, le buveur est envoyé en prison ; en admettant même qu'alors il ne continue plus à boire, il se trouve mêlé à la foule des amoraux et des délin-

---

(¹) Consulter E. Fochier. L'alcoolisme devant la loi pénale. Thèse de droit. Paris, 1900.

quants, ne rencontre que de mauvais conseils et de mauvais exemples, et achève de se pervertir. Entré à la prison simple alcoolique, il en sort virtuellement criminel.

La rechute est rapide et se manifeste un jour bruyamment, sous forme soit d'un délire, soit d'un nouveau crime.

En définitive, l'assistance de l'alcoolique, en France, est fournie par l'hôpital, quand il est cirrhotique ou tuberculeux, par l'asile, quand il est fou, et par la prison quand il a transgressé les lois.

Contre cet état de choses déplorable, médecins et hygiénistes n'ont cessé de protester depuis trente ans. On trouvera dans les remarquables rapports du D<sup>r</sup> Sérieux [1], l'historique, au grand complet, des tentatives qui ont été faites en France depuis 1871, pour organiser l'assistance des alcooliques.

La nécessité d'établir des asiles spéciaux a été démontrée dans des ouvrages divers et devant des sociétés savantes, par Bergeron [2], Jules Falret [3], Berthelot [4], Lancereaux [5], Motet et Vetault [6], Magnan [7], Legrain [8], Sérieux (*loc. cit.*),

---

[1] SÉRIEUX. L'assistance des alcooliques en Suisse et en Allemagne, en Autriche. Création d'un asile spécial d'alcooliques dans le dép. de la Seine. Montévrain, impr. typ. de l'école d'Alembert, 1894.

SÉRIEUX. L'assistance des alcooliques en Suisse et en Allemagne. *Bull. de la Soc. de méd. ment. de Belgique*, mars 1895.

SÉRIEUX. Les établissements pour le traitement des buveurs en Angleterre et aux États-Unis. *Bull. de la Soc. de méd. ment. de Belgique*, 1895.

SÉRIEUX. L'asile d'alcooliques du dép. de la Seine. *Ann. méd. psy.*, 1895, II. — L'assistance des aliénés en France, en Allemagne, en Italie et en Suisse (1903).

[2] BERGERON. Rapport sur l'alcoolisme. *Acad. de méd.*, 5 déc. 1871.

[3] J. FALRET. De la séquestration des alcooliques. Soc. méd. psy., 29 janv. 1872.

[4] BERTHELOT. Sur les maisons de santé pour les buveurs habituels en Angleterre et en Amérique. *Rev. d'hygiène*, 1882.

[5] Comptes rendus du meeting internat. contre l'abus des boissons alcooliques. Anvers, 1885.

[6] MOTET et VETAULT. De la responsabilité des alcoolisés. Congrès internat. de méd. ment., 1889.

[7] MAGNAN. Rapports sur le service d'admission de l'asile Sainte-Anne, 1891, 1892, 1893.

MAGNAN et LEGRAIN. Rapport présenté à la 4<sup>e</sup> section du Conseil supérieur de l'Assistance publique, 1894.

[8] M. LEGRAIN. Hérédité et alcoolisme, 1888. Congr. intern. de méd. ment., 1889. — Rapports annuels 1897-1898. — Les asiles d'ivrognes. Annales de la polyclinique. Paris, mars 1895.

Ladame ([1]), Garnier ([2]), Legrain et Antheaume ([3]), Marandon de Montyel ([4]), Joffroy ([5]), etc. On a cherché, à plusieurs reprises, à faire voter par notre Parlement des lois spéciales, destinées à faciliter la lutte anti-alcoolique. En 1871, Théophile Roussel proposait d'appliquer aux buveurs *l'interdiction ;* la commission parlementaire rejeta cette proposition. Desjardins (1872), à la Chambre, Testelin (1877) et Th. Roussel (1886), au Sénat, réclamèrent, sans plus de succès, des asiles pour buveurs.

Au Conseil général de la Seine, à la suite de l'intervention de MM. Dubois (1892), Dubois et P. Strauss (1893), Deschamps (1894), on décida la création d'un asile pour les alcooliques du département. Malheureusement, on n'a pas encore obtenu, à l'heure actuelle, la mise à exécution de ce projet.

De tous les obstacles qui s'opposent, en France, à l'établissement de l'assistance des intempérants, le plus important est l'absence de dispositions légales.

Dans les pays où existent des asiles de buveurs, mais où les lois spéciales manquent, le traitement n'a pu être appliqué qu'au petit nombre de sujets ayant la volonté de guérir.

La lutte contre l'alcoolisme est beaucoup plus efficace là où l'on applique des mesures judiciaires spéciales, mesures auxquelles nous allons consacrer quelques lignes.

En Angleterre ([6]), depuis la loi de 1879 (habitual drunkards act), due à l'initiative du Dr Dalrymple, le buveur qui a signé un engagement au moment de son admission à l'asile d'alcooliques, peut être maintenu, contre son gré, jusqu'à l'expiration

---

([1]) **LADAME.** De l'assistance et de la législation relatives aux alcooliques. Congrès des médecins aliénistes de la langue française. Clermont-Ferrand, 1894.

([2]) **GARNIER.** Internement des aliénés. Congrès des médécins aliénistes et neurologistes. Nancy, 1891.

([3]) **LEGRAIN** et **ANTHEAUME.** De l'assistance des alcooliques. Rapport présenté à la Commission d'hospitalisation des aliénés au Conseil général de la Seine (*Archives municipales* 1899.

([4]) **MARANDON DE MONTYEL.** Asile projeté pour les alcooliques dans la Seine. *France médicale,* 5 octobre 1894. — Cure des buveurs à Ville Evrard, en 1894. *Bulletin de thérapeutique,* janvier 1895. — Asile de buveurs. *Gaz. des hôp.,* septembre 1894.

([5]) **JOFFROY.** Des causes de l'alcoolisme et des moyens de le combattre. *Gaz. hebdomadaire de médecine et de chirurgie,* 22 novembre 1896. — Rapport annuel sur le fonctionnement du service. 1898.

([6]) **NORMAN KERR.** Legislation for inebriates in Britain. VIIe Congrès intern. contre l'abus des boissons alcooliques, 1899.

du délai prévu ; l'engagement ne doit pas dépasser douze mois. L'absence de *placement d'office* était le point défectueux de cette disposition. La législation a été en partie complétée par une nouvelle loi (Inebriates act 1898), qui autorise les juges à envoyer d'office à l'asile de buveurs, pour moins de trois ans, l'alcoolique ayant commis un crime.

Le buveur d'habitude qui a été condamné trois fois en un an, peut également être envoyé à la maison de traitement, en cas de quatrième poursuite, même pour un délit de peu d'importance.

En Allemagne ([1]), le nouveau code (1900) admet *l'interdiction* de l'alcoolique chronique. Le tuteur de l'interdit a le droit de lui désigner pour lieu de séjour un asile de buveurs, dont il ne pourra sortir sans son autorisation. Le reproche que l'on est en droit de faire à l'interdiction est que son application n'est pas aisée, ni générale ; elle ne peut être demandée que par les parents du malade (§ 630) et non par les représentants de l'autorité ; elle nécessite en outre des démarches et des formalités qui effraieront les personnes de la classe ouvrière. Inutile de démontrer les inconvénients d'une telle disposition.

Aux États-Unis ([2]), sauf dans deux États, il n'y a pas de réglementation pour les alcooliques non aliénés. Dans le Connecticut, le buveur peut se séquestrer volontairement quatre mois, et sa famille est autorisée à demander judiciairement un internement de trois ans. Dans le Massachussets, un asile d'État reçoit, pour un ou deux ans, les malades placés d'office par le tribunal.

La loi dont l'esprit répond le mieux, à l'heure actuelle, aux desiderata de l'assistance des alcooliques fut promulguée en 1891, en Suisse, dans le canton de Saint-Gall. A cause de son importance, nous en donnons ici le texte intégral :

Le conseil suprême du canton de Saint-Gall, considérant la nécessité d'augmenter les dispositions légales préservatrices contre l'alcoolisme, et par application de l'article 12 de la constitution du 16 novembre 1890 ;
Prescrit comme loi :

---

([1]) Krafft-Ebing. Méd. lég. des aliénés. Trad. A. Rémond, 1900.
([2]) Crothers. *Loc. cit.*

**Article premier.** — Les personnes qui s'adonnent habituellement à la boisson peuvent être traitées dans un établissement de traitement des buveurs.

**Art. 2.** — La durée du placement varie, en règle, de neuf à dix-huit mois. En cas de rechute, la durée du séjour sera prolongée.

**Art. 3.** — Le placement dans un établissement de buveurs s'effectue :
*a*) Sur la base d'une demande volontaire ;
*b*) D'après la décision du conseil municipal de la commune de résidence du buveur.

Les frais de placement seront, tout en ayant égard à l'article 7, à la charge de la caisse des pauvres, et la décision municipale peut utiliser le second alinéa de l'article 6 sans nécessiter l'approbation des administrateurs des pauvres.

**Art. 4.** — Les conseils municipaux ont, dans leur compétence, le transfert dans l'établissement d'après leur propre initiative, ou sur la demande d'une autre administration, d'un parent ou d'un tuteur.

**Art. 5.** — Le placement dans un établissement de traitement de buveurs ne peut être décidé que sur la présentation d'un certificat médical, lequel constate la « passion de boire » (alcoolisme) et la nécessité du placement afin d'obtenir la guérison.

**Art. 6.** — L'ordonnance du conseil municipal est communiquée à l'intéressé sous la responsabilité de l'office du district et nécessite, pour être exécutable, la ratification du conseil d'État.

Celui-ci est aussi autorisé à pourvoir, de sa propre initiative, aux soins nécessités par une telle personne, dans les cas où le placement paraît être urgent et lorsque l'administration municipale se refuse à y pourvoir.

**Art. 7.** — Les frais nécessités par le placement dans un établissement de traitement des buveurs seront prélevés sur le patrimoine personnel de l'intéressé ; s'il est sans ressources ou si les frais de sa guérison ne peuvent être supportés par sa famille, ils seront prélevés sur la caisse des pauvres, autant et dans la mesure que les prescriptions légales existantes le permettent.

L'Etat contribue, en cas de nécessité, aux frais du placement et exceptionnellement, durant qu'il se maintient, à l'entretien de la famille dans une certaine mesure appropriée.

**Art. 8.** — Un mois avant l'expiration du délai prévu de placement, l'établissement doit faire parvenir un rapport à l'administration qui lui a adressé le malade, et le traitement peut être prorogé entre les limites déterminées par l'article 2, si la guérison n'est pas complète.

Art. 9. — Durant la période de traitement, on peut nommer, **par inté**rim, un tuteur au buveur interné. La même mesure peut être **déjà prise** avant le placement, aussitôt qu'un affaiblissement manifeste de la **volonté** aura été constaté par un certificat médical comme conséquence d'un **usage** excessif de boissons alcooliques.

Art. 10. — Le conseiller d'État est chargé de l'exécution de la **présente** loi.

(Les buveurs du canton de Saint-Gall sont envoyés à **l'asile** d'Ellikon, canton de Zurich).

A l'instar de la loi Saint-Galloise, toute législation **nouvelle** soucieuse de faciliter et de rendre profitable l'assistance **des** alcooliques, devra prévoir : 1° la durée minima du **traitement ;** 2° le *placement volontaire* à la disposition des buveurs **désireux** de guérir ; 3° le *placement d'office*, permettant à la famille **ou** aux autorités d'interner l'éthylique avéré.

L'assistance des alcooliques, une fois rendue possible **par** des dispositions légales, doit être pourvue des moyens **néces**saires au traitement et à la guérison des malades.

De l'avis de tous ceux qui se sont le plus occupés du **trai**tement des buveurs [Forel ([1]), Magnan, Sérieux, **Legrain,** Colla ([2]), Marthaler ([3]), Marandon ([4]), Joffroy ([5]), etc. : ([6])], il faut séparer et traiter différemment :

*a*. les alcooliques curables ;

*b*. les alcooliques aliénés ;

*c*. les alcooliques incurables.

Les premiers doivent être soignés dans des hôpitaux de **trai**-

---

([1]) Forel. La question des asiles pour alcoolisés incurables. VII<sup></sup>ᵉ Congrès **intern.** contre l'abus des boissons alcooliques, 1899.

([2]) Colla. Ueber Trinkerheilausthalten. VIIᵉ Congrès internat. contre l'abus **des** boissons alcooliques.

([3]) Harald Marthaler. *Loc. cit.*

([4]) Marandon. La cure des buveurs. *Ann. méd. psy.*, 1894.

([5]) Joffroy. Alcool et alcoolisme. *Gaz. des hôp.*, 26 février 1896.

([6]) Bargy. De l'alcoolisme au point de vue de la prophylaxie et du **traitement,** Thèse de Paris, 1897.

Lentz. Hospitalisation des alcoolisés. *Bull. de la Soc. de méd. ment. de Belgique,* de juin 1899.

Aviat. La question des établissements spéciaux pour la cure de l'alcoolisme. **Thèse** de Paris, 1900.

Champeaux. Essai sur l'alcoolisme. Thèse de Lyon, 1900 (Storck).

tement pour alcooliques curables ; les seconds ont leur place à l'asile d'aliénés ; les troisièmes doivent être séquestrés dans des hospices spéciaux. Ces distinctions sont aussi légitimes que celles qui font déjà séparer les malades aigus des chroniques, les aveugles des sourds-muets, etc.

*a*). La curabilité de la passion de boire, même chez les individus ayant présenté des accidents nerveux, d'origine alcoolique ou autre, est actuellement un fait nettement établi par l'expérience, en dépit des idées admises et des proverbes.

Aux États-Unis, à l'asile de Binghampton, une statistique de dix ans portant sur 1 200 cas, montre que, dans 61 p. 100 des cas, la guérison s'est maintenue depuis dix-huit ans (Crothers, 1899). A Fort-Hamilton (New-York), on note 40 p. 100 de guérisons maintenues depuis huit ans. Pour Crothers, « l'impression est que tout au moins 33 p. 100 de tous les cas obtiennent une guérison durable ».

A Ellikon sur Thür, « depuis l'ouverture de l'asile (de 1889 à 1893), on a constaté 48 p. 100 de guérisons pour les internés restés plus de trois mois, et 38 p. 100 seulement pour les autres ». (Sérieux.)

D'après Marthaler (1899), 40 à 50 p. 100 des buveurs sortent guéris, c'est-à-dire abstinents totaux, des dix asiles suisses.

A l'asile de Rickmansworth (Hertfordshire), le Dr Norman Kerr a compté, sur 266 buveurs traités, 89 guérisons et 21 améliorations. (Sérieux.)

De l'ensemble de ces statistiques, il découle que 43 p. 100 des buveurs, environ, sont curables.

Le clinicien, en présence d'un buveur, ne pourra que dans des conditions exceptionnelles, déterminer s'il est curable ou non ; aussi faudrait-il que tout buveur, non reconnu aliéné ou criminel, fasse d'abord un séjour à l'hôpital de traitement des alcooliques ; selon les cas, il serait gardé ou bien transféré.

Des travaux récents, en particulier ceux de Forel et de Sérieux, ont bien déterminé les conditions matérielles que doit remplir *l'asile de traitement pour alcoolisés curables*. Résumons en quelques lignes les desiderata formulés par les auteurs. L'asile doit être en pleine campagne, afin d'éviter les tentations du moindre cabaret, et se trouver dans la meilleure situation possible, au point de vue de l'hygiène. — Il ne doit comprendre qu'un nombre restreint de lits, 40 à 50, pour permettre au personnel de bien connaître les malades et d'agir sur chacun d'eux individuellement et selon son caractère. On éliminera les sujets ne présentant pas de chances de guérison, les incurables étant toujours pour les autres malades une cause de désordre ou de découragement. — Tout le monde, dans l'établissement, doit observer l'abstinence complète de toute boisson alcoolique (il est plus facile d'obtenir des alcooliques psychopathes l'abstinence complète que la modération, d'ailleurs insuffisante pour eux) ; le médecin et le personnel doivent donner l'exemple au malade, qui, en les voyant, se convaincra de l'inutilité de l'alcool ; et c'est d'ailleurs la seule manière d'empêcher des infractions au règlement. — Chacun doit être astreint à un travail manuel proportionné à ses forces ; on donne la préférence aux travaux agricoles, car l'activité physique facilite les échanges nutritifs et contribue puissamment au rétablissement organique du malade. — Le personnel doit avoir une éducation et une compétence rendant possible le traitement moral individuel. Le niveau de l'intelligence et de la moralité de ce personnel doit être bien supérieur à la moyenne de celui des infirmiers des hôpitaux et des asiles. — Le traitement moral consiste, comme nous l'avons déjà dit, dans la lutte contre les préjugés et dans l'enseignement des dangers de l'alcool. Dans la majorité des asiles étrangers, à la tête desquels se trouvent souvent des pasteurs, une très grande part est faite aux exercices religieux. L'expérience a montré qu'il est très facile de se passer de cet adjuvant. — Le séjour à l'asile de traitement doit être prolongé suffisamment ; la durée en variera selon les cas, mais ne sera jamais inférieure à six mois.

Toutes ces conditions se trouvent réunies dans certains asiles suisses et allemands, et en particulier à Ellikon, qui peut être cité comme un modèle du genre (Sérieux) ; aussi la moyenne des malades qui y guérissent, et restent guéris, dépasse 50 p. 100.

La sortie définitive de l'hôpital de traitement devrait être précédée d'une sortie d'essai (Marandon de Montyel, Kraeplin), ayant pour but d'éprouver la résistance du malade aux tentations de la vie libre. Il importerait beaucoup, également, que le buveur indigent guéri ne se retrouvât pas, du jour au lendemain, aux prises avec les difficultés de l'existence ; c'est à une *société de patronage* de lui procurer de suite une situation, sans qu'il ait à passer par les épreuves de l'embauchage. Il serait tout aussi nécessaire que tous les buveurs guéris fussent affiliés à des *sociétés d'abstinence* ([1]), lesquelles leur prêteraient un appui moral de tous les instants, et s'efforceraient de prévenir les rechutes par des moyens variés : fêtes, spectacles, conférences, brochures, etc.

*b*). On s'est demandé si les asiles d'aliénés ne pouvaient pas servir à la cure des buveurs d'habitude, comme ils servent déjà à celle des morphinomanes ([2]). Nous espérons avoir suffisamment démontré que, dans l'état actuel de la législation, cela n'était possible que dans des cas exceptionnels ; mais quand bien même la loi autoriserait le maintien du buveur, celui-ci ne s'y trouverait pas dans des conditions favorables à sa guérison. D'abord, il n'aurait pas autour de lui l'exemple de l'abstinence ([3]) : dans la majorité des asiles, on accorde du vin au malade, et la ration est augmentée pour les travailleurs. Ensuite, il est très facile à l'alcoolique de se procurer des boissons spiritueuses : on ne peut le séquestrer dans un quartier comme un aliéné ordinaire ; rapidement il jouit d'une certaine liberté, fréquente les ateliers, les services généraux ; il sait se rendre utile et même indispensable par sa bonne volonté et son habileté manuelle ; bientôt les services rendus lui sont payés par les uns et les autres au moyen d'un verre de vin. Quelles que soient la discipline et la surveillance, des personnes charitables et bien intentionnées se chargent de ses commissions au dehors et lui rapportent des boissons. Bref,

---

([1]) **Telles que** :

**La Société** française de tempérance de la Croix-Bleue (1883) (à caractère religieux et évangélique) qui comptait, en 1897, *20 090* membres et adhérents, dont *1 417* en **France**, comprenant *279* anciens buveurs.

**L'Union** française antialcoolique (1895) qui comprenait, en 1899, *812* sections indépendantes, *45 000* membres, 2 journaux mensuels, l'*Alcool* et l'*Étoile bleue*. (Voy. plus loin.)

([2]) **De la séquestration** des alcooliques. Soc. méd. psy., 1872.

([3]) **Duricq**. Une campagne anti-alcoolique dans un asile d'aliénés (Journal *l'Alcool*, 1897-1898).

il continue à s'intoxiquer lentement, et il s'enivre même à l'occasion.

Ne devraient demeurer à l'asile des aliénés que les déments alcooliques très avancés ou paralytiques généraux, les vésaniques alcoolisés, les alcooliques curables ou incurables qui délirent. Les alcooliques délirants curables devraient être transférés à l'asile de traitement des buveurs, aussitôt après la cessation des troubles cérébraux aigus.

*c*). La société, après avoir fourni le remède à celui qui peut en profiter, et l'assistance aux invalides du cerveau, a le devoir de se protéger contre les alcooliques incurables (¹). « Pour « ceux-ci, il est évident que le principe de l'internement défi- « nitif dans un asile spécial d'alcooliques incurables constitue « la seule mesure vraiment efficace pour les rendre inoffensifs. « Il n'existe aucune raison sérieuse pour que ce principe, uni- « versellement reconnu à l'égard des aliénés incurables, ne « trouve pas son application dans ce cas particulier. » (A. Jaquet.)

Devraient être placés dans les asiles d'alcooliques incura- bles (²), les récidivistes de l'intempérance, les épileptiques adonnés à l'ivrognerie et les nombreux sujets, hôtes habituels et intermittents des asiles et des prisons, chez qui l'alcoolisme n'est qu'une des manifestations de la débilité intellectuelle ou de l'idiotie morale. Quand ils jouissent de leur liberté d'action, tous ces vicieux, qui sont aussi des malades, arrivent fatale- ment à la rechute, même longtemps après la disparition des accidents immédiats dus à l'intoxication.

Ces sujets ne peuvent trouver leur place dans les asiles d'aliénés, où règne une discipline trop douce pour eux, où l'abs- tinence est difficile à obtenir, et où leur perversion morale provoque des désordres et parfois même des révoltes (³).

---

(¹) MARANDON DE MONTYEL. Le traitement de l'alcoolisme et la liberté individuelle. *Bul. gén. de thérap.*, juin 1896.

LEMERCIER. Répression thérapeutique et sociale de l'alcoolisme. Thèse de Paris, 1898 (Jouve).

(²) FOREL. La question des asiles pour alcoolisés incurables. VII° Congrès inter- nat., 1899.

(³) MARANDON DE MONTYEL. Une révolte d'aliénés. Soc. méd. psy., 30 juin 1890.

Tout en désirant que les asiles pour alcooliques incurables ne soient pas, ainsi que le demande le D<sup>r</sup> Bargy (¹), de véritables prisons, avec salles de police, régime cellulaire, condamnations judiciaires, etc., nous pensons qu'il doit y régner une discipline sévère, que l'abstinence doit y être scrupuleusement observée et que seul le travail assidu doit permettre à l'interné de se procurer quelques douceurs. La sévérité du régime aurait pour double effet de maintenir la discipline chez ces vicieux, et de détourner de l'établissement ces faux malades qui viennent chercher un refuge dans les *asiles*, à l'approche de la mauvaise saison (Legrain).

Quand aurons-nous en France une loi rendant possible la guérison des buveurs curables et la séquestration des incurables, tous dangereux à un titre ou à l'autre?

Bien des obstacles matériels, bien des préjugés s'opposent à la réalisation de ces projets de thérapeutique et d'hygiène individuelles et sociales. C'est le cas de citer ces paroles de Forel : « Grâce aux préjugés, des milliers d'alcoolisés sont « laissés dans leur famille, qu'ils maltraitent et ruinent, faisant « un mal incalculable autour d'eux, sans que personne ose inter- « venir. C'est au nom du libre arbitre — triste dérision à la fin « du XIX<sup>e</sup> siècle — qu'on agit ainsi. Il suffit que l'alcoolisé « ne « veuille pas » aller dans un asile pour buveurs, et c'est le « plus souvent le cas, pour qu'on se croise les bras et le « laisse faire en disant : « Il n'est pas fou, on ne peut rien « faire. » Mais plus, la contre-partie, la vieille loi du talion « ou de lynch, si profondément ancrée dans la tête des défen- « seurs de la métaphysique appliquée, leur fait préférer la « condamnation judiciaire d'un malade à son traitement. »

---

(¹) **Bargy**. *Loc. cit.*

# CHAPITRE VIII

## MÉDECINE LÉGALE ET ALCOOLISME [1]

§ I. Les questions de DROIT CRIMINEL relatives à l'alcoolisme sont très nombreuses et se présentent journellement dans la pratique.

Il existe quelques statistiques faisant connaître la fréquence de l'intempérance chez les délinquants et criminels (Baer, 41,7 p. 100 ; Krafft-Ebing, 50 p. 100 ; Krohne, 70 p. 100 ; Motet [2], 50 à 70 p. 100 ; Masoin 44 à 60 p. 100 ; Grigorieff, Kroll [3], 40 à 43 p. 100 ; Marambat, 72 p. 100).

---

[1] Roesch. *Ann. d'hygiène et de médecine légale*, t. XX.

Vétault. Étude médico-légale sur l'alcoolisme. Thèse de Paris, 1887.

Lentz. De l'alcoolisme et de ses diverses manifestations. Bruxelles, 1884.

Rapports médico-légaux concernant des alcooliques parus dans les *Annales médico-psychologiques* :

Combes. G., lypémanie avec complication d'accès de manie, 1867, t. II.

Bonnet et Bulard. J. N. G., meurtre sur sa belle-fille, 1867, t. II.

Payen. L., meurtre sur sa mère. Manie alcool. passagère. Responsabilité restreinte, 1871, t. I.

Bulard. Alcoolisme. Escroqueries, 1872, t. II.

Bonnet. F. B., voies de fait sur deux femmes, 1874.

Dauby. H., homicide volontaire ; dipsomanie. Ord. de non-lieu. 1875, t. I.

Sisteray et Delaporte. G. N., vol, outrages à un agent de la force publique et port d'arme prohibée, 1876, t. I.

Lagardelle. Double assassinat : amnésie simulée ; épilepsie alcoolique et monomanie alléguées ; condamnation à mort, 1877, t. II.

Marandon. *Revue des journaux judiciaires*, 1878.

Delacour, Bruté et Laffitte. L., coups et blessures à son père, 1878, t. II.

Giraud et Christian. L., parricide, 1879, t. I.

Lunier. Des vols aux étalages. Obs. V, 1880, t. II.

Giraud. *Revue de médecine légale* : 1° la respons. chez les alcool., p. 428, 1882, t. II ; 2° p. 454. 1883, t. I ; 3° p. 233, 1889, t. II.

[2] Motet. *Acad. de Méd.* Séance du 9 juillet 1895.

[3] Clinique de Botkine. 1902 ; analysé in *Archives d'Anthropologie criminelle*, 1902.

On a démontré également que le nombre des délits et des crimes commis dans un pays, est en rapport direct, au moins dans bien des cas, avec la consommation de l'alcool.

Ces faits prouvent sans conteste la coexistence fréquente de l'intempérance et de la criminalité, chez les mêmes individus; mais il faut se garder de déduire trop hâtivement, et de voir toujours dans l'une de ces tares la conséquence de l'autre. Les perturbations psychiques produites par l'intoxication entraînent souvent des manifestations antisociales, et l'alcoolique devient ainsi un délinquant. Mais on observe aussi beaucoup d'individus chez lesquels l'alcoolisme et la criminalité coexistent comme deux manifestations différentes du même état de débilité ou de déséquilibration mentale. D'ailleurs, l'alcool chez ces dégénérés, n'en apporte pas moins, au bout d'un certain temps, son appoint étiologique, dans la production des actes délictueux. Il n'est pas rare de rencontrer ainsi des sujets dont l'existence s'écoule en un va-et-vient entre l'asile et la prison, tantôt internés pour des délires symptomatiques de leur défectuosité cérébrale ou bien de l'intoxication alcoolique, tantôt punis pour des faits accomplis de sang-froid ou bien sous l'influence de l'alcool. Ces individus ne sont pas de véritables alcooliques, ou du moins, chez eux, l'alcoolisme ne joue pendant longtemps qu'un rôle accessoire, dans la constitution de leur personnalité mentale. C'est la tâche de l'expert de démontrer que ces buveurs sont de grands névropathes, assimilables aux fous moraux.

Il importait, au début de ce chapitre de médecine légale, de rappeler que souvent l'alcoolisme est déjà lui-même une manifestation de la dégénérescence mentale. « Ne boit pas qui veut », disait Lasègue.

Une revue générale des questions médico-légales [1] relatives à l'alcoolisme doit envisager successivement ces questions, au cours de l'ivresse, de l'intoxication chronique et des épisodes délirants ou démentiels.

---

[1] Motet et Vétault. De la responsabilité des alcoolisés. Congrès internat. de méd. ment., 1889.

*a*). L'ivresse ([1]), par suite des troubles profonds de la conscience qu'elle produit, troubles sur lesquels nous n'avons pas à revenir, est très fréquemment cause d'actes délictueux. Les faits accomplis dans cet état, revêtent des caractères spéciaux qui permettent, en général, de reconnaître facilement l'intervention de l'alcool : l'homme ivre est incohérent dans ses idées et maladroit dans ses actes; il agit sans préméditation, obéit aux déterminants les plus futiles, ne se précautionne pas contre les conséquences de ses actions; sous l'influence de causes qui nous échappent, il est amnésique ou bien conserve le souvenir des événements auxquels il a été mêlé.

Dans l'accomplissement de l'acte criminel ou délictueux, l'homme en état d'ivresse jouera un rôle actif ou passif suivant l'intensité plus ou moins grande de l'intoxication : pendant la période d'excitation, on observera surtout la violence dans les discours, les rixes, les homicides, les attentats contre la propriété, les attentats à la pudeur; pendant la période de stupeur, l'ivrogne, devenu une masse inerte, pourra encore être l'auteur d'accidents mortels ou de blessures (cocher laissant sa voiture écraser ce qui se trouve sur la route; nourrice étouffant dans son lit l'enfant qu'elle a couché près d'elle, etc.); il sera fréquemment cause, d'autre part, d'outrage public à la pudeur.

La capacité d'imputation de l'homme ivre a été diversement comprise selon les époques et selon les pays ([2]). Les anciens Grecs, loin de voir dans l'ivresse un motif d'atténuation de la culpabilité, considéraient au contraire qu'il y avait faute double. Telle fut également l'opinion des jurisconsultes du moyen âge. Les jurisprudences allemande et autrichienne ([3]) limitent l'impunité aux cas où l'intoxication aiguë est *complète* et *non préméditée* dans une intention mauvaise. En Angleterre, l'ivresse est habituellement une circonstance aggravante. Aux

---

([1]) Question médico-légale relative à l'ivresse. Delasiauve, Legrand du Saulle, Lunier, Brierre de Boismont. Soc. méd. psy., 10 décembre 1866.

E. Fochier. L'alcoolisme devant la loi pénale. Thèse de droit. Paris, 1900.

([2]) Legrand du Saulle. *Ann. méd. psy.*, 1861.

([3]) Krafft-Ebing. Médecine légale des aliénés. Trad. A. Rémond, 1900.

États-Unis (¹), l'homme ivre est incapable au civil, mais responsable au criminel.

En opposition avec les conceptions précédentes, nous voyons qu'à Rome, l'ivresse était une excuse (lois II, § 2, *De pœnis*, et VI, § 7, *De re militari*) (²). Les lois canoniques sont faites dans le même esprit d'indulgence.

En France, à l'heure actuelle, la doctrine et la jurisprudence ne sont pas d'accord sur ce point.

La majorité des criminalistes modernes admettent que, si le fait de boire avec excès peut être considéré souvent comme un acte voulu, l'ivresse qui en résulte, est assimilable à un état de folie passagère ; en conséquence, tous les faits qui se rattachent à l'ébriété confirmée se passent en dehors de la personnalité volontaire, et il n'y a pas *culpabilité* là où il n'y a pas volonté. Mais dans des conditions particulières, on pourrait assimiler l'ivresse à une *imprudence*, et appliquer alors les articles 319 et 320 du code pénal (³).

La jurisprudence n'a pas accepté l'opinion des auteurs ; pour elle, l'ivresse est « *un fait volontaire* et répréhensible, et ne peut jamais constituer une excuse que la morale et la loi permettent d'accueillir ». (Cass., 19 nov. 1807 — 7 juin 1810 — Aix, 1ᵉʳ juin 1870.) Il fallait éviter d'attribuer à l'ivrognerie une immunité qui aurait autorisé tous les désordres.

Depuis la loi de 1832 sur les circonstances atténuantes, il est possible à la justice de varier la peine selon les cas particuliers ; ceux-ci sont si nombreux, si différents, qu'une règle commune n'était guère applicable. L'ivresse, en effet, peut être accidentelle ou habituelle, volontaire ou imprévue ; elle peut être préméditée dans l'intention de faciliter le délit ou le crime, ou d'atténuer la responsabilité ; elle peut s'accompagner de lucidité partielle ou d'inconscience absolue. Le législateur « a laissé entre les mains du magistrat le droit de pardonner ou de punir, selon les diverses circonstances mises

---

(¹) **Cul.erre.** La responsabilité des alcooliques aux États-Unis. *Ann. méd. psy.*, 1889.

(²) **Briand** et **Chaudé.** Médecine légale. 1874.

(³) **Damiron.** Cours de philosophie. — **Chauveau** et **Faustin-Hélie.** Théorie du code pénal. — **Rossi.** Traité du droit pénal, t. II.

**Triboulet, Mathieu** et **Mignot.** Traité de l'alcoolisme.                25

en lumière par le procès. Ce n'est peut-être pas, comme on l'a dit, un embarras qu'il a voulu déguiser, mais bien une œuvre habile et sage qu'il a tenu à consommer ». (Legrand du Saulle).

A la partie clinique de ce travail, nous avons vu que, chez certains sujets, l'ingestion de boissons alcooliques était parfois suivie d'un état de *folie transitoire*, à réactions maniaques extrêmement dangereuses, ayant une marche et des symptômes particuliers (¹).

Il est de la plus grande importance, en médecine légale, de distinguer cet état de celui de l'ivresse. L'expert devra bien démontrer, en s'appuyant sur la clinique, qu'il s'agit de *folie transitoire a potu*, c'est-à-dire d'un trouble psychique auquel doit s'appliquer l'article 64 du code pénal, au même titre qu'aux autres formes de folie alcoolique. Il ne faudra pas oublier que l'amnésie, le début apparaissant longtemps après l'ingestion d'alcool, la courte durée de l'accès de fureur, font partie du tableau clinique habituel.

*b)* Nous savons que, chez un certain nombre de buveurs d'habitude, le toxique porte son action sur le système nerveux, et qu'il en résulte une déchéance intellectuelle, traversée par des épisodes aigus — ivresses ou délires — et terminée par la démence ou par la paralysie générale.

Quelle est la capacité d'imputation des alcooliques chroniques, dans l'intervalle des accidents épisodiques et terminaux ? Plus que jamais, il est impossible de donner des règles générales d'interprétation ; l'examen approfondi de chaque cas particulier guide seul le médecin légiste. Souvent, on éprouve tout d'abord beaucoup de difficulté à déterminer si l'alcoolique a ou n'a pas agi en dehors d'idées délirantes ou de perversions sensorielles ; il faut ensuite s'assurer que l'affaiblissement intellectuel est encore compatible avec la responsabilité ; les cas de transition entre la déchéance simple et la démence vraie, rendent parfois cette appréciation fort malaisée.

Le déficit intellectuel est caractérisé par la perversion des facultés éthiques et par l'amoindrissement du pouvoir de

---

(¹) Pour la bibliographie, voir page 205.

contrôle sur soi-même : de là, des attentats fréquents contre les personnes, la propriété, l'autorité, la pudeur. Le vagabondage est particulièrement fréquent chez ces alcooliques chroniques (sur 100 vagabonds, 79 sont des buveurs d'habitude) (Motet).

Dans les cas du genre de ceux que nous envisageons maintenant, les tribunaux n'ont habituellement pas recours à l'expert, et la peine est appliquée, selon l'espèce, avec plus ou moins de rigueur. Les lignes suivantes expriment assurément l'esprit général de la jurisprudence sur ce point : « Pour que la théorie de l'irresponsabilité absolue de l'aliéné n'entrave pas l'action légitime de la justice, il faut que le médecin commis par elle distingue avec soin la folie de tout ce qui n'est pas elle, et ne la confonde pas avec la déchéance morale et physique, produite par le vice, la débauche, l'ivrognerie »... « *De ce que le criminel présente quelquefois un état de dégradation intellectuelle et physique qui ne laisse pas subsister une liberté morale entière, il ne faut pas en conclure qu'il n'est que partiellement responsable*. Il n'est pas douteux qu'une vie de désordres, d'habitudes crapuleuses, d'ivrognerie, amène des troubles de la sensibilité, un obscurcissement de l'intelligence, un affaiblissement de la volonté. L'homme qui s'est abruti devient semblable à la brute ; dominé par ses mauvais instincts, ayant fait taire la voix de la conscience, insensible au remords, il roulera de crime en crime jusqu'au fond d'un abîme de perversité, qui n'est presque plus compatible avec la liberté. Doit-il cesser d'être responsable légalement ? Évidemment non. A-t-il cessé d'être responsable moralement de ses crimes ? Non, encore, parce que cet état d'abrutissement moral et intellectuel est la conséquence logique d'une succession de fautes morales, le résultat nécessaire d'habitudes vicieuses volontairement contractées ([1]). »

Certains médecins (Tardieu, Roesch, Tourdes ([2]), Motet)

---

([1]) L. PROAL (conseiller à la Cour d'appel d'Aix). La responsabilité légale des aliénés. *Ann. méd. psy.*, 1890, t. II.

([2]) Tourdes. Dictionnaire encyclopédique des sciences médicales ; article : Médecine légale de l'alcoolisme.

pensent également « que l'abus invétéré de liqueurs spiritueuses reste à peu près sans influence sur la responsabilité, tant qu'il ne se manifeste pas de délire confirmé ou de démence véritable ». Les partisans de cette opinion admettent d'abord que l'alcoolisme est un acte volontaire; ensuite, qu'il faut punir les buveurs délinquants, afin de combattre l'intempérance et d'empêcher qu'elle devienne un moyen de se procurer l'impunité.

Tout d'abord, il s'en faut que l'intoxication chronique soit toujours la conséquence d'habitudes prises volontairement. A côté des buveurs conscients de leur vice, il en est beaucoup d'autres arrivant sans méfiance à l'abrutissement, par ignorance du danger des boissons spiritueuses, par suite d'obligations professionnelles, ou par le fait de tendances originelles irrésistibles. En outre, l'alcoolisme chronique ne présuppose pas toujours les excès ; il peut résulter du simple usage habituel, chez le névropathe à système nerveux particulièrement vulnérable. Toutes ces victimes de l'alcool sont-elles réellement responsables des conséquences d'une intoxication involontaire, transformant complètement, peu à peu et à leur insu, leur personnalité première ?

Il n'y aurait pas à faire toutes ces distinctions, d'ordre surtout sentimental, si les condamnations judiciaires empêchaient la diffusion de l'alcoolisme ou amélioraient les délinquants. L'expérience a montré depuis longtemps que les châtiments n'ont aucune action sur le buveur d'habitude ; en outre, l'affaiblissement moral qu'il présente et sa suggestibilité, rendent éminemment dangereux pour lui le séjour des prisons : il rentre dans la vie civile tout à fait corrompu par le contact des criminels avec lesquels il a vécu.

Afin de sauvegarder à la fois les intérêts de l'individu et ceux de la société, il faudrait pouvoir envoyer l'alcoolique ou à l'hôpital, ou à l'asile des buveurs, pour, selon les cas, lui donner des soins ou le mettre dans l'incapacité de nuire. Nous avons déjà traité ce sujet au chapitre : Assistance.

Dans l'état actuel de la législation, la condamnation du buveur d'habitude est le seul moyen qui, pour un moment, préserve la société et retarde l'évolution de la maladie.

*c*) Plus que tout autre aliéné, l'alcoolique devenu délirant est exposé à commettre des actes délictueux en rapport avec les modifications de son caractère, avec l'intensité et la nature de son délire.

Au cours des épisodes aigus, le buveur se livre à des attentats contre les personnes et la propriété, sous l'influence d'idées de persécution, d'accès d'angoisse, et surtout par suite d'hallucinations, menaçantes ou terrifiantes, de la vue et de l'ouïe. Les signes habituels du délire toxique caractériseront suffisamment les faits accomplis dans cet état.

Les délires systématisés alcooliques provoquent également des actes de violence, conséquences naturelles des idées de persécution et des troubles sensoriels.

Parmi ces psychoses, le délire de jalousie donne particulièrement lieu à des considérations médico-légales. Il entraîne fréquemment le meurtre ou la mutilation sexuelle du conjoint et du complice présumé. Les attentats accomplis dans cette circonstance font croire à l'existence d'un crime passionnel ; en général, les idées d'infidélité sexuelle du conjoint reposent uniquement sur des interprétations d'autant plus vraisemblables, que les ménages d'alcooliques sont souvent désunis. L'examen du prévenu révélera des inconséquences dans ses conceptions et l'absurdité de ses soupçons : chez le buveur, la jalousie s'éveille tardivement, alors que son conjoint est déjà vieux et à l'abri des tentations (Joffroy) ; les parents les plus proches peuvent être désignés comme étant les amants présumés ; la conviction est basée sur des interprétations d'ordre génital fréquemment absurdes, dont nous avons donné déjà ailleurs des exemples.

Dans la démence et dans la paralysie générale, l'alcoolique peut commettre les crimes et les délits les plus variés, soit en cédant à des accès de colère impulsifs, soit en obéissant à des instincts qu'aucune considération morale ou intellectuelle ne vient plus refréner. Dans les phases terminales de la désagrégation mentale, l'absence de capacité d'imputation est évidente ; aux périodes de début, l'appréciation de la responsabilité devient au contraire très difficile : elle dépendra du fait particulier, comme des tendances philosophiques de l'expert.

La jurisprudence, d'accord avec les criminalistes (Tardieu, Marc), reconnaît l'irresponsabilité du buveur délirant ou dément, qu'elle ne distingue pas des autres aliénés. Art. 64 : « Il n'y a ni crime ni délit, lorsque le prévenu était en état de démence au temps de l'action... ».

L'épilepsie alcoolique, dans les états intellectuels qui sont propres à la névrose, est assimilable, au point de vue médico-légal, à l'épilepsie dite essentielle. Dans l'intervalle des accès, le malade redevient un alcoolique dont la responsabilité variera suivant les circonstances. Les signes habituels de l'intoxication permettent de rapporter facilement les phénomènes convulsifs à la cause qui les a produits.

Dans la détermination de la capacité d'imputation de l'alcoolique, on ne doit pas oublier, au moment de l'examen du prévenu, combien les perturbations psychiques d'origine toxique sont transitoires et disparaissent facilement en prison, par suite de l'abstinence. On sera donc souvent obligé d'avoir recours aux renseignements fournis par l'enquête et par l'interrogatoire du sujet, pour démontrer l'existence de la maladie mentale, au moment de l'action.

Enfin, les actes incriminés, bien que réalisés au cours d'un état délirant, peuvent être l'accomplissement d'idées préexistantes au délire : le trouble intellectuel a fait disparaître toutes les résistances d'ordre moral qui s'étaient jusqu'alors opposés à ces actes.

Il arrive que, sous l'influence de l'ivresse ou d'un état délirant, des buveurs viennent se livrer d'eux-mêmes à la justice ; leur attitude rend souvent alors nécessaire une expertise médico-légale (¹).

D'ailleurs, le magistrat instructeur devrait toujours recourir au médecin aliéniste, quand il se trouve en présence d'un auto-

---

(¹) CULLERRE. Des faux témoignages des aliénés devant la justice. IVᵉ Congrès de médecine mentale. La Rochelle, 1893.

SÉGLAS et BROUARDEL. Persécutés auto-accusateurs. IVᵉ Congrès de médecine mentale. La Rochelle, 1893.

ROUBINOVITCH. Alcoolisme et délire de persécution avec auto-accusation. Soc. méd. psy., 28 mai 1894.

DUPRÉ. Les auto-accusateurs au point de vue médico-légal. XIIᵉ Congrès des médecins aliénistes et neurologistes de France. Grenoble, 1902.

dénonciateur, même lorsque la réalité de l'acte est évidente (Regis), les remords étant parfois l'indice d'un trouble mental qui a pu présider déjà à l'accomplissement du crime ou du délit.

Si la jurisprudence considérait l'aveu comme une preuve de culpabilité suffisante à elle seule, l'auto-dénonciation entraînerait souvent des condamnations; l'existence du trouble intellectuel ne ressort pas toujours, en effet, d'une façon évidente, de la nature de la dénonciation et des circonstances dans lesquelles elle est faite, et l'examen psychologique du sujet, par un homme de l'art, est nécessaire pour reconnaître le délire.

L'auto-accusation n'appartient pas exclusivement à l'alcoolisme, mais on ne la trouve aussi fréquemment dans aucune autre affection mentale. Elle s'observe en général, chez les buveurs d'habitude, à l'occasion d'une poussée délirante. Tantôt, le crime dont s'accuse le malade n'a jamais existé que dans un rêve pathologique, ou bien a été réellement commis, mais par une personne étrangère; tantôt, au contraire, l'auto-accusateur peut avoir véritablement accompli soit un crime, soit une peccadille dont il exagère la portée.

L'origine toxique de l'idée délirante d'auto-accusation sera démontrée par sa disparition rapide, sous l'influence de l'abstinence.

§ II. Ces troubles de l'intelligence, qui, passagers dans l'ivresse, plus durables dans les délires, et définitifs dans la démence, sont la conséquence de l'intoxication par l'alcool, entraînent des conséquences légales au POINT DE VUE CIVIL comme au point de vue criminel ([1]).

*Capacité civile.* — L'individu en état d'ivresse est *incapable*. Mais ce principe doit être entendu en ce sens que le droit actuel français, d'accord avec la doctrine des anciens auteurs, ne voit, en général, dans l'oblitération permanente ou passagère des facultés intellectuelles (démence ou ivresse), qu'un défaut

---

([1]) Nous remercions M. Guichaud, licencié en droit, des renseignements qu'il a bien voulu nous fournir pour la rédaction de ce paragraphe.

de capacité, ou un vice de consentement, qui n'empêche pas la formation même du contrat, et qui faisant seulement obstacle à sa validité, ne donne lieu qu'à une action de nullité exclusivement ouverte au profit de l'incapable. (Domat, lois civiles, livre I, titre 1, section V., n°ˢ 2, 3, 4 et 16 — Pothier n°ˢ 49 et 128) (Duranton X, 103, Toullier VI, 112 — Aubry et Rau, t. IV § 343.)

La jurisprudence n'a jamais été saisie que de la question de savoir si l'ivresse était ou non une cause de nullité des conventions, et l'a toujours décidé affirmativement. (Angers, 12 décembre 1823; Rouen, 17 juin 1845; Toulouse, 25 juillet 1863; Sirey, 64-2-137.)

Le nouveau code civil allemand [1] reconnaît également l'incapacité temporaire, dans cette circonstance (§ 105.2). Aux États-Unis, l'homme ivre est responsable *au criminel*, mais il est incapable *au civil* [2].

L'incapacité due à l'ivresse a comme suite, la non-validité des achats, contrats, ventes, etc., consentis dans cet état. (La Flèche, 31 août 1842; Angers, 30 mars 1843; Rennes, 14 juillet 1849; Toulouse, 28 juillet 1863). Un testament peut être cassé, alors même que le notaire aurait indiqué dans l'acte que le testateur lui a paru sain d'entendement, si les témoins prouvent l'état d'ivresse de celui-ci. (Rouen, 9 janvier 1823.)

Par contre, des habitudes quotidiennes d'ivrognerie n'entachent pas la valeur d'un testament, si l'on arrive à démontrer que l'ivresse n'existait pas au *moment de la disposition*. (Rennes, 10 novembre 1846.)

Lorsque l'alcoolique est devenu aliéné délirant ou dément, la loi ne le distingue plus des autres vésaniques (Cass., 1ᵉʳ juin 1843), et tous ses actes civils cessent d'être valables. L'interdiction sera la reconnaissance par la loi, de cet état d'incapacité.

Nous avons vu, en clinique, à côté des buveurs indiscutablement aliénés, d'autres malades chez lesquels l'action de l'alcool se manifeste seulement par un affaiblissement plus ou moins

---

[1] KRAFFT-EBING. Médecine légale des aliénés, trad. de A. Rémond, 1900.

[2] CULLERRE. La responsabilité des alcooliques aux Etats-Unis. *Ann. méd. psy.*, 1889.

marqué de l'intelligence et du sens moral. Ces alcooliques, de beaucoup les plus nombreux, jouissent actuellement, en France, de leur capacité civile. Ils peuvent donc accomplir les actes les plus sérieux de la vie sociale et compromettre, par insuffisance ou perversion du jugement, leur situation et celle de leur famille : celui-ci, cédant à la suggestion d'individus peu scrupuleux, souscrit à des contrats onéreux; celui-là, oublieux des siens, teste en faveur de domestiques qui favorisent son vice; cet autre obéit à des incitations érotiques morbides, et contracte un mariage disproportionné ou immoral.

Le danger est d'autant plus grand, que ces buveurs d'habitude ne peuvent être interdits comme les aliénés. Le fait est nettement établi par la jurisprudence, et cela alors même qu'un épisode délirant aurait nécessité, à un moment donné, l'internement (Rouen, 18 janvier 1865.) L'article 489 dit : *Le majeur qui est dans un* ÉTAT HABITUEL *d'imbécillité, de démence ou de fureur, doit être interdit, même lorsque cet état présente des intervalles lucides.* La loi exigeant *l'état habituel* du trouble mental, on ne peut profiter d'un de ces accès de délire passager, si fréquents au cours de l'éthylisme, pour faire interdire le malade. L'interdiction s'applique donc seulement aux alcooliques déments, paralytiques généraux ou ayant un délire surajouté, passé à la chronicité.

*Responsabilité civile.*— Code civil, article 1382 : *Tout fait quelconque de l'homme qui cause à autrui un dommage, oblige celui par la faute duquel il est arrivé à le réparer.* Cet article a été interprété de diverses façons, lorsqu'il a fallu l'appliquer à l'aliéné : parfois celui-ci n'a pas été reconnu civilement responsable ([1]) (Liége, 10 janvier 1835. J.-G. responsab. 139 et chose jugée 548. Caen, 2 décembre 1853. D. P. 55. 2. 117); d'autres fois, au contraire, le tribunal a déclaré qu'il était tenu de réparer. (Montpellier, 31 mai 1866. D. P. 67. 23.). Le fait que le trouble mental est la conséquence de l'intoxication alcoolique, fera, en général, semble-t-il, accepter cette dernière interprétation. (Rouen, 17 mars 1874. Caen, 9 août 1880.)

---

([1]) **DALLOZ** et **VERGÉ**. Des délits et quasi-délits.

L'homme en état d'ivresse, bien que momentanément comparable à un fou, est toujours tenu de réparer les dommages qu'il a pu causer « 92. L'ivresse n'empêche pas la responsabilité civile. — J. G. responsab. 141 (¹). »

Au point de vue opposé, en matière d'accidents de travail, l'état d'ivresse de l'ouvrier peut atténuer, et même faire disparaître, la responsabilité du patron ; et il a été jugé, que l'ivresse manifeste de l'ouvrier, dans le travail, constitue la faute inexcusable prévue par l'article 20 de la loi du 9 avril 1898, faute pouvant donner lieu à une diminution de pension. [Arrêt de la cour de Paris, 7ᵉ chambre, du 24 novembre 1900. Arrêt de la cour de Rennes du 18 novembre 1901. (*La Loi*, des 4 février et 18 novembre 1901.)]

*Divorce.* — En l'absence de l'interdiction et du maintien d'office à l'asile, le divorce est le seul moyen de défense que possède la personne unie par le mariage à un buveur d'habitude. Les perversions morales et les modifications du caractère de l'alcoolique fournissent de nombreux prétextes à l'application de l'article 231 : *Les époux pourront réciproquement demander la séparation pour excès, sévices et injures graves de l'un d'eux envers l'autre.*

L'incompatibilité d'humeur, les violences, les injures et d'autres motifs analogues, journellement invoqués pour obtenir le divorce, sont, dans bien des cas, secondaires à l'alcoolisme d'un des époux. Il y aurait là matière à une statistique intéressante.

Il existe des buveurs qui restent doux, inoffensifs, et qui subviennent aux besoins de leur famille ; néanmoins le conjoint peut désirer le divorce, soit par suite de la répugnance que suscite la vie en commun avec un être dégradé, soit dans la crainte des complications éloignées de l'alcoolisme : l'éclosion d'un accès de folie, la procréation d'enfants dégénérés, par exemple. « 677. On admet en général que l'ivresse n'est pas par elle-même et par elle seule une cause de divorce, mais

---

(¹) **Dalloz** et **Vergé**. Chapitre cité.

qu'elle le devient lorsqu'elle se produit d'une façon réitérée, habituelle, lorsqu'elle est accompagnée de manifestations dégradantes, peu conformes avec le milieu social et les habitudes des époux (¹). » En fait, chaque cas particulier est sujet « à matière d'appréciation où le juge est souverain », et cela explique les contradictions des arrêts suivants :

« 681. — L'ivrognerie lorsqu'elle n'est accompagnée ni de mots grossiers, ni de brutalités, ne saurait à elle seule constituer une injure grave. Trib. Seine, 29 décembre 1896. — *La Loi* 30 décembre 1896. »

« 683. — ... que l'ivrognerie habituelle de l'un des époux peut constituer une injure grave, de nature à motiver la séparation de corps. — Poitiers, 18 juin 1894, C... »

Lorsque l'alcoolique est devenu aliéné et qu'il est atteint d'une des formes chroniques et incurables de l'alcoolisme mental, il ne se distingue plus, aux yeux de la loi, des autres aliénés. De 1794 à 1816, le mariage pouvait être cassé, pour cause de démence ou de fureur persistante d'un des conjoints. Depuis, cette disposition n'existe plus. En 1882, lors de l'étude de la loi sur le divorce, le Dr Blanche, en son nom et en celui de Charcot et de Magnan, déclara, devant la commission parlementaire, que dans aucun cas l'aliénation mentale ne devait être considérée comme un motif de divorce. Blanche basait son opinion sur des considérations d'ordre sentimental et sur la possibilité de guérisons tout à fait imprévues (²). Tel n'était pas l'avis de tous les aliénistes : Luys, à l'Académie de médecine, soutenait la thèse opposée (³). Aug. Voisin, à la Société médico-pyschologique, émettait une troisième opinion : lorsque l'aliénation préexistait au mariage et qu'elle est ignorée du conjoint, il devrait y avoir matière à divorce. Sur le point particulier qui nous occupe, il s'exprime ainsi : « La dipsomanie a des conséquences tellement tristes, au point « de vue de la famille, du ménage, des enfants et de la mora-

---

(¹) **Répertoire** général alphabétique du droit français. Divorce, chapitre II. X. **Ivresse**.

(²) **BLANCHE.** La folie doit-elle être considérée comme une cause de divorce. *Ann. méd. psy.*, 1882, II.

(³) **LUYS.** Académie de médecine, 30 mai 1882. *Ann. méd. psy.*, 1882, II.

« lité de la femme, et cette maladie est tellement incurable, que
« je considère sa dissimulation avant le mariage comme devant
« être une cause de divorce. » Lorsque l'aliénation apparaît
après le mariage, et qu'elle est la conséquence d'excès, la demande en divorce devrait être prise en considération. « Il s'agit
« alors de ces buveurs de profession qui sont d'incorrigibles
« récidivistes. Ces individus, vous les connaissez bien, sont
« pris, sous l'influence d'un excès de boisson, quelquefois léger,
« de folie transitoire caractérisée par les actes les plus variés
« et souvent les plus incohérents et les plus dangereux. Le
« conjoint est dans une situation déplorable et les enfants ont
« sous les yeux un spectacle qui peut bien devenir contagieux...
« J'admettrais encore le divorce dans les cas d'alcoolisme chro-
« nique... parce que la maladie chronique, incurable, est du
« fait du malade qui est arrivé à cette déchéance par des excès
« de toutes sortes (¹). »

Quoi qu'il en soit de ces opinions contradictoires, la Chambre
adoptait les conclusions de la commission, que le D^r Blanche
avait su convaincre, et repoussait la proposition du député
Guillot : « Une maladie mentale qui dure depuis deux ans et
qui est reconnue incurable, est une cause de divorce ».

Résumons en quelques mots la situation de l'alcoolique
devant la jurisprudence civile, en France.

*a*) L'état d'ivresse rend incapable, en ce sens qu'il est une
cause de nullité des contraventions.

Il peut être une cause de divorce.

Il ne fait pas d'obstacle à la responsabilité civile.

Enfin, l'ivresse manifeste de l'ouvrier dans le travail constitue la faute inexcusable prévue par le législateur de 1898.

*b*) L'alcoolisme chronique n'est pas une cause d'interdiction,
il n'entrave pas la capacité civile en dehors de l'ivresse et des
accès de délire, et il ne pourra motiver le divorce que dans des
circonstances laissées à l'appréciation du tribunal.

*c*) L'alcoolique devenu aliéné est assimilé aux autres vésaniques ; comme tel, il peut être interdit, et ne jouit pas de la

---

(¹) Aug. Voisin. Du divorce et de l'aliénation mentale. *Soc. méd. psy.* Séance du
26 juin 1882.

capacité civile ; plusieurs jugements tendraient à faire admettre qu'il est civilement responsable, la maladie mentale étant la conséquence directe, quoique éloignée, d'un acte volontaire ; le conjoint d'un alcoolique devenu aliéné ne peut obtenir le divorce.

On peut considérer comme suffisante la législation française concernant l'individu en état d'ivresse et l'alcoolique devenu aliéné ; mais il faut admettre qu'elle ne s'est pas assez préoccupée du buveur d'habitude et qu'elle a négligé de prendre à son égard des mesures prophylactiques.

La législation allemande vient d'entrer, relativement à ce point, dans des voies nouvelles (¹).

Le code de 1900, soucieux à la fois de protéger l'alcoolique contre lui-même et d'atténuer les risques qu'il fait courir à autrui, établit une législation spéciale en sa faveur.

« § 6. — *Peuvent être interdits :*

1°..., 2°..., 3° *Celui qui, sous l'influence de l'ivresse habituelle, ne peut prendre soin de ses intérêts, ou bien s'expose lui et les siens à la misère ou menace la sécurité d'autrui.* »

Parmi les conséquences de l'interdiction notons, l'impossibilité de tester (§. 2 229. 3) et d'exercer la puissance paternelle (§ 1676). Mais, fait encore plus important, le tuteur est autorisé à assigner à l'interdit une résidence que celui-ci ne pourra quitter sans son autorisation (§ 8), et ce peut être une maison de santé ou un asile de buveurs.

La seconde partie de l'article 6 : *L'interdiction doit être levée quand la cause qui la provoquée a pris fin,* enlève à la loi ce caractère de sévérité qui semble excessif lorsqu'il s'agit d'alcooliques curables.

La tutelle provisoire (§ 1906), en plaçant rapidement le malade dans la même situation que l'interdit, au point de vue civil, laisse aux formalités de l'interdiction le temps de se faire avec une lenteur suffisante et permet de prendre les précautions nécessitées par l'établissement d'une mesure aussi grave.

Cette nouvelle loi allemande nous paraît excellente et digne

______

(¹) **KRAFFT-EBING.** *Loc. cit.*

d'être acceptée par d'autres législations. Assurément, peu de buveurs cesseront leurs excès par crainte de l'interdiction; mais, après avertissement, un assez grand nombre aimera mieux entrer *volontairement* dans un asile pour se faire soigner, que d'être interné judiciairement, en perdant les droits civils; enfin, la famille, la société auront ainsi un moyen de se protéger des buveurs impénitents et dangereux, et de chercher à les guérir.

R. MIGNOT.

# CHAPITRE IX

## DÉMOGRAPHIE DE LA CONSOMMATION

L'étude de la géographie de l'alcoolisme pourrait être le sujet d'un vaste et intéressant chapitre, si notre documentation était plus précise, moins incomplète ou moins controversable. Comment l'alcoolisme se présente-t-il sous les différents climats et dans les différentes races ? C'est là une grosse question à laquelle il est bien difficile de répondre d'une façon catégorique et définitive.

Tout au plus pouvons-nous évaluer avec une certaine exactitude, grâce aux publications officielles, *l'intensité de l'imprégnation alcoolique* des peuples dits civilisés.

Les statistiques ci-dessous nous prouvent que l'imprégnation éthylique de la population française est profonde. Elle

*Consommation par tête, en 1899, pour les villes de plus de 32 000 habitants.*

| CLASSEMENT EN | | NOMS DES VILLES | CONSOMMATION en spiritueux (alcool à 100°) | CONSOMMATION EN | | | CONSOMMATION totale en alcool à 100° |
|---|---|---|---|---|---|---|---|
| 1896 | 1899 | | | Vins à 9°3 | Cidres à 4 o/o | Bière à 4 o/o (1898) | |
| | | | litres | litres | litres | litres | |
| 3 | 1 | Le Havre | 16,37(1) | 32 | 81,7 | 16 | 23,20 |
| 2 | 2 | Rouen | 15,1 | 35 | 119 | 3,7 | 23,26 |
| 5 | 3 | Boulogne-sur-Mer | 12,7 | 27,7 | 5,5 | 92 | 19,15 |
| 1 | 4 | Cherbourg | 12,7 | 32 | 239 | 18 | 25,95 |
| 4 | 5 | Caen | 11,8 | 25 | 205 | 7,1 | 22,60 |
| 6 | 6 | Amiens | 9,95 | 33 | 17,9 | 69 | 16,50 |
| 8 | 7 | Brest | 9,40 | 49 | 6,8 | 8,7 | 14,57 |
| 7 | 8 | Lorient | 9,40 | 47 | 55,7 | 28 | 17,11 |
| 9 | 9 | Le Mans | 9,10 | 69 | 320 | 4,6 | 28,50 |

| CLASSEMENT EN | | NOMS DES VILLES | CONSOMMA-TION en spiritueux (alcool à 100°) | CONSOMMATION EN | | | CONSOMMA-TION totale en alcool à 100° |
| --- | --- | --- | --- | --- | --- | --- | --- |
| 1896 | 1899 | | | Vins à 9°3 | Cidres à 4 o/o | Bière à 4 o/o (1898) | |
| | | | litres | litres | litres | litres | |
| 11 | 10 | Saint-Quentin . . . | 9.10 | 34 | 10,8 | 255 | 22,89 |
| 24 | 11 | Calais. . . . . . | 8,80 | 22 | » | 122 | 15,72 |
| 13 | 12 | Dunkerque. . . . | 8,60 | 24 | » | 213 | 19,44 |
| 27 | 13 | Cette . . . . . . | 7,80 | 157 | » | 6,2 | 22,34 |
| 10 | 14 | Versailles . . . . | 7 | 152 | 18 | 20 | 22,65 |
| 15 | 15 | Rennes . . . . . | 6,9 | 27 | 354 | 35 | 24,89 |
| 17 | 16 | Roubaix. . . . . | 6,6 | 16 | » | 283 | 18,40 |
| 14 | 17 | Reims . . . . . . | 6,4 | 103,8 | » | 49 | 17,93 |
| » | 18 | Neuilly . . . . . | 6 | 169 | 7 | 20 | 22,79 |
| 12 | 19 | Toulon . . . . . | 5,9 | 47 | » | 5,8 | 17,1 |
| 18 | 20 | Paris . . . . . . | 5,85 | 200,6 | 3,5 | 9,2 | 24,5 |
| 21 | 21 | Lille. . . . . . | 5,8 | 12,7 | » | 226 | 16,02 |
| 17 | 22 | Tourcoing . . . . | 5,83 | 32 | » | 284 | 19,23 |
| » | 23 | Saint-Ouen. . . . | 5,7 | 213 | 5 | 27 | 26,78 |
| » | 24 | Boulogne-sur-Seine . | 5,7 | 220 | 10,4 | 20 | 27,37 |
| 23 | 25 | Troyes . . . . . | 5,6 | 180 | 6,4 | 16 | 23,25 |
| 19 | 26 | Saint-Denis. . . . | 5,5 | 204 | 4,8 | 28 | 25,78 |
| » | 27 | Levallois. . . . . | 5,4 | 206 | 7,3 | 16 | 25,48 |
| » | 28 | Clichy. . . . . . | 5,4 | 210 | 10 | 14,5 | 25,91 |
| 16 | 29 | Marseille . . . . | 5,34 | 113 | » | 7,4 | 16,13 |
| 22 | 30 | Grenoble . . . . | 5,2 | 158 | » | 13 | 20,41 |
| 28 | 31 | Nantes. . . . . . | 5,1 | 131 | 19,2 | 4,3 | 18,22 |
| 20 | 32 | Angers. . . . . . | 5,1 | 118 | » | 5,4 | 16,19 |
| 38 | 33 | Saint-Étienne. . . | 5 | 213 | » | 7,8 | 28,18 |
| 32 | 34 | Avignon . . . . . | 5 | 114 | » | 5,6 | 15,82 |
| 16 | 35 | Besançon . . . . | 4,9 | 121 | » | 16 | 16,79 |
| 29 | 36 | Lyon . . . . . . | 4,89 | 157,6 | » | 8 | 19,86 |
| 39 | 37 | Nîmes. . . . . . | 4,6 | 109 | » | 6,3 | 13,98 |
| 31 | 38 | Tours . . . . . . | 4,6 | 160 | 6,4 | 6,8 | 20,03 |
| 25 | 39 | Dijon . . . . . . | 4,5 | 163 | » | 13 | 20,02 |
| 26 | 40 | Orléans . . . . . | 4,5 | 120 | » | 7,1 | 15,94 |
| 40 | 41 | Montpellier . . . | 4,5 | 161 | » | 10,8 | 19,90 |
| 30 | 42 | Nancy. . . . . . | 4,3 | 114 | » | 65 | 17,50 |
| 34 | 43 | Bordeaux . . . . | 4,26 | 198 | » | 4,5 | 22,85 |
| 33 | 44 | Clermont-Ferrand . | 4,1 | 159 | » | 11 | 19,32 |
| 36 | 45 | Bourges. . . . . | 4,1 | 126 | » | 9 | 16,17 |
| » | 46 | Roanne . . . . . | 3,7 | 212 | » | 9,7 | 22,80 |
| 35 | 47 | Toulouse . . . . | 3,4 | 149 | » | 3,4 | 17,50 |
| 41 | 48 | Limoges. . . . . | 3,44 | 185 | » | 9 | 20,95 |
| » | 49 | Poitiers . . . . . | 3,3 | 140 | » | 8,3 | 19,65 |
| » | 50 | Angoulème. . . . | 3,3 | 173 | » | 2,8 | 19,62 |
| 37 | 51 | Nice. . . . . . | 2,9 | 162 | » | 7,3 | 18,25 |
| 42 | 52 | Béziers . . . . . | 1,9 | 130 | » | 13 | 14,51 |
| | | France entière . . . | 4,77 | 112 | 33 | 25 | 17,50(¹) |

### Consommation annuelle par tête d'habitant, en France.

| ANNÉES | ALCOOL à 100° (Boissons distillées) | VINS 9°,3 (¹) | BIÈRE 4 p. 100 | CIDRE 4 p. 100 | ALCOOL total à 100° |
|---|---|---|---|---|---|
| | litres | litres | litres | litres | litres |
| 1830 | 1,1 ? | 53,7 ? | 9,21 ? | 23 ? | 7,916 ? |
| 1850 | 1,46 | 121 | » | » | 12,713 ? |
| 1852 | 1,74 | 73 | » | » | |
| 1855 | 2,00 | 40 | » | « | |
| 1858 | 2,34 | 144 | » | » | 15,73 ? |
| 1861 | 2,23 | 75 | | » | 9,20 ? |
| 1863 | 2,33 | 131 | | » | 14,51 ? |
| 1865 | 2,34 | 174 | » | » | 18,52 ? |
| 1871 | 2,81 | 154 | 20 | » | 15,13 ? |
| 1875 | 2,82 | 204 | » | 50,2 | 24,59 ? |
| 1879 | 3,22 | 71 | » | » | 10,62 ? |
| 1884 | 3,98 | 108 | de 21 à 25 lit. moyenne : 23 | » | 15,18 ? |
| 1891 | 4.37 | 105 | | » | 15.05 ? |
| 1893 | 4,32 | 143 | | 18 | 19,26 ? |
| 1895 | 4.07 | 82 | | » | 12,61 ? |
| 1896 | 4,19 | 131 | | » | 16,37 ? |
| 1897 | 4,28 | 99 | | » | 14,40 ? |
| 1898 (²) | 4,70 | 101 | | » | 15,02 ? |
| 1899 (³) | 4,59 | 140 | 25 | 33 | 18.92 |
| 1900 | 4,62 | » | » | » | » |
| 1901 | 3,48 | 130 | » | » | » |
| 1902 | 3,26 | » | » | » | » |
| 1903 | 3,80 (⁴) | 131 | 25 | 15 | » |

(¹) **Le titre de** 10°, généralement adopté. nous semble exagéré. Celui de 9°,3, est la *moyenne* d'un grand nombre d'analyses concernant les différents crus et une série de récoltes annuelles.

(²) **Une autre statistique donne :** 112 litres de vin par tête (quantité réellement imposée : 91 hectolitres); 28 litres de cidre; 5 litres 08 d'alcool (quantité *totale*, c'est-à-dire quantité réellement imposée + consommation en franchise « évaluée »).

(³) **Une autre statistique donne :** vins, 113; cidre, 32; alcool, 4.81; soit, en rectifiant le chiffre de la population (Voy. la note de la page précédente) : vins, 112; alcool, 4,77

(⁴) **Cet accroissement semble dû à ce que la loi du** 31 mars 1903, sur les bouilleurs de cru, a augmenté la consommation *visible* d'une partie de ce qui se vendait en fraude, sous le couvert de la « franchise. »

s'est fortement accentuée dans la seconde moitié du XIX siècle, et, circonstance aggravante, les boissons à titre alcoolique élevé — eaux-de-vie, apéritifs, vins-liqueurs aromatisés — en sont devenus les principaux agents. Il faut toutefois reconnaître que, depuis le début du présent siècle, la consommation de ces liquides semble subir un très notable recul (Voy. tableau, p. 401, années 1900 à 1903).

La répartition de la consommation des boissons distillées, sur le territoire français, n'est pas uniforme.

Ainsi. la première des deux statistiques précédentes fait clairement ressortir ce fait, bien des fois constaté, que la région particulièrement contaminée par l'alcoolisme, s'étend sur tout le Nord-Ouest. On y voit aussi que les ports de mer, — même ceux du Midi — se distinguent par leur consommation exagérée en liqueurs fortes ; que Paris ne vient qu'au 20ᵉ rang, et que les centres vinicoles arrivent en dernier lieu, dans l'échelle décroissante de la consommation des spiritueux.

Ajoutons qu'en France, comme dans d'autres contrées, d'ailleurs, les populations montagnardes, à l'inverse de celles du littoral, sont relativement sobres.

Enfin, un tableau de la répartition des alcools frappés de droits, dressé par la direction des Contributions indirectes, nous fait voir que la consommation de *l'absinthe et similaires* a passé, entre 1885 et 1897, en douze ans, de *57 732 hectolitres à 192 699*, et celle du bitter, de *30 214 hectolitres à plus de 40 000 hectolitres* (¹). C'est sur ces deux liqueurs que l'augmentation est le plus accusée, toutes proportions gardées.

*Variations de la consommation de l'absinthe selon les droits (par hectolitre).*

| 1869 90 francs au degré. | 1873 218 fr. 75 au volume (1872). | 1880 | 1897 156 fr. 25 (188..). |
|---|---|---|---|
| 25 000 hectolitres. | 6 713 | 12 670 | 119 253 |

Remarquons, en passant, que les chiffres correspondant à la consommation totale ou à la consommation par tête, sont

---

(¹) V. *Annuaire statistique de la France*, 1899, p. 419.

établis pour l'ensemble de la population, sans qu'il soit tenu compte de l'âge, du sexe, du genre de vie, etc. Or, la consommation a son maximum d'intensité, se centralise, dans la partie masculine et adulte de la nation, celle qui produit et aussi procrée, de telle sorte que la *moyenne* consommée, pour les adultes français, serait de 38 à 4o litres par an (de Lavarenne). Considérons encore, que l'on rencontre, disséminés sur toute l'étendue du territoire, tant dans les régions fortement éthylisées que dans celles où la consommation est inférieure à la moyenne (voy. p. 189), des îlots de « suralcoolisation » (en général, des centres industriels). Et ce fait mérite d'être relevé, car si, en soi-même, la consommation moyenne par tête d'habitant — voire d'habitant adulte — ne correspond pas à des doses *à coup sûr* dangereuses pour les individus et pour la race, il n'en est pas de même de l'absorption intensive qui s'opère dans ces *conservatoires* de l'alcoolisme. C'est là qu'existe le danger.

Notre documentation est très imparfaite en ce qui concerne la consommation des alcools dans les colonies françaises. Tout nous porte à croire, cependant, qu'il s'y fait un ample usage de boissons spiritueuses, et que beaucoup d'entre elles n'ont rien à envier à la métropole, sous le rapport de l'imprégnation éthylique (¹).

On ne saurait, sans injustice, faire porter toute la responsabilité de cette alcoolisation sur l'élément militaire, ainsi qu'il est d'usage courant. La faute en incombe surtout aux industriels de la métropole et à leurs intermédiaires, les mercantis. Le premier commerçant établi dans une colonie nouvellement acquise, c'est le débitant de boissons.

Actuellement, l'Algérie semble détenir le record de l'alcoolisation (²). C'est l'absinthe, l'anisette d'Espagne (45°) et les amers, que l'on y consomme surtout. A ce propos, il nous faut détruire une légende accueillie par plusieurs ouvrages traitant de l'absinthe et de l'absinthisme. On a dit que l'absinthe algérienne était obtenue à l'aide d'une essence tirée des bulbes

---

(¹) Il n'est question, bien entendu, que de la population d'origine européenne.

(²) M. Rouby estime qu'il y a, dans le département d'Alger, sur 133 000 colons, 44 000 alcooliques. Nous citons ces chiffres en rappelant au lecteur les réserves faites en tête du présent chapitre.

*Tableaux chronologiques de la consommation des boissons alcooliques dans les pays civilisés, par tête et par an.*

Bières (2,5 à 5 p. 100 d'alcool).

| PAYS | 1850 | 1876 | 1881 | 1885 | 1888 | 1890 | 1891 | 1894 | 1898 | 1899 | 1900 | 1901 | 1902 |
|---|---|---|---|---|---|---|---|---|---|---|---|---|---|
| Belgique | » | » | » | 162 | 170 | 179 | 176 | 183 | 206,5 | 214 | 221 | 218 | » |
| Angleterre | » | 156,5 | » | 123 | » | » | 137 | » | 144 | » | 143 | » | » |
| Allemagne | » | » | 88 | 90 | » | 105,8 | » | 106,9 | 124,1 | » | 125 | » | » |
| Bavière | » | » | » | 208 | » | » | 219 | » | 254 | » | » | » | » |
| Wurtemberg | » | » | » | 150 | » | » | 172 | » | 195 | » | » | » | » |
| Danemark | » | » | » | » | » | » | » | 87 | » | 103 | 103,5 | 102,4 | » |
| États-Unis | 7,17 | 31 | 39,27 | 48,21 | 58,2 | 62 | 69,5 | 69,54 | 72,45 | 69,37 | 72,68 | 73,54 | » |
| Autriche (seule) | » | » | » | » | » | » | » | » | 72,2 | » | » | » | » |
| Suisse | » | » | » | » | 32,3 | » | 48,12 | » | 70 | » | » | » | » |
| Suède | » | » | » | 20,43 | » | » | 30,87 | » | 49 | » | » | » | » |
| Autriche et Hongrie | » | » | » | 33,14 | » | » | 34 | » | 45 | » | » | » | » |
| Australie. Nouv.-Zélande. | » | » | » | » | » | » | » | » | » | 48 | » | » | » |
| France | 12 | 21,32 | » | moyenne : 23 | | | | | 25 | » | » | » | 25 |
| Norvège | » | » | » | 17,25 | » | » | 21,79 | » | 21,79 | 23,2 | 22,7 | 20 | 17,8 |
| Cap | » | » | » | » | » | » | » | » | » | 7,26 | » | » | » |
| Russie | » | » | » | 3,31 | » | » | 3,17 | » | 4,04 | » | » | » | » |
| Italie | » | » | » | 0,81 | » | » | 0,81 | » | 0,50 | » | » | » | » |
| Hollande | Pas d'évaluation officielle, l'accise étant prélevée sur la grandeur des germoirs. | | | | | | | | | | | » | » |

Vins (7 à 12 p. 100 d'alcool).

| PAYS | 1850 | 1876 | 1881 | 1886 | 1889 | 1890 | 1891 | 1895 | 1896 | 1899 | 1900 | 1901 | 1902 |
|---|---|---|---|---|---|---|---|---|---|---|---|---|---|
| Italie | » | » | 57 | 120 | 69 | 95 | 110 | » | 100 [1] | » | » | » | » |
| France | 121 | 179 | » | » | 70 | » | 105 | 82 | 131 | 140 | » | 130 | 108 [2] |
| Suisse | » | » | *60* [3] | » | » | 49,4 | » | 74,2 | » | » | *60* | » | » |
| Autriche (sans Hongrie) | » | » | » | » | » | » | » | *19* | » | » | » | » | » |
| Allemagne | » | » | 6,57 | » | » | 6,99 | » | 4,8 | 4,3 | » | » | » | » |
| Australie. Nouv.-Zélande | » | » | » | » | » | » | » | » | » | » | 4,76 | » | » |
| Belgique | » | » | » | 3,09 | 3,34 | 3,54 | 4,08 | 4,12 | 4,71 | 4,17 | 4,65 | 4,64 | » |
| Cap de Bonne-Espérance | » | » | » | » | » | » | » | » | » | » | 9 | » | » |
| Norvège | » | » | » | » | » | » | » | » | » | 2,5 | » | » | » |
| Russie | » | » | » | » | » | » | » | » | » | 1,87 | » | » | » |
| Angleterre | » | 2,53 | » | 1,65 | » | 1,80 | 1,77 | 1,67 | 1,81 | » | 1,77 | » | » |
| Hollande | » | » | 2,52 | » | *1,98* | » | 2,06 | 1,90 | 1,90 | 1,81 | 1,72 | » | » |
| États-Unis | 1,22 | 2,04 | 2,13 | » | » | 2,08 | » | » | 1,19 | 1,59 | 1,81 | 1,68 | » |
| Danemark | » | » | » | » | » | 1,34 | 1,1 | 1,6 | 1,7 | 1,8 | 1,8 | 1,6 | » |
| Canada | » | » | » | » | » | » | » | » | » | » | *0.36* | » | » |

[1] 15o, en moyenne, pour Zerboglio.
[2] Moyenne du premier semestre.
[3] Les chiffres en italique correspondent à des évaluations à contrôler.

*Spiritueux (en alcool à 100 degrés).*

| PAYS | 1830 | 1850 | 1852 | 1855 | 1863 | 1875 | 1879 | 1882 | 1884 | 1885 | 1890 | 1891 | 1893 | 1895 | 1897 | 1898 | 1899 | 1900 | 1901 | 1902 |
|---|---|---|---|---|---|---|---|---|---|---|---|---|---|---|---|---|---|---|---|---|
| Danemark | » | » | » | » | » | 10,5 | 8,8 | » | 8,8 | » | 6,67 | » | 7,9 | 7,3 | 7,3 |  | 7,4 | 6,5 | 7,15 | » |
| Belgique | » | » | 3,50 | 2,93 | 3,50 | 4,41 | 4,78 | » | 4,26 | 4,62 | » | 5,11 | 5,01 | 5,28 | 4,69 | 4,24 | » | 4,68 | 4,93 | » |
| Cap de Bonne-Espérance | » | » | » | » | » | » | » | » | » | » | » | » | » | » | » | » | » | 4,99 | » | » |
| Allemagne | » | » | » | » | » | 4,3 | » | » | 7 | » | » | » | » | 4,5 | 4,90 | 4,95 | 4,4 | 4,4 | 4,3 | » |
| Hollande | » | » | » | » | » | » | » | 4,73 | 4,72 | » | 4,45 | 4,5 | 4,47 | 4,43 | 4,23 | 4,14 | 4,02 | 4,11 | » | » |
| Autriche | » | » | » | » | » | 3,5 | » | » | » | 3,95 | » | » | » | » | » | » | 5,15 | » | » | » |
| France | 1,1 | 1,46 | 1,74 | 2,00 | 2,33 | 2,82 | 3,22 | » | 3,98 | » | » | 4,37 | 4,32 | 4,07 | 4,28 | 4,70 | 4,54 | 4,62 | 3,48 | 3,26 |
| Suède | » | » | » | » | 5,3 | 5,9 | 5 | » | 4,1 | 3,6 | 3,25 | » | » | » | » | » | » | 3,25 | » | » |
| Etats-Unis | » | 5,05 | » | » | » | 3,4 | 2,5 | 3,17 | 3,3 | 2,86 | 3,17 | 3,20 | 3,43 | 2,56 | 2,31 | 2,5 | 2,65 | 2,88 | 3,018 | » |
| Angleterre | » | » | 2,858 | » | » | » | » | 2,733 | » | 2,503 | 2,672 | 2,698 | 2,225 | » | » | 2,34 | 2,5 | 2,55 | » | » |
| Suisse | » | » | » | » | » | » | » | » | » | 5,13 | 3,13 | 3,16 | 3,18 | 2,85 | 2,59 | 2,64 | 2,57 | 2,23 | 1,90 | 1,93 |
| Roumanie | » | » | » | » | » | » | » | » | » | » | » | » | » | » | » | » | 2,20 | » | » | » |
| Norvège | 8 | » | » | » | 3,7 | 3,25 | 1,90 | » | 1,75 | » | 1,56 | 1,84 | » | 1,77 | » | 1,20 | » | 1,65 | » | » |
| Australie N.-Zélande | » | » | » | » | » | » | » | » | » | » | » | » | » | » | » | » | 1,72 | » | » | » |
| Italie (entre) | » | » | » | » | » | » | » | 0,968 | » | » | 0,68 | 0,388 | » | 0,623 | » | » | » | » | » | » |
| Italie (Nord) (¹) | » | » | » | » | » | » | » | » | » | » | » | » | » | » | » | » | 3 | » | » | » |
| Canada | » | » | » | » | » | » | » | » | » | » | » | » | » | » | » | » | 1,47 | » | » | » |

(¹) C'est-à-dire : Lombardie, Piémont, Vénétie, Toscane, Emilie et Marches, Rome et Ombrie (*Annali di Statistica*, 1899).

d'asphodèle, et que, grâce à cette origine, elle pouvait être *consommée en grande quantité sans qu'on en éprouve d'effets fâcheux* (J.-V. Laborde, Riche). Or, l' « absinthe d'asphodèle », et il faut le regretter, n'est qu'un mythe. Un médecin très distingué, de Philippeville, le D<sup>r</sup> Augier, nous écrit à ce sujet : « Le bulbe « d'asphodèle est féculent, mais contient un principe dont il « faut le débarrasser par l'ébullition pour le donner en aliment « aux bestiaux. Certains ont *proposé* d'utiliser la fécule de ce « bulbe pour faire de l'alcool. Mais jamais l'asphodèle n'a servi « à fabriquer de l'absinthe, par la raison bien simple que l'armoise est la seule plante qui puisse être utilisée pour cela ([1]).

« L'absinthe que nous buvons ici nous est fournie par la « France, et on ne trouve dans les cafés, d'Oran à Tunis, de « Philippeville à l'extrême sud de nos possessions, que les « marques débitées dans vos cafés de Paris. Bref, pour le mo- « ment, l'asphodèle est complètement inutilisée. »

Les trois tableaux précédents semblent établir que, dans un nombre croissant de pays civilisés, l'alcoolisation, ayant atteint son apogée, esquisse un mouvement de régression.

La France, nous venons de le signaler, est au nombre de ces nations : depuis trois années, c'est-à-dire depuis le relèvement des droits sur les spiritueux, on y consomme une moindre quantité de spiritueux (évalués en alcool à 100°), ou, du moins, les relevés officiels le donnent à croire. Des esprits chagrins ou... clairvoyants (discussion à la Chambre des députés, sur le monopole, février 1903) attribuent à la fraude cette brusque diminution. Ce qui est certain c'est qu'elle coïncide avec une abondance exceptionnelle des vins au cours des dernières années ; or, l'étude des statistiques anciennes nous montre entre ces deux faits une relation de causalité.

Il faut aussi remarquer que les fabricants ont abaissé non pas le prix, mais le titre alcoolique de leurs produits, de façon à contrebalancer l'effet des nouveaux droits ; et que, par conséquent, au point de vue fiscal et social, le progrès a été quasi nul.

Nous n'entreprendrons pas d'établir une hiérarchie des na-

---

([1]) V. l'article de Ch. Rivière (d'Alger), in *Revue des cultures coloniales,* 1900.

tions civilisées, en prenant comme base leur consommation en alcool *total* : alcool des spiritueux, alcool des vins, bières, cidres, etc. En France, en Italie, en Suisse, la consommation *totale* suit d'assez près les fluctuations de la consommation des vins : du fait de l'abondance des récoltes vinicoles, la quantité d'alcool total consommée, peut, d'une année à l'autre, augmenter d'un cinquième, d'un quart et même d'un tiers.

D'autre part, il faut se rappeler que la puissance d'alcoolisation des boissons fermentées (alcools dilués) ne doit pas être assimilée à celle, incomparablement plus élevée, des eaux-de-vie et liqueurs (spiritueux à haut degré), de telle sorte que certains pays, comme la Suisse et l'Italie, venant en tête, pour la consommation totale, descendent de plusieurs degrés dans l'échelle de l'alcoolisation, si l'on tient compte de la toxicité des boissons de tout genre figurant sur leurs statistiques respectives.

Nous nous bornerons donc à dégager le fait qui constitue pour nous le principal enseignement contenu dans les statistiques précédentes, à savoir que la France se trouve au premier rang des nations pour la consommation totale des boissons alcooliques, qu'elle l'occupe peut-être aussi pour la consommation des boissons fermentées (classées d'après leur teneur en alcool) et, enfin, qu'elle *ne paraît* abandonner que depuis fort peu de temps, la troisième place qu'elle occupait de longue date, dans l'échelle de la consommation mondiale des liqueurs fortes.

F. Mathieu.

# CHAPITRE X

## LA LUTTE CONTRE L'ALCOOLISME

La lutte contre l'alcoolisme est aussi ancienne que l'ivrognerie elle-même, mais, jusqu'à nos jours, elle se résumait en des punitions plus ou moins rigoureuses, en des peines banales, comme on en applique aux délits individuels et isolés.

Avec l'extension de l'alcoolisme, qui caractérise notre époque, on a dû envisager le mal de plus près, s'enquérir de ses causes et y opposer des moyens plus rationnels que la simple sanction pénale, presque toujours inefficace, souvent dangereuse, parfois injuste.

Législateurs et gouvernants ont été ainsi amenés à mettre en jeu une série longue et variée de mesures répressives, préventives et curatives, en harmonie avec la science et avec l'expérience acquise.

L'ensemble des moyens officiels de répression, de prophylaxie et de traitement, peut se diviser en deux groupes, le premier relevant de la législation pénale et le second constituant une législation spéciale.

Il reste enfin, en dehors de toute ingérence de l'État, un moyen de prophylaxie des plus efficaces, le plus efficace peut-être : la propagande antialcoolique privée.

### §. 1. — *Législation pénale.*

Au chapitre *Assistance des alcooliques*, on a pris soin d'établir que l'ivrognerie (*habitual drunkenness*, des Anglais) relève d'une thérapeutique spéciale, l'ivresse, ou abus accidentel de boissons alcooliques, restant seule passible d'une sanction pénale.

Chez nous, la loi est muette sur cette distinction. La France, qui a été une des dernières nations civilisées (¹) à introduire dans son code des dispositions visant l'abus des boissons enivrantes, sera aussi une des dernières à modifier, sur ce point, sa législation, selon les données de la science moderne.

*Loi tendant à réprimer l'ivresse publique et à combattre les progrès de l'alcoolisme.*

(Du 23 janvier 1873.)

ARTICLE PREMIER. — Seront punis d'une amende de un à cinq francs inclusivement ceux qui seront trouvés en état d'ivresse manifeste dans les rues, chemins, places, cafés, cabarets ou autres lieux publics.

Les articles 474 et 483 du code pénal seront applicables à la contravention indiquée au paragraphe précédent.

2. En cas de nouvelle récidive, conformément à l'article 483, dans les douze mois qui auront suivi la deuxième condamnation, l'inculpé sera traduit devant le tribunal de police correctionnelle et puni d'un emprisonnement de six jours à un mois et d'une amende de cinq à trois cents francs.

Quiconque ayant été condamné en police correctionnelle pour ivresse depuis moins d'un an se sera de nouveau rendu coupable du même délit, sera condamné au maximum des peines indiquées au paragraphe précédent, lesquelles pourront être élevées jusqu'au double.

3. Toute personne qui aura été condamnée deux fois en police correctionnelle pour délit d'ivresse manifeste, conformément à l'article précédent sera déclarée par le second jugement incapable d'exercer les droits suivants : 1° de vote et d'élection ; 2° d'éligibilité ; 3° d'être appelée ou nommée aux fonctions de juré ou autres fonctions publiques ou aux emplois de l'administration, ou d'exercer ces fonctions ou emplois ; 4° du port d'armes pendant deux ans, à partir du jour où la condamnation sera devenue irrévocable.

11. Toute personne trouvée en état d'ivresse dans les rues, chemins, places, cafés, cabarets ou autres lieux publics, pourra être, par mesure de police, conduite à ses frais au poste le plus voisin pour y être retenue jusqu'à ce qu'elle ait recouvré sa raison...

En établissant cette échelle pénale à nombreux degrés, le législateur français a eu l'intuition de la multiplicité et de la

----

(¹) Depuis le fameux édit de François Iᵉʳ, 30 août 1536, le délit d'ivresse n'existait plus.

complexité des espèces qui devaient se présenter aux juges ; mais il n'a pas échappé à cette sorte de pétition de principe consistant à réprimer l'ivresse avant d'en avoir suffisamment scruté la nature et les causes, avant d'en avoir défini les modalités. Son édifice pèche par la base.

En somme, la loi de 1873 est actuellement un anachronisme. Dans maints pays — où, il est vrai, le peuple ne se paie pas de théories et de mots, comme chez nous — l'on s'efforce, depuis longtemps, de mettre au point la législation sur l'ivresse, et l'on a tout d'abord soustrait à la juridiction pénale, les cas qui sont du ressort d'une thérapeutique spéciale. Les États de New-York et de Massassuchets, les colonies anglaises et l'Angleterre ([1]), le canton de Saint-Gall, possèdent une loi sur l'internement forcé des buveurs d'habitude. L'Allemagne ([2]), depuis 1891, l'Autriche et la Norwège, depuis 1895, tiennent prêt un projet de loi comportant la même mesure. La Suisse se prépare (projet Stoss) à entrer dans cette voie salutaire.

Des juristes (G. Vidal) ([3]), conscients de l'illogisme de la loi de 1873 et des lois étrangères analogues, ont préconisé un système pénal s'inspirant, sans conteste, d'une psychologie mieux avisée. Ils admettent « une infraction primaire — ou supposée « telle — et deux récidives; à la troisième, le buveur est consi- « déré comme buveur d'habitude et l'on use envers lui d'un pro- « cédé différent (la cure hospitalière)... Pour aucune de ces « infractions la peine de prison ne sera prononcée ; on évite « ainsi les inconvénients du contact des criminels; la première est « punie de l'admonition ([4]), la seconde d'une amende de simple « police, avec possibilité d'appliquer la loi de sursis, et la « troisième d'une amende correctionnelle... On évitera, par le « sursis, tout en prononçant au besoin une forte amende, d'im- « poser au délinquant, qui peut être intéressant, malgré sa « récidive, une charge dont souffrirait sa famille... » Le droit de plainte serait accordé non seulement à la famille et aux voi-

---

([1]) **Habitual drunkard's act**, de 1888 et Inebriates act, du 12 août 1898.

([2]) **En Allemagne**, la loi assimile l'ivrogne au vagabond et permet son internement dans une *maison de travail*, s'il tombe à la charge de l'assistance par sa faute.

([3]) **L'alcoolisme et la loi pénale.** *Rev. pénit.*, janv. 1897.

([4]) **Qui figure**, pour le cas, dans la législation du grand duché de Bade.

sins de l'ivrogne, mais encore aux sociétés de tempérance, « de façon à stimuler le zèle des agents, enclins à la négligence » (E. Fochier, *loc. cit.*, p. 140 et suiv). Les tribunaux compétents pour les poursuites seraient, jusqu'à la troisième infraction exclusivement, ceux de simple police, afin d'éviter les transports et frais plus considérables d'une poursuite correctionnelle. Enfin, chaque infraction donnerait lieu à une enquête de moralité, aussi soigneusement faite que possible.

Ce système est, par certains côtés, recommandable ; mais, à notre avis, sa mise en vigueur est logiquement subordonnée à des conditions mésologiques qui attendent — depuis trop longtemps — leur réalisation, et qu'on a le tort de reléguer à l'arrière-plan.

Nous posons en principe qu'il serait de la plus élémentaire justice de ne pas frapper l'ivresse, en tant que délit, aussi longtemps que le budget s'alimentera des recettes provenant des droits sur les boissons, aussi longtemps que des législateurs et des ministres parleront au peuple de *bons* alcools et de vins généreux, tant que l'usage des boissons enivrantes n'aura pas été, nous ne dirons pas réglementé, mais *prohibé*.

L'ivresse accidentelle « fait isolé », non accompagnée de scandale, de voies de fait, etc., est en tous points assimilable aux autres intoxications, médicamenteuses ou alimentaires, qu'ignore le code. Elle n'est *voulue* que dans des cas exceptionnels. A l'inverse des délits vulgaires, elle n'est pas, en général, précédée d'une délibération du coupable : « Il n'y a dans le fait de s'enivrer, dit un partisan du système de pénalité que nous venons d'exposer, qu'une faute *plus ou moins consciente* (¹). » Il ajoute: « Le buveur qui s'est enivré est responsable « d'une faute ; cette faute, il peut la commettre volontairement « ou bien par négligence ou imprudence ; il peut d'autre part « s'être enivré involontairement sans même qu'on puisse lui « reprocher vraiment une négligence..., c'est un cas *assez* « *fréquent*. Les variétés innombrables de boissons spiritueuses « actuellement dans le commerce ont souvent une puissance « enivrante considérable, ignorée du buveur. Cet individu n'a

---

(¹) E. Fochier. *Loc. cit.*

« pas voulu s'enivrer, il n'a pas su qu'il s'enivrait... ; il n'est
« évidemment pas coupable. »

Pour justifier la répression, on a dit qu'il est *très souvent*
possible « d'incriminer, chez le buveur, une défaillance de la
« volonté ou de l'attention, une négligence, une imprudence».
Nous ne sachons pas que le législateur ait décrété que ce fût
une imprudence de commencer le repas par un petit verre de
madère, boisson dite de « bonne compagnie », un doigt de vin
blanc, boisson dite hygiénique, dont la production est protégée
et encouragée; or, ces modestes doses suffisent pour attiser
la soif, amoindrir la volonté et le jugement; elles sont, par conséquent, fort capables de mettre, à son insu, sur le chemin de
l'ivresse confirmée, l'individu le moins préparé à s'enivrer; et
cet effet sera d'autant plus à craindre que le consommateur
sera plus prédisposé par l'hérédité, ou que son système nerveux sera plus vulnérable (ce qu'il ignore, en général).

En définitive, tant que ne seront pas modifiés notre législation
et l'esprit des pouvoirs publics, l'ivresse accidentelle, sans
délits connexes, ne sera passible d'aucune des peines sus-
énoncées, l'admonition exceptée. Après un certain nombre de
récidives se produisant à court intervalle, le buveur sera placé
dans la catégorie des ivrognes et, comme tel, hospitalisé d'office. La solennelle leçon d'hygiène que devra être la répri-
mande publique, impressionnera autrement le buveur non
endurci, que la lecture du code pénal et le bref énoncé de la
sentence.

On ne peut nier, dit-on, que l'ivresse soit un danger public,
lorsqu'elle se produit dans l'exercice de certaines professions,
au cours de certains travaux qui exigent une prudence spéciale et où la vie de plusieurs personnes est en jeu, et, en
conséquence, il faut approuver les aggravations de peine édic-
tées, dans ces cas, par la loi autrichienne, le *Licensing act*
anglais (1872-74, art. 12), la loi belge de 1887, le projet allemand de 1881.

Les mêmes raisons que nous avons opposées à la répression
de l'ivresse simple, nous semblent valoir contre les aggravations
de peine dans les circonstances ci-dessus énumérées (Actes du
Congrès international pénitentiaire de Saint-Pétersbourg, t. II).

L'ébriété atténuée, dont les signes extérieurs sont réduits au minimum, se soustraira le plus souvent à la punition ; or elle est plus dangereuse que l'ivresse manifeste. Cette dernière, d'autre part, sera plus justement et plus logiquement frappée par l'exclusion, c'est-à-dire, la mise hors d'état de récidiver, dont l'urgence semble échapper aux partisans de la répression pénale.

Reste l'ivresse accidentelle accompagnée de délits : violences, bris de clôture, homicide par imprudence, etc., etc. Il ne peut être question, dans ce cas, de conférer l'immunité pénale au délinquant. Ses fautes seront frappées, mais en laissant au juge toute latitude pour proportionner la peine au degré de responsabilité (Voy. *Médecine légale*).

En tout cas : « Si l'on inflige la peine d'emprisonnement, il « est de toute nécessité que cette peine soit subie en cellule, « sous le régime de la séparation individuelle complète pour « soustraire absolument le délinquant aux mauvaises influences « de la prison. Il ne faut pas qu'à la place d'un honnête « homme la prison rende un futur criminel. » (E. Fochier.) Ne pourrait-on pas encore affecter à ces délinquants un quartier spécial des « asiles de rigueur » ?

Il est à peine besoin d'ajouter que la valeur pratique de la répression, comme moyen de prophylaxie contre l'alcoolisme, est à peu près nulle. « Elle a partout échoué, dit M. Cauderlier. »

« Toutes les pénalités du monde n'ont jamais pu enrayer l'alcoolisme » (Ladame).

Dans l'État de Massassuchets, en 1879, l'amende et la prison ont été infligées à 17 000 ivrognes, parmi lesquels on comptait 16 000 récidivistes. Dans l'État de New-York, 56 000 délits d'ivresse poursuivis donnèrent 55 000 récidivistes ; certains délinquants en étaient à leur 200ᵉ condamnation (P. Sérieux. *L'assistance des alcooliques*).

Si le buveur occasionnel ou invétéré agit presque toujours inconsciemment — et si, par conséquent, ainsi que le dit M. Ladame, les juges peuvent hésiter à condamner un ivrogne, quand ils savent que tout conspire, dans l'organisation actuelle de l'Etat, pour faire tomber le malheureux, incapable de résister aux tentations qui l'entourent — il n'en est pas de même des gens qui vivent de l'alcoolisme d'autrui, le provoquent ou l'encouragent : cabaretiers et débitants de toute espèce, camarades du buveur...

Rien ne venant atténuer la responsabilité de ces fauteurs de l'ivrognerie, la loi doit être pour eux dure et implacable.

Sur ce point, les dispositions de la loi française de 1873 méritent une entière approbation ; mais elles sont appliquées avec autant de négligence que les articles sur l'ivresse publique. Ce sont les suivantes :

4. Seront punis d'une amende de 1 à 5 francs inclusivement les cafetiers, cabaretiers et autres débitants qui auront donné à boire à des gens manifestement ivres, ou qui les auront reçus dans leurs établissements, ou auront servi des liqueurs alcooliques à des mineurs âgés de moins de seize ans accomplis...

5. Seront punis d'un emprisonnement de 6 jours à 1 mois de prison et d'une amende de 16 francs à 300 francs, les cafetiers, etc., qui dans les douze mois qui auront suivi la deuxième condamnation prononcée en vertu de l'article précédent, auront commis un des faits prévus audit article.

Quiconque ayant été condamné en police correctionnelle pour l'un ou l'autre des mêmes faits, depuis moins d'un an, se rendra de nouveau coupable de l'un ou l'autre de ces faits, sera condamné au maximum des peines indiquées au paragraphe précédent, lesquelles pourront être portées jusqu'au double.

6. Toute personne qui aura subi deux condamnations en police correctionnelle pour l'un ou l'autre des délits prévus en l'article précédent pourra être déclarée par le second jugement incapable d'exercer tout ou partie des droits indiqués en l'article 3 (droits de vote, d'élection, d'éligibilité, de port d'armes, etc.). Dans le même cas, le tribunal pourra ordonner la fermeture de l'établissement pour un temps qui ne saurait excéder un mois, sous les peines portées à l'article 3, du décret du 29 décembre 1851. Il pourra aussi, sous les mêmes peines, interdire seulement au débitant la faculté de livrer des boissons à consommer sur place

7. Sera puni d'un emprisonnement de 6 jours à 1 mois et d'une amende de 16 francs à 3oo francs, quiconque aura fait boire jusqu'à l'ivresse un mineur âgé de moins de seize ans accomplis...

8. Le tribunal correctionnel, dans les cas prévus par la présente loi, pourra ordonner que son jugement soit affiché à tel nombre d'exemplaires en tels lieux qu'il indiquera.....

En Angleterre, en Autriche, en Italie, en Belgique, en Suède, en Danemark, dans le Grand-Duché de Luxembourg, aux États-Unis, la loi punit, comme en France, le cabaretier qui verse à boire à un individu manifestement ivre ou à un enfant âgé de moins de seize ans (¹).

En Hollande, la loi ne fait mention que de la vente aux enfants mineurs.

En Autriche, on enlève le droit d'exercer au débitant qui s'est mis plusieurs fois en contravention, et cette pénalité mériterait d'être adoptée ailleurs.

En Hongrie, en Italie, en Norvège, en Belgique (loi de 1887) est punissable toute personne qui encourage ou provoque l'ivresse d'autrui, mineur *ou adulte*.

Il existe dans notre code pénal (art. 317, § 4) un article ainsi conçu : « Celui qui aura occasionné à autrui une maladie « ou incapacité de travail personnel, en lui administrant volon- « tairement, de quelque manière que ce soit, des substances « qui, sans être de nature à donner la mort, sont nuisibles à « la santé, sera puni d'un emprisonnement de un mois à cinq « ans et d'une amende de seize francs à cinq cents francs. » C'est là une ressource que la jurisprudence pourrait utiliser (E. Fochier), non seulement contre les cabaretiers débitant des liqueurs fortes, mais aussi contre tous les fauteurs de l'ivresse, en général.

Dans beaucoup d'États de l'Union américaine, il existe un article de loi, dit *des dommages civils*, qui rend solidairement responsables des préjudices causés par le buveur, ceux qui

---

(¹) Consulter : Rapport au VIᵉ Congrès international contre l'abus des boissons alcooliques. Moyens légaux de répression de l'ivrognerie. Résultats produits. H. Brunard. Bruxelles, 1897, typographie E. Guyot.

l'ont laissé mettre ou l'ont mis en état d'ivresse, en particulier le cabaretier qui l'a abandonné sans surveillance. Cette mesure est des plus justifiées et doit être retenue.

D'après la loi norvégienne, le débitant qui expulse de son établissement un ivrogne sans assistance, est puni et rendu responsable des accidents et délits consécutifs. En Danemark, l'homme ivre est ramené à son domicile, non pas à ses frais, comme chez nous, mais aux frais du cabaretier.

Le projet allemand de 1881 comporte la punition du débitant qui donne à boire à des individus ivres ou aux *ivrognes notoires* ([1]). Il est à peine besoin de dire que cette mesure est inapplicable dans les grandes villes.

La non-reconnaissance des dettes de cabaret, qui existait dans notre ancienne législation (coutume de Paris, art. 128. — Coutume de Normandie, art. 595), laquelle les assimilait aux dettes de jeu ([2]), se retrouve dans la loi belge de 1887, dans la loi norvégienne de 1895, dans les lois autrichienne et hongroise, et dans le projet allemand de 1891 ([3]). « L'intérêt « pratique de cette disposition n'est pas très grand, car, « généralement, le débitant ne fera pas crédit aux insolvables; « cependant, elle pourra protéger contre certaines pratiques « dont profitent les débitants, afin de tenir sous leur dépen- « dance, par leurs créances, certains de leurs clients. » (E. Fochier, *loc. cit.* p. 224.)

Signalons, à titre de curiosité, et sans insister sur ce qu'il a de naïf, le paragraphe 66 du règlement de la ville de Copenhague, interdisant la vente des boissons spiritueuses à des personnes dont les vêtements révèlent qu'elles sont employées dans des usines ou dans des établissements analogues.

R. Mignot et F. Mathieu.

---

([1]) **Une loi anglaise**, toute récente (1er janvier 1903), contient les dispositions suivantes. Quels que soient les signes de son état, l'ivrogne, homme ou femme, doit être arrêté. S'il a charge d'un enfant en bas âge, il est passible d'un mois de prison. A la troisième condamnation, il est inscrit sur la liste des ivrognes chroniques et sa photographie est fournie à tous les débitants de son quartier. Les débitants de son quartier sont frappés d'une grosse amende, s'ils lui vendent des boissons : 250 francs la première fois, 500 francs la seconde; ensuite, c'est la prison.

([2]) V. **Lemire**. Discussion de la réforme des boissons. Chambre des députés, 1895.

([3]) V. *Rev. pénit.*, déc. 1896.

## § 2. — *Législation spéciale.*

1° Surtaxe des alcools et des boissons distillées. — Un des premiers moyens, sinon le premier, qui se présente à l'esprit, pour restreindre la consommation des alcools, est la taxation, ou mieux la surtaxe, des spiritueux. En augmentant le prix, on espère voir baisser la vente.

Tous les États ont mis cette idée en pratique, bien moins, il faut le dire, dans un but d'hygiène, que par intérêt fiscal.

L'impôt sur les boissons donne, en France, 6 à 700 millions, sur un budget de 3 milliards et demi.

« C'est dit E. Fochier (*loc. cit.*, p. 270) une ressource fiscale « *unique, et c'est ce qui fait la difficulté principale de toutes les* « *réformes législatives dont le but est de combattre l'alcoo-* « *lisme.* »

*Tableau comparatif des impôts sur l'alcool* (J. Denis, Carton de Wiart, etc.)

Par hectolitre à 100°

| | |
|---|---|
| Grande-Bretagne et Irlande | 489 fr. 20 |
| Hollande | 253 fr. »» |
| États-Unis | 335 fr. »» |
| Norvège | 225 fr. »» |
| Russie | 260 fr. 54 |
| France (depuis 1901) | 220 fr. »» [1] |
| Italie | 140 fr. »» |
| Suède | 140 fr. »» |
| Belgique (1896) | 200 fr. »» |
| Allemagne | 112 fr. 50 |
| Autriche-Hongrie | 98 fr. 40 |
| Suisse | 87 fr. 36 |
| Danemark (1898) | 26 fr. 10 [2] |

[1] Au droit général de consommation, il faut ajouter, en France, le *droit d'entrée* dans les villes, qui varie, avec la population, de 7 fr. 50 à 30 francs, et le *droit d'octroi.* Celui-ci est au profit des municipalités ; celui-là au profit du Trésor (Voy. Claude (des Vosges), *loc. cit.* ; Voy. de Brevans (*loc. cit.*), p. 381 et suiv., pour l'historique des lois fiscales). Le prix actuel de l'hectolitre d'alcool marchand, en fabrique, varie de 35 à 40 francs.

[2] En 1898, les dépenses en boissons alcooliques étaient de 1/12 plus élevées qu'en 1895.

L'influence des surtaxes, au point de vue de la restriction de l'alcoolisme, est minime, sinon nulle (E. Rostand, Lejeune, Ladame, etc.). Lorsque le mouvement ascensionnel de la consommation a paru entravé momentanément par l'accroissement des impôts, c'est que le consommateur s'était rabattu, soit sur les boissons spiritueuses non surtaxées, soit sur les boissons fermentées, ou que la fraude s'était mise de la partie.

En Angleterre, l'énorme droit, presque prohibitif, de 500 francs par hectolitre, a fait à peine fléchir la consommation des spiritueux et a en revanche favorisé l'usage des bières fortes, si bien que, depuis 1889, la consommation de l'alcool total a notablement augmenté.

Aux États-Unis, en 1865, l'impôt sur l'alcool fut élevé de 163 francs à 545 francs. La consommation tomba de 1 582 000 à 322 000 hectolitres ; mais on s'aperçut bientôt que la fraude, avec la complicité des employés de l'État, livrait clandestinement les 1 200 000 hectolitres disparus des statistiques officielles [1].

Si les surtaxes ne diminuent pas d'une façon durable la consommation des spiritueux et surtout celle de l'alcool total, elles constituent un encouragement certain, non pas seulement au mouillage exagéré — ce dont les hygiénistes devraient se réjouir —, mais encore aux sophistications malsaines. D'autre part, elles grèvent le maigre budget du prolétaire buveur. En somme, elles ne sont qu'un *adjuvant* des différentes mesures dirigées contre l'alcoolisme, et elles demeurent inefficaces pour elles-mêmes.

2° DÉGRÈVEMENT DES BOISSONS FERMENTÉES. — Dans les contrées où les boissons fermentées, dites encore hygiéniques, sont imposées, on a pensé leur attirer la clientèle des liqueurs fortes, en les dégrevant [2]. Or, ce calcul pêche par la base, car la consommation des spiriteux et celle des boissons fermentées répondent à des « besoins » différents, et ne peuvent, dans les conditions ordinaires, se suppléer.

---

[1] V. Verhæghe. Thèse de Lille. p. 72-73-74-75-76.
[2] V. E. Fochier. *Loc. cit.*. p. 271.

Nous avons vu qu'en France, par exemple, les grands centres de consommation de la bière et du cidre sont aussi ceux des alcools. A ceux qui considèrent le vin comme particulièrement apte à vicarier les alcools, le tableau de la p. 400 montre que des villes, telles que Saint-Etienne, Nîmes, Cette, situées en pleins pays viticoles, se sont mises depuis quelques années, en dépit de la production croissante des vins, à boire ferme apéritifs et alcools divers.

« La théorie du vin triomphant de l'alcool a trouvé un par-
« tisan convaincu, quoique mal informé, en M. le ministre
« des Finances de Belgique, qui, de ce chef, dégreva les vins
« en tonneaux. Plusieurs grandes usines du pays, entre
« autres La Vieille Montagne (Angleur), firent venir de
« France des vins bons ordinaires et les vendirent à prix
« coûtant, au verre, à leurs ouvriers. L'expérience fut promp-
« tement concluante. Ceux-ci firent bon accueil au vin, en
« burent abondamment, mais ne burent pas moins d'alcool,
« et les absences, pour cause d'ivresse, au lieu de diminuer,
« allèrent croissant. Aussi les achats de vin furent-ils bientôt
« abandonnés. » (Cauderlier. *Congrès de Paris*, 1899, t. II,
p. 760.)

Dans l'esprit d'un certain nombre de législateurs, le dégrè-
vement est un moyen prophylactique d'une réelle efficacité, mais à condition d'être appuyé par la surtaxe des alcools. C'est encore là une opinion discutable.

Pourquoi ce système serait-il plus capable que la seule sur-
taxe d'enrayer l'alcoolisme, alors qu'il permet aux buveurs de retrouver dans les boissons fermentées, ce qu'il leur fait perdre du côté des spiritueux ?

Ne comprend-on pas que son effet inévitable sera de main-
tenir dans le *statu quo*, ou plus certainement d'augmenter, la consommation de l'alcool *total*. « En Suède, dit le D<sup>r</sup> Wieselgren,
« la digue que l'on a cru opposer à l'abus des boissons eni-
« vrantes, a été maintenant rompue (depuis les lois surtaxant
« l'alcool et en restreignant la fabrication ainsi que la vente),
« non pas en faveur de l'eau-de-vie, mais par la bière. Tandis
« que les arrestations pour ivresse d'eau-de-vie ont diminué
« pendant les quinze dernières années, celles qui résultent de

« la consommation de la bière ont augmenté par contre d'une
« manière effrayante. »

Mais, objectera-t-on, les statistiques sont nettement en faveur
de la combinaison dégrèvement-surtaxe (¹) appliquée en France
depuis 1900 (Voy. tableau p. 401). Soit. Mais ce que ne disent pas
les chiffres invoqués, c'est que le remaniement du régime des
boissons, en France, a été effectué en pleine campagne antialcoolique ; c'est aussi que, depuis deux ans, une production de
vin exceptionnellement abondante a permis aux bouilleurs
de cru de distiller à force et de vendre en fraude non moins
activement, de telle sorte que, dans une certaine mesure, il y
a eu simple déplacement de la consommation, au détriment
des spiritueux imposés et à l'avantage de ceux qui échappent à
l'évaluation du fisc.

Si, d'ailleurs, la consommation des alcools, en France, ne doit
jamais, dans l'avenir, regagner le terrain perdu depuis peu, il
faudra se garder d'attribuer ce fait heureux à l'excellence du
système en question. Sans l'active propagande que poursuivent
dans toutes les couches de la société certaines initiatives extra-
gouvernementales, il est à croire que surtaxe et dégrèvement
ne produiraient chez nous que ce qu'elles y ont déjà produit (²)
et ce qu'elles ont donné ailleurs, à savoir un affaiblissement
*passager* de la consommation des spiritueux et une hausse

---

(¹) **Loi relative à la réforme du régime des boissons (29 décembre 1900). « Les
droits de détail, d'entrée et de taxe unique, actuellement perçus sur les vins, cidres,
poirés et hydromels sont supprimés. »** Il n'est conservé qu'un droit général de circulation de 1 fr. 50 par hectolitre pour les vins, et de 0 fr. 80, pour les autres liquides
ci-dessus énumérés.

**« Le droit de fabrication des bières est abaissé à 0 fr. 25 par degré-hectolitre. »**
Les licences des débitants, des marchands en gros, des brasseurs, des bouilleurs
et distillateurs sont réglés conformément à un tarif, dont voici un aperçu :

Les débitants sont répartis en 8 classes et taxés d'après la classe et d'après l'importance de la localité. Dans les communes de 500 habitants et au-dessous, les 7ᵉ et
8ᵉ classes payent 5 francs ; les 1ʳᵉˢ, 2ᵉ et 3ᵉ classes, 18 fr. 75. Dans les villes de plus de
100000 habitants, les 7ᵉ et 8ᵉ classes payent 25 francs ; les 1ʳᵉ, 2ᵉ et 3ᵉ classes,
112 fr. 50.

Les marchands en gros (vins, alcools, cidres), payent de 50 à 125 francs selon leur
vente habituelle ; les brasseurs, de 37 fr. 50 à 125 francs, selon l'importance de leur
travail ; les bouilleurs et distillateurs, de 10 à 30 francs.

L'article 13 de la loi dit : « Le gouvernement interdira par décret la fabrication, la
circulation et la vente de toute essence reconnue dangereuse et déclarée telle par
l'Académie de Médecine. »

(²) Voy. ROMME. L'alcoolisme et la lutte contre l'alcool en France. 1901. p. 138, 139, 140.

compensatrice, mais *stable*, dans la consommation des boissons fermentées. Du reste, la baisse du prix de ces dernières a été insignifiante.

Enfin, les partisans du dégrèvement semblent ignorer que plus de 20 p. 100 des alcooliques internés se sont exclusivement intoxiqués avec le vin, la bière ou le cidre, boissons dites hygiéniques (Forel, Statistique d'Ellikon. 1893).

Pour les hygiénistes, le dégrèvement n'est qu'une sorte de prime donnée à la consommation sans limites des liquides fermentés, à l'alcoolisme par boissons officiellement dénommées « hygiéniques ».

Il est un système qui consiste à « frapper *toutes* les boissons « sans distinction, mais en donnant à l'impôt un caractère pro- « gressif », de manière à ce que tout l'alcool soit imposé, et cela d'autant plus qu'il s'offre sous une forme plus concentrée et partant plus nuisible (¹) (X. Roques).

Séduisant par sa simplicité, par son apparence de logique et de justice, peut-être aussi, pour d'aucuns, par ses qualités fiscales, ce procédé a bien des chances de se montrer, dans la pratique, comme les précédents, ses congénères, d'une efficacité très limitée.

3° LIMITATION DU NOMBRE DES DÉBITS. — Pour ne parler que de la France, nous constatons dans notre pays, depuis un demi-siècle, une effrayante pullulation des débits de boissons de toute espèce : cabarets, auberges, cafés, brasseries, épiceries, fruiteries, etc.

Le nombre en a passé de 281 847 (1829) à 425 507 (1897) (²). Il n'y a tendance à la diminution que dans les seuls départements auvergnats, le Puy-de-Dôme et la Haute-Loire.

Le chiffre global de l'année 1897 représente un débit pour

---

(¹) En 1896, le Storthing norwégien s'apprêtait à adopter un moyen analogue, la consommation des bières fortes s'étant énormément accrue par suite des lois draconiennes sur les spiritueux.

D'après Wieselgren (*Résultats du système de Gothembourg*, 1898), la consommation de la bière qui était de 18 litres par tête en 1870, monte à 48 litres en 1896. De plus, le titre alcoolique de cette boisson a augmenté. Les cas d'ivresse, dans les brasseries, ont plus que décuplé, à Gothembourg (Gœteborg) même.

(²) Plus 30 000 pour Paris, soit 450 000 au total.

84 habitants, c'est-à-dire pour 30 adultes mâles, environ. Mais ce n'est là qu'une moyenne, et les départements ne manquent pas, les villes sont nombreuses où l'on compte un débit pour moins de 70 habitants ([1]). Dans les grands centres, le cabaret est pour l'ouvrier un second domicile : il y boit, il y mange, il s'y délasse et s'y prélasse ([2]). Il trouve dans les établissements de cette sorte, une apparence de confort qui le repose de l'atelier noir et du logis sordide. Le cabaret est le cercle et le salon de l'ouvrier des villes. Dans les campagnes, l'auberge attire l'ouvrier rural par son semblant de luxe, par les excitations de la danse et les œillades des servantes. Si le prolétaire ne trouvait dans les débits qu'une certaine sollicitation au farniente, le mal serait relatif, car il faut bien que notre instinct de sociabilité se satisfasse, et le cabaret est là, territoire neutre, où il est permis à cet instinct de se donner libre carrière ; mais il y trouve encore le suprême attrait de la narcose éthylique. Le cabaret est avant tout un endroit où l'on s'alcoolise en commun et... à l'envi.

Quelle a été l'origine de cette multiplication des cabarets chez tous les peuples civilisés ? L'humanité aurait-elle été brusquement atteinte de dipsomanie ?

On peut affirmer que la cause de ce fait est le développement désordonné de la grande industrie, qui, trop souvent, n'a su exploiter les découvertes scientifiques de ce temps, que dans son intérêt propre, sans aucun souci d'ordre social, et qui a été encouragée dans cette voie par les capitalistes en quête de placements fructueux.

Lorsqu'on sut que les chimistes avaient découvert le moyen de tirer de toutes les matières féculentes, voire de la cellulose

---

([1]) V. CLAUDE (des Vosges). Rapport au Sénat, 1885, p. 200.

Voy. BRUNON. L'Alcoolisme en Normandie. in *Bulletin médical*, 1896.

Voy. COMTE. Comptes rendus du Congrès de Paris, t. II, p. 266.

([2]) En 1892, il existait en Belgique un débit pour 36 habitants, et dans le Hainaut, en particulier, un pour 24 habitants.

Dans le Borinage, en 1891, la ville de Mons non comprise, il y avait un débit pour 22,3 habitants, soit un pour quatre adultes, ou encore un pour trois maisons ouvrières.

Dans certaine commune de Bretagne, M. G. Picot aurait compté 52 débits pour 850 habitants : 1 pour 5 électeurs !

du bois, un alcool qui, au titre de 5o°, revenait à 15 ou 20 francs l'hectolitre, ce jour-là les eaux-de-vies naturelles et les liqueurs de ménage, d'un prix relativement élevé, étaient frappées à mort, et les alcools d'industrie, aiguillonnés par une demande effrénée, se préparaient à envahir, à inonder le marché. Comme de coutume, la surproduction arriva, et elle a atteint un tel degré que les distillateurs, à la recherche de débouchés, se sont mis à ouvrir eux-mêmes des débits, à commanditer une foule de gens en quête d'une situation commerciale (Voy. Vandervelde, *L'alcoolisme et les conditions du travail en Belgique*, 1899, p. 535). La majorité des nombreux « bars » et « distillations » qui éclosent chaque jour au coin de nos rues parisiennes, n'ont pas d'autre origine.

Bref, l'effrayante progression du nombre des débits a fini par émouvoir, en France et ailleurs, les pouvoirs publics.

Le premier moyen restrictif qui s'offrait, et que son apparente simplicité fit d'abord choisir par les législateurs, fut la majoration des droits de licence.

En France, jusqu'à l'avènement du second Empire, la profession de cabaretier était absolument libre. Le décret du 29 décembre 1851 modifia cette situation en soumettant les débitants à l'autorisation préalable, en les plaçant sous l'autorité discrétionnaire des préfets.

Le souci de la morale et de l'hygiène publiques était complètement étranger à ce décret. Ce qu'on voulait, c'était mettre dans la main du pouvoir plus de 3oo ooo débitants, et les transformer en autant de surveillants officieux ou d'agents électoraux (Rapport de Claude au Sénat).

La loi du 17 juillet 1880 abrogea ces dispositions d'essence purement politique, et tenta de concilier le souci de l'intérêt général avec celui de la justice, de la propriété et de la liberté individuelles (Claude). Les débitants étaient tenus de faire, entre les mains du procureur de la République, par l'intermédiaire du maire, une déclaration d'ouverture. Ils devaient produire un casier judiciaire vierge de condamnations. En cas de vente de marchandises falsifiées ou nuisibles à la santé, l'exercice de leur industrie leur était interdit pendant les cinq années qui suivaient l'expiration de leur peine.

Ce n'était là qu'une mesure bien anodine, et, de fait, elle n'eut aucune influence sur le nombre des détaillants.

Il fallut revenir sur la loi de 1880. Sous la pression d'un certain courant d'opinion et des vœux formels émis par la Société française de tempérance (reconnue d'utilité publique), le Sénat institua une commission chargée de faire une enquête et de présenter, dans le plus bref délai possible, un rapport sur la consommation de l'alcool, tant au point de vue de la santé et de la moralité, qu'au point de vue du Trésor (Sénat, session 1887. — M. Claude (des Vosges) rapporteur).

La Commission était saisie de trois propositions : la première, émanant de la Société de tempérance, tendait à limiter le nombre des débits, en le réduisant à un pour deux cents habitants ; la seconde, qui venait du gouvernement et qui s'inspirait uniquement de l'intérêt fiscal (Claude), consistait à majorer de 100 pour 100 le taux des licences ; la dernière, présentée par la Commission du budget de la Chambre des députés, quadruplait les droits existants ([1]).

La Commission sénatoriale repoussa la première, comme attentatoire au principe sacro-saint de la liberté du commerce, et aussi, mais avec plus de raison, comme impossible à mettre en pratique. Elle se rallia au projet de la Chambre, en formulant « la réserve expresse de dispositions à prendre pour qu'il « ne puisse plus être livré à la consommation que des alcools « complètement rectifiés ». Elle comptait ainsi amener la disparition d'un certain nombre de débits, diminuer la consommation et enfin atténuer l'intoxication publique.

En réalité, tous ces projets et motions émanant, soit d'hommes politiques, soit de ces commissions extra-parlementaires où le dernier mot ne reste pas toujours aux hommes compétents, toutes ces motions, tous ces projets avaient pour base même un postulat — le développement parallèle de l'alcoolisme et des cabarets — dont une documentation plus soigneuse eût démontré le peu de solidité ([2]). Il est vrai que

---

([1]) **Droits** de licence imposés par la loi du 1er septembre 1871 et variant pour les **détaillants** de 15 à 50 francs, selon la population des communes.

([2]) **V. Comte.** *Loc. cit.* ; V. van der **Meulen**, *id.*, t. II, p. 348.

bien des champions de la morale et de l'hygiène, au sein des assemblées politiques et des commissions officielles, ont des raisons de « combattre l'alcoolisme en n'employant presque « aucune arme » (Cauderlier. *L'alcoolisme en Belgique*) ([1]).

En Hollande, avant 1881, le commerce au détail des boissons s'exerçait sans aucune entrave. Il y avait dans le royaume 43 950 débits.

Le 28 juin 1881, fut promulguée une loi obligeant les débitants d'alcool à se pourvoir d'une licence délivrée par les autorités communales. Le droit de licence est variable, mais ne peut être inférieur à 25 florins. Le nombre des licences oscille entre 1 pour 250 et 1 pour 400 habitants, suivant l'importance de la localité.

Cette loi, malgré les exceptions qu'elle contient en faveur d'établissements déjà existants (licence à vie), a fait tomber le nombre des débits d'alcool à 25 000, en 1891 ([2]).

L'effet sur la consommation a été le suivant : de 9,46 (en 1882), elle est passée à 8,66 (en 1896). Maigre résultat! On a vu d'ailleurs, dans la province d'Overissel, avec une diminution de plus de 20 p. 100 dans le nombre des cabarets, augmenter de 10 p. 100 les quantités consommées.

Une enquête conduite par le Conseil fédéral suisse a montré, dit M. Ladame, « que le parallélisme entre la consommation « des boissons alcooliques et le nombre des débits n'était « point une règle générale, comme on le croyait. ». Elle fit voir que les cantons où les débits étaient le plus nombreux, étaient justement ceux où la consommation était le moins forte, et que ceux où il y avait le moins d'auberges étaient — le Valais excepté — plus spécialement infestés. « C'est qu'en Suisse, « l'eau-de-vie, plus encore que le vin, se consomme dans le « domicile privé et que cette consommation, notamment dans « les contrées infectées par l'alcoolisme, n'a pas son origine « ni son fondement principal dans le cabaret, mais bien dans « l'usage domestique (Message du Conseil fédéral, 1884). »

D'après M. Mœller, en Angleterre, où il y avait 565 cabarets

---

([1]) Voy. LOISEAU. *Presse médicale*, 31 mars 1900 (Lecture recommandée).

([2]) 24 600 en 1897, au lieu des 15 500 prévus par le législateur.

pour 10 000 habitants, la consommation de l'eau-de-vie était, en 1879-80, de $2^l,95$ par tête. Elle montait à $7^l,95$, en Écosse, où il n'existait que 346 débits pour 10 000 habitants, et à $4^l,54$, en Irlande, où la proportion des débits était la même qu'en Écosse [1].

Depuis, le nombre moyen des cabarets (les 31 000 débits de bière exclus), qui, en 1883, était de 1 pour 370 habitants, est tombé à 1 pour 430, c'est-à-dire a diminué de 1/7ᵉ. La consommation n'a fléchi que 5.4 p. 100, soit 1/18ᵉ [2], et encore cette diminution pourrait-elle être mise à l'actif de la propagande antialcoolique privée, particulièrement énergique en ce pays.

En somme, l'accroissement du nombre des débits est plutôt un symptôme qu'une cause de l'alcoolisation à outrance des peuples civilisés; un symptôme, il est vrai, qu'il ne faut pas. négliger, dont il faut s'efforcer d'atténuer l'intensité, car il peut jouer à son tour un rôle étiologique [3].

D'ailleurs, les dispositions légales à appliquer, pour diminuer le nombre des détaillants, ne sont pas des plus simples, ainsi que le font remarquer Claude (des Vosges) et M. Cauderlier (*loc. cit.*, p. 118). La suppression pure et simple est impossible : l'expropriation serait une source intarissable de litiges [4]: l'augmentation des licences resterait absolument inefficace, car les gros distillateurs paieraient les droits aux lieu et place du débitant, à charge pour lui de se fournir chez eux (Cauderlier, *loc. cit.* et *Congrès de Paris*, t. II. p. 753 et suiv.)

A supposer qu'on obtînt chez nous, sans trop de peine, la diminution du nombre des débits, elle ne pourrait avoir d'effet sérieux qu'à condition « d'être poussée à l'extrême, comme en

---

[1] **M. G. Hartmann**, après rectification des tableaux de Claude (des Vosges), est arrivé aux mêmes conclusions pour notre pays. — « Le nombre des public-houses « n'a aucune corrélation avec les proportions que prend l'ivrognerie. » *Commission de la Chambre des lords*, 1878.

[2] **La consommation des boissons** *fortes* n'a baissé que de moins de 1 p. 100 (Cauderlier). Compt. rend. Congrès de Paris, p. 192.

[3] **Van der Velde.** Comptes rendus du VIIᵉ Congrès, t. II, p. 280. Dʳ **Deffernez.** *Ibid.*, p. 297.

[4] **Loiseau.** *loc. cit.*; Van der Meulen, *loc. cit.*, p. 347.

« Norvège ([1]) et en Finlande, et surtout d'être accompagnée
« d'autres mesures législatives sur la fabrication et la consom-
« mation des spiritueux (Ladame) ».

4° Suppression du privilège des bouilleurs de cru ([2]). — On
nomme bouilleurs de cru les propriétaires agricoles ou les
fermiers qui distillent, ou sont censés distiller, *pour leur usage
personnel*, les vins, marcs et fruits provenant *exclusivement* de
leur récolte. Les bouilleries se nomment en Suisse « distilleries
domestiques ».

Sous l'Empire, les bouilleurs de cru acquittaient un droit
de licence de 10 francs (loi de 1806); mais ils n'étaient pas
soumis, comme les bouilleurs de profession, à l' « inven-
taire » ordonné par la loi de 1804. C'était la liberté presque
absolue ([3]).

Dans les lois et décrets de la Restauration, le droit de licence
demeura lettre morte, et, jusqu'en 1872, ce fut pour les bouilleurs la franchise sans restriction.

La loi du 2 août 1872 exempta les bouilleurs de la licence,
ainsi que du droit général de consommation, dans la limite de
40 litres par an. Elle ordonna encore qu'ils cesseraient d'être
soumis aux visites et à la vérification de la Régie, dès qu'ils
n'avaient plus en compte que de l'alcool exempt ou libéré
d'impôt.

Une loi du 21 mars 1874 réduisit l'immunité à 20 litres.

Cette législation nouvelle souleva, de la part des intéressés
et de leurs amis, les plus vives protestations (Claude), tellement
que, malgré les efforts de M. Léon Say, ministre des Finances,
et du Rapporteur de la Commission du budget, l'Assemblée
nationale vota une loi (14 décembre 1875) ainsi conçue :

*Article unique.* — Les propriétaires et fermiers qui distillent

---

([1]) En 1896, il y avait en Norvège 198 cabarets dans les villes et 25 dans les campagnes, soit 1 pour 9 000 habitants. « La Norvège, dit Cauderlier, a pratiqué non
pas la réduction, mais l'annihilation des cabarets. »
En 1890, il y avait en Suède, 1 débit pour 4 713 habitants.

([2]) A. Antheaume et L. Antheaume. *Les bouilleurs de cru*, 1902.

([3]) L'ancien régime ne l'avait jamais admis, comme le prouve une ordonnance de
1717. E. Fochier, *loc. cit.*, p. 273.

les vins, marcs, cidres, prunes et cerises provenant exclusivement de leurs récoltes, sont dispensés de toute déclaration préalable et sont affranchis de l'exercice.

Les conséquences de cette loi, furent l'extension de la fraude et la propagation de l'alcoolisme dans les milieux ruraux ([1]).

D'une part, en effet, « les bouilleurs, loin de se contenter « de brûler leurs propres récoltes, achètent des fruits, quel- « quefois même des graines et des racines, pour les brûler « à l'abri de « l'immunité accordée ....et les produits obtenus « sont en partie jetés clandestinement, affranchis de tous « droits, dans la consommation, où ils font une redoutable « concurrence aux eaux-de-vie de commerce soumises à « l'impôt » (Claude).

D'autre part, si l'on se reporte aux analyses que nous avons données, on constate que, grâce à la façon primitive dont elles sont fabriquées (alambics simples à feu nu), les eaux de-vie des bouilleurs de cru l'emportent de beaucoup en impuretés (Voy. tableaux, p. 37) non seulement sur les eaux-de-vie des bouilleurs de profession, outillés à la moderne, mais encore sur les flegmes d'industrie.

Enfin, la production de ces spiritueux excède dans des proportions exagérées, même lorsqu'elle se conforme aux dispositions légales sur les matières premières, les besoins du bouilleur. Les 40 litres accordés par la loi de 1872 représentaient déjà, pour une famille de quatre personnes, 5 litres d'alcool à 100° par tête et par an !

Le nombre des bouilleurs de cru, qui était de 277 865 en 1875, s'élevait, en 1893, à 823 000, ayant distillé 76 000 hectolitres (alcool 100°), et, en 1899, à 781 230, sur lesquels 338 257 ont travaillé et produit 90 975 hectolitres. Ces évaluations de production sont fort au-dessous de la réalité, car on estime que la fraude annuelle dépasse 600 000 hectolitres.

La plupart des législateurs, dans les différents pays où sévit la « distillation domestique », n'ont cessé de réclamer la suppression des bouilleries privées, les uns pour des raisons

---

([1]) V. Jacquet. Le Privilège des bouilleurs de cru. *Tribune médicale*, 19 juin 1901.

purement financières, les autres, les plus rares, pour des raisons d'ordre à la fois financier et hygiénique.

La commission française extra-parlementaire de 1887 exigeait la « repasse », ou redistillation, des flegmes (eaux-de-vie) de distillerie agricole. Elle réclamait aussi, d'une part, la surveillance de la fabrication, de la vente et de l'emploi des alambics ; d'autre part, l'abolition du privilège des bouilleurs de cru en ce qui concerne la surveillance, tout en leur laissant la franchise pour une quantité maxima de 10 litres d'alcool.

La suppression du privilège en question est, en France (¹), une des armes les plus puissantes contre l'alcoolisme rural, bien moins parce qu'elle met obstacle à la consommation de produits réputés très toxiques (nous savons maintenant ce qu'on doit penser de ces impuretés, qui ont si longtemps hypnotisé les hygiénistes), que parce qu'elle doit refréner la fabrication et l'usage sans limites de spiritueux à titre alcoolique élevé. Mais, si l'on en juge par la façon dont elle a été accueillie naguère par les Chambres françaises (Chambre, 1891 et 1892 ; Sénat, 1893 ; Chambre, 1895 ; Sénat, 1896 ; Chambre 1903), et d'après ce qui s'est passé en Suisse, on peut être certain que les bouilleurs ruraux n'éteindront pas de sitôt leurs alambics. Un pessimiste a dit : « La politique nous rive à l'alcoolisme ».

Nous devons toutefois reconnaître que nos législateurs actuels viennent de faire un léger effort dans le sens de la restriction dudit privilège. La loi de finances du 31 mars 1903 contient, en effet, les dispositions suivantes :

Art. 18. — Nul ne peut se livrer à la fabrication ou au repassage des eaux-de-vie, esprits et liquides alcooliques de toute nature, sans en avoir fait préalablement la déclaration au bureau de la régie.

La déclaration devra indiquer la nature, ainsi que la provenance des produits mis en œuvre.....

Art. 19. — Les bouilleurs de cru ont la faculté d'acquitter immédiatement les droits ou de réclamer l'ouverture d'un compte qui se règle par campagne.

Dans le premier cas, ils bénéficient d'une allocation en franchise de

---

(¹) Cette suppression, d'après les évaluations soigneuses de M. Devienne, rapporterait 25 000 000 de francs par an au Trésor français.

**dix pour cent,** *sans que cette allocation puisse être inférieure à 20 litres d'alcool pur.....*

**Art. 21.** — Sont dispensés de toute déclaration autre que celles prévues aux articles 12 à 18 inclus, ainsi que de toute vérification et prise en charge, les propriétaires, fermiers et métayers qui, après avoir justifié qu'ils ne cultivent pas une superficie plus considérable de vignes ou un plus grand nombre d'arbres fruitiers à l'état de rapport normal, qu'il n'est nécessaire *pour la production moyenne de 50 litres d'alcool pur,* distilleront chez eux les vins, cidres, lies, marcs, prunes, cerises provenant exclusivement de leurs récoltes.....

**Signalons la récente suppression, en Italie, du privilège des bouilleurs.**

**5° Monopole de l'État.** — L'État peut exercer le monopole selon trois modes distincts ou combinés entre eux : monopole de *vente,* monopole de *fabrication,* monopole de *rectification.* Le monopole de la vente directe fut proposé autrefois par M. de Bismarck. La vente des alcools devait être faite exclusivement par des agents de l'État. C'était près de 100.000 fonctionnaires nouveaux, à la dévotion du gouvernement. Ce système fut repoussé par le parlement allemand.

Les Chambres autrichiennes rejetèrent un projet analogue qui leur fut présenté.

Quant au monopole de fabrication, il n'est pas d'État, à notre connaissance, qui le pratique directement [1]. En Suède seulement, la distillerie est concentrée dans un petit nombre d'usines, qui logent et nourrissent un contrôleur officiel payé par l'État et relevant d'un bureau spécial du département des finances.

a) *Système suisse.* — Le monopole de l'épuration, de l'importation et de la vente en gros, est appliqué depuis 1886 par la Confédération helvétique (loi. du 15 mai 1887). C'est ce qu'on a appelé le *système suisse* [2].

---

[1] Voy. système russe, p. 93.

[2] Voy. Rochat, Ladame, Sérieux, E.-W. Milliet. Comptes rendus du Congrès de Bâle, 1896, p. 246 : H. Brunard, *loc. cit. :* F. Lombard. Comptes rendus du Congrès de Paris, 1900, t. II. V. *Annuaire de législation étrangère.*

Le but visé par les promoteurs du système suisse **était de** provoquer une augmentation du prix des alcools **afin d'en**rayer la consommation, d'améliorer la qualité par une **rectifi**cation soignée, et enfin, d'aider à la lutte contre l'alcoolisme, en lui consacrant le 1/10 des recettes du monopole, **réparti** entre tous les cantons, proportionnellement à leur **popu**lation.

Nous n'entrerons pas dans le détail de l'organisation du monopole suisse, et nous nous contenterons d'en **présenter** les grandes lignes :

*a*. Le droit de fabriquer et d'importer les spiritueux **dont la** fabrication est soumise à la législation fédérale, **appartient** exclusivement à la Confédération.

*b*. La distillation du vin, des fruits à noyaux ou à **pépins et** de leurs déchets, des racines de gentiane, des baies de **genièvre** et d'autres matières analogues, est exceptée des **prescriptions** fédérales concernant la fabrication et l'impôt (art. 32 *bis* **de la** Constitution fédérale) [1].

*c*. La Confédération est tenue de pourvoir à ce que les spiritueux destinés à être transformés en boissons soient **suffi**samment rectifiés.

*d*. L'Etat n'exerce pas lui-même son droit de **fabrication**, mais il concède à des particuliers, à des sociétés.

*e*. Un quart à peu près de la consommation des spiritueux est fourni par l'industrie privée, par lots de 50 **hectolitres au** moins et de 1 000 hectolitres au plus, la préférence étant **don**née aux distilleries mettant en œuvre des matières **premières** indigènes et à celles qu'exploitent des associations **agricoles**.

*f*. L'importation des spiritueux dits « de qualité **supérieure »** est permise aussi aux particuliers, aux conditions à **fixer** par le Conseil fédéral et moyennant une finance de **monopole** de 80 francs par quintal métrique, poids brut, en sus **du droit** d'entrée.

*g*. De son côté, la Confédération livrera les spiritueux **en** quantités de 150 litres au moins, contre paiement au **comptant**.

---

[1] Les alcools monopolisés sont les alcools de grains, de pommes **de terre et de** betteraves.

Le prix de vente ne doit être ni inférieur à 120 francs, ni supérieur à 150 francs par hectolitre d'alcool pur. Les ventes sont au comptant.

*h.* L'exportation a droit à un certain dégrèvement. L'alcool destiné à des usages industriels sera dénaturé par les magasins de la Confédération et livré au prix de revient.

*i.* Le colportage des spiritueux de tout genre, ainsi que leur débit et leur commerce en détail dans les distilleries et dans les établissements où ce débit ou cette vente en détail ne sont point en connexité, est interdit. Reste réservé le commerce en détail de l'alcool dénaturé.

*j.* Le 10 pour 100 des recettes du monopole est réparti entre les cantons, proportionnellement à leur population, à condition de l'employer à la lutte contre l'alcoolisme.

Les cantons ont chacun en particulier le droit de soumettre par voie législative, aux restrictions exigées par le bien-être public, l'exercice du métier d'aubergiste et le commerce au détail des boissons spiritueuses.

Chaque canton, conformément aux prescriptions de loi, introduit dans sa législation particulière des dispositions restrictives, dans le détail desquelles nous ne pouvons entrer, et qui, d'ailleurs, relèvent de l'un ou l'autre des moyens restrictifs et prophylactiques dont nous avons traité antérieurement. Un d'entre eux (Bâle-ville) a organisé le monopole, d'après le système de Gœteborg, qui sera exposé plus loin [1].

Le *dix pour cent* a été, en général, affecté, sur avis du Conseil fédéral, aux asiles pour ivrognes, maisons de corrections et de travail, asiles d'aliénés, établissements pour sourds-muets, aveugles et épileptiques, à l'assistance des enfants abandonnés, à l'alimentation des écoliers et aux colonies de vacances, aux sociétés de tempérance, aux détenus libérés sans travail, etc., etc.

Voyons quels résultats a donnés jusqu'ici le système suisse.

D'après l'administration de la Régie helvétique, la consommation des boissons alcooliques (soumises et non soumises au monopole) au titre de 50 pour 100, a descendu, depuis le mono-

---

[1] V. HUBERT-BRUNARD. *Loc. cit.*, p. 52.

pole, de 7 litres 25 par tête (1885) à 5,7 (1889) ; elle aurait donc diminué de 25 p. 100 environ.

M. L.-L. Rochat (La Lutte contre l'Alcoolisme en Suisse, 1895) soumet à une critique rigoureuse les chiffres produits par l'administration, et il leur refuse son satisfecit.

« La commission du Conseil national, dit-il, croyait tirer du « monopole un rendement de 12 à 13 millions, chiffre abaissé « à 8 820 000 lors de la discussion du monopole devant les « Chambres en 1886. Or, en 1890, le bénéfice ne fut que de « 6 306 668 francs ; puis il tomba à 5 368 000 en 1893 et 4 913 334 « en 1894. » Donc, insuccès financier.

Cette diminution des recettes tient-elle à un ralentissement de la consommation ?

Doit-elle d'autre part être attribuée uniquement au monopole ou à d'autres causes ?

Les rapports du Conseil fédéral tracent, comme il suit, la marche de la consommation par tête, depuis le monopole :

| | |
|---|---|
| 1882 | 9$^l$,40 |
| 1885 | 10 ,26 |
| 1888 (monopole) | 5 ,50 |
| 1890 | 6 ,27 |
| 1891 | 6 ,32 |
| 1892 | 6 ,39 |
| 1893 | 6 ,37 |

Il y aurait ainsi une diminution de 40 p. 100, et un tel résultat serait à la gloire du monopole.

Mais il en va tout autrement, si l'on discute la valeur des chiffres qui précèdent.

D'abord, les évaluations antérieures au monopole semblent hypothétiques, car à leur époque tout contrôle de la distillation et de la fabrication indigènes était impossible. D'ailleurs, elles varient avec les auteurs. C'est ainsi qu'un premier rapport au Conseil fédéral s'arrête au chiffre de 7 $^l$, 25, pour 1885 ; ce qui, en regard des 5,50 de l'année 1888, constitue une diminution de 25 p. 100 seulement.

Un 2$^e$ rapport (1889) maintient le chiffre précédent, pour l'année 1885.

Un 3$^e$ rapport, obligé de constater une consommation de 6,27 pour l'année 1890 et une diminution réduite à 13 p. 100, s'il s'en tient aux 7,25 de l'année 1885, fixe, sans s'expliquer, la consommation, pour cette même année, à 10 1, 26. Il est permis de suspecter cette dernière évaluation, qui, du reste, paraît exagérée à la plupart des auteurs bien informés.

Quant à l'évaluation de la consommation par tête, depuis le monopole, elle repose sur deux bases d'inégale solidité. La première, qu'il faut regarder comme pour indiscutable, est constituée par le rendement des « alcools de monopole », dont la Régie tient un compte rigoureux. La seconde concerne la fabrication des boissons distillées non monopolisées (Voy. (*b*) p. 88), ainsi que la fraude, en particulier celle qui s'exerce à l'aide des alcools dénaturés ([1]) : elle paraît bien fragile.

Il n'existe, en effet, aucun moyen de contrôler la fabrication de l'alcool non monopolisé. Or, l'impression générale est que l'élévation du prix des alcools de monopole a rendu profitable la fabrication des spiritueux non monopolisés ([2]), et qu'en conséquence, cette fabrication a dû augmenter dans de vastes proportions. « On voit maintenant, dit L. Rochat, circuler dans les vil-
« lages des contrées vinicoles, des machines à distiller qui s'éta-
« blissent sur la place du village et auxquelles les plus petits
« vignerons peuvent apporter leurs marcs pour les faire distiller,
« alors qu'autrefois ils se bornaient, après en avoir fait de la
« piquette, à s'en servir comme engrais. D'autre part, des
« industriels ont trouvé le moyen de revivifier, tant bien que
« mal, les alcools dénaturés par les soins de l'administration
« et les font entrer dans la confection des liqueurs à essences.
« De 1890 à 1893, la vente de l'alcool dénaturé a augmenté de
« 25 p. 100 ».

En résumé, s'il y a diminution certaine de la consommation des spiritueux, depuis que le monopole fonctionne, cette diminution ne paraît pas dépasser 15 à 20 p. 100. Rappelons, à ce propos, que les boissons fermentées ont repris, en Suisse, le terrain abandonné par les spiritueux, de telle sorte que les

---

([1]) La vente de l'alcool dénaturé a passé de 9.906 francs, en 1888, à 2.409.476 francs en 1902.

([2]) F. LOMBARD. *Loc. cit.*

statistiques nous montrent que la consommation en alcool à 100° *de toutes provenances*, a augmenté depuis le monopole ([1]).

La diminution de la consommation des spiritueux et l'application du monopole ont été concomitantes. Y a-t-il eu aussi, entre celle-ci et celle-là, relation de cause à effet? M. Rochat en doute, et nous sommes bien près de partager son opinion.

Le monopole n'a été instauré qu'après une lutte acharnée de quelques initiatives individuelles d'abord, et, plus tard, d'associations libres (la Société suisse d'utilité publique, entre autres), contre les cabaretiers, les bouilleurs, les représentants cantonaux et fédéraux. Cette activité de la propagande antialcoolique ne s'est pas ralentie après la loi de 1887 : elle s'est exercée dans les différents cantons, à l'occasion de l'emploi du « dix pour cent »; elle se continue dans le grand public à l'aide de brochures, conférences, etc., où sont prêchées la tempérance ou l'abstinence.

Il est permis de croire que, sans cette propagande privée, la consommation des alcools, et spécialement des alcools de monopole, représentés au public comme une *marchandise saine et franche de toute substance nuisible à la santé*, n'eût faibli que dans une proportion insignifiante — à supposer qu'elle n'eût pas poursuivi son mouvement ascensionnel, grâce au patronage de l'État et en dépit de la hausse des prix, dont les buveurs s'accommodent fort bien, ainsi que l'exemple des Anglais le prouve.

En rectifiant au maximum les alcools livrés à la consommation, la régie suisse s'attribue le droit de déclarer qu'elle livre au public une « marchandise parfaitement saine » et « franche de toute substance nuisible à la santé ». Nous ne voulons pas rechercher s'il y a, dans cette déclaration, ignorance ou simple boniment de marchand (pour ne pas dire plus), mais nous tenons à démontrer que la *rectification n'est qu'un leurre*, suivant l'expression de L. Rochat.

L'étude préalable que nous avons faite de la composition et de la toxicité des alcools, nous permet de déclarer ici que

---

([1]) Voy. les statistiques, p. 404, 405. 406.

les méfaits attribués aux impuretés des alcools d'industrie, qu'il s'agisse des *cœurs*, des *moyens goûts*, ou même du *fusel*, sont beaucoup plus hypothétiques que réels. Voici encore des chiffres, dont la lecture est à la portée des moins éclairés et dont la valeur démonstrative ne saurait être mise en doute par les plus sceptiques.

« On évalue, dit M. Guichard (*Industrie de la distillation*, « 1897, p. 347), que les impuretés des alcools sont cinq fois plus « dangereuses que l'alcool lui-même. Il en résulte que, si un « petit verre de liqueur contient 0,242 de produits toxiques « (comme c'est le cas de l'absinthe, par exemple), l'alcool « équivalent serait $0,242 \times 5 = 1,210$. Or un petit verre en « contient 15 centimètres cubes à peu près ; l'alcool d'un petit « verre de *n'importe quoi* est donc 15 fois plus dangereux que « les essences qu'il contient ».

Le D$^r$ Fritz Strassmann, déjà cité, dans un rapport relatif à la pureté des eaux-de-vie et à la quantité des impuretés qu'on y peut tolérer, prétend qu'avec une eau-de-vie contenant 15 p. 1000 d'alcool amylique, l'intoxication n'est pas plus rapide qu'avec l'alcool pur (Voy. p. 62). Si donc on prend un verre de marc, qui renferme 1/500$^e$, ou 2 ou 3 p. 1000, d'alcool amylique, la différence entre l'effet physiologique de cette eau-de-vie réputée des plus dangereuses et celui de l'alcool éthylique, présenté comme boisson saine, sera inappréciable.

L'alcool éthylique demeure ainsi le facteur essentiel de l'intoxication.

Si la rectification obligatoire des alcools d'industrie, une des caractéristiques du système suisse, ne suffit pas à combler les vœux des hygiénistes, il s'en faut, d'autre part, qu'elle satisfasse le consommateur. En Suisse, par exemple, le public, habitué à la saveur particulière du *schnaps* (eau-de vie de pommes de terre des distilleries disparues), qui n'est autre que celle du fusel, s'est mis à assaillir de réclamations l'administration du monopole, qui lui livrait un alcool sans goût, trop pur. Il fallut lui donner satisfaction : « Afin, dit le rapport de la « régie pour 1887-88, de pouvoir faire une concession aux « préférences d'une certaine clientèle, une partie de l'alcool « brut de pommes de terre produit dans le pays n'a pas été

« soumise à la rectification, mais vendue sous forme d'alcool
« brut, contenant un maximum d'impuretés de 1 à 1 et demi
« p. 1 000 ». C'était là, pour la rectification, une sorte de faillite
morale.

En France, comme dans la plupart des contrées, l'alcool n'est
que rarement consommé à l'état brut. Il ne figure sur le comptoir du débitant ou sur la table des particuliers, que sous les
étiquettes de cognac, de kirsch, etc., etc. Avec le système précédent, ces breuvages auraient toujours pour origine l'alcool
d'industrie neutre additionné de sauces (eaux-de-vie de fantaisie), ou bien seraient fournis par les bouilleurs (eaux-de-vie
naturelles), puisque le monopole « genre suisse » tolère la
distillerie des vins, marcs et fruits. Après comme avant le
monopole, l'absinthe et les apéritifs divers demeureraient les
boissons favorites d'une importante catégorie de buveurs. La
quantité totale d'impuretés additionnelles ou naturelles, absorbées avec les eaux-de-vie et liqueurs courantes, resterait donc
sensiblement la même après qu'avant l'application de la panacée
officielle.

Encore pour ces motifs, les prétentions hygiéniques du
monopole selon la formule suisse, ne sont pas justifiées, et cette
institution n'a pour raison d'être que de vagues avantages fiscaux.

Pour en finir avec le monopole de rectification, nous rappellerons que, si l'État est un excellent vérificateur, il est presque
toujours un médiocre fabricant : l'alcool de monopole sera
vraisemblablement d'une pureté toujours discutable. L'alcool
suisse officiel est moins pur que nos alcools bon goût d'industrie (Guichard).

D'ailleurs, l'État n'a aucune raison plausible pour ajouter à
ses attributions, déjà trop nombreuses, le rôle d'épurateur
d'alcools : « Il peut très facilement obtenir avant la sortie des
« usines de fabrication et de rectification d'alcool, la pureté
« des alcools de consommation à un degré maximum conven-
« tionnel. Un simple décret ministériel suffit... N'a-t-il pas dans
« toutes les usines à alcool une légion d'employés de jour et
« de nuit? Pourquoi ne ferait-il pas pour les alcools de consom-
« mation ce qu'il fait pour les alcools dénaturés destinés au
« chauffage? (Descroix. *Congrès de Paris*, 1900.)

b) *Système russe*(¹). — L'État russe s'est définitivement attribué, par les lois de 1894 et 1897, le monopole de la fabrication et de la vente de l'alcool et de l'eau-de-vie, et il l'applique progressivement dans les diverses provinces de l'empire. En adoptant cette mesure, l'État avait pour but, à l'en croire : 1° d'habituer la population à une consommation plus régulière de l'alcool ; 2° d'améliorer la qualité ; 3° de diminuer le nombre des débits ; 4° de mettre le débit de l'alcool entre les mains de personnes d'un niveau moral suffisamment élevé (²).

En dehors de l'action directe de l'administration, les municipalités sont autorisées à prendre quelques mesures secondaires, dans le but de faciliter le fonctionnement du monopole et d'en accentuer les effets sociaux.

D'après la nouvelle loi russe, l'alcool et les eaux-de-vie doivent être vendus par les débitants de la régie, dans des bouteilles de différentes grandeurs portant le cachet de l'État. Le prix est marqué sur une étiquette collée aux bouteilles. Il est défendu de vendre à crédit. Il est interdit de boire, de manger et de déboucher les bouteilles dans les débits. L'acheteur ne doit séjourner dans le débit que le temps nécessaire pour faire son emplette. A Saint-Pétersbourg, les 25 000 débits existants ont été supprimés et remplacés par 5 000 débits d'État, répartis à distances égales, dans la ville. Ce sont des jeunes filles, assistées d'un garçon de salle, qui dirigent ces établissements. Ces derniers sont ouverts de 7 heures à 11 heures, les jours ouvrés, et sont fermés pendant les offices religieux.

L'institution, des *curatelles* ou comités provinciaux de tempérance (décembre 1894), est destinée à réaliser les intentions moralisatrices de la loi en question. Ces curatelles sont chargées de veiller à ce que le commerce des boissons spiritueuses se fasse conformément à la loi ; de répandre parmi les populations la notion du danger de l'abus des boissons spiritueuses et de rechercher les moyens d'éloigner les travailleurs, pendant leurs instants de liberté, des débits de spiritueux, en leur

---

(¹) **Pour l'historique, consultez H.** Brunard. *Loc. cit.*, p. 87.

(²) **Consulter** : J. Bertillon. *L'alcoolisme et les moyens de le combattre jugés par l'expérience*, 1904., p. 162 et suiv.

ouvrant des débits de thé, des cabinets de lecture, et en organisant des lectures publiques, des conférences, etc. ; d'ouvrir et de surveiller des asiles destinés aux alcooliques ; de prêter leur concours aux institutions et sociétés de tempérance, etc.

Les membres des curatelles, choisis dans la magistrature, le clergé, l'administration, le corps médical, etc., jouissent, pour la visite des établissements, des mêmes droits que les fonctionnaires des accises. Ils peuvent dresser procès-verbal et requérir les agents de la police ou du fisc.

En outre, les communes ont le droit de solliciter la suppression du débit des spiritueux sur leur territoire.

Les avis sont en désaccord sur la valeur et les effets du système russe, en sorte qu'il nous est impossible actuellement de porter à ce sujet un jugement ferme. Nous ne pouvons que renvoyer le lecteur aux rapports de MM. de Boulowski, Bovodine, Baatz, Schoumacher et Ossipoff, présentés au Congrès de Paris (1899).

Nous en retiendrons seulement l'institution des curatelles, qui mérite plus qu'une simple mention. On a sans doute remarqué qu'elle n'est pas sans analogie avec la réglementation du 10 p. 100 (loi suisse).

Depuis 1892, l'État de Caroline (États-Unis) a adopté une réglementation du commerce des boissons, qui ressemble sur bien des points au système russe ; l'État a le monopole des débits (loi des dispensaires ou débits officiels) (¹).

c) *Systèmes français*. — Ces systèmes, basés sur le monopole, portent les noms de leurs auteurs respectifs, MM. Alglave (²), Turquan (³), Loubet (⁴) Maujan et Guillemet (⁵).

Le premier en date est celui de M. Alglave (⁶), professeur

---

(¹) V. J. BERTILLON, *loc. cit.*, p, 181 et suiv.

(²) V. CLAUDE (des Vosges). Annexe XII de son rapport, 1887, et *Revue générale internationale*, n° 1, 1896.

(³) CLAUDE. Rapport, p. 288.

(⁴) CLAUDE. *Ibid.*, p. 293.

(⁵) Rapport sur le monopole de vérification de l'alcool, n° 2212. Chambre des députés, 1897.

(⁶) CLAUDE. Annexe XV.

de science financière à la Faculté de droit de Paris. Il remonte à 1870. Il est donc bien antérieur aux projets allemand et suisse.

Ces systèmes ne résistent pas à l'analyse la plus superficielle ; et d'ailleurs, dès leur apparition, ils ont été l'objet de nombreuses critiques. Ce sont des mixtures de dispositions soi-disant hygiéniques — et basées, en réalité, sur une science moins que rudimentaire — de considérations politiques déplorables (¹) et de prétentions financières sans fondement solide. Nous ne nous attarderons pas à les discuter. Tous ont oublié que l' « État ne saurait sans encourir le grave reproche, « non pas seulement d'absurdité, mais d'hypocrisie, prétendre « diminuer progressivement la consommation des spiritueux, « tout en essayant d'en tirer le plus grand profit possible, tout « en faisant de la vente de ces produits une question d'équilibre « budgétaire. » (Sérieux et F. Mathieu, *L'Alcool*, 1896.)

6° **Monopole de sociétés** (systèmes de Gœteborg et de Bergen).

a) *Système de Gœteborg.* — En Suède, jusqu'au milieu du xix° siècle, chaque propriétaire foncier, petit ou grand, était doublé d'un distillateur (²) ; de telle sorte que l'on comptait 173 000 distilleries agricoles, pour 3 000 000 d'habitants, et que l'on évaluait, en 1830, la consommation annuelle par tête, en alcool absolu, à 23 litres. On conçoit que, dans ces conditions, le premier ouvrage classique sur l'alcoolisme ait eu pour auteur un Suédois (³) (Magnus Hüss, *Alcoolismus chronicus*, 1837).

Le mal prit de telles proportions, que le gouvernement, sous la pression des classes éclairées, dut, en 1855, lui opposer une loi spéciale : une révolution faillit s'ensuivre.

L'ordonnance de 1855, quelque peu modifiée par celles de 1885 et 1895, supprimait les distilleries particulières et concentrait la fabrication de l'alcool dans un petit nombre d'établissements, logeant un contrôleur appointé par l'État et relevant du

---

(¹) Vaquier. Conférences sur l'alcoolisme, sept. 1897, *in Revue des maladies de la nutrition*.

(²) Pour l'historique, voy. Brunard, *loc. cit.*, et Semmy Rubenson (de Stockholm) : *le système suédois réglant le commerce des boissons fortes*.

(³) Le terme *alcoolisme* est aussi de Magnus Hüss.

département des finances. Les distilleries contrôlées étaient au nombre de 300, en 1880.

En même temps, l'alcool produit était frappé d'une forte taxe de 140 francs par hectolitre, 0 fr. 70 par litre à 50°. De plus, afin de réduire le nombre des cabarets, on autorisa les communes à interdire, sur leur territoire, les ventes d'alcool inférieures à 40 litres, et à fixer une fois pour toutes le nombre des débits.

L'existence des établissements autorisés était assurée par une licence spéciale. Cette licence était mise en adjudication, mais seulement pour la forme, car les autorités ne la délivraient qu'aux postulants offrant le plus de garanties morales, et seulement pour trois ans.

L'effet de cette loi fut immédiat : les propriétaires ruraux, dépossédés de la distillation libre à domicile, s'opposèrent à l'ouverture des débits dans leurs communes et refusèrent d'accorder des licences, si bien qu'en 1857, il n'y avait plus que 493 licences, et qu'en 1880, le nombre des cabarets était tombé à 1 pour 13 450 habitants ([1]).

Dans les villes, où il existait un grand nombre de débits privilégiés, le principe des licences ne pouvait pas avoir la même efficacité. L'initiative privée intervint encore une fois pour obvier aux imperfections de la loi. En 1865, il se fonda à Gœteborg une société de citoyens notables, qui demanda aux pouvoirs publics, et obtint, d'entreprendre l'exploitation des débits, non pas en vue de son propre bénéfice, mais dans le but de combattre l'alcoolisme du peuple et le paupérisme, qui en est le corollaire. Ce fut là le premier *bolag* ou société « de l'octroi » ([2]). Elle a servi de modèle à celles qui existent aujourd'hui en Suède, en Norvège, en Finlande.

Le Bolag, usant du droit que venait de lui conférer la municipalité, se rendit acquéreur de toutes les licences de débit, et il posséda bientôt le monopole de vente. Il réduisit alors le nombre des cabarets, qui tomba de 61 à 19, en 1885 (pour

---

([1]) V. LADAME. *Loc. cit.*

([2]) D'autres sociétés, poursuivant un but analogue, mais fondées sur des bases un peu différentes, fonctionnaient depuis quelques années déjà à Falun (1850) et à Jen Kœping (1852).

Gœteborg), et il réglementa ces établissements de la façon la plus draconiene.

Le Bolag, ayant un but avant tout philanthropique, ne retire des capitaux engagés qu'un intérêt égal à celui des emprunts d'État, et il verse les bénéfices dans les caisses communales pour qu'ils soient employés à des œuvres de bienfaisance, d'assistance, etc. De plus, il s'efforce de restreindre la consommation des alcools, en élevant les prix, en refusaut la vente aux mineurs et aux ivrognes, en fermant les débits le samedi à partir de 5 heures jusqu'au lundi matin, et les jours fériés, en n'acceptant aucun achat à crédit. En 1883, il a créé des « cercles de lectures », où l'on ne débite aucune boisson enivrante, où l'on trouve journaux et objets de correspondance.

Ce système est en vigueur dans les deux principales villes du royaume, Stockholm et Gœteborg, et il y a donné les résultats suivants au point de vue de la consommation par tête et par an :

|  | 1877-78 | 1888-89 |
|---|---|---|
| Stockolm | 26 litres | 14 litres |
| Gœteborg | 24 — | 16 — |

Il a été adopté en Finlande, où il a fait tomber la consommation annuelle de $2^l,5$ (1881-86) à $1^l,3$ (1886-88).

La législation suédoise offre toutefois matière à perfectionnements. Pour qu'elle atteignît son maximum d'effet, il faudrait que les bénéfices des bolags fussent laissés à la disposition de ceux-ci, et non à celle des communes, qui sont tentées de faire des virements de tout genre. Il faudrait encore que le commerce des boissons fermentées reçût une réglementation : on l'a si bien compris qu'il est question, depuis plusieurs années, d'appliquer aux bières une taxe proportionnelle à leur degré alcoolique. Enfin, la latitude accordée par la loi d'acheter par quantités minimas de 40 litres, laisse toute liberté au colportage dans les campagnes (1).

b) *Système de Bergen.* — La Norvège avait précédé la Suède dans la lutte contre l'alcoolisme. Dès 1840, elle avait

---

(1) Consulter, pour certains détails, l'ouvrage de M. J. Bertillon.

supprimé les distilleries particulières, qui pullulaient chez elle, comme en Suède, en rachetant aux distillateurs leurs alambics. La distillerie industrielle était frappée, d'autre part, d'un fort impôt et placée sous le contrôle de l'État. Elle était répartie entre un certain nombre d'établissements qui devaient ne fournir qu'une quantité déterminée d'alcool, ne fonctionner qu'à des époques fixes et ne livrer que de l'alcool à 38°, aussi pur que possible. Les débits ruraux — peu nombreux (2000) puisque l'alcool était surtout fabriqué à domicile, — étaient du même coup supprimés. Dans les villes, les débits nouveaux étaient soumis à l'autorisation préalable des municipalités et autorisés pour trois ans seulement. L'adjudication en était faite aux enchères.

Ces dispositions avaient déjà diminué de moitié la consommation des spiritueux, quand, sous la pression des sociétés de tempérance, le gouvernement introduisit le système de Gœteborg (loi du 3 mai 1871).

Le système des *Samlags* norvégiens est analogue à celui des bolags suédois. Primitivement, les bénéfices restaient à la disposition des sociétés concessionnaires, au lieu d'être versés aux caisses communales. Depuis la loi du 24 juillet 1894, le profit des samlags est ainsi réparti : 15 p. 100 à la commune, 20 p. 100 à des sociétés de tempérance et institutions de bienfaisance, le reste à l'État.

D'autre part, d'après la nouvelle loi, avant qu'il soit statué sur l'octroi de la licence (et celle-ci n'est le plus souvent accordée qu'à un samlag), la question de savoir si la vente et le débit doivent être autorisés dans la commune est soumise à un vote populaire des habitants ([1]). Tous les hommes, ainsi que les femmes, ont droit de vote. La résolution est prise pour cinq ans. C'est *l'option locale*, dont il va être bientôt parlé. Le système de Bergen a réduit le nombre des débits à 29, dans les campagnes, et à 275, dans les villes (non compris

---

([1]) Le samlag se trouve donc soumis à l'*option locale*, de telle sorte que lorsque celle-ci lui est défavorable, il cesse d'exister durant au moins cinq années ; de sorte aussi que pendant ces cinq années, toute vente d'eau-de-vie est interdite dans la commune.

Sous la poussée des abstinents abolitionnistes, 30 p. 100 des villes ont rejeté le samlag et se trouvent actuellement débarrassés des débits d'eau-de-vie (régime de la prohibition).

les débits de bières et de vins); il a fait descendre la consommation des spiritueux, de 8 litres (1830) à 1$^l$,8 (1891).

Toutefois, depuis 1886, l'ivrognerie a légèrement progressé, et pour les causes que nous avons exposées à propos de la loi suédoise.

Le système suédo-norvégien, qui fonctionne aussi en Finlande, constitue, du moins pour les pays du Nord, une digue solide contre l'alcoolisme.

7° PROHIBITION NATIONALE OU LOCALE (système américain).

L'initiative de ce système appartient au général J. Appleton, qui, comme président d'un comité législatif chargé d'examiner une pétition sur la loi des licences dans l'État du Maine (1837), fit un rapport dans le sens de la prohibition totale. Ce fut seulement après une longue agitation politique et un travail infatigable de propagande, que la prohibition fut introduite dans cet État, par la loi du 2 juin 1851, dite *loi du Maine*. Depuis, afin de perpétuer la nouvelle législation, on l'incorpora à la Constitution de l'État.

L'exemple du Maine fut suivi par seize États ou territoires ; mais, actuellement, il n'en existe plus que six où la prohibition totale et nationale soit en vigueur : le Maine, le Vermont, le New-Hampshire, le Kansas, le North-Dakota et l'Alaska.

Les principales dispositions de la « Maine Law » sont les suivantes (Cauderlier) :

Défense absolue de fabriquer et de vendre aucune espèce de boissons *distillées* ou *fermentées*, sous peine de mille dollars d'amende et de deux mois de prison pour le fabricant, de trente dollars d'amende et d'un mois de prison pour le négociant. Les pharmaciens ont seuls le droit de délivrer de l'alcool, et seulement sur prescription du médecin. La vente de l'alcool destiné à des usages scientifiques, se fait sous la surveillance de fonctionnaires officiels, salariés par l'État et responsables vis-à-vis de lui.

L'alcool industriel ne peut circuler qu'après dénaturation. L'importation est autorisée aux particuliers, la législation de l'Union comportant la liberté du transit entre États.

L'ivresse est punie d'une amende de dix dollars et de trente jours de prison. Il y a remise de la peine pour le délinquant s'il dénonce le débitant clandestin qui lui a vendu à boire. Lorsqu'un homme ivre a lésé dans leur personne, leurs biens ou de toute autre manière, sa femme, ses enfants ou ses parents, ceux-ci ont le droit de poursuire en dommages-intérêts ceux qui ont encouragé le délinquant à boire, ainsi que le propriétaire de la maison où l'ivresse s'est produite.

Soit comme conséquence de la campagne acharnée — et qui dure encore — des distillateurs, brasseurs et débitants, contre les lois prohibitionnistes, soit que des hommes politiques aient cru mieux servir la cause de la tempérance en évitant de rompre en visière avec les mœurs d'une importante fraction des populations, le système de la prohibition absolue, loin de gagner du terrain, a été rejeté, nous l'avons dit, par la plupart des États qui l'avaient adopté. On l'a remplacé, en général, par le système plus opportuniste, plus souple, de *l'option locale*, qui permet au pouvoir central de garder les mains libres et laisse aux pouvoirs locaux l'initiative et la responsabilité d'une décision (Brunard). Le referendum populaire s'exerce, soit par comté, soit par commune, soit même, dans quelques grandes villes, par arrondissement. L'option locale comporte deux variétés : tantôt les citoyens de la localité n'ont à opter qu'entre la liberté et la prohibition (prohibition *locale*) ; tantôt ils ont à choisir entre la prohibition et les hautes licences ([1]).

L'idée de la prohibition locale, acheminement vers la prohibition nationale, a fait de grands progrès en Angleterre, où elle fut soutenue par Gladstone. Elle est défendue par une puisssante société, *The united kingdom alliance for the legislative suppression of the liquor traffic*, fondée en 1853. Son champion au Parlement, a été l'infatigable sir Wilfrid Lawson, qui, de 1864 à 1879, chaque année, présenta sans découragement et toujours aussi sans succès, un bill de prohibition. Elle a été reprise par sir William Harcourt, dans son bill du *veto local*.

L'option locale a été la cause d'une vive agitation politique,

---

([1]) Le système des *hautes licences* (patente de débitant variant de 5oo à 2 ooo dollars), est appliqué dans un Etat — le Nebraska — et, après option locale, dans un certain nombre de villes (Chicago, Saint-Louis, etc.). Il a diminué le nombre des débits (Voy. Brunard, *loc. cit.*).

et, comme en Amérique, est devenue une plate-forme électorale. Le premier pas dans la voie de la prohibition a été fait, en Angleterre [1], à l'occasion du procès « Sharp contre Wakefield ». Dans ce pays, les concessions de débit ne valent que pour un an, et le pouvoir de les renouveler appartient à des magistrats spéciaux, lesquels, de tout temps, laissaient les licences se renouveler tacitement. La tenancière d'un cabaret de village, Susannah Sharp, s'étant vu refuser le renouvellement de sa licence par un magistrat acquis à la cause de la prohibition, lui intenta un procès, qu'elle perdit devant toutes les juridictions du Royaume-Uni (1891), malgré l'appui du puissant parti des « liquors lords [2] ».

Depuis le Scott Act de 1878, le Canada [3] est soumis législativement au système de l'option locale, et les résultats en ont été des plus remarquables au point de vue antialcoolique. Mais ce pays vient de faire un nouveau pas en avant dans la voie de la restriction : à la majorité de 14 000 voix, lors du plébiscite de septembre 1898 [4], la population a manifesté le désir de voir interdire toute vente au détail, toute fabrication et toute importation de boissons enivrantes, sur le territoire canadien.

L'option locale a encore été adoptée par la Nouvelle-Zélande, et elle a triomphé dans la votation populaire (femmes comprises) du 29 septembre 1898, par 20 000 voix de majorité.

Le système de la prohibition est évidemment, en théorie du moins, des plus aptes à satisfaire aux desiderata de l'hygiène et de la morale. Quant à l'exacte estimation des résultats qu'il a produits aux États-Unis, le seul pays qui en ait fait une expérience suffisamment étendue et prolongée, elle nous semble impossible.

---

[1] Pour l'historique de la législation anglaise, voy. E. Fochier, *loc. cit.*, p. 66 et suiv.

[2] Sur les 104 000 licences existant en Angleterre, 4 à 5 000 seulement sont détenues par des cabaretiers indépendants, à cause de leur prix élevé. Toutes les autres sont accordées à de simples représentants de grandes entreprises de brasserie et de distillerie. Des ducs, des comtes, des lords, voire des membres du clergé, sont aussi propriétaires de débits. Il en est de même en Allemagne et en Autriche, où des têtes couronnées exercent la profession de distillateur.

[3] BRUNARD. *Loc. cit.*

[4] Consulter Comptes rendus du VII<sup>e</sup> Congrès, t. II, p. 380 et suiv. (Fielden Thorp. *La Prohibition*).

L'Union américaine est, on le sait, la terre classique de l'outrance et des statistiques fantaisistes (¹) ; aussi ne doit-on pas s'étonner que les antiprohibitionnistes aient trouvé le moyen de prouver que l'ivrognerie, avec son cortège de maux physiques et moraux, est particulièrement florissante dans les pays à prohibition. Un fait, en tout cas, n'a pas été contesté, c'est que les « permis fédéraux », délivrés aux pharmaciens et pseudo pharmaciens, ont servi à couvrir des débits clandestins, lesquels, dans certaines villes prohibitionnistes, sont proportionnellement plus nombreux que les débits à licence des États non prohibitionnistes. Et puis, dans un pays en proie à la prévarication, il faut faire entrer en ligne de compte les « négligences » des autorités. « A Portland, la capitale même du « Maine, Neal Dow, l'instaurateur de la prohibition, a avoué « à des Anglais qui faisaient une enquête sur les résultats de « la prohibition, que l'on a constaté des irrégularités déplo- « rables sous le régime d'un bourgmestre qui fermait les « yeux. » (Ladame.)

Enfin, l'on a vu des villes entières se soulever au cri de « à bas la loi contre les spiritueux », bloquer la police et le gouverneur, avec l'appui de la milice.

Quant à l'option locale, en particulier, on peut lui reprocher d'être, à cause de son caractère facultatif, à la merci des variations de la majorité ; de n'avoir pas l'immuabilité des lois constitutionnelles.

En définitive, il faut s'étonner qu'un pareil système ait pu être inventé et adopté chez ce peuple américain si ennemi de toute entrave à ses libertés ou même aux licences qu'il s'arroge. Il semble mieux convenir aux froides et raisonnables populations du nord de l'Europe, et peut-être aussi aux pays de l'Europe moyenne, qu'une centralisation multiséculaire a assouplis et assagis, « pays où la loi est presque toujours respectée lorsqu'elle frappe d'en haut, impérative et souveraine » (E. Jotrand).

On doit toutefois reconnaître que la prohibition, cet idéal des

---

(¹) « *Si la statistique est bien exacte*, il n'est pas douteux qu'il n'y ait eu, aux États-Unis, une réelle amélioration... » (H. Brunard).

*teetotalers* (¹), n'a que peu de chances de succès dans nos contrées, où, par tempérament, l'on penche vers les solutions moyennes ; où, d'autre part, la culture de la vigne et des pomacées est un élément fondamental de la richesse nationale. Est-il même à désirer qu'elle y prenne racine ? Des hygiénistes très informés répondent négativement et taxent d'exagération les vues de certains partisans de l'abstinence totale (Voy. Jaquet, *l'Alcoolisme*, p. 21-22).

Le plus que l'on puisse demander et obtenir, chez nous, comme chez nos voisins immédiats, ce serait l'option locale pour les liqueurs et eaux-de-vie, et seulement après avoir préparé l'opinion publique par une vigoureuse campagne contre l'alcool (Antheaume).

Pour clore le vaste chapitre de la prohibition, il est indispensable de citer au moins la législation spéciale de l'Etat du Congo.

Le gouvernement de l'État indépendant du Congo — constitué en 1885 et placé sous la souveraineté directe du roi des Belges — a adopté, dès ses débuts, le principe de la prohibition (²). Il l'applique progressivement. Les décrets de 1887 et 1890, l'Acte de la conférence de Bruxelles (2 avril 1892), les décrets du 4 mars 1896, du 9 mars 1897 et 15 avril 1898, ont réduit de plus en plus la zone du commerce des boissons, aujourd'hui refoulé et localisé le long de la côte.

D'autre part, ce commerce a été rigoureusement réglementé ; on l'a frappé de droits de licence variant entre 1 000 et 20 000 francs ; l'importation des liqueurs à base d'absinthe a été interdite, etc., etc.

## § 3. — *Initiative privée*.

L'État, armé de la loi, pourrait beaucoup contre l'alcoolisme. « Il est intéressé à la disparition de cette habitude : le paupé- « risme et le vagabondage, la démoralisation en masse, en

---

(¹) Abstinents *totaux* (et non : buveurs de thé).
(²) Voy. VIIᵉ Congrès internat. Comptes rendus, t. II, p. 420 et suiv.

« dérivent directement pour une large part ; les charges d'as-
« sistance, d'hospitalisation et d'internement des fous et des
« criminels, en sont augmentées dans une mesure inquiétante. »
(R. Dubois. *Le combat contre l'alcoolisme.* Thèse de droit,
1902.) Mais n'est-ce pas grâce à ce vice populaire, c'est-à-dire
grâce aux centaines de millions qu'il en tire, qu'il peut, en maints
pays, mener à bien cette tâche, pour lui vitale : la mise en
équilibre du budget ? mais, encore, n'a-t-il pas les mains liées par
toutes les influences, petites et grandes, au service du commerce des boissons alcooliques ?

Il en résulte que, jusqu'ici, la plupart des gouvernements
n'ont pris part à la réaction contre l'alcool, que sous l'aiguillon
de l'initiative privée, représentée, en général, par les sociétés
de tempérance et les ligues antialcooliques.

L'initiative privée — qu'il ne faut pas confondre avec l'opinion publique, son antagoniste en maintes circonstances — est
donc à la base même de la prophylaxie antialcoolique : c'est à
elle que l'on est redevable des premiers succès ; sans elle, ni
les États-Unis, ni le Canada, ni les États scandinaves, ni les
colonies anglo-australiennes, pour ne parler que des contrées
où de sérieuses législations sur la boisson ont été établies,
n'auraient acquis l'énorme avance que l'on sait, dans la voie de
l'antialcoolisme ; c'est d'elle aussi que dépend le triomphe
définitif et durable de la cause antialcoolique.

Mais, pour fournir un pareil résultat, il importe que son
action soit multiple et variée, pénètre partout où pénètre l'endémie alcoolique, et ne soit pas bornée à la propagande, toute
théorique, par conférences et par brochures. Il faut, en un mot,
que cette action descende dans la pratique, se mêle à la vie
sociale et familiale ; qu'elle s'exerce sur l'enfant, dès le
premier âge, suive l'adolescent à l'Université, à la caserne,
à l'atelier, et, surtout, se continue sur l'adulte, au moment de
l'existence où il procrée le plus activement. Il faut, enfin, qu'elle
s'immisce dans les affaires publiques, influence les législateurs
et soutienne l'ardeur, trop souvent défaillante, des pouvoirs
administratifs.

----

(¹) R. Romme. *Loc. cit.*, p. 127 et suiv.

*a*) **Action de l'initiative privée sous la forme de sociétés de tempérance et d'abstinence** (¹). — Les sociétés de tempérance ont vu le jour aux États-Unis, dans les premières années du xix^e siècle (New-York, 1808; Boston, 1813). En 1835, elles étaient déjà, dans ce pays, au nombre de 8 000, et comptaient 2 000 000 d'adhérents (²). En Angleterre, il y a plus de 4 000 000 d'adultes groupés en sociétés abstinentes; en Suède, il y en a 230 000. Il existe encore de nombreuses et puissantes sociétés d'abstinents en Norvège (10 033 sociétés avec plus de 70 000 membres; soit le 1/11^e de la population), en Danemark (10 000 membres), en Finlande, etc.

Les sociétés antialcooliques sont fondées, les unes sur le principe de la tempérance (usage modéré des boissons alcooliques de toute espèce), les autres, sur celui de l'abstinence restreinte (abstinence de boissons distillées); enfin, le plus grand nombre a pour base l'abstinence totale ou *teetotalisme* (³).

Leur propagande se fait à l'aide de réunions, de conférences, de congrès, de journaux et brochures, etc.

Les sociétés ont, dans maintes régions (États-Unis, Angleterre, Suisse, pays scandinaves) fait entendre leurs desiderata jusque dans les Parlements, par l'organe de députés et de ministres affiliés.

La plupart sont laïques; mais il en est de religieuses (protestantes), comme la Croix-Bleue, qui rayonne sur tout le nord de l'Europe et les États-Unis; de demi-religieuses, comme les *Bons Templiers*, qui comptent plus de 600 000 membres, en Amérique et en Europe.

Chez nous, elles sont à leur aurore. La plus puissante est la *Société française contre l'usage des boissons distillées*, qui a réalisé en France la fédération de toutes les sociétés fondées sur le même principe (Union française antialcoolique) (⁴).

Depuis longtemps, et partout, on met en parallèle les

---

(¹) **Pour l'historique, consulter R. Dubois.** *Loc. cit.*

(²) **6 000 000, actuellement.**

(³) **Les Anglais emploient encore le mot** *néphalisme.*

(⁴) **En 1900, 30 000 membres, répartis en 435 sociétés.**

sociétés d'abstinence totale et celles de tempérance ou d'abstinence restreinte. Il faut reconnaître que, au moins dans les contrées non vinicoles, les premières ont montré une supériorité écrasante. En France, l'avenir semble appartenir aux sociétés de tempérance qui ne prohibent que les boissons distillées. Pour qu'il en fût autrement, il faudrait qu'un nouveau Domitien vînt arracher du sol toutes les vignes et tous les pommiers.

Notons qu'en France, les allures confessionnelles gardées par la propagande, jusqu'en ces derniers temps, en ont retardé l'essor. Les rares sociétés vraiment laïques n'avaient fait que végéter dans une indolente expectative.

*b*) Protection et éducation de l'enfance. — La cause la plus commune des abandons d'enfants est, de l'avis général, l'alcoolisme des parents. D'autre part, les enfants d'alcooliques, du fait de l'hérédité qui pèse sur eux, ont, dès le jeune âge, une tendance instinctive à se livrer aux excès de boissons. Point n'est besoin de répéter qu'ils fournissent un fort contingent de malformés, de dégénérés, de débiles, de nains, d'épileptiques, d'imbéciles, d'idiots, de criminels-nés.

En conséquence, il importe, non seulement de recueillir ces enfants, mais encore de les soustraire, par une éducation spéciale, aux fatalités héréditaires qui les poursuivent.

On y parviendra en les élevant dans l'abstinence totale. On veillera à leur placement dans des institutions ou dans des familles où l'on pratique l'abstinence.

Ce n'est pas tout ; il serait nécessaire d'enlever aux ivrognes avérés, après enquête judiciaire et médicale, la tutelle de leurs enfants, lorsque le divorce n'est pas applicable pour une raison ou pour une autre.

L'initiative privée a créé dans les pays anglo-saxons de nombreuses sociétés ou cercles d'enfants (¹), où règne l'abstinence totale : ce sont les célèbres *Bands of hope* (Ligues de l'Espoir). Les enfants sont enrôlés dès l'âge de sept ans. Il y a une réunion par semaine, le soir, vers sept heures.

---

(¹) 22 000, avec 3 000 000 adhérents.

Les ligues enfantines ont été condamnées, au congrès de Christiania, par l'instituteur danois C. Wagner, qui préconise l'enseignement antialcoolique *scolaire*, et, récemment, au congrès de Paris, par Van der Woode ([1]). Jusqu'à ce jour, il n'y a que les États-Unis, quelques colonies anglaises et les pays scandinaves, qui aient assuré, par des mesures législatives, le bon fonctionnement de cet enseignement, dans les écoles primaires.

Le premier État de l'Union américaine qui organisa l'enseignement antialcoolique est le Vermont (1882). Actuellement, 40 États sur 44 ont inscrit dans leur législation le principe de l'enseignement obligatoire de la tempérance, dans les écoles (Voy. J. Denis. Congrès de Bruxelles 1897, p. 40) ; de telle sorte que 16 millions d'enfants le reçoivent dans les écoles américaines. Dans 35 États, les maîtres doivent passer un examen satisfaisant sur la question de l'alcoolisme. Dans 36, l'enseignement antialcoolique est de rigueur pour *tous les élèves* et dans *toutes les écoles*, sans distinction.

Il en est de même au Canada, en Suède (4 novembre 1892) et en Norwège (loi du 9 mai 1896).

En Belgique, sur l'initiative de l'inspecteur principal J. Robyns (1887), de nombreuses sociétés scolaires de tempérance se sont fondées (province du Luxembourg).

Des ministres (de Burlet et Le Jeune ([2]) font tous leurs efforts pour étendre à tout le pays le système des ligues scolaires. L'engagement demandé aux élèves comporte l'abstinence de boissons distillées et l'usage modéré du vin et de la bière.

La Belgique est redevable à M. Schollaert, ministre de l'Intérieur et de l'Instruction publique, de l'enseignement antialcoolique obligatoire, dans les écoles primaires et moyennes (circulaire du 2 avril 1898).

En France, la circulaire du ministre de l'Instruction publique Rambaud (9 mars 1897), a introduit dans les écoles primaires,

---

([1]) **Comptes rendus du VII**e Congrès internat., p. 175, t. II.

([2]) **M. Le Jeune** dit excellemment : « Les questions sociales dont la solution inquiète **notre époque, nous enveloppent** ; vous ne réussirez pas à les résoudre avant d'avoir **vaincu l'alcoolisme.** » C'est encore l'avis de E. Vandervelde (Congrès international, **1899**).

les lycées et les écoles normales, l'enseignement **antialcoolique.**

En Hollande, il n'existe obligatoirement que dans les écoles normales d'instituteurs.

Un peu partout, les autorités gouvernementales, inspirées en général par les inspecteurs de l'enseignement **gagnés à** l'abstinence, encouragent la formation de sociétés **d'instituteurs** et d'élèves.

*c*) PROPAGANDE DANS L'ARMÉE. — Un officier écrivait **au** D^r M. Legrain, président de la Société française contre l'usage des boissons spiritueuses : « Dans nos régiments **bretons,** « l'alcoolisme est une véritable plaie, et les neuf **dixièmes** « des punitions de prison frappent des ivrognes. Et **pourtant** « nous prêchons la tempérance dans notre sphère. Les **résul-** « tats ne sont pas fameux. Les hommes nous arrivent déjà **trop** « corrompus pour nous entendre. » Cette observation, à laquelle nous pourrions en ajouter de personnelles, **suffit à** prouver que l'on exagère, en mettant entièrement **l'extension** de l'alcoolisme sur le compte du service obligatoire. Il **y a** d'ailleurs, au régiment, une sanction pour les faits **d'intem-** pérance, alors qu'il n'en existe pas, ou à peine, à l'usine, à l'atelier, dans les universités. Il faut avouer pourtant **que,** malgré une réaction commençante, l'abus des liqueurs **dis-** tillées sévit dans les cadres à presque tous les **degrés de la** hiérarchie. D'autre part, on ne saurait nier que les **recrues** relativement sobres fournies par les régions vinicoles et **les** départements montagneux, prennent souvent à l'armée le **goût** des liqueurs fortes.

La discipline militaire, ou plutôt *l'autorité morale* **inhérente** à la hiérarchie, et qui est illimitée (¹), constitue un **moyen d'une** efficacité sans pareille, d'imposer la sobriété aux **buveurs et** de préserver les non contaminés. Mais, pour qu'elle **donnât** tout son effet, il faudrait que les chefs de corps se **sentissent** soutenus par le haut commandement, qu'ils ne fussent **pas**

_______________

(¹) Voy. GUIEYSSE. La lutte contre l'alcoolisme dans l'armée et par l'armée. **Comptes** rendus du VII^e Congrès, t. I, p. 365 (Lecture recommandée).

paralysés par le pouvoir civil, esclave d'une représentation nationale que producteurs et débitants de boissons tiennent dans leurs mains (¹).

Pour notre part, nous souscrivons aux mesures prises contre l'alcoolisme, dans l'armée néerlandaise, par le ministre de la Guerre des Pays-Bas (Voy. Jaquet, *loc. cit.*, p. 37), et qui pourraient servir d'exemple à bien d'autres nations. Les cantiniers ont été supprimés, et ce sont les soldats eux-mêmes qui gèrent, sous la surveillance de leurs chefs, les débits de casernes. La vente n'est permise qu'à certaines heures et seulement au comptant. Les chefs de corps sont autorisés à interdire l'usage des boissons distillées, dans les cantines. Les hommes ivres sont sévèrement punis ; il leur est en outre·défendu de porter le sabre pendant trois mois, et ils ne peuvent se coiffer que du bonnet de police ; tout congé leur est refusé. Mêmes défenses pour les sous-officiers, qui, de plus, peuvent être cassés.

En Belgique, depuis 1886, les cantines des casernes ne peuvent plus débiter de liqueurs spiritueuses. Il en est de même aux États-Unis, depuis la présidence du général Grant, et, en Angleterre, depuis 1840. En 1899, le grand-duc Wladimir a interdit l'eau-de-vie dans les cantines du corps d'armée de Saint-Pétersbourg. En Roumanie, même interdiction pour toute l'armée.

Nos officiers généraux commencent, du reste, à s'émouvoir. Au mois de janvier 1900, le général Cornullier de Lucinière, commandant la 11ᵉ division (Nancy), transmit à ses généraux de brigade l'ordre suivant, qui était, dans son laconisme, l'expression adéquate du système à préconiser : « Il est désormais « interdit, de la façon la plus formelle, aux cantiniers régi- « mentaires, de vendre tout alcool, tels qu'eaux-de-vie, absin- « the, etc. ».

Le 3 mai de la même année, cette excellente initiative fut consacrée par une circulaire du général de Galliffet, ministre de la Guerre, et la vente des boissons distillées fut supprimée dans toutes les cantines de l'armée française. Enfin, la ration

---

(¹) Voy. LOISEAU. *Loc. cit.* et J. BERTILLON. *Loc cit* p. 73.

de tafia de nos troupes coloniales a été remplacée par 20 grammes de café.

Il reste d'ailleurs à la bonne volonté des chefs de troupes, maintes façons de s'exercer pratiquement.

En Suisse, les officiers sont autorisés à vider à terre les bidons de leurs hommes, lorsqu'ils y trouvent des boissons spiritueuses.

En Belgique, le soldat en campagne ne reçoit plus aucune boisson alcoolique, rhum, vin ou bière. Dans toutes les casernes, les tableaux antialcooliques du D^r Galtier-Boissière ont été affichés.

Chez nous, cet enseignement antialcoolique par les yeux est adopté par un nombre croissant de chefs de corps.

Citons encore les cercles de soldats, athlétiques et récréatifs, des casernes anglaises.

Avec M. le lieutenant-colonel suisse Répond, nous pensons que les mesures administratives suivantes sont des plus propres à réduire l'alcoolisme dans l'armée et, par conséquent, à exercer une puissante influence sur l'ensemble des citoyens :

1° Elimination des officiers adonnés à la boisson.

2° Abolition de toutes distributions de boissons alcooliques.

3° Prohibition de ces boissons à l'exercice et durant les marches.

4° Distribution de boissons aromatiques sucrées.

5° Ouverture à la troupe de salles de lecture et de délassement confortables.

7° Adoption d'un régime alimentaire et d'un système de casernement propres à donner à la troupe le sentiment du bien-être.

Nous ajouterons :

8° Interdiction de la vente des spiritueux dans les cantines.

Une réglementation de ce genre serait en tous points applicable à l'armée de mer.

A ce propos, nous devons dire un mot d'une belle institution, due aux efforts privés et qui n'est encore qu'à son aurore, en France. Nous voulons parler des *Sailor's home* (maisons de marins), qui nous viennent d'Angleterre.

Les statistiques nous ont montré quelle était la propension

à l'abus des liqueurs fortes de nos populations maritimes, pépinières de l'armée de mer, en particulier des Bretons et des Normands. Or, cette déplorable tendance a été entretenue et aggravée par le mode de travail des gens de mer. En effet, beaucoup de contrats d'embauchage autorisent le patron ou l'armateur à payer en nature une partie du salaire, et l'eau-de-vie entre, pour une bonne part, dans cette allocation.

D'un autre côté, lorsque le « long courrier » ou le caboteur, au terme de leur engagement, débarquent, leur paie de plusieurs mois en poche, ils sont « recueillis » par certains établissements, à la fois bureaux de placement, hôtels, lupanars et débits. C'est là qu'ils trouveront un nouvel embauchage, mais seulement lorsque leur dernier écu aura passé entre les mains de l'hôte (on dit l'*hôtesse*) (¹). Or, c'est en boissons que se sera transformée la majeure partie de leur pécule.

On cite l'exemple d'un matelot long courrier, débarqué au Havre avec une solde de 400 francs, et qui, au bout de deux jours, avait dépensé, chez un de ces marchands d'hommes, 396 francs en spiritueux. Il avait ainsi bu pour 7 francs par heure !

Il s'agissait donc de remplacer ces antres de débauche et d' « exploitation », par des établissements vraiment philanthropiques, adaptés aux mœurs spéciales et aux habitudes particularistes des marins, qui, on le sait, fuient les lieux fréquentés par les travailleurs terriens. Cette indication est remplie par les Sailors' home, qui existent en Angleterre depuis 1844, et qui y sont au nombre de 40. Il en trouve encore, d'ailleurs, dans tous les ports du nord de l'Europe, aux États-Unis, au Canada, en Extrême-Orient, à Singapour, Batavia, Hong-Kong, etc.

La Maison de marins est à la fois un asile de nuit, un cercle et un restaurant économique. Celui de Hambourg est, paraît-il, un véritable palais.

Chez nous, l'institution des hôtels de marins, « destinés à faciliter à la population maritime le logement, l'existence et le placement », remonte à la loi de 1893 sur les primes à la marine

---

(¹) **Th. Ruyssen**. Comptes rendus du VII<sup>e</sup> Congrès, t. II, p. 639.

marchande. Cette loi portait, grâce à l'énergique intervention de Félix Faure, qu'une partie de la retenue de 4 p. 100 sur les dites primes serait attribuée, à titre de subvention, aux particuliers et sociétés ayant ouvert des hôtels de marins, dans un but philanthropique. Le premier de ces établissements s'ouvrit à Dunkerque, en 1895. Depuis, il en a été créé à Bordeaux, Nantes, Marseille, La Rochelle, Rochefort, Le Havre.

A noter qu'à La Rochelle et au Havre, les Maisons de marins ont été fondées par des sociétés antialcooliques ; que, sauf à Nantes et à Bordeaux, on n'y consomme pas de spiritueux, et que, dans toutes, on encourage le pensionnaire à la sobriété.

« Il ne faut pas se dissimuler, dit M. Th. Ruyssen, que les
« Maisons de Marins n'arriveront pas de sitôt à réduire à la
« misère un seul cabaretier. Mais elles estimeront avoir assez
« fait si elles soustraient les marins sobres et laborieux à la
« tentation, parfois même à la nécessité, de s'alcooliser malgré
« eux. Il n'est pas, en matière d'assistance sociale, de si mince
« victoire dont les philanthropes ne soient en droit de se
« réjouir. »

*d.* Intervention des patrons, chefs de grande industrie, directeurs de grandes exploitations, de sociétés d'assurances, etc. —

Tous ceux qui usent de la main-d'œuvre ouvrière, tous ceux dont l'existence est plus ou moins liée à celle de l'ouvrier, ont intérêt à ce que le travailleur soit sobre.

Dans les usines, les mines, les carrières, bien des sinistres sont imputables à des ouvriers obnubilés, soit par une ivresse actuelle ou récente, soit par une intoxication éthylique invétérée.

Que de catastrophes de chemins de fer [1], de collisions en mer, d'explosions à bord, de naufrages dus à l'intempérance des mécaniciens, des hommes de quart, des pilotes !

Les études, si riches en faits, de Brunon [2] et de Tourdot [3] sont à ce sujet des plus édifiantes.

---

[1] La moitié des accidents, affirme un ministre des chemins de fer belges, arrive par abus de boissons.
[2] L'alcoolisme ouvrier en Normandie. C. R. du VIIᵉ Congrès, t. II, p. 467 (à lire).
[3] Thèse, 1888.

« Beaucoup de mécaniciens, écrit Brunon, sont alcooliques.
« Ce sont des alcooliques gras, replets, luisants, parce qu'ils
« mangent bien tout en buvant.

« Au point de vue social, leur alcoolisme peut avoir des
« conséquences terribles. Les troubles de la vision, le dalto-
« nisme, les hallucinations, le délire, peuvent apparaître tout
« à coup chez les alcooliques. »

Mais, par ailleurs, l'alcoolisation diminue grandement la
valeur individuelle de l'ouvrier, amoindrit la qualité et la
quantité de son travail et, conséquemment, met l'employeur
en état d'infériorité vis-à-vis des concurrents nationaux ou
étrangers.

Un industriel disait à Brunon : « Les descendants d'alcoo-
« liques s'éliminent d'eux-mêmes : ils font de mauvais ou-
« vriers. »

Un autre : « Dans un personnel nombreux (400 travailleurs,
« environ), nous avons beaucoup de peine à trouver quelques
« jeunes gens capables d'apprendre le métier d'imprimeur ou
« d'ajusteur. Je citerai une famille type (grand-père, fils et
« petit-fils buveurs), dans laquelle l'intelligence et l'habileté
« sont allées en diminuant à chaque génération : les petits-
« fils sont de simples manœuvres et ne voudraient pas ac-
« cepter un autre travail. »

Un troisième : « L'alcoolisme est une cause capitale d'infé-
« riorité pour l'industrie française ; elle tend à la ruine du
« patron et au chômage de l'ouvrier. L'ouvrier sous l'influence
« de l'alcool produit annuellement moins. Par suite du chô-
« mage *volontaire* (« bombes », « bordées », « lundis ») (¹),
« il touche moins ; il mange au cabaret une partie de sa paie.
« Le patron, par suite du chômage, a plus de peine à faire
« exécuter les travaux en temps utile. Ils lui coûtent plus
« cher, d'où réduction des bénéfices. »

Un quatrième : « Il n'y a plus de bons ouvriers à Rouen.
« Tous boivent. Ils sont plus payés qu'autrefois ; ils travail-
« lent moins et moins bien. Tous, sans exception, sont des

---

(¹) « On a remarqué aussi que les lundis et mardis sont les jours qui fournissent le
« plus d'accidents, les veilles ayant été copieusement fêtées. » (D^r Deffernez).

« ivrognes. Toute la question sociale est dans l'alcoolisme des
« ouvriers. »

Il arrive fréquemment que, pour être assurés de pouvoir
livrer leurs travaux dans les délais fixés, et aussi pour éviter
les ruineuses responsabilités qui leur incombent du fait des
accidents (dus à la boisson), grâce aux lois dites protectrices
du travailleur, les patrons ont recours à la main-d'œuvre étrangère (Brunon).

Donc, « plus que jamais, les patrons d'aujourd'hui se verront
« forcés de faire une sélection dans le choix de leurs ou-
« vriers.

« Déjà, actuellement, un industriel sérieux ne tolérera plus
« dans ses usines un mécanicien qu'il ne peut pas con-
« sidérer comme absolument tempérant et sur le compte
« duquel il a des renseignements douteux concernant ses
« habitudes.

« Au Canada, aux États-Unis, on impose à ces hommes qui
« tiennent en main tant de vies humaines, on impose la pros-
« cription de l'usage de l'alcool, et cette exigence a donné des
« résultats inespérés. En revanche, ils sont grassement rétri-
« bués. » (D<sup>r</sup> Deffernez, de Charleroi, médecin-inspecteur du
Ministère du Travail.)

En France, depuis 1901, plusieurs compagnies de chemins
de fer ont décidé de supprimer toute subvention aux sociétés
coopératives d'employés qui vendent des boissons alcooliques
autres que le vin, la bière, le cidre. Une d'elles a interdit aux
gérants des buffets et buvettes, de vendre des spiritueux aux
employés.

« Quant aux ouvriers intempérants, le jour est proche, où
« ils se verront délaissés par les chefs d'ateliers ou d'indus-
« trie, parce qu'ils sont une source permanente de dangers
« pour eux et pour leurs compagnons ; que leurs blessures et
« les mortalités par suite de sinistres entraînent des respon-
« sabilités pour les maîtres, que ces responsabilités sont sur-
« tout sonnantes, puisque les tribunaux se montrent coulants
« pour leur laisser incomber — même en cas de faute lourde
« chez le travailleur — les dommages et intérêts réclamés par
« les sinistrés. » (Deffernez.)

En définitive, il appartient aux chefs d'industrie — puisqu'en l'espèce, leur devoir et leur intérêt marchent d'accord — de réagir contre un mal dont ils connaissent l'origine mieux que tous autres. Qu'ils mettent leur influence et leurs ressources dans la balance, qu'ils encouragent et subventionnent les sociétés de tempérance, les cercles ouvriers de tempérance (comme il en existe, et de somptueux, en Angleterre) ([1]), qu'ils fassent disparaître ce système néfaste de l'embauchage dans les cabarets, pratiqué, non seulement dans les ports, comme on l'a vu précédemment, mais encore dans la plupart des pays usiniers... !

*e*. AMÉLIORATION DES SALAIRES, DU LOGEMENT, DE LA NOURRITURE. — De nombreux sociologues ont voulu établir une corrélation étroite entre la misère et l'alcoolisme, celui-ci devenant fonction de celle-là. Or, d'autres auteurs, bien informés et impartiaux (Cauderlier, *loc. cit.* ; Brunon, *loc. cit.* ; Commission d'enquête de la Chambre des lords, 1879, etc.), s'élèvent contre cette hypothèse. Que le manque de travail, les charges de famille exagérées, poussent l'ouvrier des villes au cabaret, cela se peut, cela existe. Mais ce que l'on voit surtout, actuellement, c'est l'ouvrier intempérant et, par conséquent, irrégulier dans son travail, tomber dans la misère, qui, à son tour, le confinera au cabaret. Ce que l'on voit encore un peu partout, c'est le progrès de l'alcoolisation coïncider avec l'amélioration des salaires. Ce que l'on constate enfin, c'est que maintes populations européennes vivant dans l'état le plus misérable, font preuve d'une sobriété relative.

Que le travailleur soit rétribué d'une manière plus équitable, c'est là notre vœu le plus ardent; mais nous pensons que l'influence d'une telle réforme, sur l'hygiène alimentaire des classes laborieuses, sera toujours discutable, si l'on néglige d'améliorer parallèlement leur moralité ([2]).

On a dit encore qu'une demeure étroite, mal aérée, misé-

---

([1]) ROMME. *Loc. cit.*, p. 153.

([2]) Comptes rendus du VIIᵉ Congrès, t. I, p. 315. — R. Dubois, *loc. cit.*, p. 26 et suiv.

rable, portait le travailleur vers le cabaret (¹), et le *Message du Conseil fédéral suisse* (nov. 1894) cite ce passage d'une lettre d'un ouvrier londonien. « La plupart des ouvriers ont un inté-
« rieur trop peu agréable pour qu'il puisse servir à passer
« quelques heures en compagnie d'un ami. Ce n'est trop sou-
« vent qu'une seule petite chambre située dans une maison
« malpropre, sordidement meublée, sans aucun confort, rem-
« plie de cris d'enfants... Une cité ouvrière avec des logements
« agréables, commodes, salubres, vaut tout autant que dix
« mille beaux discours et qu'un million d'attestations concer-
« nant les effets désastreux de l'alcool. »

Ces assertions sont vraies dans une certaine mesure ; mais on peut leur objecter que l'impossibilité où se trouvent maints travailleurs de posséder un intérieur propre et suffisamment spacieux, tient souvent à leur imprévoyance et précisément à leurs excès ruineux en boissons, en tabac, etc. ; on peut leur opposer (Voy. Cauderlier, *loc. cit.*) l'exemple des campagnes suisses et flamandes, où l'ouvrier des champs est propriétaire de sa maison, où les ménagères sont des modèles de zèle et de propreté, et où sévit pourtant l'alcoolisme le plus effréné. N'avons-nous pas, chez nous, cet autre exemple des riches dépar- tements agricoles du nord-ouest, dont la consommation alcoo- lique dépasse celle des grandes cités manufacturières (**Voy. E.** Vandervelde, *loc. cit.*)

Quant à la mauvaise préparation et à la qualité inférieure de la nourriture, que l'on a encore incriminées, elles n'entrent que pour bien peu de chose dans la tendance croissante du peuple à abuser des boissons alcooliques. Une preuve : la population de Paris est une de celles qui se nourrissent le mieux (²) ; sa consommation en viande, poissons, œufs, par tête d'habitant, n'a fait qu'augmenter depuis le milieu du siècle ; or, au cours des trente dernières années, sa consom- mation en alcool a doublé (Verhaeghe). Que, dans maints ménages ouvriers, la cuisine manque de raffinement et fasse

---

(¹) Il n'y aurait qu'un mal très relatif à ce que le travailleur fît du cabaret une sorte de prolongement de sa demeure privée, si le cabaret était autre chose qu'un débit de poisons.

(²) *Annuaire statist. de la ville de Paris*, XXᵉ année, 1899, p. 359.

préférer le marchand de vins-restaurateur à la table familiale, cela n'est qu'une marque, entre bien d'autres, de cette sorte d'épicurisme malsain qui porte le prolétaire, abusé sur ses mérites, à rechercher le superflu avant d'avoir acquis le nécessaire.

Quoi qu'il en soit, on ne peut que souhaiter voir l'habitation ouvrière s'assainir de toutes façons ([1]), les ménagères mieux comprendre leur rôle et mieux instruire leurs filles, se fonder, dans les centres ouvriers, des cantines économiques, des cuisines populaires, fournissant à bon compte aux travailleurs, sans perte de temps, des mets sains et variés : une semblable évolution dans les mœurs, dans l'hygiène générale de l'ouvrier, ne saurait se produire sans une amélioration parallèle de l'hygiène de la boisson.

*f.* Substitution des boissons réellement hygiéniques aux boissons enivrantes, fermentées ou distillées. — L'eau est évidemment la boisson naturelle de l'homme. Mais, par l'effet de cette curiosité qui caractérise notre espèce, et aussi de l'évolution du sens gustatif, nos ancêtres ont peu à peu expérimenté et adopté, sans discernement scientifique, un nombre infini de breuvages, les uns pourvus de simples propriétés organoleptiques, les autres de qualités plus ou moins analeptiques, certains, enfin, assimilables aux médicaments usuels, c'est-à-dire ressortissant à la pharmacie (φάρμακον, poison).

Si l'on fait abstraction des spiritueux, qui tous appartiennent à cette dernière catégorie, et aussi des liquides fermentés, toxiques atténués, il reste encore un choix considérable de boissons, succédanés à peu près inoffensifs des précédents : telles, les infusions de café, de thé, de maté, etc., les jus de fruits non fermentés, etc.

Certains diront que l'usage des liquides fermentés répond à

---

([1]) Le D<sup>r</sup> Lancry (de Dunkerque) a fondé, il y a peu d'années, dans sa région, l'œuvre très intéressante, des « jardins ouvriers ». Les travailleurs de l'usine acquièrent par abonnement ou louent, aux portes de la ville, des parcelles de terrains qu'ils s'en vont cultiver dans leurs heures de loisir. C'est là un excellent moyen de détourner l'ouvrier du cabaret.

un goût inné chez l'homme, puisqu'il se perd dans la nuit des âges et se rencontre dans toutes les races ; que, par suite, il est raisonnable, non pas de faire de vains efforts pour l'annihiler, mais de le régler d'après les enseignements de l'hygiène. On est en droit de répondre que l'antiquité et l'universalité d'une coutume ne suffisent pas à prouver qu'elle procède d'un caractère physiologique spécifique ; qu'elle peut avoir son origine dans la déviation d'un instinct, perpétué par l'hérédité, l'éducation et la contagion morale ; que, par conséquent, il est légitime de la réformer dans un sens plus conforme au progrès de l'espèce...

Une considération plus pratique et de plus de poids vient arrêter l'hygiéniste : l'impossibilité de faire table rase d'industries agricoles qui sont une source de richesse pour maintes contrées ([1]).

Pour la culture des racines et tubercules (betteraves, pommes de terre, etc.) d'où l'on tire le plus communément l'alcool, la crainte n'existe plus de la voir ruinée, puisque, depuis quelques années, le chauffage, l'éclairage, et la force motrice lui fournissent d'immenses débouchés. Mais il reste la culture de la vigne et de la pomme, qui ne possède qu'une voie d'écoulement : le commerce des boissons, dont les affaires, en France seulement, se chiffrent par plus d'un milliard.

Sur ce point, on le conçoit, un sage opportunisme est de rigueur. Pour le moment, il faut se contenter de suivre et d'encourager les savants et industriels qui cherchent à concilier l'intérêt des producteurs avec les desiderata de l'hygiène. Nous faisons ici allusion à l'industrie naissante des vins sans alcool (jus de raisins et de fruits stérilisés).

Il est plusieurs procédés pour empêcher la fermentation des moûts sucrés, c'est-à-dire pour obtenir des vins non enivrants ([2]) :

---

([1]) Les distilleries agricoles de l'Angleterre et de l'Allemagne n'ont donné aucun avantage à l'agriculture, comme on l'avait cru longtemps.

Ph. Gerssfeld a établi que pour fournir la nourriture nécessaire à une seule vache pendant un an, au moyen de la rinçure de distillerie, il faut une distillation de 4 000 litres d'eau-de-vie, soit, pour 100 000 vaches, 4 000 000 d'hectolitres (*Tribune médicale*, 19 nov. 1902).

([2]) V. L. MUNDY. Les vins non enivrants. Comptes rendus du VII<sup>e</sup> Congrès, t. II, p. 235.

1° le chauffage (pasteurisation à 62°, après embouteillage et bouchage);

2° la réfrigération (moyen coûteux et sans supériorité sur le précédent);

3° l'évaporation à consistance sirupeuse (c'est le procédé des anciens);

4° le sucrage, qui donne de véritables sirops, utilisables seulement après addition d'eau;

5° l'addition d'antiseptiques (acides sulfureux, benzoïque, cinnamique, borax, salicylique).

Dans les temps modernes, les premiers vins non enivrants (Unfermented wines) furent fabriqués en Angleterre, il y a quarante ans, sur la demande des ministres du culte acquis à l'abstinence et désireux d'éliminer l'alcool du sacrement de la communion. Actuellement, plus de cinq mille églises des Iles Britanniques et colonies anglaises, emploient ces vins. Ils sont obtenus par addition d'acide cinnamique, après chauffage au-dessus de 60° (procédé F. Wright).

Depuis cinq ans, la fabrication des vins non fermentés a pris en Suisse, une certaine importance. On utilise la méthode de stérilisation par la chaleur, à l'exclusion des antiseptiques (procédé Müller-Thurgau). Il paraît que les liquides fournis par ce système ne fermentent pas facilement en bouteille ouverte, et peuvent se conserver ainsi durant une semaine.

Enfin, il existe à Marseille une fabrique de champagne sans alcool.

Le prix élevé des vins sans alcool, en restreint l'usage, et leurs propriétés organoleptiques sont discutées.

Récemment, un médecin français, le D^r Pitois, a donné une solution élégante, scientifique, et aussi très économique, de la question des vins sans alcool.

En étudiant la flore microbique de poussières australiennes, M. Pitois a découvert une coccacée du genre Leuconostoc (*L. Dissiliens*, Pitois), qui transforme le sucre en acide carbonique et dextranose (substance alimentaire, voisine de la dextrane des zooglées vulgaires). Cet organisme opère parfaitement dans les moûts pauvres de raisin ou d'orge (2,7 p. 100 de glucose), s'accommode de toutes les températures ambiantes, si bien qu'il peut être utilisé industriellement sous les diverses latitudes; ses fermentations sont complètes en huit jours. Les boissons qu'on obtient avec le L. dissiliens sont d'excellente conservation, et la fabrication en exige un minimum de manipulations et d'appareils. Elles conservent l'arome et la couleur des moûts originels.

En somme, les vins et bières à *fermentation non alcoolique* du D<sup>r</sup> Pitois, méritent plus qu'une simple mention.

*g*) Rôle du médecin. — L'agitation antialcoolique est œuvre médicale. Le médecin, que l'on a appelé « le prêtre de l'avenir », se doit à lui-même de la propager et de la mener au succès définitif. Les membres de la corporation médicale n'ont pourtant pas toujours compris leur rôle de la bonne façon : indifférence, idées fausses, découragement! Les hygiénistes ont gardé le souvenir de l'enquête sénatoriale de 1886, auprès des médecins d'asiles. Tous, sauf un peut-être, ont plaidé l'*innocuité* des alcools dits naturels ou de bouillerie, des eaux-de-vie de marc et de cidre, en particulier.

N'a-t-on pas vu, ces temps derniers, certaines personnalités médicales du Midi — et non des moindres — se livrer *voce* et *calamo*, à une vigoureuse apologie du vin, tout en écrasant la bière et le cidre, « ces froides boissons du Nord »; vanter les vertus roborantes et eupeptiques du vin rouge (celui des crus de la région, bien entendu !), ses bons effets dans l'hypochlorhydrie, l'ictère, la goutte, la neurasthénie, etc., etc.; préconiser les vins blancs « dans l'hyperchlorhydrie, la dyspepsie, la dilatation, la gastralgie », parler même d'une *vinothérapie?*

Que dire encore du « sauvetage de l'alcool » tenté par quelques biologues à-prioristes, dont les paradoxes ont été exposés au chapitre de la physiologie?

Nous ne nous appesantirons pas sur les cas d'alcoolisme par prescription de médecin, fréquents surtout en Angleterre (méthode Twedie et Todd), jusqu'en ces dernières années. Nous nous contenterons de condamner l'emploi inconsidéré des : cognac, vins toniques, bières fortes, champagne, etc.,

---

(<sup>1</sup>) V. La lutte contre l'alcoolisme par les médecins. H. Triboulet. *Gazette des hôpitaux*, sept. 1901, février 1902.

comme agents thérapeutiques, emploi dont le moindre défaut est de fortifier les préjugés du public sur l'action tonique de l'alcool. « L'indication de l'alcool comme tonique, dit le D<sup>r</sup> Man-« quat, ne me paraît ni démontrée, ni probable. Cette notion « est importante à préciser, au point de vue de l'alcool dans les « maladies infectieuses, parce que c'est précisément dans « celles-ci que le protoplasma subit le plus d'attaques de la « part des substances toxiques anormalement produites. »

Comme hypothermisant, il est de médiocre valeur et bien inférieur aux médications pharmaceutiques ou physiques que chacun connaît.

Ajoutons qu'il existe en Angleterre, en Amérique et en Suisse, des hôpitaux d'où l'alcool est absolument proscrit.

Quant au rôle du médecin, nous ne saurions mieux le définir qu'en empruntant au D<sup>r</sup> Romiée (de Liége) ce passage de sa communication au Congrès antialcoolique de Bruxelles (1897).

« Le corps médical tout entier a le devoir de faire saisir à « nos gouvernants qu'il existe dans le pays une peste plus « intense et plus meurtrière que celles qui les émeuvent... Il « doit les conduire à prendre des mesures sévères, radicales, « pour mettre un frein à ce mal toujours plus étendu ; il aura « à les instruire, pour que ceux qui sont à la tête d'un pays, ne « soient plus guidés exclusivement par cette considération que « la production de l'alcool fait couler des millions dans la caisse « gouvernementale ; il finira par les amener à se rendre « compte que cet or est acquis par le sacrifice de milliers « d'existences, par des misères et des catastrophes sans nombre « et *qu'il sort du reste du Trésor, en grande partie pour solder* « *les dépenses occasionnées par les alcooliques aliénés et crimi-* « *nels*, etc... En résumé, le médecin doit être le protagoniste « dans la lutte contre l'alcoolisme. »

Souhaitons, pour le bien de notre corporation, encore si mal appréciée, que l'on comprenne un jour la grandeur de cette tâche qui oblige le praticien, dont les maux physiques sont la raison d'être, à sacrifier ses intérêts les plus immédiats au salut de la multitude inconsciente et ingrate !

F. Mathieu.

# CHAPITRE XI

## CONCLUSIONS

### ESQUISSE D'UN SYSTÈME DE PROPHYLAXIE

Comme quelques autres intoxications, mais beaucoup plus qu'elles, l'alcoolisme, par ses causes et par conséquences, dépasse le domaine de la pathologie médicale ; de telle sorte que le médecin qui entreprend l'étude intégrale de l'alcoolisme, doit s'attendre a être porté, à un moment donné, sur le terrain de la sociologie appliquée ou sociotechnie.

Cela légitime le vaste chapitre qui précède et les lignes par lesquelles nous terminerons notre travail.

Ajoutons que si, au point de vue clinique, il est des degrés négligeables, dans l'intoxication alcoolique — la demi-ébriété accidentelle, par exemple —. il en est autrement au point de vue de la vie sociale.

Une alcoolisation atténuée et passagère peut être une de ces causes minimes dont les effets ont, sur la destinée d'un homme et sur celle de sa famille, un long et douloureux retentissement.

Si cet homme détient, en propre ou par délégation, une partie de l'autorité, il est à craindre que les conséquences de son « écart de boisson » ne prennent les proportions d'une calamité publique, nationale même.

Mais il s'en faut que la tempérance elle-même, c'est-à-dire l'usage modéré des boissons dites hygiéniques — et nous savons combien les limites de la modération sont imprécises — mette sûrement la personnalité humaine à l'abri de toutes les viciations qui, avec l'abus passager ou habituel, sont fatales ; et nous prétendons que, seul, l'abstinent est, à tous les instants de son existence, en possession aussi complète que possible, de ses facultés et de ses moyens d'action naturels.

Nous nous sommes jusqu'ici occupés de faire l'exposé historique et critique des moyens prophylactiques employés ou préconisés contre l'alcoolisme. Nous allons maintenant y opérer une sélection et édifier, à l'aide de ceux que nous aurons retenus, un système raisonné de prophylaxie — ou plutôt, une *esquisse* de système, car chaque détail d'un tel édifice exige un travail de mise au point qui excède notre compétence.

Dans la lutte contre l'alcoolisme, l'État a le devoir d'intervenir, comme il intervient contre les grands fléaux et dans les cas de danger public. Il peut le faire législativement et administrativement ; mais les pouvoirs publics rencontreront d'invincibles résistances, si l'opinion n'est pas préparée, et les résultats obtenus risqueront d'être bien superficiels et bien éphémères. C'est l'action privée qui formera l'opinion, viendra en aide à la loi, imprimera aux mœurs une nouvelle et définitive orientation.

L'action de l'État et l'action privée doivent être pour ainsi dire conjuguées, dans toute transformation sociale, en particulier, dans cette grande évolution qu'est le mouvement anti-alcoolique.

ACTION LÉGALE. — 1° Tout buveur d'habitude doit être interné d'office dans un établissement spécial (traitement de douceur), dès qu'il est démontré que son intempérance provoque des troubles nerveux, ne lui permet plus de subvenir à ses besoins et à ceux de sa famille, ou qu'elle crée un danger, soit pour le buveur lui-même, soit pour son entourage. L'internement sera précédé d'une enquête judiciaire relevant les faits matériels (séjours fréquents ou prolongés au cabaret, scandale, etc., etc.) et d'une expertise médicale ; il pourra être provoqué par le malade lui-même, sa famille, ou l'administration. Durant cet internement, qui devra être *prolongé au moins 6 mois*, le buveur sera frappé d'incapacité et déchu de la puissance paternelle. La récidive autorisera le juge à prolonger dans les périodes de liberté, cette incapacité et cette déchéance.

A la sortie, le buveur supposé guéri sera affilié à une **société** de tempérance (ou mieux d'*abstinence*). S'il est sans **ressources,** on le mettra aux mains d'une société de patronage.

Lorsque l'internement aura été appliqué plus de trois fois, il deviendra nécessaire de placer le buveur dans un **établissement** pour alcooliques incurables, ou asile de sûreté, **mais** après expertise médico-légale contradictoire. En **attendant** la création de cette double catégorie : établissement **pour** alcooliques curables, asile de sûreté pour alcooliques incurables, la loi autorisera l'internement et le maintien dans l'**asile** d'aliénés.

En matière de divorce, l'ivrognerie sera assimilée à l'inconduite habituelle ; en matière d'interdiction, à l'imbécillité ; **en** matière d'accidents du travail, à la faute lourde de l'ouvrier. Tout buveur ayant commis un acte délictueux ou **criminel** sera, à la façon d'un aliéné ordinaire, interné d'office, et **selon** les cas à l'asile de traitement ou à l'asile de sûreté.

2° Tout alcool de distillerie industrielle ou de bouillerie, **sera** frappé d'un droit de fabrication, non exclusif des droits d'**octroi,** qui ne pourra être inférieur à 200 francs par hectolitre, à 100 degrés (Voy. tableau des impositions par pays, p. 205).

Des dispositions spéciales seront prises pour **exonérer** l'alcool destiné aux usages industriels.

Toute boisson fermentée, d'un titre alcoolique supérieur à 2 p. 100, devra acquitter un droit de consommation **propor**tionnel à la quantité d'alcool qu'elle renferme.

Seront fortement dégrevées les matières premières des boissons non nuisibles : café, cacao, thé.

La totalité des sommes ainsi perçues sera aussi exclusivement que possible affectée à des œuvres d'assistance. Par ce **moyen,** qu'applique timidement le système suisse (emploi du **dixième)** et que préconisait le projet Guillemet (emploi du **cinquième),** l'État ne pourra plus être accusé de ne taxer l'alcool que **pour** en vivre, et il lui sera dès lors possible de prétendre au **titre** de gardien de la morale et de la santé publiques, titre **qu'il** usurpait jusqu'ici.

Les ressources venant de l'alcool seront employées à **réparer** et à prévenir les méfaits de ce même alcool.

En tête des modes d'emploi des revenus en question, se placera le rachat des licences de débits (voir plus loin), la fondation d'établissements spéciaux pour alcooliques, des subventions aux sociétés de tempérance, des indemnités ou primes aux agriculteurs qui s'engageront à substituer la culture des plantes utiles à celles de la vigne.

La taxation des alcools et boissons alcooliques pourra recevoir d'ailleurs pour première base, l'évaluation approximative de ces diverses charges, en y adjoignant le déficit dû au dégrèvement des boissons réellement hygiéniques et aux virements effectués.

3° Le privilège des bouilleurs de cru sera supprimé.

Toutefois, afin de donner moins de prise à la fraude, on concédera la franchise pour quelques litres d'alcool à 100°, par ménage.

4° Le nombre des débits sera restreint et limité, soit par rachat, soit par extinction d'un certain nombre de licences, comme en Hollande.

En même temps, il faudra relever les droits de licence, qui varieront de 5oo à 1 ooo francs pour les distillateurs, rectificateurs, marchands en gros, et de 100 à 1 5oo francs, pour les débitants, suivant l'importance du loyer (loi anglaise). D'autre part, afin que le commerce de gros ne puisse se substituer aux détaillants, comme cela s'est fait en Angleterre, tout possesseur d'une licence devra tenir *lui-même* son débit.

L'élévation du taux des licences sera amplement justifiée par la diminution de la concurrence.

Il conviendra encore, dans le même but restrictif, d'adopter le principe de l'option locale, que l'on applique couramment pour les travaux d'édilité, l'installation des usines, etc., la loi ne fixant au nombre des débits qu'une limite maxima, que les électeurs pourront abaisser à leur gré.

Seront soumis aux taxes des débitants, les charbonniers, épiciers, etc., tenant comptoir ou vendant à emporter, les restaurateurs vendant des boissons distillées.....

5° Dans les grandes villes, les débits devront fermer à onze heures, sauf ceux qui sont situés à proximité des théâtres et des gares. Dans les petites villes et bourgades, la vente cessera en hiver, neuf heures, en été, six heures avant le lever du jour. Défense de servir à boire aux jeunes gens n'ayant pas dix-huit ans et aux gens ivres. Dans les débits de tout ordre, la hauteur des plafonds devra (loi suédoise) être suffisante pour assurer aux consommateurs un cube d'air convenable, et la ventilation devra s'opérer largement, à l'aide d'un des multiples procédés connus.

6° Le débit de boissons spiritueuses sera interdit dans les édifices publics, les casernes, les arsenaux, les ateliers de chemins de fer, etc.

7° Interdiction d'afficher et de publier des réclames pour liqueurs, au moins dans la forme fallacieuse où elles sont conçues actuellement.

8° Interdiction aux sociétés de secours mutuels, d'épargne, etc., d'avoir leur siège dans les cabarets.

PROPHYLAXIE EXTRA-LÉGALE *a*) administrative.

1° En dehors de l'enseignement antialcoolique dans les écoles, qui est du ressort de la législation spéciale, les inspecteurs provoqueront la formation de ligues scolaires de tempérance (abstinence des spiritueux; usage modéré des boissons fermentées) et dans l'armée.

2° Subvention, aide, encouragements divers, des départements ou des municipalités, aux sociétés de tempérance, aux « Maisons de marins » et aux refuges de militaires coloniaux rapatriés. Elimination de tous les services publics (chemins de fer, transports maritimes, voirie, etc.), des buveurs avérés.

3° Dans les villes, obligation pour les propriétaires de ne mettre en location que des logements facilement accessibles, suffisamment spacieux, bien éclairés et bien aérés, pourvus d'eau, contenant une pièce spéciale pour la cuisine, laquelle sera bien ventilée. Primer les maisons ouvrières qui répondront le mieux aux indications de l'hygiène. Fermer d'office, avec ou sans indemnité, les immeubles ou les logements noirs, incommodes et malsains, comme il en est tant dans les grands centres.

*b*) Privée. — Il n'est guère possible, et il est d'ailleurs superflu, de donner un code à l'action privée, si complexe et d'une richesse de moyens suffisante pour suppléer la méthode

**absente.** On peut toutefois lui fixer quelques objectifs primordiaux. C'est ainsi que l'initiative particulière est appelée à inspirer et à guider le législateur ; à stimuler le zèle des agents publics ; à signaler les infractions aux lois et règlements, en évitant, autant que possible, les personnalités: à rechercher de nouveaux modes d'emploi industriel de l'alcool; à multiplier les associations de tempérance et d'abstinence, les restaurants et cafés hygiéniques ; à organiser les congrès antialcooliques. Les industriels, commerçants, directeurs de grandes entreprises de transport, médecins des hôpitaux et de ville, en général toutes les personnes possédant, grâce à leur situation, quelque autorité sur leur entourage, devront se faire une obligation de mettre leur influence morale et leurs ressources matérielles au service de la cause antialcoolique.

Nous ne nous abusons pas sur les difficultés que ce système, tout opportuniste qu'il est, rencontrerait dans son application, surtout en ce qui concerne la tâche des pouvoirs publics. Il est tellement, en tous pays, d'individualités ou de collectivités puissantes, intéressées à ce que les projets de ce genre restent à l'état de vœux platoniques ! Mais, considéré *in globo*, nous le croyons plus apte que tout autre à entrer dans la pratique. Il ne heurterait — chez nous, du moins — aucune coutume invétérée, aucune idée morale ou religieuse, aucun droit intangible. D'autre part, il tient compte des intérêts du Trésor et de ceux du pays envisagés dans leur ensemble.

Il représente une conciliation provisoire des mœurs et de l'hygiène, en attendant que, la propagande antialcoolique ayant suffisamment éclairé le peuple, le dernier mot reste aux hygiénistes.

# ERRATUM

# TABLE DES MATIÈRES

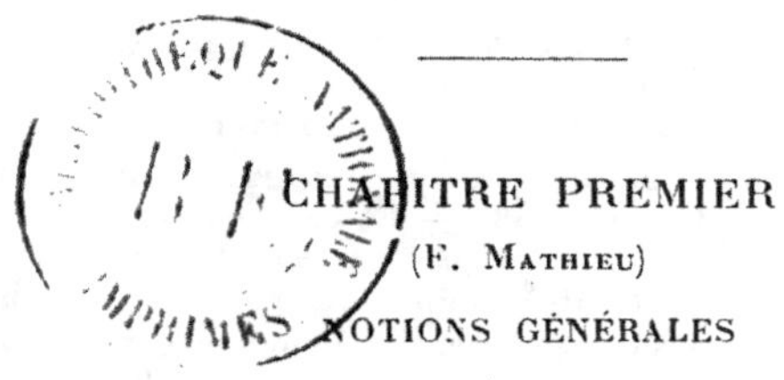

## CHAPITRE PREMIER

(F. Mathieu)

### NOTIONS GÉNÉRALES



## CHAPITRE II

(F. Mathieu)

### TOXICOLOGIE DES ALCOOLS, DES AROMES ET DES BOISSONS EN GÉNÉRAL

# CHAPITRE III

## (H. Triboulet)

### PHYSIOLOGIE DE L'ALCOOL ET DES BOISSONS ALCOOLIQUES



# CHAPITRE IV

## (H. Triboulet)

### ANATOMIE PATHOLOGIQUE

# CHAPITRE V

## (H. Triboulet)

### ÉTUDE CLINIQUE DE L'ALCOOLISME

# CHAPITRE VI

## (R. MIGNOT)

### PSYCHOPATHOLOGIE DE L'ALCOOLISME



# CHAPITRE VII

## (R. MIGNOT ET TRIBOULET)

### THÉRAPEUTIQUE



# CHAPITRE VIII

## (R. MIGNOT)

### MÉDECINE LÉGALE ET ALCOOLISME

# CHAPITRE IX
### (F. Mathieu)
## DÉMOGRAPHIE DE LA CONSOMMATION

# CHAPITRE X
### (F. Mathieu)
## LA LUTTE CONTRE L'ALCOOLISME



---

(¹) Une bibliographie complète de l'alcoolisme, à laquelle un de nous a collaboré, a été éditée, récemment, en Allemagne (*Bibliographie der gesammten wissenschaftlichen Literatur über den Alkohol und den Alkoholismus*, 504 pages, in-8º. Urban et Schwarzenberg, édit., Berlin, 1904).

Un ouvrage fort remarquable, contenant l'analyse de la majeure partie des travaux parus, jusqu'en 1901, sur la question de l'alcool et de l'alcoolisme, a été publié par le Dr Matti Helinius, d'Helsingfors, sous le titre *Die Alkoholfrage* (1 vol., 334 pages, in-8º, chez Fischer, à Iéna).

1

Tome III. — 1 vol. in-8° de 1400 pages avec figures dans le texte, publié en deux fascicules : **28 fr.**

Tome IV. — 1 vol. in-8° de 719 pages avec figures dans le texte : **16 fr.**

Tome V. — 1 vol. in-8° de 1180 pages avec nombreuses figures dans le texte : **28 fr.**

Tome VI. — 1 vol. in-8° de 935 pages : **18 fr.**

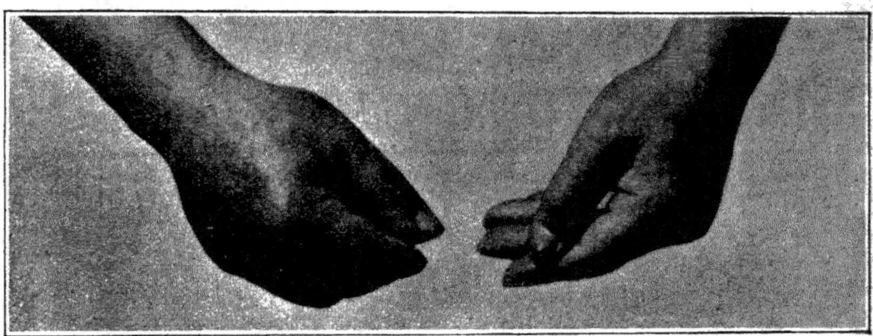

Tome V. Fig. 178. — Attitude des mains dans la maladie de Parkinson.

# Traité des 🙾🙾🙾🙾🙾🙾🙾🙾🙾🙾
# 🙾🙾 Maladies de l'Enfance

## Deuxième Édition, revue et augmentée

PUBLIÉE SOUS LA DIRECTION DE MM.

**J. GRANCHER**          ET          **J. COMBY**

PROFESSEUR A LA FACULTÉ DE PARIS                    MÉDECIN
MEMBRE DE L'ACADÉMIE DE MÉDECINE          DE L'HÔPITAL DES ENFANTS-MALADES

5 volumes grand in-8° avec figures dans le texte. *En souscription :* **100 francs.**

**Tome I.** 1 volume grand in-8° de 1060 pages, avec figures : **22 fr.**

Physiologie et Hygiène de l'Enfance. — **Maladies infectieuses.** — **Maladies générales de la nutrition.** — **Intoxications.**

**Tome II.** 1 volume grand in-8° de 964 pages, avec figures : **22 fr.**

**Maladies du tube digestif.** — **Maladies du pancréas.** — **Maladies du péritoine.** — **Maladies du foie.** — **Rate et ses maladies.** — **Maladies des capsules surrénales.** — **Maladies génito-urinaires.**

**Tome III.** 1 volume grand in-8° de 994 pages, avec figures : **22 fr.**

**Maladies de l'appareil respiratoire.** — **Maladies de l'appareil circulatoire.**

**Tome IV.** 1 volume grand in-8° de 1076 pages avec figures : **22 fr.**

**Système nerveux.** — **Maladies de la peau.**

Tome V : *Sous presse.*

*Viennent de paraître :*

# Les Fractures des Os longs

## Leur Traitement pratique

PAR LES DOCTEURS

**J. HENNEQUIN**          ET          **Robert LŒWY**

Membre
de la Société de Chirurgie

Ancien interne des Hôpitaux
Lauréat de l'Institut

1 vol. grand in-8° avec 215 fig. dont 25 planches représentant 222 radiographies
originales.. . . . . . . . . . . . . . . . . . . **16** fr.

# Zoologie Pratique

## basée sur la DISSECTION des ANIMAUX les plus répandus

PAR

## L. JAMMES

MAITRE DE CONFÉRENCES DE ZOOLOGIE A LA FACULTÉ DES SCIENCES DE TOULOUSE

1 vol. in-8° de 580 p. avec 317 fig., cartonné toile anglaise.. . . **18** fr.

# Technique du Traitement ❧❧❧❧❧❧❧
# ❧❧❧❧❧❧❧❧❧❧❧❧❧❧❧❧ de la Coxalgie

### par le D<sup>r</sup> CALOT

Chirurgien en chef de l'hôpital Rothschild, de l'hôpital Cazin-Perrochaud, etc.

1 volume grand in-8° avec 178 figures dans le texte . . . . . . . . . . **7** fr.

# La Prostatectomie dans ❧❧❧❧❧❧❧❧❧
# ❧❧❧❧❧ l'Hypertrophie de la Prostate

## Prostatectomie périnéale et prostatectomie transvésicale

### par R. PROUST

Ancien prosecteur de la Faculté de Paris.
Ancien interne de la clinique des Voies urinaires (Hôpital Necker).

1 vol. grand in-8° avec 100 figures dans le texte. . . . . . . . . . . **10** fr.

# La Séparation de l'Urine ❧❧❧❧❧❧❧❧
# ❧❧❧❧❧❧❧❧❧❧❧❧❧❧ des deux Reins

### par Georges LUYS

Assistant du Service des Voies Urinaires à l'hôpital Lariboisière.

### Préface du D<sup>r</sup> H. HARTMANN

1 vol. in-8° avec 55 figures dans le texte. . . . . . . . . . . . . . . **6** fr.

*Vient de paraître :*

# Précis de ⊠ ⊠ ⊠ ⊠ ⊠ ⊠ ⊠ ⊠ ⊠ ⊠ ⊠
# ⊠ ⊠ ⊠ ⊠ Technique opératoire

## PAR LES PROSECTEURS DE LA FACULTÉ DE MÉDECINE DE PARIS

### AVEC INTRODUCTION
### Par le Professeur Paul BERGER

Le *Précis de Technique opératoire* est divisé en 7 volumes.

### EN VENTE :

**Tête et cou**, par CH. LENORMANT.
**Thorax et membre supérieur**, par A. SCHWARTZ.
**Abdomen**, par M. GUIBÉ.
**Appareil urinaire et appareil génital de l'homme**, par PIERRE DUVAL.
**Pratique courante et Chirurgie d'urgence**, par VICTOR VEAU.
**Membre inférieur**, par GEORGES LABEY.

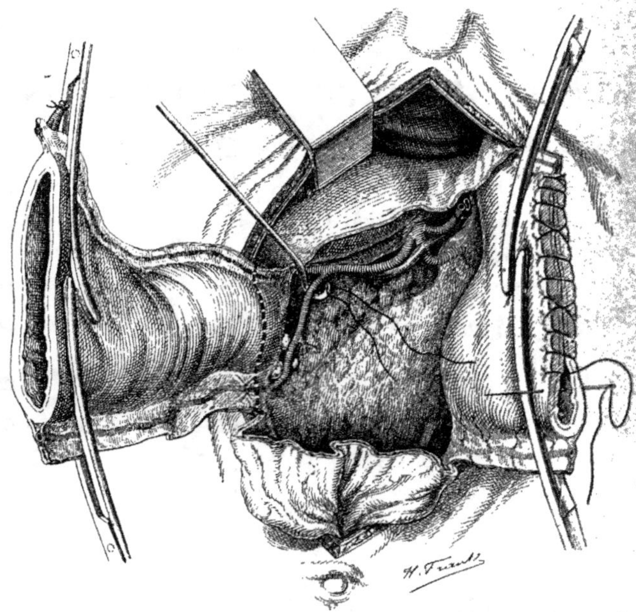

Fig. 50. — A gauche, sur l'estomac sectionné, on a représenté le premier surjet (surjet total) destiné à fermer la cavité stomacale et à faire l'hémostase. A droite on voit à nu, dans le sillon entre le pancréas et le duodénum, l'artère gastro-duodénale chargée par un crochet : cette artère sera coupée en ce point et enlevée avec l'estomac. La ligne pointillée indique le point où portera la section sur le duodénum.

*Pour paraître prochainement :*

**Appareil génital de la femme**, par ROBERT PROUST.

Chaque volume. cart. toile et illustré d'environ 200 fig., la plupart originales. **4 fr. 50**

## CHARCOT — BOUCHARD — BRISSAUD

BABINSKI — BALLET — P. BLOCQ — BOIX — BRAULT — CHANTEMESSE — CHARRIN
CHAUFFARD — COURTOIS-SUFFIT — O. CROUZON — DUTIL — GILBERT — GUIGNARD
G. GUILLAIN — L. GUINON — GEORGES GUINON — HALLION — LAMY
LE GENDRE — A. LÉRI — P. LONDE — MARFAN — MARIE — MATHIEU
NETTER — ŒTTINGER — ANDRÉ PETIT — RICHARDIÈRE
ROGER — RUAULT — SOUQUES — THOINOT
THIBIERGE — TOLLEMER — FERNAND WIDAL

# TRAITÉ DE MÉDECINE

## DEUXIÈME ÉDITION

(Entièrement refondue)

PUBLIÉE SOUS LA DIRECTION DE MM.

| BOUCHARD | BRISSAUD |
|---|---|
| Professeur à la Faculté de médecine de Paris<br>Membre de l'Institut. | Professeur à la Faculté de médecine de Paris<br>Médecin de l'hôpital St-Antoine. |

**10 volumes grand in-8°, avec figures dans le texte**

En Souscription. . . . . . . . . . . . . . . . . . . **150** francs.

*Chaque volume est vendu séparément.*   SEPTEMBRE 1904.

Le succès de la première édition du **Traité de Médecine** de MM. Charcot, Bouchard et Brissaud a rendu nécessaire une seconde édition, et, loin de se borner à une réimpression, les auteurs ont voulu présenter au public un ouvrage nouveau, gardant le plan et les idées qui avaient assuré le succès sans précédent du traité, mais complétant et remaniant la plupart de ses parties. Comprenant désormais 10 volumes, dont 9 déjà ont été publiés, le **Traité de Médecine** reste le plus complet, le plus documenté des livres de ce genre, et l'autorité croissante qui s'attache aux noms de ceux qui y collaborent en confirme et en assure le succès persistant.

TOME I. 1 vol. grand in-8° de 845 pages, avec figures dans le texte : **16 fr.**

*Les bactéries*, par L. GUIGNARD. — *Pathologie générale infectieuse*, par A. CHARRIN. — *Troubles et maladies de la nutrition*, par PAUL LE GENDRE. — *Maladies infectieuses communes à l'homme et aux animaux*, par G.-H. ROGER.

TOME II. 1 vol. grand in-8° de 896 pages, avec figures dans le texte : **16 fr.**

*Fièvre typhoïde*, par A. CHANTEMESSE. — *Maladies infectieuses*, par F. WIDAL. — *Typhus exanthématique*, par L.-H. THOINOT. — *Fièvres éruptives*, par L. GUINON. — *Erysipèle*, par E. BOIX. — *Diphtérie*, par A. RUAULT. — *Rhumatisme articulaire aigu*, par W. ŒTTINGER. — *Scorbut*, par TOLLEMER.

TOME III. 1 vol. grand in-8° de 702 pages, avec figures dans le texte : **16 fr.**

*Maladies cutanées*, par G. THIBIERGE. — *Maladies vénériennes*, par G. THIBIERGE. — *Maladies du sang*, par A. GILBERT. — *Intoxications*, par H. RICHARDIÈRE.

TOME IV. 1 vol. grand in-8° de 680 pages, avec figures dans le texte : **16 fr.**

*Maladies de l'estomac*, par A. MATHIEU. — *Maladies du pancréas*, par A. MATHIEU. — *Maladies de l'intestin*, par COURTOIS-SUFFIT. — *Maladies du péritoine*, par COURTOIS-SUFFIT. — *Maladies de la bouche et du pharynx*, par A. RUAULT.

**Tome V.** 1 vol. grand in-8°, avec figures en noir et en couleurs dans le texte : **18 fr.**

*Maladies du foie et des voies biliaires,* par A. CHAUFFARD. — *Maladies du rein et des capsules surrénales,* par A. BRAULT. — *Pathologie des organes hématopoïétiques et des glandes vasculaires sanguines, moelle osseuse, rate, ganglions, thyroïde, thymus,* par G.-H. ROGER.

**Tome VI.** 1 vol. grand in-8° de 612 pages, avec figures dans le texte : **14 fr.**

*Maladies du nez et du larynx,* par A. RUAULT. — *Asthme,* par E. BRISSAUD. — *Coqueluche,* par P. LE GENDRE. — *Maladies des bronches,* par A.-B. MARFAN. — *Troubles de la circulation pulmonaire,* par A.-B. MARFAN. — *Maladies aiguës du poumon,* par NETTER.

**Tome VII.** 1 vol. grand in-8° de 550 pages, avec figures dans le texte : **14 fr.**

*Maladies chroniques du poumon,* par A.-B. MARFAN. — *Phtisie pulmonaire,* par A.-B. MARFAN. — *Maladies de la plèvre,* par NETTER. — *Maladies du médiastin,* par A.-B. MARFAN.

**Tome VIII.** 1 vol. grand in-8° de 580 pages, avec figures dans le texte : **14 fr.**

*Maladies du cœur,* par M. ANDRÉ PETIT. — *Maladies des vaisseaux sanguins,* par W. ŒTTINGER.

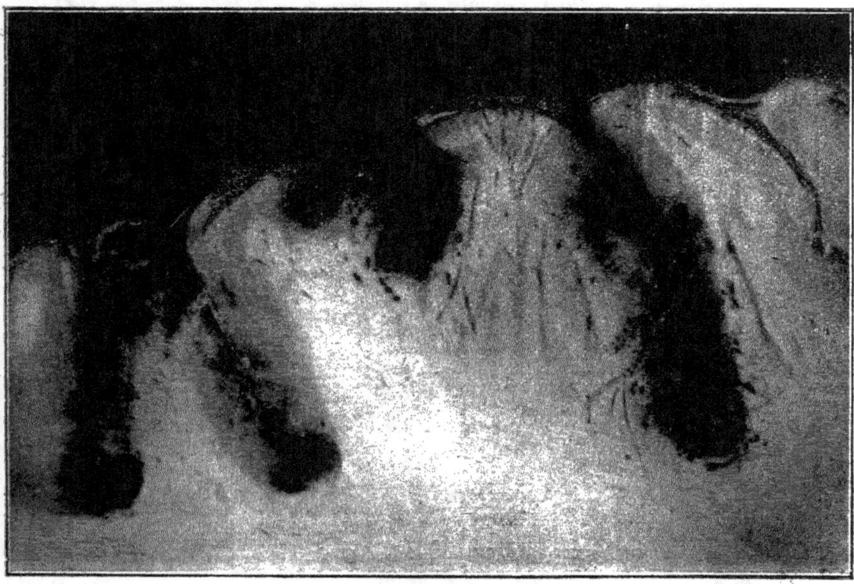

Figure extraite du Tome IX.

**Tome IX.** 1 vol. grand in-8° de 1092 pages, avec figures dans le texte : **18 fr.**

*Maladies de l'encéphale,* par E. BRISSAUD, SOUQUES, P. LONDE et TOLLEMER. — *Maladies de la protubérance et du bulbe,* par G. GUILLAIN. — *Maladies intrinsèques de la moelle épinière,* par P. MARIE, O. CROUZON, A. LÉRI et G. GUINON. — *Maladies extrinsèques de la moelle épinière,* par G. GUINON. — *Maladies des méninges,* par G. GUINON. — *Syphilis des centres nerveux,* par H. LAMY.

**Tome X.** 1 vol. grand in-8° avec figures dans le texte. (*Sous presse.*)

**giosum.** — **Morve et Farcin.** — **Mycosis fongoïde.** — **Nævi.** — **Nodosités cutanées.** — **Œdème.** — **Ongles.** — **Maladie de Paget.** — **Papillomes.** — **Pelade.** — **Pellagre.** — **Pemphigus.** — **Perlèche.** — **Phtiriase.** — **Pian.** — **Pityriasis, etc.**

Tome IV. Avec 213 figures et 25 planches.   **40** fr.

**Poils.** — **Porokératose.** — **Prurigo.** — **Prurit.** — **Psoriasis.** — **Psorospermose.** — **Purpura.** — **Rhinosclérome.** — **Rupia.** — **Sarcomes.** — **Sclérodermie.** — **Séborrhée.** — **Séborrhéides.** — **Sensibilité.** — **Sudoripares (Glandes).** — **Tatouages.** — **Telangiectasie.** — **Tokelau.** — **Trichophytie.** — **Trophonévroses.** — **Tuberculoses** — **Tumeurs.** — **Ulcères de jambes.** — **Ulcères des pays chauds.** — **Urticaire.** — **Urticaire pigmentaire.** — **Vergetures.** — **Verrues.** — **Vitiligo.** — **Xanthomes.** — **Xeroderma.** — **Zona.**

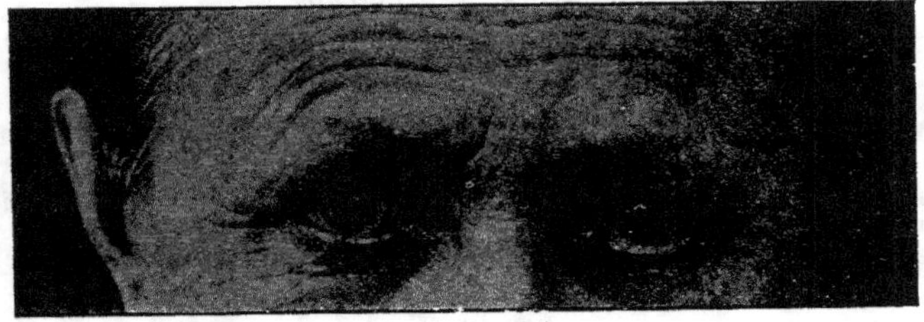

*Vient de paraître :*

# Thérapeutique ▧ ▧ ▧ ▧ ▧ ▧ ▧ ▧
# ▧▧▧ ▧ des Maladies de la Peau

PAR

## Le D^r LEREDDE

DIRECTEUR DE L'ÉTABLISSEMENT DERMATOLOGIQUE DE PARIS

1 volume in-8°, de 700 pages. . . . . . . . . . . . . . . . . **10** fr.

# Cours de Dermatologie exotique
## Par E. JEANSELME

Professeur agrégé à la Faculté de médecine de Paris, Médecin des Hôpitaux.

1 vol. in-8°, avec 5 cartes et 108 figures en noir et en couleurs.   **10** fr.

# Trypanosomes et Trypanosomiases

PAR

### A. LAVERAN                     F. MESNIL
Membre de l'Institut et de l'Académie            Chef de Laboratoire à l'Institut Pasteur.
de médecine.

1 vol. in-8° de 418 pages, avec 61 figures et 1 planche en couleurs. . . .  **10** fr.

# Traité

# de Chirurgie

Publié sous la direction

DE MM.

**SimoN DUPLAY**
Professeur de Clinique chirurgicale à la Faculté
de médecine de Paris
Chirurgien de l'Hôtel-Dieu
Membre de l'Académie de médecine

**PAUL RECLUS**
Professeur agrégé à la Faculté de médecine
Chirurgien des hôpitaux
Membre de l'Académie de médecine

PAR MM.

BERGER — BROCA — Pierre DELBET — DELENS — DEMOULIN
J.-L. FAURE — FORGUE — GÉRARD-MARCHANT
HARTMANN — HEYDENREICH — JALAGUIER — KIRMISSON — LAGRANGE
LEJARS — MICHAUX — NÉLATON
PEYROT — PONCET — QUÉNU — RICARD — RIEFFEL — SEGOND
TUFFIER — WALTHER

DEUXIÈME ÉDITION, ENTIÈREMENT REFONDUE
8 volumes grand in-8° avec nombreuses figures dans le texte. . . **150 fr.**

**TOME PREMIER.** 1 vol. grand in-8° de 912 pages avec 218 figures.  **18 fr.**

Reclus. Inflammations. — Traumatismes. — Maladies virulentes. — **Broca.** Peau et tissu cellulaire sous-cutané. — **Quénu.** Des tumeurs. — **Lejars.** Lymphatiques, muscles, synoviales tendineuses et bourses séreuses.

**TOME II.** 1 vol. grand in-8° de 996 pages avec 361 figures . . .  **18 fr.**

Lejars. Nerfs. — **Michaux.** Artères. — **Quénu.** Maladie des veines. — **Ricard et Demoulin.** Lésions traumatiques des os. — **Poncet.** Affections non-traumatiques des os.

**TOME III.** 1 vol. grand in-8° de 940 pages avec 285 figures. . .  **18 fr.**

Nélaton. Traumatismes, entorses, luxations, plaies articulaires. — **Lagrange.** Arthrites infectieuses et inflammatoires. — **Quénu.** Arthropathies. Arthrites sèches. Corps étrangers articulaires. — **Gérard-Marchant.** Crâne. — **Kirmisson.** Rachis — **S. Duplay.** Oreilles et Annexes.

**TOME IV.** 1 fort vol. de 896 pages, avec 354 figures. . . . . . .  **18 fr.**

Delens. Œil et annexes. — **Gérard-Marchant.** Nez, fosses nasales, pharynx nasal et sinus. — **Heydenreich.** Mâchoires.

**TOME V.** 1 fort vol. de 948 pages, avec 187 figures. . . . . . .  **20 fr.**

Broca. Vices de développement de la face et du cou. Face, lèvres, cavité buccale, gencives, langue, palais et pharynx. — **Hartmann.** Plancher buccal, glandes salivaires, œsophage et larynx. — **Broca.** Corps thyroïde. — **Walther.** Maladies du cou. — **Peyrot.** Poitrine. — **Delbet.** Mamelle.

TOME VI. 1 fort vol. de 1127 pages, avec 218 figures. . . . . . **20** fr.

**Michaux.** Parois de l'abdomen. — **Berger.** Hernies. — **Jalaguier.** Contusions et plaies de l'abdomen. — Lésions traumatiques et corps étrangers de l'estomac et de l'intestin. — **Hartmann.** Estomac. — **Jalaguier.** Occlusion intestinale. Péritonites. Appendicite. — **Faure et Rieffel.** Rectum et Anus. — **Quénu.** Mésentère. Rate. Pancréas. — **Segond.** Foie.

TOME VII. 1 fort vol. de 1272 pages, avec 297 figures dans le texte. **25** fr.

**Walther.** Bassin. — **Rieffel.** Affections congénitales de la région sacro-coccygienne. — **Tuffier.** Rein. Vessie. Uretères. Capsules surrénales. — **Forgue.** Urètre et prostate. — **Reclus.** Organes génitaux de l'homme.

TOME VIII. 1 fort vol. de 971 pages, avec 163 figures dans le texte. **20** fr.

**Michaux.** Vulve et Vagin. — **Pierre Delbet.** Maladies de l'utérus. — **Segond.** Annexes de l'utérus, ovaires, trompes, ligaments larges, péritoine pelvien. — **Kirmisson.** Maladies des membres.

TABLE ALPHABÉTIQUE des 8 volumes du *Traité de Chirurgie.*

# Traité de Technique ✦ ✦ ✦ ✦ ✦

# ✦ ✦ ✦ ✦ ✦ ✦ ✦ ✦ ✦ ✦ ✦ ✦ Opératoire

PAR MM.

**Ch. MONOD**
Professeur agrégé
à la Faculté de Médecine de Paris
Chirurgien de l'Hôpital Saint-Antoine
Membre de l'Académie de Médecine

**J. VANVERTS**
Ancien interne
Lauréat des Hôpitaux de Paris
Chef de Clinique
à la Faculté de Médecine de Lille

*2 vol. gr. in-8°, formant ensemble* 1960 *p. et illustrés de* 1908 *fig.* **40** *fr*

**Tome I** : 1° *Méthodes et procédés de l'asepsie et de l'antisepsie, moyens de réunion et d'hémostase, anesthésie;* 2° *Opérations sur les divers tissus;* 3° *Opérations sur les* **membres,** le **crâne** et l'**encéphale,** le *rachis* et la *moelle,* l'*appareil visuel,* le *nez,* les *fosses nasales,* les **sinus** de la *face,* le *naso-pharynx,* l'*oreille,* le *cou,* le *thorax,* le *sein.*

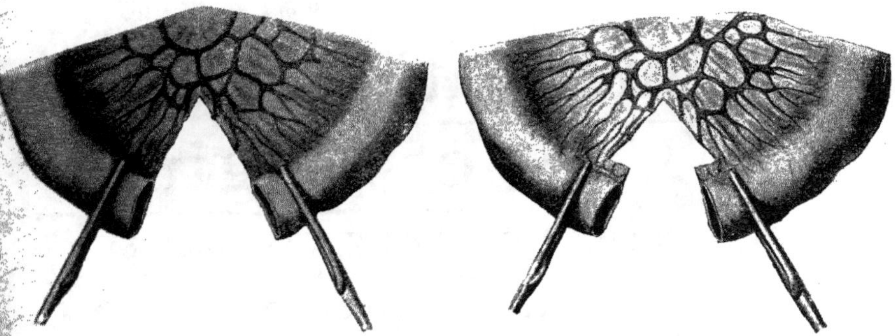

Tome II. Fig. 260 et 261. Résection du mésentère.

**Tome II** : *Opérations sur* la *bouche,* les *glandes salivaires,* le *pharynx,* l'*œsophage,* l'*estomac,* l'*intestin,* le *rectum* et l'*anus,* le *foie,* les *voies biliaires,* la *rate,* le *rein,* l'*uretère,* la *vessie,* l'*urètre,* les *organes génitaux de l'homme et de la femme.*

# Traité
# de Physiologie

PAR

**J.-P. MORAT**
PROFESSEUR A L'UNIVERSITÉ DE LYON

**Maurice DOYON**
PROFESSEUR AGRÉGÉ A LA FACULTÉ DE MÉDECINE
DE LYON

*5 vol. grand in-8°, avec fig. en noir et en couleurs dans le texte. En souscription (juin 1904).* **60** *fr.*

I. — **Fonctions élémentaires.** — II. — **Fonctions d'innervation.** — III. — **Fonctions de nutrition.** — Circulation; calorification. — IV. — **Fonctions de nutrition (suite).** — Digestion; absorption; respiration; excrétion. — V. — **Fonctions de relation.** — **Fonctions de reproduction.**

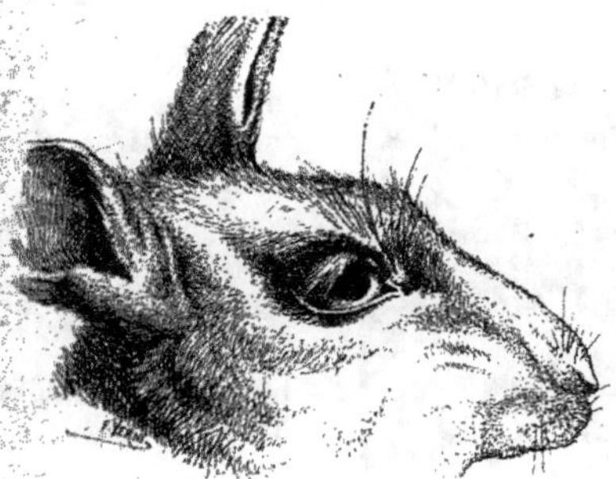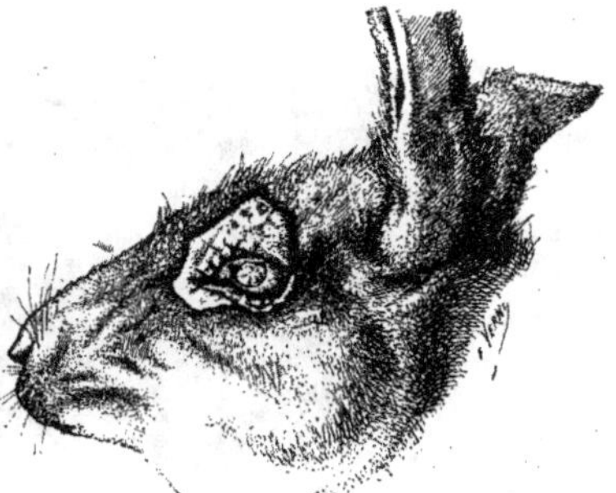

Tome II. Fig. 136. Troubles trophiques après section du sympathique cervical.

Chaque volume sera vendu séparément. — Toutefois, les éditeurs acceptent jusqu'à nouvel ordre, **au prix à forfait de 60 francs,** des souscriptions à l'ouvrage **complet.** — Les souscripteurs payeront en retirant chaque volume le prix marqué; mais le tome V et dernier leur sera fourni gratuitement ou à un prix tel qu'ils n'aient, en aucun cas, payé plus de 60 francs pour le total de l'ouvrage.

## *Volumes publiés :*

TOME I. — **Fonctions élémentaires.** — Prolégomènes, contraction, par J.-P. MORAT. — Sécrétion, milieu intérieur, par M. DOYON. 1 vol. grand in-8°, avec 194 figures noires et en couleurs. . . . . . . . . . . . . . . . . . . . . . . **15** fr.

TOME II. — **Fonctions d'innervation,** par J.-P. MORAT. 1 vol. grand in-8°, avec 263 figures noires et en couleurs. . . . . . . . . . . . . . . . . . . . . **15** fr.

TOME III. — **Fonctions de nutrition.** — Circulation, par M. DOYON ; Calorification, par J.-P. MORAT. 1 vol. grand in-8°, avec 173 figures noires et en couleurs. . **12** fr.

TOME IV. — **Fonctions de nutrition** (*suite et fin*). — Respiration; excrétion, par J.-P. MORAT; Digestion; absorption, par M. DOYON. 1 vol. grand in-8°, avec 167 figures en noir et en couleurs . . . . . . . . . . . . . . . . . . . . . . . **12** fr.

*Sous presse :* TOME V et dernier. — **Fonctions de relation et de reproduction.**

C'est un grand traité de physiologie, tel qu'il n'en était pas paru depuis la troisième édition (1888) de l'ouvrage classique de Beaunis, que les auteurs ont eu le courage d'entreprendre et qu'ils mèneront certainement à bien, si l'on en juge par le remarquable spécimen qui forme le premier volume.

E. GLEY (*Archives de physiologie*).

# Traité
de
# Physique Biologique

PUBLIÉ SOUS LA DIRECTION DE MM.

**D'ARSONVAL**
Professeur au Collège de France
Membre de l'Institut et de l'Académie de médecine.

**CHAUVEAU**
Professeur au Muséum d'histoire naturelle
Membre de l'Institut et de l'Académie de médecine.

**GARIEL**
Ingénieur en chef des Ponts et Chaussées
Professeur à la Faculté de médecine de Paris
Membre de l'Académie de médecine.

**MAREY**
Professeur au Collège de France
Membre de l'Institut et de l'Académie de médecine.

SECRÉTAIRE DE LA RÉDACTION
**M. WEISS**
Ingénieur des Ponts et Chaussées
Professeur agrégé à la Faculté de médecine de Paris.

Tome II. Fig. 103. — Buste de CLAUDE BERNARD
éclairé à la lumière des microbes photogènes.

TOME I. — **Mécanique, Actions moléculaires, Chaleur.**

1 volume in-8° de 1150 pages avec 591 figures dans le texte.
**25 fr.**

TOME II. — **Radiations, Optique.**

1 volume in-8° de 1160 pages avec figures dans le texte
**25 fr.**

TOME III. — **Électricité, Acoustique** (*Sous presse*).

CONDITIONS
DE LA
PUBLICATION :

Le **Traité de Physique Biologique** sera publié en trois volumes : Tome I. *Mécanique: Actions moléculaires. Chaleur.* — Tome II. *Radiations. Optique.* — Tome III. *Électricité. Acoustique.* — Chaque volume sera vendu séparément.

Les tomes I et II sont vendus **25** fr. chacun. On souscrit dès maintenant à l'ouvrage complet au prix de **70** fr. — Ce prix restera tel jusqu'à la publication du tome III.

*Vient de paraître :*

# Traité d'Anatomie ✦ ✦ ✦
## ✦ ✦ ✦ ✦ ✦ ✦ ✦ ✦ ✦ Pathologique
### GÉNÉRALE

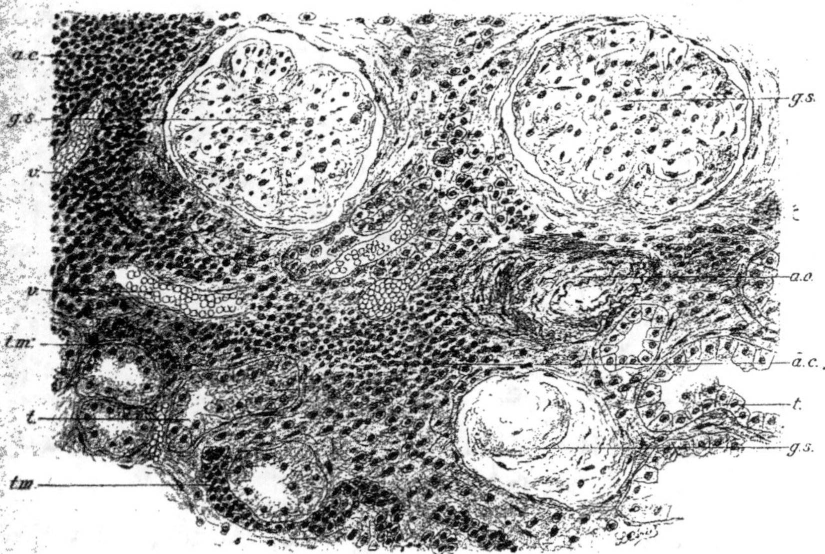



Fig. 60. — Néphrite chronique avec détails des lésions sur un point limité.

PAR

## R. TRIPIER
Professeur d'anatomie pathologique à la Faculté de Médecine
de l'Université de Lyon

**1 vol. grand in-8° avec 239 figures en noir et en couleurs.  25 fr.**

Ce livre est le produit de longues études qui correspondent à 20 années d'enseignement de l'anatomie pathologique. Ayant rempli les fonctions de médecin dans les hôpitaux et tout d'abord étudié l'anatomie pathologique plus particulièrement dans ses rapports avec la clinique, l'auteur n'a jamais perdu de vue ce but essentiellement pratique. 239 figures, dont un grand nombre en couleurs, exclusivement exécutées sous la direction de l'auteur, illustrent ce traité et complètent l'exposé des lésions. Ce livre qui s'adresse aux étudiants et aux savants sera également précieux pour les praticiens soucieux de se tenir au courant.

**CINQUIÈME ÉDITION REVUE ET AUGMENTÉE**

DU

# Traité élémentaire ▨ ▨ ▨ ▨ ▨ ▨ ▨ ▨ ▨ ▨ ▨
# ▨ ▨ ▨ ▨ ▨ ▨ de Clinique Thérapeutique

PAR

**Le Dʳ Gaston LYON**

Ancien chef de clinique médicale à la Faculté de médecine de Paris

1 vol. grand in-8° de 1654 pages, relié peau. . . . . . . . . . . . . . . **25 fr.**

# Formulaire Thérapeutique ▨ ▨ ▨ ▨ ▨ ▨

PAR MM.

**G. LYON**                    et                    **P. LOISEAU**

Ancien interne des Hôpitaux                    Ancien interne des Hôpitaux
Ancien chef de-clinique                    Ancien Préparateur
a la Faculté de Médecine                    à l'École supérieure de Pharmacie

AVEC LA COLLABORATION DE

**E. LACAILLE**

Assistant à la Clinique médicale de la Faculté de l'Hôtel-Dieu

**M. MARCHAIS**    |    **Paul-Émile LEVY**

Anciens internes des hôpitaux de Paris

**TROISIÈME ÉDITION REVUE**

1 vol. in-18 tiré sur papier indien très mince, relié maroquin souple. . . . . . . . . . . . **6 fr.**

# Les Maladies du Cuir chevelu ▨ ▨ ▨ ▨

**par le Dʳ R. SABOURAUD**

Chef du laboratoire de la Ville de Paris à l'hôpital Saint-Louis

**I. Maladies Séborrhéiques. — Séborrhée, Acnés, Calvitie**

1 vol. in-8°, avec 91 figures dans le texte dont 40 aquarelles en couleurs . . . . . . . **10 fr.**

**I. Maladies Desquamatives**

## Pytiriasis et Alopécies pelliculaires

1 vol. in-8° avec 122 figures dans le texte en noir et en couleurs. . . . . . . . . . **22 fr.**

## COMMENTAIRE ADMINISTRATIF ET TECHNIQUE

De la Loi du 15 Février 1902

RELATIVE A LA

# Protection de la Santé publique ▨ ▨

PAR MM.

**Le Dʳ A.-J. MARTIN**                    et                    **Albert BLUZET**

Inspecteur général de l'Assainissement                    Docteur en Droit
Chef des services techniques du Bureau                    Rédacteur principal au Bureau de l'Hygiène
d'Hygiène de la Ville de Paris                    au Ministère de l'Intérieur

Un vol. in-8° de 480 pages avec une *table alphabétique*. Broché, 7 fr. **50**; cartonné toile. **8 fr. 50**

# COLLECTION DE PLANCHES MURALES

DESTINÉES A

# L'Enseignement
## de la Bactériologie

### Publiées par l'INSTITUT PASTEUR DE PARIS

Cette collection touche comme principaux sujets : charbon, rouget, choléra des poules, pneumonie, lèpre, suppuration, peste, gonocoque, choléra, fièvre typhoïde, morve, tuberculose, lèpre, actinomycose, diphtérie, tétanos, etc., et les maladies à protozoaires : coccidies, paludisme, maladie de la mouche tsé-tsé, trypanosomes, etc.

**Conditions de la Publication.** — La collection comprend actuellement 65 planches du format 80×62 centimètres, tirées en couleurs sur papier toile très fort, munies d'œillets permettant de les suspendre sur deux pitons et réunies dans un carton disposé spécialement à cet effet. *Elle est accompagnée d'un texte explicatif rédigé en trois langues (français, allemand, anglais).* **Prix : 250 francs** (port en sus). (*Les planches ne sont pas vendues séparément.*)

# CLINIQUE MÉDICALE LAËNNEC

## PLANCHES MURALES
### DESTINÉES A L'ENSEIGNEMENT
## de l'Hématologie
## et de la Cytologie

### PUBLIÉES SOUS LA DIRECTION
DE

**L. LANDOUZY**          et          **M. LABBÉ**
Professeur de Clinique                   Chef de Laboratoire

**SANG NORMAL, SANG PATHOLOGIQUE, SERUM, CYTODIAGNOSTIC**

La collection comprend 15 planches du format 80×62 centimètres, tirées en couleurs sur papier toile très fort, munies d'œillets permettant de les suspendre sur deux pitons et réunies dans un carton disposé à cet effet. *Elle est accompagnée d'un texte explicatif en trois langues (français, allemand, anglais).*

**Prix de la Collection : 60 francs** (port en sus). (*Les planches ne sont pas vendues séparément.*)

**ACHARD.** — *Nouveaux procédés d'exploration.* Leçons professées à la Faculté de médecine de Paris, par Ch. Achard, agrégé, médecin de l'hôpital Tenon, recueillies et rédigées par P. Sainton et M. Lœper. *Deuxième édition, revue et augmentée.* 1 vol. grand in-8°, avec figures en noir et en couleurs . **8 fr.**

**ALBARRAN ET IMBERT.** — *Les Tumeurs du Rein,* par MM. J. Albarran, professeur agrégé à la Faculté de Médecine de Paris et L. Imbert, professeur agrégé à la Faculté de Médecine de Montpellier. 1 vol. grand in-8° avec 106 figures dans le texte, en noir et en couleurs . . . . . . . . . . . . . . . **20 fr.**

**BOREL.** — *Choléra et Peste dans le Pèlerinage musulman. Étude d'Hygiène internationale,* par le Dʳ Frédéric Borel, médecin sanitaire maritime, ancien médecin de l'Administration sanitaire de l'Empire ottoman. 1 vol. in-8°. **4 fr.**

**BRISSAUD.** — *Leçons sur les maladies nerveuses* (Salpêtrière, 1893-1894), par le professeur Brissaud, recueillies et publiées, par Henry Meige. 1 vol. in-8° avec 240 fig. . . . . . . . . . . . . . . . . . . . . . . . . . . . **18 fr.**

— *Leçons sur les maladies nerveuses* (*Deuxième série* ; hôpital Saint-Antoine), par le professeur Brissaud, recueillies et publiées, par Henry Meige. 1 vol. in-8° avec 165 figures . . . . . . . . . . . . . . . . . . . . . . . **15 fr.**

**BROCA.** — *Leçons cliniques de Chirurgie infantile,* par A. Broca, chirurgien de l'Hôpital Tenon (Enfants Malades), professeur agrégé.
    Tome I. 1 vol. in-8° broché, avec 75 figures et 6 planches hors texte en photocollographie . . . . . . . . . . . . . . . . . . . . . . . **10 fr.**
    Tome II. 1 vol. in-8° avec figures.

**CHARRIN.** — *Leçons de pathogénie appliquée. Clinique médicale, Hôtel-Dieu* (1895-1896), par A. Charrin, professeur agrégé, médecin des hôpitaux, assistant au Collège de France. 1 vol. in-8° . . . . . . . . . . . . . . . . . . **6 fr.**

— *Les Défenses naturelles de l'organisme : Leçons professées au Collège de France,* par A. Charrin. 1 vol. in-8°. . . . . . . . . . . . . . . . . **6 fr.**

**DEGUY ET WEILL.** — *Manuel pratique du traitement de la diphtérie* (*Sérothérapie, Tubage, Trachéotomie*), par Deguy, chef du laboratoire à l'hôpital des Enfants, et Benjamin Weill, moniteur à l'hôpital des Enfants-Malades. Introduction par A.-B. Marfan, 1 vol. in-8° br., avec figures . . . . . **6 fr.**

**DIEULAFOY.** — *Clinique médicale de l'Hôtel-Dieu de Paris,* par le Professeur G. Dieulafoy, 4 vol. gr. in-8°, avec figures dans le texte.
    I. 1896-1897. 1 vol. in-8° . . . . . . . . . . . . . . . . . . . . **10 fr.**
    II. 1897-1898. 1 vol. in-8° . . . . . . . . . . . . . . . . . . . . **10 fr.**
    III. 1898-1899. 1 vol. in-8° . . . . . . . . . . . . . . . . . . . . **10 fr.**
    IV. 1900-1901. 1 vol. in-8° . . . . . . . . . . . . . . . . . . . . **10 fr.**

**DUCLAUX.** — *Pasteur. Histoire d'un esprit,* par E. Duclaux, membre de l'Institut, directeur de l'Institut Pasteur, 1 vol. gr. in-8°, avec 22 figures. . . **5 fr.**

— *Traité de microbiologie,* par E. Duclaux. 7 volumes.
    Tome I. *Microbiologie générale.* — Tome II. *Diastases, toxines et venins.* — Tome III. *Fermentation alcoolique.* — Tome IV. *Fermentations variées des diverses substances ternaires.* Chaque volume gr. in-8° avec figures. **15 fr.**

**DUPLAY.** — *Cliniques chirurgicales de l'Hôtel-Dieu,* par Simon Duplay, professeur à la Faculté de médecine de Paris, membre de l'Académie de médecine, recueillies et publiées par les Dʳˢ M. Cazin et L. Clado.
    1ʳᵉ série. 1 vol. in-8°, avec figures dans le texte . . . . . . . . . . **7 fr.**
    2ᵉ série. 1 vol. in-8°, avec figures dans le texte. . . . . . . . . . **8 fr.**
    3ᵉ série. 1 vol. in-8°, avec figures dans le texte. . . . . . . . . . **8 fr.**

**DUVAL.** — *Précis d'histologie,* par M. Mathias Duval, professeur à la Faculté de médecine de Paris, membre de l'Académie de médecine. *Deuxième édition revue et augmentée.* 1 vol. gr. in-8°, avec 427 figures dans le texte. . . **18 fr.**

**FARABEUF.** — *Précis de Manuel opératoire,* par L.-H. Farabeuf, professeur à la Faculté de médecine de Paris, membre de l'Académie de médecine. *Nouvelle édition.* 1 volume in-8°, avec 799 figures dans le texte. . . . . . . . . **16 fr.**

**GAUTIER (A.).** — ***Cours de Chimie minérale et organique***, par M. Arm. Gautier, membre de l'Institut, professeur à la Faculté de médecine de Paris. *Deuxième édition*, revue et mise au courant. 2 vol. grand in-8°, avec figures.

    I. *Chimie minérale.* 1 vol. grand in-8°, avec 244 figures dans le texte.   **16 fr.**
    II. *Chimie organique.* 1 vol. grand in-8°, avec 72 figures. . . . . . . **16 fr.**

— ***Leçons de Chimie biologique normale et pathologique.*** *Deuxième édition*, publiée avec la collaboration de M. Arthus, professeur de physiologie à l'Université de Fribourg. 1 vol. in-8°, avec 110 figures. . . . . . . . . . . **18 fr.**

**GRASSET.** — ***Consultations médicales sur quelques maladies fréquentes*** par le D<sup>r</sup> Grasset, professeur à l'Université de Montpellier. *Cinquième édition, revue et considérablement augmentée.* 1 vol. in-16, reliure souple. . . .   **5 fr.**

— ***Leçons de Clinique médicale***, faites à l'hôpital Saint-Éloi de Montpellier, par le D<sup>r</sup> J. Grasset, professeur de clinique médicale à l'Université de Montpellier.

    1<sup>re</sup> série (1886-1890). 1 vol. in-8°, avec 10 planches. . . . . . . . . . **12 fr.**
    2<sup>e</sup> série (1890-1895). 1 vol. in-8°, avec 10 planches lithographiées . **12 fr.**
    3<sup>e</sup> série (novembre 1895-mars 1898). 1 vol. in-8° de VII-826 pages, avec 20 planches hors texte, dont 10 en couleurs et 6 en phototypie . . . **15 fr.**

**HAYEM.** — ***Leçons sur les maladies du sang*** (*Clinique de l'hôpital Saint-Antoine*), par Georges Hayem, professeur, médecin des hôpitaux, membre de l'Académie de médecine, recueillies par MM. E. Parmentier et R. Bensaude, 1 vol. in-8°, avec 4 planches en couleurs. . . . . . . . . . . . . . **15 fr.**

**JAVAL.** — ***Entre aveugles*** : *Conseils à l'usage des personnes qui viennent de perdre la vue*, par le D<sup>r</sup> Émile Javal, membre de l'Académie de médecine. 1 vol. in-16 avec frontispice. . . . . . . . . . . . . . . . . . . . **2 fr. 50**

**KIRMISSON.** — ***Leçons cliniques sur les maladies de l'appareil locomoteur*** (*os, articulations, muscles*), par le D<sup>r</sup> Kirmisson, professeur à la Faculté de médecine, chirurgien des hôpitaux. 1 vol. in-8°, avec figures . . . . . **10 fr.**

— ***Traité des maladies chirurgicales d'origine congénitale***, par le professeur Kirmisson. 1 vol. in-8°, avec 311 fig. et 2 pl. en couleurs . .   **15 fr .**

— ***Les Difformités acquises de l'Appareil locomoteur pendant l'enfance et l'adolescence***, par le professeur Kirmisson. 1 vol. in-8°, avec 430 figures dans le texte. . . . . . . . . . . . . . . . . . . . . . . . . . . **15 fr.**

**LAVERAN.** — ***Traité du Paludisme***, par A. Laveran, membre de l'Académie de médecine et de l'Institut de France. 1 vol. grand in-8°, avec 27 figures dans le texte et une planche en couleurs . . . . . . . . . . . . . . . . . . **10 fr.**

**LUYS.** — ***La Séparation de l'Urine des Deux Reins***, par Georges Luys, Assistant du Service des Voies Urinaires à l'Hôpital Lariboisière, préface de Henri Hartmann, Professeur agrégé, Chirurgien de l'Hôpital Lariboisière, avec 35 figures dans le texte . . . . . . . . . . . . . . . . . . . . . . **6 fr.**

***Manuel de pathologie externe***, par MM. Reclus, Kirmisson, Peyrot, Bouilly, professeurs agrégés à la Faculté de médecine de Paris, chirurgiens des hôpitaux. Septième édition entièrement refondue, illustrée de nombreuses figures. 4 vol. in-8°, avec figures dans le texte. . . . . . . . . . . . . . . **40 fr.**

    I. *Maladies des tissus et des organes*, par le D<sup>r</sup> P. Reclus.
    II. *Maladies des régions : Tête et Rachis*, par le D<sup>r</sup> Kirmisson.
    III. *Maladies des régions : Poitrine et abdomen*, par le D<sup>r</sup> Peyrot.
    IV. *Maladies des régions : Organes génito-urinaires, membres*, par le D<sup>r</sup> Bouilly.

Chaque volume est vendu séparément . . . . . . . . . . . . . . . **10 fr.**

**MEIGE (HENRY) ET FEINDEL (E.).** — *Les Tics et leur Traitement.* Préface de M. le Professeur BRISSAUD. 1 vol. in-8° de 640 pages . . . . . . . . . . . **6 fr.**

**METCHNIKOFF.** — *L'immunité dans les maladies infectieuses,* par Elie MET-CHNIKOFF, professeur à l'Institut Pasteur, membre étranger de la Société royale de Londres. Un vol. gr. in-8° avec 45 figures en couleurs dans le texte. **12 fr.**

— *Études sur la Nature humaine, essai de philosophie optimiste,* par Elie MET-CHNIKOFF, professeur à l'Institut Pasteur. 1 vol. in-8° avec fig. dans le texte. **6 fr.**

**NOCARD ET LECLAINCHE.** — *Les maladies microbiennes des animaux,* par Ed. NOCARD et E. LECLAINCHE, professeur à l'Ecole de Toulouse. *Troisième édition entièrement refondue et considérablement augmentée.* 2 vol. grand in-8. **22 fr.**

**OLLIER.** — *Traité expérimental et clinique de la régénération des os* et de la production artificielle du tissu osseux, par le Pr OLLIER, professeur de clinique chirurgicale à la Faculté de médecine de Lyon. 2 vol. in-8°, avec figures dans le texte et planches en taille-douce. (Grand prix de chirurgie.). . . . . . **30 fr.**

— *Traité des Résections* et des opérations conservatrices que l'on peut pratiquer sur le système osseux, par le Pr L. OLLIER. 3 vol. . . . . . **50 fr.**

    I. *Introduction. — Résections en général.* 1 vol. in-8°, avec 127 fig. . . . . **16 fr.**
    II. *Résections en particulier. Membre supérieur.* 1 vol. in-8°, avec 156 fig. **16 fr.**
    III. *Résections en particulier. Résections du membre inférieur, tête et tronc.*

    1 vol. in-8°, avec 224 fig. . . . . . . . . . . . . . . . . . . . **22 fr.**

**PANAS.** — *Traité des maladies des yeux,* par PH. PANAS, professeur de clinique ophtalmologique à la Faculté de médecine, chirurgien de l'Hôtel-Dieu, membre de l'Académie de médecine, membre honoraire et ancien président de la Société de chirurgie. 2 vol. gr. in-8°, avec 453 fig. et 7 pl. en coul. Reliés toile. **40 fr.**

— *Leçons de clinique ophtalmologique, professées à l'Hôtel-Dieu,* par PH. PANAS, recueillies et publiées par le Dr A. CASTAN (de Béziers). 1 vol. in-8°, avec figures dans le texte. . . . . . . . . . . . . . . . . . . . . . . . **5 fr.**

**PANAS ET ROCHON-DUVIGNEAUD.** — *Recherches anatomiques et cliniques sur le glaucome et les néoplasmes intra-oculaires,* par le professeur PANAS et le Dr ROCHON-DUVIGNEAUD, ancien chef de clinique de la Faculté. 1 vol. in-8°, avec 41 figures dans le texte. . . . . . . . . . . . . . . . . . . . . . . **7 fr.**

**PETIT.** — *Guide thérapeutique des Infirmeries régimentaires,* par le Dr HENRY PETIT, médecin-major de 1re classe. 1 vol. in-12 de 350 p., cart. toile anglaise. **3 fr. 50**

**PONCET.** — *Traité clinique de l'actinomycose humaine. Pseudo-actinomycoses et botryomycose,* par ANTONIN PONCET, professeur de clinique chirurgicale à l'Université de Lyon, membre correspondant de l'Académie de médecine, et LÉON BÉRARD, chef de clinique chirurgicale à l'Université de Lyon. *Ouvrage couronné par l'Académie de médecine et par l'Institut.* 1 vol. in-8°, avec 45 fig. dans le texte et 4 planches hors texte en couleurs. . . . . . . . **12 fr.**

**PROUST.** *Douze conférences d'hygiène rédigées conformément aux programmes du 12 août 1890,* par A. PROUST. Nouv. éd. 1 vol. in-18, cartonné toile. . . . . . . . . . . . . . . . . . . . . . . . . . . . . . **2 fr. 50**

— *La Défense de l'Europe contre la Peste et la Conférence de Venise de 1897,* par A. PROUST. 1 vol. in-8°, avec fig. et 1 carte en couleurs. . . **9 fr.**

**PRUNIER**. — *Les Médicaments chimiques,* par Léon Prunier, membre de l'Académie de médecine, pharmacien en chef des hôpitaux de Paris, professeur à l'École supérieure de pharmacie.

    I. *Composés minéraux.* 1 vol. grand in-8°, avec 137 fig. dans le texte. . **15 fr.**
    II. *Composés organiques.* 1 vol. grand in-8°, avec 47 fig. dans le texte. **15 fr.**

**QUINTON**. — *L'eau de mer milieu organique. Constance du milieu marin originel comme milieu vital des cellules à travers la série animale,* par René Quinton, Assistant du laboratoire de Physiologie pathologique des Hautes Études au Collège de France. 1 vol. in-8°, broché. . . . . . . . . . . . . . . . . **15 fr.**

**RANVIER**. — *École pratique des Hautes Études. Laboratoire d'histologie du Collège de France.* Travaux publiés sous la direction de L. Ranvier, professeur d'anatomie générale, Membre de l'Institut, avec la collaboration de M. L. Malassez, directeur adjoint, et des répétiteurs et préparateurs du cours.

    Tomes I à XVIII (1884-1900). Chaque vol. in-8° avec pl. hors texte . . **20 fr.**
    Les tomes V et VIII ne se vendent plus séparément.

— *Traité technique d'histologie,* 2° éd., entièrement refondue et corrigée, par M. L. Ranvier. 1 vol. gr. in-8° de 880 p., avec 414 grav. dans le texte et 1 pl. en chromo . . . . . . . . . . . . . . . . . . . . . . . . . . **12 fr.**

**RECLUS**. — *L'anesthésie localisée par la cocaïne,* par le Dr Paul Reclus, professeur agrégé à la Faculté de médecine de Paris, chirurgien de l'hôpital Laënnec, membre de l'Académie de médecine. 1 vol. petit in-8° avec 59 figures dans le texte. . . . . . . . . . . . . . . . . . . . . . . . . . . . . **4 fr.**

**REDARD**. — *Traité pratique des déviations de la colonne vertébrale,* par P. Redard, ancien chef de clinique chirurgicale de la Faculté de médecine de Paris, chirurgien en chef du dispensaire Furtado-Heine, membre correspondant de l'« American Orthopedic Association ». 1 volume grand in-8°, avec 231 figures dans le texte. . . . . . . . . . . . . . . . . . . . . . . . . . . . **12 fr.**

**REGNARD**. — *La Cure d'altitude,* par le Dr Paul Regnard, membre de l'Académie de médecine, professeur de physiologie générale à l'Institut national agronomique, directeur adjoint du laboratoire de physiologie de la Sorbonne. *Deuxième édition.* 1 fort vol. grand in-8°, avec 29 planches hors texte et 110 figures dans le texte, relié toile pleine. . . . . . . . . . . . . . . . . . . . . . **15 fr.**

**RÉNON**. — *Étude sur l'Aspergillose chez les animaux et chez l'homme,* par M. Rénon, ancien interne des hôpitaux de Paris. 1 vol. in-8°, avec figures dans le texte. . . . . . . . . . . . . . . . . . . . . . . . . . . . . . . **5 fr.**

**ROGER**. — *Les maladies infectieuses,* par G.-H. Roger, professeur agrégé à la Faculté de médecine de Paris, médecin de l'hôpital de la porte d'Aubervilliers, membre de la Société de Biologie. 1 vol. in-8° de 1520 pages publié en 2 fascicules avec figures dans le texte. . . . . . . . . . . . . . . . . . . **28 fr.**

**SOULIER** (H.). *Traité de Thérapeutique et de Pharmacologie,* par M. H. Soulier, professeur à la Faculté de médecine de Lyon, membre correspondant de l'Académie de médecine. *Additionné d'un memento formulaire des médicaments nouveaux* (1901). *Ouvrage couronné par l'Académie des sciences et par l'Académie de médecine.* 2 vol. grand in-8°. . . . . . . . . . . . . . **25 fr.**

**THIBIERGE**. — *Syphilis et Déontologie,* par Georges Thibierge, médecin de l'hôpital Broca. 1 vol. in-8° broché. . . . . . . . . . . . . . . . . . . **5 fr.**

**TRABUT**. — *Précis de Botanique médicale,* par L. Trabut, professeur d'histoire naturelle médicale à l'École de médecine d'Alger. *Deuxième édition,* entièrement refondue. 1 vol. in-8°, avec 954 figures. . . . . . . . . . . . . . . **8 fr.**

# Encyclopédie Scientifique ✦ ✦ ✦ ✦ ✦

# ✦ ✦ ✦ ✦ ✦ ✦ ✦ des Aide-Mémoire

Publiée sous la direction de **H. LÉAUTÉ**, Membre de l'Institut

**Au 1ᵉʳ Septembre 1904, 350 VOLUMES publiés**

*Chaque ouvrage forme un vol. petit in-8°, vendu :* Br., **2 fr. 50**. Cart. toile **3 fr.**

## DERNIERS VOLUMES MÉDICAUX PUBLIÉS

## dans la *SECTION DU BIOLOGISTE*

BAZY. — **Maladies des Voies urinaires, Urètre, Vessie**, par le Dʳ Bazy, chirurgien des hôpitaux, membre de la Société de chirurgie. 4 vol.
    I. *Moyens d'exploration et traitement.* 2ᵉ édition. II. *Séméiologie.* III. *Thérapeutique générale. Médecine opératoire.* IV. *Thérapeutique spéciale.*

BERNARD. — **Les Méthodes d'exploration de la perméabilité rénale**, par Léon Bernard, Chef de clinique médicale à la Faculté de Paris.

BODIN. — **Biologie générale des Bactéries**, par E. Bodin, professeur à l'Université de Rennes.

BONNIER. — **L'Oreille**, par Pierre Bonnier. 5 vol.
    I. *Anatomie de l'oreille.* II. *Pathogénie et mécanisme.* III. *Physiologie : Les Fonctions.* IV. *Symptomatologie de l'oreille.* V. *Pathologie de l'oreille.*

BROCQ ET JACQUET. — **Précis élémentaire de Dermatologie**, par MM. Brocq et Jacquet, médecins des hôpitaux de Paris. 2ᵉ édition entièrement revue. 5 vol.
    I. *Pathologie générale cutanée.* II. *Difformités cutanées, éruptions artificielles, dermatoses parasitaires.* III. *Dermatoses microbiennes et néoplasies.* IV. *Dermatoses inflammatoires.* V. *Dermatoses d'origine nerveuse. Formulaire thérapeutique.*

CHATIN. — **La Pelade**, par A. Chatin et F. Trémolières, ancien interne à l'hôpital Saint-Louis.

CHATIN ET CARLE. — **Photothérapie. La lumière, agent biologique et thérapeutique**, par A. Chatin, préparateur chef adjoint du Laboratoire d'Électrothérapie à l'hôpital Saint-Louis, et M. Carle, ancien Chef de clinique des maladies cutanées à la Faculté de Médecine de Lyon.

DELOBEL. — L'**Hygiène scolaire**, par le Dʳ J. Delobel.

FAISANS. — **Maladies des Organes respiratoires. — Méthodes d'Exploration; Signes physiques**, par le Dʳ Léon Faisans, médecin de l'Hôpital de la Pitié. *Troisième édition.*

HÉDON. — **Physiologie normale et pathologique du Pancréas**, par E. Hédon, professeur de physiologie à la Faculté de médecine de Montpellier.

LABIT. — **L'eau potable et les maladies infectieuses**, par le Dʳ H. Labit, Médecin principal de l'Armée.

LAVERAN. — **Prophylaxie du Paludisme**, par A. Laveran, membre de l'Institut et de l'Académie de Médecine.

LEVADITI. — **La Nutrition** dans ses rapports avec l'immunité, par C. Levaditi, lauréat de l'Institut.

MERKLEN. — **Examen et Séméiotique du Cœur**, *signes physiques*, par le Dʳ Pierre Merklen, médecin de l'hôpital Laënnec. *Deuxième édition.*

SERGENT (Edmond et Étienne). — **Moustiques et maladies infectieuses. Guide** *pratique pour l'étude des moustiques*, par les Dʳˢ Edmond et Étienne Sergent, de l'Institut Pasteur de Paris. Avec une Préface du Dʳ E. Roux.

SERGENT ET BERNARD. — **L'Insuffisance surrénale**, par E. Sergent, ancien interne, médaille d'or des Hôpitaux, et L. Bernard, chef de clinique adjoint à la Faculté. *Ouvrage couronné par la Faculté de Médecine de Paris.*

VOUZELLE. — **La Syphilis**, par le Dʳ Vouzelle, ancien interne des hôpitaux. 2 vol.
    I. *Chancre et syphilis secondaire.* II. *Syphilis tertiaire et hérédo-syphilis.*

# Bibliothèque Diamant

DES

## Sciences médicales et biologiques

### A l'usage des Étudiants et des Praticiens

*Cette Collection est publiée dans le format in-16 raisin, avec nombreuses figures dans le texte, cartonnage à l'anglaise, tranches rouges.*

VIENT DE PARAITRE

**QUATORZIÈME ÉDITION**

entièrement refondue et considérablement augmentée du

## MANUEL DE PATHOLOGIE INTERNE

### par Georges DIEULAFOY

Professeur de Clinique médicale à la Faculté de médecine de Paris
Médecin de l'Hôtel-Dieu, membre de l'Académie de médecine

4 *vol.* in-16 *diamant avec figures en noir et en couleurs, cartonnés à l'anglaise,
tranches rouges* . . . . . **32** *fr.*

### DERNIERS VOLUMES PUBLIÉS

**ARTHUS.** — *Éléments de Chimie physiologique,* par Maurice Arthus, professeur de physiologie et de chimie physiologique à l'Université de Fribourg (Suisse). *Quatrième édition revue et augmentée.* 1 vol., avec figures. . . **5 fr.**

— *Éléments de Physiologie,* par Maurice Arthus. 1 vol., avec figures. . **8 fr.**

**BARD.** — *Précis d'anatomie pathologique,* par M. L. Bard, professeur à la Faculté de médecine de Lyon, médecin de l'Hôtel-Dieu. *Deuxième édition, revue et augmentée.* 1 volume, avec 125 figures . . . . . . . . . . . . **7 fr. 50**

**BERLIOZ.** — *Manuel de Thérapeutique,* par le Dr F. Berlioz, professeur à l'Université de Grenoble, avec une préface du professeur Bouchard. *Quatrième édition revue et augmentée.* 1 vol. . . . . . . . . . . . . . . . . . . **6 fr.**

— *Précis de Bactériologie médicale,* par F. Berlioz, avec une préface du professeur Landouzy. 1 vol. avec figures. . . . . . . . . . . . . . **6 fr.**

**BROCA (A.).** — *Précis de Chirurgie cérébrale,* par Aug. Broca, chirurgien de l'hôpital Tenon, professeur agrégé à la Faculté de médecine. 1 vol. avec fig. **6 fr.**

**GILIS.** — *Précis d'Embryologie, adapté aux sciences médicales,* par Paul Gilis, professeur agrégé à la Faculté de médecine de Montpellier, avec une préface de M. le professeur Mathias Duval. 1 vol., avec 175 figures. . . . . . . **6 fr.**

**LAUNOIS.** — *Manuel d'Anatomie microscopique et d'Histologie,* par M. P.-E. Launois, professeur agrégé à la Faculté de médecine, médecin des hôpitaux. Préface de M. le professeur Mathias Duval. *Deuxième édition entièrement refondue.* 1 vol., avec 261 figures . . . . . . . . . . . . . . **8 fr.**

**SOLLIER.** — *Guide pratique des maladies mentales (séméiologie, pronostic, indications),* par le Dr Paul Sollier, chef de clinique adjoint des maladies mentales à la Faculté de médecine de Paris. 1 vol. . . . . . . . . . . . . . **5 fr.**

**SPILLMANN ET HAUSHALTER.** — *Manuel de diagnostic médical et d'exploration clinique,* par P. Spillmann, prof. de clinique médicale à la Faculté de médecine de Nancy et P. Haushalter, prof. agrégé. *Quatrième édition entièrement refondue.* 1 vol., avec 89 figures . . . . . . . . . . . . . . . . . . **6 fr.**

**THOINOT ET MASSELIN.** — *Précis de Microbie. Technique et microbes pathogènes,* par M. le Dr L.-H. Thoinot, professeur agrégé à la Faculté de médecine de Paris, médecin des hôpitaux, et E.-J. Masselin, médecin vétérinaire. Ouvrage couronné par la Faculté de médecine (Prix Jeunesse). *Quatrième édition entièrement refondue.* 1 vol., avec figures en noir et en couleurs. . . . . . . **8 fr.**

**WURTZ.** — *Précis de Bactériologie clinique,* par le Dr R. Wurtz, professeur agrégé à la Faculté de médecine de Paris, médecin des hôpitaux. 2e *édition revue et augmentée,* 1 vol., avec tableaux et figures. . . . . . . . . . . . **6 fr.**

# BIBLIOTHÈQUE
# d'Hygiène thérapeutique

DIRIGÉE PAR

## Le Professeur PROUST

Membre de l'Académie de médecine, Médecin de l'Hôtel-Dieu,
Inspecteur général des Services sanitaires.

Chaque volume in-16, cartonné toile, tranches rouges, **4** fr.

**L'Hygiène du Goutteux** (*Deuxième édition*), par le Professeur PROUST et
A. MATHIEU, médecin de l'hôpital Andral.

**L'Hygiène de l'Obèse,** par le Professeur PROUST et A. MATHIEU.

**L'Hygiène des Asthmatiques,** par E. BRISSAUD, professeur à la Faculté de
Paris, médecin de l'hôpital Saint-Antoine.

**L'Hygiène du Syphilitique,** par H. BOURGES, préparateur au laboratoire
d'hygiène de la Faculté de médecine.

**Hygiène et thérapeutique thermales,** par G. DELFAU, ancien interne des
hôpitaux de Paris.

**Les Cures thermales,** par G. DELFAU, ancien interne des hôpitaux de Paris.

**L'Hygiène du Neurasthénique** (*Deuxième édition*), par le Professeur PROUST
et G. BALLET, professeur agrégé, médecin des hôpitaux de Paris.

**L'Hygiène des Albuminuriques,** par le D<sup>r</sup> SPRINGER, chef du laboratoire
de la Faculté de médecine à l'hôpital de la Charité.

**L'Hygiène des Tuberculeux,** par le D<sup>r</sup> CHUQUET, ancien interne des hôpitaux
de Paris, médecin consultant à Cannes, avec une préface du D<sup>r</sup> DAREMBERG.

**Hygiène et thérapeutique des maladies de la bouche,** par le D<sup>r</sup> CRUET,
dentiste des hôpitaux de Paris, avec une préface du Professeur LANNELONGUE.

**L'Hygiène des Diabétiques,** par le Professeur PROUST et A. MATHIEU, médecin de l'hôpital Andral.

**L'Hygiène des maladies du cœur,** par le D<sup>r</sup> VAQUEZ, professeur agrégé à
la Faculté, médecin des hôpitaux, avec une préface du Professeur POTAIN.

**L'Hygiène du Dyspeptique,** par le D<sup>r</sup> LINOSSIER, professeur agrégé à la Faculté de médecine de Lyon, membre correspondant de l'Académie de médecine.

**Hygiène thérapeutique des Maladies des fosses nasales,** par MM. les
D<sup>rs</sup> LUBET-BARBON et R. SARREMONE.

# Traité d'Hygiène

## par A. PROUST

Professeur d'hygiène de la Faculté de médecine de l'Université de Paris
Membre de l'Académie de médecine, Inspecteur général des services sanitaires

**Troisième Édition revue et considérablement augmentée**

*Avec la collaboration de*

**A. NETTER**                    ET                    **H. BOURGES**
Professeur agrégé à la Faculté                    Chef du laboratoire d'hygiène à la Faculté
Médecin de l'hôpital Trousseau                    Auditeur au Comité consultatif d'hygiène publique

OUVRAGE COURONNÉ PAR L'INSTITUT ET LA FACULTÉ DE MÉDECINE

1 fort volume in-8°, avec figures et cartes . . . . . . . . . . . . . . **25 fr.**

# L'ŒUVRE MÉDICO-CHIRURGICAL

### Dr CRITZMAN, directeur

---

# SUITE DE MONOGRAPHIES CLINIQUES

## SUR LES QUESTIONS NOUVELLES

### En Médecine, en Chirurgie et en Biologie

**La science** médicale réalise journellement des progrès incessants. Les traités de médecine et de **chirurgie** auront toujours grand'peine à se tenir au courant. C'est pour obvier à ce grave incon-**vénient** que nous avons fondé ce recueil de Monographies, avec le concours des savants et des **praticiens** les plus autorisés.

*Chaque monographie est vendue séparément.* . . . . . . . . . . . . . . . . . . . . . . **1** fr. **25**

**Il est accepté** des abonnements pour une série de 10 Monographies consécutives au prix à forfait **et payable** d'avance, de **10** francs pour la France et **12** francs pour l'étranger (port compris).

### MONOGRAPHIES EN VENTE (Septembre 1904).

2. **Le Traitement du mal de Pott**, par A. Chipault, de Paris.
4. **L'Hérédité normale et pathologique**, par le prof. Ch. Debierre, de Lille.
5. **L'Alcoolisme**, par Jaquet, privat-docent à l'Université de Bâle.
6. **Physiologie et pathologie des sécrétions gastriques**, par A. Verhaegen.
7. **L'Eczéma**, *maladie parasitaire*, par Leredde.
8. **La Fièvre jaune**, par Sanarelli, de Montevideo.
9. **La Tuberculose du rein**, par Tuffier, prof. agr., chir. de l'hôp. de la Pitié.
10. **L'Opothérapie.** *Traitement de certaines maladies par des extraits d'organes animaux*, par le prof. A. Gilbert et L. Carnot.
11. **Les Paralysies générales progressives**, par M. Klippel.
12. **Le Myxœdème**, par G. Thibierge.
13. **La Néphrite des saturnins**, par H. Lavrand.
15. **Le Pronostic des tumeurs**, *basé sur la recherche du glycogène*, par A. Brault.
16. **La Kinésithérapie gynécologique.** *Traitement des maladies des femmes par le massage et la gymnastique (système de Brandt)*, par H. Stapfer.
17. **De la Gastro-entérite aiguë des nourrissons**, par A. Lesage, méd. des hôp.
18. **Traitement de l'Appendicite**, par Félix Legueu, prof. agr., chir. des hôp.
19. **Les lois de l'Energétique dans le régime du diabète sucré**, par E. Dufourt.
20. **La Peste** (*Epidémiologie, Bactériologie. Prophylaxie. Traitement*), par H. Bour-**ges**, chef du laboratoire d'hygiène à la Faculté de médecine de Paris.
21. **La Moelle osseuse à l'état normal et dans les infections**, par G.-H. Roger.
23. **L'Exploration clinique des fonctions rénales par l'élimination provoquée**, par Ch. Achard, prof. agr. à la Faculté, méd. des hôp. et J. Castaigne.
24. **L'Analgésie chirurgicale**, par voie rachidienne (injections sous-arachnoïdiennes de cocaïne), par Tuffier, prof. agr. à la Faculté de Paris, chir. des hôp.
25. **L'Asepsie opératoire**, par MM. Pierre Delbet, prof. agr. à la Faculté de Paris, chir. des hôp., et Louis Bigeard, chef de clinique chirurgicale adjoint.
26. **Anatomie chirurgicale et médecine opératoire de l'Oreille moyenne** par Broca, prof. agr. à la Faculté de Paris, chir. des hôp.
27. **Traitements modernes de l'hypertrophie de la prostate**, par E. Desnos.
28. **La Gastro-entérostomie** (Indications, Procédés d'investigation et procédés opératoires, Résultats). par les Professeurs Roux et Bourget (de Lausanne).
29. **Les Ponctions rachidiennes accidentelles** et les complications des plaies pénétrantes du rachis, par E. Mathieu, directeur du Val-de-Grâce.
30. **Le Ganglion lymphatique**, par M. Dominici.
31. **Les Leucocytes.** *Technique (Hématologie, cytologie)*, par M. le prof. Courmont et F. Montagnard.
32. **La Médication hémostatique**, par le Dr P. Carnot, docteur ès sciences.
33. **L'Elongation trophique.** *Cure radicale des maux perforants, ulcères vari-queux, etc., par l'élongation des nerfs*, par le Dr A. Chipault, de Paris.
34. **Le Rhumatisme tuberculeux** (*pseudo-rhumatisme d'origine bacillaire*), par le professeur Antonin Poncet et Maurice Mailland.
35. **Les Consultations de nourrissons**, par Ch. Maygrier, agrégé.
36. **La Médication phosphorée**, par le professeur Gilbert et le Dr Posternak.
37. **Pathogénie et traitement des névroses intestinales**, *en particulier de la « Colite » ou entéro névrose muco-membraneuse*, par le Dr Gaston Lyon.
38. **De l'Enucléation des fibromes utérins**, par Th. Tuffier, professeur agrégé, chirurgien de l'hôpital Tenon.

# Annales Médico=Psychologiques

**(ORGANE DE LA SOCIÉTÉ MÉDICO-PSYCHOLOGIQUE)**

JOURNAL DESTINÉ A RECUEILLIR TOUS LES DOCUMENTS RELATIFS A

## L'Aliénation mentale, aux Névroses et à la Médecine légale des Aliénés

Fondateur : D<sup>r</sup> J. BAILLARGER

RÉDACTEUR EN CHEF : **D<sup>r</sup> ANT. RITTI**, Médecin de la Maison Nationale de Charenton

Les **Annales Médico-Psychologiques** paraissent tous les deux mois par fascic. in-8° d'environ 180 pages

**ABONNEMENT ANNUEL :** PARIS, **20** fr. — DÉPARTEMENTS, **23** fr. — UNION POSTALE, **25** fr.

---

# REVUE NEUROLOGIQUE

## Organe Officiel de la Société de Neurologie de Paris

PUBLIÉE SOUS LA DIRECTION DE

| **E. BRISSAUD** | **P. MARIE** |
|---|---|
| Professeur à la Faculté de Médecine | Professeur agrégé à la Faculté |
| Médecin des hôpitaux de Paris | Médecin des hôpitaux de Paris |

*Secrétaire de la Rédaction :* **D<sup>r</sup> Henry MEIGE**

La **Revue Neurologique** parait le 15 et le 30 de chaque mois dans le format gr. in-8° et forme, chaque année, un volume d'environ 1200 pages avec figures dans le texte.

**ABONNEMENT ANNUEL :** PARIS ET DÉPARTEMENTS. **30** fr. — UNION POSTALE. **32** fr.

---

# Nouvelle Iconographie
# de la Salpêtrière

*Fondée en 1888, par J.-M. CHARCOT*

PUBLIÉE SOUS LA DIRECTION DE

| **F. RAYMOND** | **A. JOFFROY** | **A. FOURNIER** |
|---|---|---|
| Professeur de Clinique | Professeur de Clinique | Professeur de Clinique |
| des Maladies du système nerveux. | des Maladies Mentales. | des maladies cutanées et syphilitiques. |

PAR

| **PAUL RICHER** | **GILLES DE LA TOURETTE** | **ALBERT LONDE** |
|---|---|---|
| Directeur honoraire | Prof<sup>r</sup> agrégé à la Faculté de médecine | Directeur |
| du Laboratoire de la Clinique. | de Paris, Médecin des hôpitaux. | du Service photographique. |

*Secrétaire de la Rédaction :* **Henry MEIGE**

**Abonnement annuel :** Paris, **25** fr. Départements, **27** fr. Union postale, **28** fr.

---

La **Revue Neurologique** et la **Nouvelle Iconographie de la Salpêtrière** sont les deux seules publications françaises qui s'occupent exclusivement des maladies du système nerveux. Elles se complètent l'une par l'autre, la première, sous la direction des créateurs de cette science en France, donnant l'ensemble de tout ce qui parait en Neurologie ; la seconde, choisissant dans les affections neuropathologiques les cas les plus intéressants et les plus typiques pour les décrire et les fixer par l'image, doublant ainsi l'utilité scientifique d'un intérêt artistique.

---

# Archives de Médecine des Enfants

PUBLIÉES PAR MM.

| **J. COMBY** | **O. LANNELONGUE** |
|---|---|
| Médecin de l'Hôpital des Enfants-Malades. | Professeur, Chirurgien à l'Hôpital des Enfants-Malades. |
| **J. GRANCHER** | **A.-B. MARFAN** |
| Professeur de clinique des maladies de l'enfance. | Agrégé, Médecin de l'Hôpital des Enfants-Malades. |
| **V. HUTINEL** | **P. MOIZARD** |
| | Médecin de l'Hôpital des Enfants-Malades. |
| Professeur, Médecin des Enfants-Assistés. | **A. SEVESTRE** |
| | Médecin de l'Hôpital Bretonneau. |

D<sup>r</sup> **J. COMBY**, Directeur de la Publication

Les **Archives de Médecine des Enfants** paraissent le 1<sup>er</sup> de chaque mois. Elles forment chaque année un volume in-8° d'environ 800 pages.

**ABONNEMENT ANNUEL :** FRANCE (Paris et Départements), **14** fr. — ÉTRANGER (Union postale), **16** fr.

# Annales de Dermatologie ❦ ❦ ❦ ❦ ❦ ❦ ❦

# ❦ ❦ ❦ ❦ ❦ ❦ ❦ ❦ ❦ et de Syphiligraphie

PUBLIÉES PAR MM.

**ERNEST BESNIER, A. DOYON, L. BROCQ, R. DU CASTEL,
A. FOURNIER, H. HALLOPEAU, G. THIBIERGE, W. DUBREUILH**

*Directeur de la publication :* D' G. THIBIERGE

ABONNEMENT ANNUEL : Paris. . . **30** fr. — Départements et Union postale. . . **32** fr.

## BULLETIN DE LA SOCIÉTÉ FRANÇAISE

DE

## Dermatologie et de Syphiligraphie

ABONNEMENT ANNUEL : Paris et Départements, **12** fr. — Union postale, **14** fr.

Nota : Les abonnés aux *Annales de Dermatologie* ont droit à recevoir cette publication aux
conditions suivantes : Paris et Départements, **6** fr. — Union postale, **7** fr.

# Revue d'Hygiène et de Police Sanitaire

## Organe de la Société de Médecine publique et de Génie sanitaire

FONDÉE PAR **E. VALLIN**

PARAISSANT TOUS LES MOIS SOUS LA DIRECTION DE

**A.-J. MARTIN**

Inspecteur général de l'Assainissement de la Ville de Paris,
Membre du Comité consultatif d'Hygiène de France.

ABONNEMENT ANNUEL : Paris, **20** fr. — Départements, **22** fr. — Union postale, **23** fr.

# Archives d'Anatomie microscopique

FONDÉES PAR

**E.-G. BALBIANI**     ET     **L. RANVIER**

PUBLIÉES PAR

**L. RANVIER**     ET     **L.-F. HENNEGUY**
Professeur d'Anatomie générale          Professeur d'Embryogénie comparée
au Collège de France                    au Collège de France

*Les* **Archives d'Anatomie microscopique** *paraissent par fascicules in-8° d'environ*
150 *pages. Quatre fascicules, paraissant à des époques indéterminées, correspondent à
un volume dont l'abonnement est au prix unique de* **50** *francs.*

## MATÉRIAUX POUR L'HISTOIRE DE L'HOMME
## REVUE D'ANTHROPOLOGIE, REVUE D'ETHNOGRAPHIE RÉUNIS

# L'ANTHROPOLOGIE

## Paraissant tous les deux mois

RÉDACTEURS EN CHEF :

## MM. BOULE ET VERNEAU

PRINCIPAUX COLLABORATEURS :

MM. D'ACY, BOULE, CARTAILHAC, COLLIGNON, DENIKER, HAMY, LALOY, MONTANO
Mᵗ DE NADAILLAC, PIETTE, SALOMON REINACH,
PRINCE ROLAND BONAPARTE, TOPINARD, VERNEAU, VOLKOV

**Un an :** Paris, **25** fr.; Départements, **27** fr.; Union postale, **28** fr.

# REVUE D'ORTHOPÉDIE

## PARAISSANT TOUS LES DEUX MOIS

SOUS LA DIRECTION DE

### M. le P' KIRMISSON

Avec la collaboration de MM.

**O. LANNELONGUE, A. PONCET, PIÉCHAUD et PHOCAS**

*Secrétaire de la Rédaction :* **D' GRISEL**, chef de clinique à l'hôpital Trousseau.

La **Revue d'Orthopédie** paraît tous les deux mois, par fascicules grand in-8°, illustrés de nombreuses figures dans le texte et de *planches hors texte*, et forme chaque année un volume d'environ 5oo pages.

**ABONNEMENT ANNUEL :** Paris, **15** fr. — Départements, **17** fr. — Union postale, **18** fr.

# Annales des Maladies de l'Oreille et du Larynx

## du Nez et du Pharynx

DIRECTEURS :

**M. LERMOYEZ**
Médecin de l'Hôpital Saint-Antoine

**P. SEBILEAU**
Professeur agrégé, chirurgien des hôpitaux.

**E. LOMBARD**
Oto-Rhino-Laryngologiste des Hôpitaux

SECRÉTAIRES DE LA RÉDACTION : **H. BOURGEOIS** ET **H. CABOCHE**

Les **Annales des Maladies de l'Oreille et du Larynx** paraissent tous les mois, et forment chaque année un volume in-8°, avec figures dans le texte.

**ABONNEMENT ANNUEL :** Paris, **12** fr. — Départements, **14** fr. — Union postale, **15** fr.

# REVUE DE LA TUBERCULOSE

## Paraissant tous les deux mois

SOUS LA DIRECTION DE MM.

**CH. BOUCHARD,** Président de l'Œuvre de la Tuberculose

*Comité de Rédaction :* MM.

ARLOING, BROUARDEL. CHAUVEAU, CORNIL, A. FOURNIER, J. GRANCHER, LANNELONGUE, F. RAYMOND, CH. RICHET, KELSCH, L. LANDOUZY

*Rédacteur en chef :* **D' Henri CLAUDE**
Professeur agrégé à la Faculté de Paris, Médecin des hôpitaux.

*Secrétaire de la Rédaction :* **D' G. VILLARET**

**ABONNEMENT ANNUEL :** Paris **12** fr. — Départements, **14** fr. — Union postale, **15** fr.

# Journal de Physiologie et de Pathologie Générale

PUBLIÉ PAR MM.

### BOUCHARD et CHAUVEAU

*Comité de Rédaction :* **MM. J. COURMONT, E. GLEY, P. TEISSIER**

Le *Journal de Physiologie et de Pathologie Générale* paraît tous les deux mois dans le format grand in-8, avec planches hors texte et figures dans le texte. Outre les mémoires originaux, chaque numéro contient un *index bibliographique* de 30 ou 40 pages comprenant l'analyse des travaux français et étrangers.

*Abonnement annuel :* Paris, **28** fr. — France et Union postale, **30** fr.